H. Schicha
O. Schober

Nuklearmedizin

5. Auflage

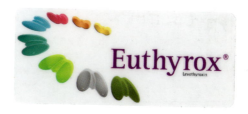

Nuklearmedizin
Basiswissen und klinische Anwendung

H. Schicha und O. Schober

Unter Mitarbeit von
**M. Dietlein, W. Eschner, K. Kopka,
M. Weckesser, U. Wellner**

5., überarbeitete und
aktualisierte Auflage

Mit 99 Abbildungen, 62 Tabellen
und 80 Kasuistiken

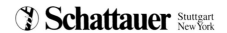 Schattauer Stuttgart New York

Prof. Dr. med. H. Schicha
Direktor der Klinik und Poliklinik für
Nuklearmedizin der Universität zu Köln
Joseph-Stelzmann-Str. 9
50924 Köln
http://www.medizin.uni-koeln.de/kliniken/nucmed

Prof. Dr. med. Dr. rer.nat. O. Schober
Direktor der Klinik und Poliklinik für
Nuklearmedizin der Universität Münster
Albert-Schweitzer-Str. 33
48129 Münster
http://www.uni-muenster.de/institute/nuclear

Bibliografische Information der Deutschen Bibliothek
Die Deutsche Bibliothek verzeichnet diese Publikation in der Deutschen Nationalbibliografie; detaillierte bibliografische Daten sind im Internet über <http://dnb.ddb.de> abrufbar.

Besonderer Hinweis:
Die Medizin unterliegt einem fortwährenden Entwicklungsprozess, sodass alle Angaben, insbesondere zu diagnostischen und therapeutischen Verfahren, immer nur dem Wissensstand zum Zeitpunkt der Drucklegung des Buches entsprechen können. Hinsichtlich der angegebenen Empfehlungen zur Therapie und der Auswahl sowie Dosierung von Medikamenten wurde die größtmögliche Sorgfalt beachtet. Gleichwohl werden die Benutzer aufgefordert, die Beipackzettel und Fachinformationen der Hersteller zur Kontrolle heranzuziehen und im Zweifelsfall einen Spezialisten zu konsultieren. Fragliche Unstimmigkeiten sollten bitte im allgemeinen Interesse dem Verlag mitgeteilt werden. Der Benutzer selbst bleibt verantwortlich für jede diagnostische oder therapeutische Applikation, Medikation und Dosierung.
In diesem Buch sind eingetragene Warenzeichen (geschützte Warennamen) nicht besonders kenntlich gemacht. Es kann also aus dem Fehlen eines entsprechenden Hinweises nicht geschlossen werden, dass es sich um einen freien Warennamen handelt.
Das Werk mit allen seinen Teilen ist urheberrechtlich geschützt. Jede Verwertung außerhalb der Bestimmungen des Urheberrechtsgesetzes ist ohne schriftliche Zustimmung des Verlages unzulässig und strafbar. Kein Teil des Werkes darf in irgendeiner Form ohne schriftliche Genehmigung des Verlages reproduziert werden. Das gilt insbesondere für Vervielfältigungen, Übersetzungen, Mikroverfilmungen und die Einspeicherung, Nutzung und Verwertung in elektronischen Systemen, dem Intranet und dem Internet.

© [1991, 1993, 1997, 2000] 2003 by Schattauer GmbH, Hölderlinstraße 3, 70174 Stuttgart, Germany
E-Mail: info@schattauer.de
Internet: http://www.schattauer.de
Printed in Germany

Umschlaggestaltung: Christa Gnädig, Stuttgart
Satz: Typomedia GmbH, Scharnhausen
Druck und Einband: Konrad Triltsch Print und digitale Medien GmbH, Würzburg

Gedruckt auf chlor- und säurefrei gebleichtem Papier.

ISBN 3-7945-2237-0

Vorwort zur 5. Auflage

Die klinische Nuklearmedizin entwickelte sich im letzten halben Jahrhundert mit ihren Möglichkeiten der Funktionsuntersuchung und der funktionellen Bildgebung zu einem Instrument der Diagnostik, Prognoseerstellung, der Therapie und möglicherweise in Zukunft der Prävention durch Erkennung genetischer Funktionsdefekte, zum Beispiel von Proteinexpressionen in noch asymptomatischen Patienten.

Hinter dem diagnostischen Funktionsimaging von Erkrankungen steht insbesondere bei Tumorerkrankungen immer auch die Option, dieses unter Verwendung therapeutischer Radionuklide auch zur „internen biochemischen oder rezeptorgesteuerten Strahlentherapie" zu nutzen. Hier sind inzwischen wesentliche Fortschritte neben der etablierten Anwendung beim Schilddrüsenkarzinom zu verzeichnen, wenngleich der Weg zur breiten klinischen Nutzung noch weit ist.

Eine „explosionsartige" Entwicklung hat die Positronen-Emissionstomographie (PET) insbesondere in der Onkologie genommen. Obwohl die ^{18}F-FDG-PET in Deutschland im Gegensatz zu zahlreichen anderen Ländern, wie zum Beispiel den USA, der Schweiz und Belgien, derzeit leider nicht von den Gesetzlichen Krankenkassen finanziert wird, ist doch sicher absehbar, dass PET eine zunehmende und nicht mehr wegzudenkende Rolle in der Onkologie spielen wird (Diagnostik, Staging, Prognose, Therapieplanung, Verlaufskontrolle). Ähnliches betrifft die intraoperative Sondenmessung zur Aufspürung kleiner Tumoren und so genannter Wächter-Lymphknoten unter Verwendung radioaktiver Substanzen. Die Nuklearmedizin hat in den letzten Jahren nicht nur in der Onkologie, sondern auch in der Neurologie, Psychiatrie, Kardiologie, Endokrinologie und anderen Gebieten erhebliche Fortschritte gemacht.

In dieser 5. Auflage erfolgte eine Überarbeitung aller Kapitel, einige Kapitel wurden neu verfasst. Hierbei wurden die Anregungen zahlreicher Rezensionen und von Einzelpersonen, wofür wir dankbar sind, in dieses Buch aufgenommen. Auch die Bestimmungen der neuen Strahlenschutzverordnung und der „Richtlinie Strahlenschutz in der Medizin" (2001/2002) wurden berücksichtigt.

Wir hoffen, dass dieses nach kurzer Zeit wieder aktualisierte Buch, primär gedacht für Studenten, weiterhin auch MTRAs, Assistenten in der nuklearmedizinischen Weiterbildung und auch zuweisenden Kollegen aus anderen klinischen Fächern eine wertvolle Hilfe sein wird.

Köln und Münster, **H. Schicha**
Frühjahr 2003 **O. Schober**

Vorwort zur 1. Auflage

Die Nuklearmedizin umfasst die Anwendung offener radioaktiver Stoffe und von Kernphänomenen zu diagnostischen und therapeutischen Zwecken am Menschen. Diese bieten die einzige Möglichkeit, auf eine wenig invasive Weise am intakten Organismus physiologische und biochemische Prozesse bzw. ihre krankhaften Veränderungen lokalisiert und differenziert zu untersuchen.

Der Nuklearmediziner muss sich mit folgenden Gebieten beschäftigen: Kernphysik und Gerätetechnik einschließlich elektronischer Datenverarbeitung, Biochemie und Radiopharmazeutik, Pathophysiologie, Strahlenbiologie und Strahlenschutz. Im Einsatzbereich der klinischen Medizin setzt sich die Nuklearmedizin mit allen übrigen Fächern auseinander, so z. B. mit der Endokrinologie, Onkologie, Kardiologie und Neurologie. Die Anwendung nuklearmedizinischer Methoden setzt die Kenntnis der ihnen zugrunde liegenden pathophysiologischen Prozesse voraus, ein Wissen um die Einordnung im Spektrum der gesamten Diagnostik und um therapeutische Konsequenzen. Sie erfordert die optimale technische Durchführung unterschiedlicher Untersuchungen und die richtige Interpretation der Ergebnisse im Spektrum aller übrigen Untersuchungsverfahren. Schließlich umfasst sie die Einhaltung des Strahlenschutzes für Patient, beruflich strahlenexponiertes Personal und die Allgemeinheit.

Aus folgenden Gründen hat sich die Nuklearmedizin in zahlreichen Ländern, auch in Deutschland, als eigenes Fachgebiet etabliert:
- Zusammenfassung der Fachkenntnisse: Indikationsstellung, Auswahl der geeigneten Methoden, Beurteilung der Risiken für den Patienten, fachübergreifende Interpretation der Resultate
- Optimale technische Voraussetzungen: Ausnutzung und Auslastung der teuren Geräte, optimale Durchführung der z. T. komplizierten Untersuchungen
- Eigeninteresse des professionell im Strahlenschutz erfahrenen Personals, die berufliche Strahlenexposition so niedrig wie möglich zu halten und deren Überwachung in zentralen Einheiten
- Möglichst niedrige Strahlenexposition der Allgemeinheit durch abgeschlossene zentrale Einheiten

Allgemeinärzte, Fachärzte und Spezialisten müssen über Grundsätze, Indikationen sowie Aussagefähigkeit und Limitierungen nuklearmedizinischer Diagnostik allgemein informiert sein und auch spezielle Kenntnisse über häufig angewandte nuklearmedizinische Untersuchungsverfahren besitzen. Dies betrifft z. B. den onkologisch tätigen Arzt hinsichtlich Skelett- und Knochenmark-Szintigraphie sowie Immun-Tumor-Szintigraphie, den kardiologisch tätigen Arzt hinsichtlich der Myokard-Szintigraphie, den endokrinologisch tätigen Arzt hinsichtlich der Szintigraphie der Schilddrüse und anderer endokriner Drüsen usw. Eine Reihe von nuklearmedizinischen Untersuchungen gehört zur Routinediagnostik, d. h., sie werden bei bestimmten Fragestellungen frühzeitig im diagnostischen Verlauf und bei einem hohen Prozentsatz der Patienten eingesetzt. Andere Untersuchungen werden selten oder nur bei diagnostischen

Problemfällen angewandt, wenn andere Methoden nicht zum Ziel geführt haben. Ob und wann nuklearmedizinische Verfahren eingesetzt werden, hängt allerdings nicht nur von deren Stellenwert ab, sondern von ihrer Verfügbarkeit, von der Möglichkeit des Einsatzes anderer diagnostischer Verfahren sowie von der Qualität der Durchführung aller angebotenen Methoden. Wegen unterschiedlicher regionaler Gegebenheiten ist es nicht immer möglich, einen genauen diagnostischen Stufenplan allgemeinverbindlich aufzustellen.

Selten angewandte und sehr spezielle nuklearmedizinische Untersuchungsmethoden müssen vom Allgemeinarzt und vom Studierenden im Einzelnen nicht gekannt werden, sie sollten aber um die Möglichkeit solcher Untersuchungen wissen.

Die physikalischen Grundkenntnisse in der Nuklearmedizin, die die allgemeinen Grundlagen der Kernphysik, der Messtechnik und der Dosimetrie betreffen, sollten vom Studierenden zumindest in den groben Grundzügen verstanden werden. Ein Formelwissen ist im einzelnen nicht erforderlich. Jedoch sollten Grundlagen z. B. zum Zerfallsverhalten radioaktiver Stoffe, zur physikalischen, biologischen und effektiven Halbwertszeit bekannt sein, ferner die physikalischen Halbwertszeiten der in der Nuklearmedizin gebräuchlichsten Radionuklide (z. B. ^{99m}Tc, ^{131}J, ^{123}J, ^{201}Tl).

Sinn dieses Kompendiums ist es, Ärzten und Studierenden einen allgemeinen Überblick über die Nuklearmedizin zu verschaffen. Wichtige, häufig angewandte nuklearmedizinische Verfahren werden ausführlich beschrieben. Selten eingesetzte Methoden erfahren oft nur kurze Erwähnung. Spezielle Methoden, wie die Positronen-Emissionstomographie,
die nur an wenigen Zentren vorgenommen werden kann, oder die Kernspintomographie, die häufig fachübergreifend zugeordnet ist, werden zur Abrundung erwähnt. Dieses Kompendium wurde bewusst nicht unter Hinzuziehung zahlreicher Experten für die einzelnen Kapitel konzipiert. Es stammt vielmehr aus einer einzelnen Klinik für Nuklearmedizin. Aus diesem Grunde ist es möglich, dass Schwerpunkte und Auffassungen zu Diagnostik und Therapie in Teilbereichen andernorts gewisse Abweichungen aufweisen. In jedem Fach der klinischen Medizin spielen neben den objektiv gesicherten und anerkannten Kenntnissen auch subjektive Einstellungen eine wesentliche Rolle, auch wenn dies durch uniforme Gegenstandskataloge und Prüfungsverfahren in der Medizin häufig aus dem Bewusstsein verschwindet. Eingeflossen in dieses Kompendium sind über 20 Jahre Erfahrung in der Nuklearmedizin mit Patientenversorgung, Forschung und Lehre, weiterhin eine mehrjährige Gutachtertätigkeit im Prüfungsinstitut in Mainz im Rahmen der Erstellung von Prüfungsfragen.

Auf die Abbildung von Original-Szintigrammen wurde zugunsten von Schemazeichnungen weitgehend verzichtet, weil die Dokumentationstechnik sehr unterschiedlich ist und die Interpretation von Szintigrammen einer größeren Erfahrung bedarf.

Weitere Informationen sind weiterführenden und anderen Lehrbüchern zu entnehmen. Eine Liste solcher Bücher und von Übersichtsarbeiten sowie weiterführender, umfangreicherer Bücher der Nuklearmedizin findet sich im Anhang.

H. Schicha

Inhalt

I. Allgemeiner Teil

1 Prinzipien der Nuklearmedizin .. 3

    Geschichte der Nuklearmedizin . 6

2 Physikalische Grundlagen 9

2.1 Nuklide 9
2.2 Radioaktivität 9
2.3 Wechselwirkungen zwischen Strahlung und Materie 13
23.1 Energieübertragung durch α-Strahlen 13
2.3.2 Energieübertragung durch β-Strahlen 14
2.3.3 Energieübertragung durch Photonen 14
2.3.4 Das lineare Schwächungsgesetz . 16

3 Radiopharmazeutische Chemie . 20

3.1 Begriffliche Zuordnung, Targeting und Einteilung der Radiopharmaka 20
3.2 Verwendbare Radionuklide 25
3.2.1 Konventionelle Radionuklide ... 25
3.2.2 Radionuklide für die PET 27
3.2.3 Radionuklide für die Therapie .. 30
3.3 Radioaktive Arzneimittel 31
3.3.1 Konventionelle Radiopharmaka . 31
3.3.2 PET-Radiopharmaka 38
3.3.3 Radiopharmaka für die Therapie 40
3.4 Radiotoxizität 42
3.5 Gesetzliche Aspekte 43
3.6 Qualitätssicherung/Qualitätskontrolle 45
3.7 Produktionsablauf zur Herstellung von ^{18}F-FDG 49
3.8 Radioimmunologische In-vitro-Analysenverfahren 52

4 Messtechnik 55

4.1 Grundlagen 55
4.2 Gammaspektrometer und Detektoren für Gammastrahlung 59
4.3 Ganzkörperzähler 61
4.4 Uptake-Messplatz 62
4.5 Scanner 62
4.6 Szintillationskamera 63
4.7 Emissionstomographie mit Einzelphotonen (SPECT) 64
4.8 Emissionstomographie mit Positronenstrahlern (PET) 66
4.9 Kernspinresonanztomographie (KST) 67
4.10 Rechentechnik, Bildgebung 68

5 Nuklearmedizinische Untersuchungen 70

5.1 Kinetische Untersuchungen ... 70
5.1.1 Stoffwechselkinetik 70
5.1.2 Pharmakokinetik 71
5.2 Szintigraphische Untersuchungen 72
5.2.1 Planare Szintigraphie und SPECT 73
5.2.2 Statische Szintigraphie 74

5.2.3	Sequenz- und Funktionsszintigraphie	76	7.1.6	Schilddrüsenszintigraphie mit Radioiodisotopen 135
5.2.4	Semiquantitative und quantitative Szintigraphie	78	7.1.7	Indikationen zur Schilddrüsenszintigraphie und zum Radioiodtest 139
5.2.5	PET	79	7.2	Nebenschilddrüse 140
5.2.6	Belastungsmessungen, Funktionsreserve	79	7.3	Nebennieren 142
5.3	Kriterien für den klinischen Einsatz nuklearmedizinischer Diagnostik	80	7.3.1	Nebennierenrinde 142
			7.3.2	Nebennierenmark 142
				Kasuistik 143

6 Dosimetrie 88

8 Herz-Kreislauf-System 151

6.1	Dosisbegriffe	88
6.1.1	Energiedosis	88
6.1.2	Äquivalent- und Organdosis . . .	88
6.1.3	Effektive Dosis	89
6.1.4	Weitere Dosisbegriffe	90
6.2	Dosisleistung	90
6.3	Strahlenschutz	92
6.3.1	Gesetzliche Grundlagen	92
6.3.2	Strahlenschutzgrundsätze	93
6.3.3	Grenzwerte	93
6.3.4	Medizinphsik-Experten	94
6.3.5	Behandlungen mit radioaktiven Stoffen	94
6.4	Strahlenrisiken	95
6.5	Strahlenexposition des Patienten	101
6.6	Nutzen-Risiko-Betrachtungen	105
6.7	Strahlenexposition des Personals	109

8.1	Funktions-, Perfusions-, Stoffwechselreserve	152
8.2	Belastungsarten des Herzens . . .	152
8.3	Myokardszintigraphie	153
8.4	Indikationen zur Myokardszintigraphie	161
8.5	Radionuklidventrikulographie . .	164
8.6	Gefäßszintigraphie	167
	Kasuistik	170

9 Lunge 175

9.1	Perfusions- und Ventilations-/Inhalationsszintigraphie	175
9.2	Quantitative Messungen	178
9.3	Muköziliäre Clearance	179
	Kasuistik	180

II. Spezieller Teil

10 Zentralnervensystem 181

7 Endokrine Organe 115

7.1	Schilddrüse	115
7.1.1	Pathophysiologische Vorbemerkungen	115
7.1.2	Schilddrüsenfunktion und Schilddrüsenmorphologie	118
7.1.3	In-vitro-Diagnostik	121
7.1.4	Schilddrüsensonographie	125
7.1.5	Quantitative Schilddrüsenszintigraphie mit ^{99m}Tc	129

10.1	Technische Verfahren	181
10.2	Glucosestoffwechsel	182
10.3	Hirnperfusion	183
10.4	Darstellung der synaptischen Transmission	185
10.5	Aminosäureaufnahme	187
10.6	Zerebrovaskuläre Erkrankungen	187
10.7	Hirntoddiagnostik	190

10.8	Epilepsie 192	**14**	**Hämatologie und retikulohistio-**	
10.9	Demenz 193		**zytäres System** 261	
10.10	Basalganglienerkrankungen ... 195			
10.11	Neoplastische Erkrankungen ... 196	14.1	Erythrozytäres System 261	
10.12	Varia 198	14.2	Thrombozytäres System 264	
		14.3	Knochenmark und Milz 265	
	Kasuistik 200	14.4	Wasser- und Elektrolythaushalt . 267	
		14.5	Lymphsystem 268	

11 Nieren und ableitende Harnwege 207

Kasuistik 271

Nierenfunktions- und Nierenperfusionsszintigraphie 207

15 Entzündungen 273

Kasuistik 214

Kasuistik 280

12 Gastrointestinaltrakt 217

16 Tumoren 282

12.1 Speicheldrüsen 217
12.2 Ösophagus und gastroösophagealer Reflux 218

Kasuistik 282

12.3 Magen 219
12.4 Leber – Milz 221
12.4.1 Pathophysiologie, Radiopharmaka und Geräte 221

17 Sonstige szintigraphische Untersuchungen 307

17.1 Szintigraphie der Tränenwege 307
17.2 Hodenszintigraphie 307

12.4.2 Raumforderungen 224
12.4.3 Choleszintigraphie und
duodenogastraler Reflux 226
12.4.4 Perfusion 228
12.5 Pankreas 228
12.6 Resorptionstests 229

Kasuistik 308

18 Therapie mit offenen radioaktiven Stoffen 310

Kasuistik 231

18.1 Grundlagen nuklearmedizinischer Therapie 310
18.2 Gutartige Schilddrüsenerkrankungen 312

13 Skelett und Gelenke 235

18.3 Schilddrüsenkarzinom 319
18.4 MIBG-Therapie neuroendokriner Tumoren 322
18.5 Phosphor-32-Therapie bei Polycythaemia vera 323

13.1 Skelettszintigraphie 235
13.2 Knochenmarkszintigraphie ... 247
13.3 Komplementäre und alternative Verfahren 248

Kasuistik 249

18.6	Intrakavitäre Therapie 323	**III. Anhang**
18.7	Palliative Therapie von Skelett-metastasen 324	
18.8	Therapie der Bechterew-Krankheit 324	Abkürzungsverzeichnis . . . . 331 SI-Einheiten 333
18.9	Sonstige Therapiearten mit Radionukliden 324	Fundamentalkonstanten . . . . 334 Weiterführende Informationen 335
	Kasuistik 325	**Sachverzeichnis** 339

Autoren

Prof. Dr. med. H. Schicha
Direktor der Klinik und Poliklinik
für Nuklearmedizin
der Universität zu Köln
Joseph-Stelzmann-Str. 9
50924 Köln

PD Dr. med. M. Dietlein
Klinik und Poliklinik für Nuklearmedizin
der Universität zu Köln
Joseph-Stelzmann-Str. 9
50924 Köln

für Kapitel 15 und 16

Dr. rer. nat. W. Eschner
Klinik und Poliklinik für Nuklearmedizin,
Klinikum der Universität zu Köln
Joseph-Stelzmann-Str. 9
50924 Köln

für Kapitel 2, 4, 5.1, 6.1–6.3, 18.1

Dr. rer. nat. K. Kopka
Klinik und Poliklinik für Nuklearmedizin,
Universitätsklinikum Münster
Albert-Schweitzer-Str. 33
48129 Münster

für Kapitel 3

Prof. Dr. med. Dr. rer. nat. O. Schober
Direktor der Klinik und Poliklinik
für Nuklearmedizin der Universität Münster
Albert-Schweitzer-Str. 33
48129 Münster

PD Dr. med. M. Weckesser
Klinik und Poliklinik für Nuklearmedizin,
Universitätsklinikum Münster
Albert-Schweitzer-Str. 33
48149 Münster

für Kapitel 10

Prof. Dr. rer. nat. U. Wellner
Landgrafenstr. 69
50931 Köln

für Kapitel 2, 4, 5.1, 6.1–6.3, 18.1

I. Allgemeiner Teil

1 Prinzipien der Nuklearmedizin

Die Nutzung der Eigenschaften von Atomkernen und kernphysikalischen Messmethoden in der medizinischen Diagnostik und Therapie wird unter dem Begriff **Nuklearmedizin** zusammengefasst.

Die Eigenschaften von Atomkernen, die heute in der Nuklearmedizin genutzt werden, sind die **Radioaktivität** und der **Spin**.

Radioaktive Atomkerne können Energie in Form von Strahlung beim radioaktiven Zerfall abgeben. Diese Strahlung ist messbar.

Bei radioaktiven Zerfällen erzeugte Teilchenstrahlen werden in der Umgebung des Entstehungsortes im Gewebe absorbiert.

Gammastrahlung, eine elektromagnetische Wellenstrahlung, wird bei radioaktiven Zerfällen im Körper freigesetzt. Sie kann aber dickere Gewebeschichten durchdringen und ist außerhalb des Körpers nachweisbar.

In der Nuklearmedizin werden Radionuklide angewendet, die radioaktive Isotope von Elementen sind, deren Verteilung im Körper bekannt ist oder die in chemische Verbindungen eingebaut werden können und die eine Affinität zu bestimmten Organen oder Organfunktionen haben.

> Nuklearmedizinische Methoden beruhen auf den folgenden Hauptsätzen:
> - Bei Stoffwechselvorgängen kann der Organismus Isotope eines Elements nicht unterscheiden.
> - Die radioaktiven Atome, mit deren Hilfe Stoffwechseluntersuchungen durchgeführt werden, können in so geringer Menge angewendet werden, dass eine Beeinflussung von Stoffwechselvorgängen hierdurch nicht stattfindet.

Auf dieser Grundlage können Untersuchungen am lebenden Menschen durchgeführt werden, die ohne Beeinträchtigung der Stoffwechselfunktion ablaufen.

Die Kernstrahlungsmesstechnik ist den medizinischen Bedürfnissen angepasst. Räumliche Verteilungsmuster radioaktiver Stoffe, die zeitlich veränderlich sind, können bildlich dargestellt und im zeitlichen Verlauf analysiert werden. Mithilfe von Aktivitätsverlaufsuntersuchungen durch Messung von außen oder mit Hilfe von Blut- oder Serumproben oder Ausscheidungen von Patienten können Stoffwechselvorgänge beobachtet und dokumentiert werden.

Man benutzt dabei Strahlungsmessgeräte, die einen hohen Anteil der radioaktiven Strahlung, von der die Detektoren getroffen werden, registrieren.

Bei **In-vivo-Methoden** werden radioaktive Stoffe am Menschen angewendet. Dabei können Abbildungen des Stoffwechselgeschehens und häufig quantitative Aussagen über Organleistungen oder Organteilfunktionen gemacht werden.

Die Nutzung radioaktiver Stoffe bei der Untersuchung der Konzentration in Proben, wie z. B. von Hormonen oder Antikörpern im Blut, wird **In-vitro-Diagnostik** genannt. Bei diesen Untersuchungen werden empfindliche Analysen mithilfe radioaktiver Reagenzien durchgeführt, wobei der Patient selbst nicht mit Radioaktivität in Berührung kommt.

Spin ist eine Eigenschaft von Elementarteilchen. Auch Atomkerne haben die Eigenschaft Spin. Teilchen mit Spin haben die messbaren Eigenschaften Drehimpuls und magnetisches Moment. Messmethoden für diese Eigenschaften von Elementarteilchen und Atomkernen werden in der Kernphysik und der Chemie seit 1946 entwickelt.

Während der letzten 20 bis 30 Jahre wurde ein bildgebendes Verfahren entwickelt, die **Kernspintomographie**. Bei diesem Verfahren werden unter Verwendung von Magnetfeldern, in denen der Patient während der Untersuchung liegt, mithilfe von Hochfrequenzsende- und -empfangsanlagen Schnittbilder aus dem Organismus erzeugt. Vorzugsweise werden Untersuchungen über die Verteilung von Wasserstoffatomen durchgeführt. Die dabei entstehenden Bilder enthalten Informationen über die Verteilung von Protonen, ihre chemische Bindung und Beweglichkeit.

Spektralanalysen von Kernspinsignalen verschiedener geeigneter Nuklide, wie z. B. ^{1}H und ^{31}P, können Aufschluss über Stoffwechselvorgänge geben **(Kernspinspektroskopie)**.

Besonders die **ortsaufgelöste Kernspinspektroskopie** gibt Aufschlüsse über Stoffwechselvorgänge in Organbereichen. Die Untersuchung von Resonanzfrequenzen der Protonen liefert Informationen z. B. über die Laktatkonzentration in Muskeln. Mit ^{31}P verfügt man über eine Sonde im Gewebe, die eine Beobachtung des Energiestoffwechsels und des pH-Wertes auf der Grundlage eines kernphysikalischen Messverfahrens ermöglicht.

Nuklearmedizinische Untersuchungen sind *Funktionsuntersuchungen*. Sie beinhalten somit eine andersartige Information als bildgebende Verfahren. Primär bildgebende Verfahren wie Ultraschall, Röntgendiagnostik, Computertomographie und Kernspintomographie sind morphologisch orientiert. Funktionelle Aspekte lassen sich mit ihrer Hilfe nur durch gewisse *Kunstgriffe* erhalten: so erfolgt z. B. durch Kontrastmittelgabe eine Bewegungsdarstellung am Herzen, bei der Kernspintomographie auch durch unterschiedliche Anregungssequenzen und Echozeiten. Die funktionsorientierten nuklearmedizinischen Untersuchungsmethoden sind im Gegensatz hierzu eher mit Laboruntersuchungen vergleichbar, die ebenfalls Funktionsstörungen angeben können. Im Gegensatz zur Labordiagnostik, bei der sich lokalisierte Funktionsstörungen in pathologisch veränderten Laborparametern im Blut widerspiegeln, gestatten szintigraphische Verfahren die Lokalisation pathologischer Stoffwechselvorgänge, sei es als regionaler Ausfall oder als regionale Erhöhung eines Stoffwechselprozesses. Neben dem Vorteil der Lokalisierbarkeit krankhafter Veränderungen resultiert hieraus auch meist eine weit höhere Sensitivität als bei Laboruntersuchungen.

In die Gruppe funktionsorientierter Untersuchungen gehören auch Positronen-Emissionstomographie und Kernspinspektroskopie. Die **Positronen-Emissionstomographie** bietet zahlreiche Möglichkeiten der Anwendung in klinischer Diagnostik und Forschung. Die **Kernspinspektroskopie** weist bisher nur wenige klinische Anwendungsgebiete auf, z. B. die Untersuchung des Energiestoffwechsels.

Der grundlegende Unterschied **primär bildgebender** und **primär funktionsorientierter** Untersuchungsmethoden wird an folgendem Beispiel ersichtlich: Während *tote Materialien* und auch Verstorbene mit Hilfe bildgebender Verfahren untersucht werden können (z. B. Materialprüfung oder die Untersuchung von Mumien durch Röntgendiagnostik), ist diese Möglichkeit bei Funktionsuntersuchungen nicht gegeben; diese sind an erhaltene Lebensvorgänge mit Durchblutung und Stoffwechsel gebunden.

Hieraus ergibt sich die Frage, welche Gewebe, Organe bzw. Organsysteme **szintigraphisch** untersucht werden können. Dies sind alle lebenden Gewebe und Organsysteme, die eine wesentliche, messbare Perfusion sowie einen Stoffwechsel aufweisen, d. h. alle Gewebe und Organe mit Ausnahme z. B. der Haare, Fingernägel, Zähne, Glaskörper, Knorpel. Ob eine nuklearmedizinische Funktionsuntersuchung hinsichtlich bestimmter Organe und bestimmter Krankheiten überhaupt eingesetzt wird, ob sie nur als Ausnahme bei diagnostischen Problemfällen indiziert ist oder ob es sich hierbei um eine häufig durchgeführte Routineuntersuchung handelt, entscheiden jedoch die klinischen Anforderungen. Dies ist auch abhängig von den Anwendungsmöglichkeiten und der Treffsicherheit einfacherer alternativer Verfahren, ggf. auch ohne Strahlenexposition, von Häufigkeit und Schwere der zu diagnostizierenden Krankheitszustände, von der Verfügbarkeit in Praxis oder Klinik und der Akzeptanz durch die Patienten und schließlich von den therapeutischen Konsequenzen aus einem pathologischen oder normalen Untersuchungsergebnis. – Zusammengefasst ist die Entscheidung für oder gegen den Einsatz der Szintigraphie das Resultat einer Nutzen-Risiko-Kosten-Analyse im Spektrum aller verfügbaren Untersuchungsmethoden. Auch wenn nuklearmedizinische Untersuchungen primär nicht den bildgebenden Verfahren zuzuordnen sind, so stellt die bildliche Darstellung der Aktivitätsverteilung, das **Szintigramm**, oft ein Resultat der Untersuchung dar. Hierdurch ergibt sich die Möglichkeit, den krankhaften Funktionsprozess topographisch zuzuordnen, was besonders gut mithilfe der tomographischen Szintigraphie gelingt.

Darüber hinaus ist die bildliche Darstellung eines Funktionsprozesses häufig anschaulicher als die Angabe quantitativer Messwerte. Das **Szintigramm** ist somit die einfachste und anschaulichste Form der Darstellung eines regionalen Funktionsprozesses. Dies schließt zusätzliche Quantifizierungen natürlich nicht aus.

Da Perfusions- und Funktionsstörungen von Organsystemen, einzelnen Organen oder Organteilbereichen durch unterschiedliche allgemeine oder lokalisierte Krankheitsprozesse hervorgerufen werden können, ist das Ergebnis der Szintigraphie bzw. einer anderweitigen nuklearmedizinischen Funktionsdiagnostik **oft unspezifisch**. So kann ein erhöhter Umbauprozess im Skelettszintigramm zahlreiche Ursachen haben: z. B. Metastasen, Entzündungen, Verletzungsfolgen u. a. Ähnliches gilt für andere Organe: Eine Durchblutungsstörung des Myokards ist zwar meist durch eine Koronararterienstenose hervorgerufen, jedoch kommen auch andere Ursachen wie eine Funktionsstörung des koronaren Endothels infrage.

Funktionsstörungen können somit vielfältiger Genese sein. Nur die Berücksichtigung von Vorgeschichte, körperlichem Untersuchungsbefund und anderen Untersuchungsergebnissen, die gemeinsam erst zu einer speziellen Fragestellung führen, gestatten eine effiziente Interpretation von Szintigrammen bzw. ein vollständiges Ausschöpfen der in ihnen enthaltenen diagnostischen Information. Auch müssen bei pathologischem szintigraphischen Befund bildgebende Verfahren häufig komplementär, d. h. zusätzlich, gezielt eingesetzt werden.

Bildgebende Verfahren sind in ihrer Aussagefähigkeit hinsichtlich bestimmter vermuteter Krankheitsursachen häufig spezifischer als Funktionsuntersuchungen. **Nuklearmedizinische Untersuchungen** besitzen dagegen eine hohe Aussagefähigkeit bei der Feststellung des Ausmaßes oder der Ausdehnung einer Erkrankung (Ausmaß der Funktionsstörung) und damit auch besonders in der Verlaufs- und Therapiekontrolle. Die Frage, ob bei einer bestimmten Erkrankung (z. B. Verdacht auf Osteomyelitis) eine primär bildgebende (z. B. Röntgendiagnostik, Kernspintomographie) oder eine funktionsorientierte Untersuchung (z. B. Mehrphasen-Skelettszintigraphie, Leukozytenszintigraphie) erfolgen soll, ist in dieser Weise meist nicht richtig gestellt. Vielmehr ist zu beantworten, welche Verfahren in welcher Reihenfolge am günstigsten anzuwenden sind. Nicht selten ist mehr als eine Untersuchung mit unterschiedlicher Grundaussage vorzunehmen und die Diagnosestellung kann erst bei Vorliegen **des morphologischen und des funktionellen Ergebnisses** erfolgen.

Welche Aussagen nuklearmedizinische Untersuchungen für sich allein oder in Kombination mit bildgebenden Verfahren liefern, dafür soll dieses Kompendium Hinweise liefern. Dies hängt nicht nur davon ob, was verschiedene bildgebende und nuklearmedizinische Untersuchungsmethoden zu leisten vermögen, sondern auch von der **Verfügbarkeit** solcher Verfahren. So sind z. B. Kernspintomographie und Computertomographie nicht überall vorhanden und Überweisungen oftmals mit erheblichen Kosten und Zeitverzögerungen verbunden. Das Gleiche gilt auch für die nuklearmedizinischen Untersuchungen, die nicht an allen Orten regelmäßig und in gleichmäßiger Qualität verfügbar sind.

Aus diesem Grunde sollen in diesem Kompendium weder vollständige Indikationslisten zu bestimmten nuklearmedizinischen Untersuchungen angeboten werden, noch wird der Stellenwert nuklearmedizinischer Untersuchungen im Vergleich zu anderen möglichen bildgebenden Verfahren in allen Einzelheiten herausgearbeitet werden können. Es soll vielmehr gezeigt werden, welche grundsätzlichen Aussagemöglichkeiten nuklearmedizinische Verfahren bieten und mit welchen Einschränkungen die Ergebnisse zu betrachten sind.

Es soll nochmals eindrücklich darauf hingewiesen werden, dass nuklearmedizinische Untersuchungsergebnisse **nicht isoliert** betrachtet werden dürfen, ebenso wenig wie dies bei Laborwerten, EKGs oder Röntgenbildern zulässig ist.

Dies kann am besten kurz und treffend am folgenden **Beispiel** erläutert werden. Wird ein pathologisches EKG mit der Frage vorgelegt: „Was hat dieser Patient?", so sollte mit der Gegenfrage geantwortet werden: „Warum kommt der Patient?" Entsprechendes gilt für Laborwerte, Röntgenbilder, Szintigramme und alle anderen *technischen* Untersuchungsergebnisse.

Nur die Berücksichtigung von Anamnese, körperlichem Untersuchungsbefund und anderen Untersuchungsergebnissen rechtfertigt die gezielte Anwendung einer speziellen weiterführenden Diagnostik, hilft Interpretationsfehler bzw. Überinterpretationen zum Schaden des Patienten zu vermeiden und die in einer Untersuchung enthaltene Information zum Nutzen des Patienten voll auszuschöpfen.

Geschichte

1896 Entdeckung der Radioaktivität anhand der Eigenstrahlung von Uranerzen (*Henrie Antoine Becquerel*)
1898 Entdeckung der radioaktiven Elemente Polonium und Radium sowie Thorium (*Maria Sklodowska-Curie* und *Pierre Curie* gemeinsam mit *G. C. Schmidt*)
1900 Begründung der Quantentheorie (*Max Planck*)
1911 Beschreibung des Atommodells (*Ernest Rutherford*)
1913 Erweiterung des Atommodells (*Niels Bohr*)
1913 Einführung des Begriffs Isotop (*Frederick Soddy*)
1923 Erstmalige radioaktive Markierungen zu biologischen Untersuchungen (Vater der Nuklearmedizin: *Georg Charles von Hevesy*)
1927 Erste Kreislaufstudien (*Hermann Blumgart* und *Otto C. Yens*)
1928 Geiger-Müller-Zählrohr (*Hans Geiger* und *Walther Müller*)
1932 Entdeckung des Neutrons (*James Chadwick*)
1932 Nachweis der Positronen (*Carl Anderson*)
1934 Entdeckung der künstlichen Radioaktivität (*Irene Curie* und *Frederic Joliot*)
1934 Herstellung des radioaktiven Iodisotops ^{128}I (*Enrico Fermi*)
1932 Bau des ersten Cyclotrons (*Ernest O. Lawrence, M. Stanley Livingston*)
1936 Erste Therapie (Leukämie) mit künstlichen, offenen Radionukliden: ^{32}P (*John H. Lawrence*)

1936	Herstellung des nicht natürlichen radioaktiven Isotops ^{99}Tc (*Emilio Segré* und *Carlo Perrier*)
1938	Entdeckung der Kernspaltung (*Otto Hahn, Fritz Strassmann, Lise Meitner*)
1938	Herstellung des nicht natürlichen radioaktiven Isotops ^{99m}Tc (*Glenn T. Seaborg* und *Emilio Segré*)
1938	Herstellung des radioaktiven Iodisotops ^{131}I (*Jack Livingood, Glenn T. Seaborg*)
1938	Erste Diagnostik bei Schilddrüsenerkrankungen: ^{131}I (*Saul Hertz, Arthur Roberts* und *Robley D. Evans*)
1942	Erste kontrollierte Kettenreaktion, Kernreaktors (*Enrico Fermi*)
1942	Erste Therapie bei benignen Schilddrüsenerkrankungen: ^{131}I (*Joseph Hamilton, John H. Lawrence, Saul Hertz, Arthur Roberts* und *Robley D. Evans*)
1946	Erste Therapie bei malignen Schilddrüsenerkrankungen: ^{131}I (*Samuel M. Seidlin, Leonidas D. Marinelli, Eleanor Oshry*)
1947	Eigenschaft von Kristallen, Gammastrahlen zu absorbieren und Licht auszusenden (*Hartmut Kallmann*)
1948	Entwicklung des NaI(Tl)-Kristall/Detektors (*Robert Hofstadter*)
1948	Messung der Hirnperfusion (*Seymour S. Kety, Carl F. Schmidt*)
1949	Erste Anwendung von ^{131}I bei malignen Schilddrüsenerkrankungen in Europa (*Cuno Winkler*)
1951	Erster rektilinearer Scanner (*Benedict Cassen, Lawrence Curtis, Clifton Reed, Raymond Libby*)
1951	Erste klinische Publikationen der nuklearmedizinischen Diagnostik (*Emil H. Graul*)
1951	Multi-Channel-Kollimator (*Robert R. Newell, William Saunders, Earl Miller*)
1954	Erste Multi-Detektor-Gamma-Retina-Kamera (*Arthur W. Fuchs, Hugo W. Knipping*)
1954	Messung der Hirndurchblutung mit radioaktiven Edelgasen (*Nils Lassen, Ole Munck*)
1956	Entwicklung der Isotopennephrographie (*George Taplin, Ian Donald, Theodore G. Brown*)
1958	Erste Gammakamera (*Hal O. Anger*)
1960	Entwicklung der Radioimmunoassays (*Rosalyn Yalow, Solomon Berson*)
1962	Entwicklung eines ^{99}Mo/^{99m}Tc-Generator-Systems (*Paul Harper* und *Katherine Lathrop*)
1962	Gründung der Deutschen Gesellschaft für Nuklearmedizin (*Ludwig Heilmeyer*)
1963	Einführung der Single Photon Emission Computed Tomography – SPECT (*David E. Kuhl, Roy Q. Edwards*)
1968	Ganzkörper-Clearance (*Erich Oberhausen*)
1969	Erster Bericht über Szintigraphie mit Positronenstrahlern (*Gordon L. Brownell*)
1971	Skelettszintigraphie mit ^{99m}Tc-Polyphosphaten (*Gopal Subramanian, John G. Mc Afee*)
1975	Einführung der Positron Emission Tomography – PET (*Michel M. Ter-Pergossian*)
1975	Untersuchung des Myokards mit ^{201}Tl-Chlorid (*H. William Strauss*)
1975	Entwicklung monoklonaler Antikörper durch In-vitro-Hybridisierung (*Georg Köhler, Cesar Milstein*)
1977	Messung des Glucosestoffwechsels im Gehirn (PET) (*Louis Sokoloff*)
1981	Szintigraphische Darstellung von Transmittern (chromaffines Gewebe; Nebennierenmark mit ^{131}I-MIBG) (*Donald M. Wieland*)
1990	Einführung der Ganzkörper-Positronen-Emissionstomographie (*Michael E. Phelps*)
1994	Einführung neuer Detektoren für SPECT und PET (LSO, YSO) (*Thomas F. Budinger*)

Merke: „Der eine klopft auf den Busch und der andere fängt den Vogel."

Nobelpreise

- 1903 Physik: *Henrie Antoine Becquerel, Maria Sklodowska-Curie und Pierre Curie*
- 1908 Physik: *Ernest Rutherford*
- 1911 Chemie: *Maria Sklodowska-Curie*
- 1918 Physik: *Max Planck*
- 1921 Physik: *Albert Einstein*
- 1921 Chemie: *Frederick Soddy*
- 1922 Physik: *Niels Bohr*
- 1935 Chemie: *Irene Joliot-Curie* und *Frederic Joliot*
- 1935 Physik: *James Chadwick*
- 1936 Physik: *Carl Anderson*
- 1938 Physik: *Enrico Fermi*
- 1939 Physik: *Ernest O. Lawrence*
- 1943 Chemie: *Georg Charles von Hevesy*
- 1944 Chemie: *Otto Hahn* und *Fritz Strassmann*
- 1958 Physik: *Emilio Segré* und *Carlo Perrier*
- 1959 Chemie: *Emilio Segré*
- 1961 Physik: *Robert Hofstadter*
- 1977 Medizin: *Rosalyn Yalow, Solomon Berson*
- 1984 Medizin: *Georges F. Köhler, Cesar Milstein*

2 Physikalische Grundlagen

2.1 Nuklide

Jeder Stoff ist aus Atomen und deren chemischen Verbindungen aufgebaut.

Ein Stoff, der aus gleichartigen Atomen besteht, wird **Nuklid** genannt. Ein Nuklid wird durch seine **Protonenzahl** Z, die **Neutronenzahl** N und die **Massenzahl** A = Z + N gekennzeichnet. Nuklide mit gleicher Protonenzahl Z nennt man **Isotope** des Elements.

Ein **Element** ist die natürliche Mischung von Isotopen. Nuklide mit gleicher Neutronenzahl sind **Isotone**. Schließlich sind alle Nuklide, die sich in ihrer Massenzahl A = Z + N nicht unterscheiden, **Isobare**.

Die Nuklidkarte (**Abb. 2.1**) ist eine übersichtliche Darstellung der Nuklide in einem Koordinatensystem, auf dessen Abszisse die Neutronenzahl und auf dessen Ordinate die Protonenzahl aufgetragen ist.

In der „Karlsruher Nuklidkarte" werden die Nuklide farbig dargestellt. Die Farben haben folgende Bedeutung: schwarz = stabiles Nuklid, blau = instabiles Nuklid mit β^--Zerfall, rot = instabiles Nuklid mit β^+-Zerfall oder Elektroneneinfang. Beim **β^--Zerfall** wird im Atomkern ein Neutron in ein Proton umgewandelt bei gleichzeitiger Aussendung eines Elektrons und eines Antineutrinos. Beim **β^+-Zerfall** wird umgekehrt ein Proton in ein Neutron umgewandelt bei gleichzeitiger Aussendung eines Positrons und eines Neutrinos. Beim **Elektroneneinfang** (auch K-Einfang oder EC für „electron capture") wird vom Kern ein Elektron aus der K-Schale der Elektronenhülle des Atoms eingefangen. Die Farbe gelb stellt die Möglichkeit des α-Zerfalls dar; hierbei wird aus einem Atomkern ein Heliumkern mit hoher Energie emittiert. Grün dargestellte Nuklide können durch spontane Kernspaltung zerfallen.

Nuklide, die in der Natur vorkommen, aber nicht stabil sind, werden teils schwarz, teils farbig dargestellt. In **Tabelle 2.1** sind einige dieser natürlich vorkommenden Radionuklide genannt.

2.2 Radioaktivität

Radioaktive Atomkerne verfügen über potenzielle Energie. Diese Energie wird teils als kinetische Energie mit geladenen Teilchen, teils als elektromagnetische Strahlungsenergie in Form von Photonen (Gammastrahlen, charakteristische Röntgenstrahlen) abgegeben.

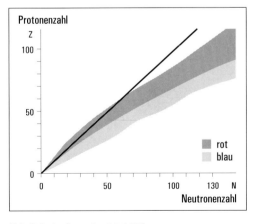

Abb. 2.1 Aufbau der Nuklidkarte

Tab. 2.1 Natürlich radioaktive Nuklide

Element	Nuklid	Zerfallsart	HWZ	
Kalium	^{40}K	β^-, β^+	$1{,}28 \cdot 10^9$	a
Rubidium	^{87}Rb	β^-	$4{,}8 \cdot 10^{10}$	a
Samarium	^{147}Sm	α	$1{,}06 \cdot 10^{11}$	a
Radon	^{222}Rn	α	$3{,}825$	d
Thorium	^{232}Th	α	$1{,}405 \cdot 10^{10}$	a
Uran	^{238}U	α	$4{,}468 \cdot 10^9$	a

a = Jahre; d = Tage

Ein **radioaktiver Zerfall** wird durch alle Veränderungen an einem Atomkern beschrieben, die zwischen einem Anfangs- und einem Endzustand stattfinden. Dabei werden im Allgemeinen ein Teilchen und ein oder mehrere Photonen emittiert. Es gibt Nuklide, deren Zerfall primär nicht zu beobachten ist, weil keine Strahlung beobachtet wird (strahlungslose Übergänge, z. B. bei ^{68}Ge). Radioaktive Zerfälle dieser Art sind nur durch die Strahlung der beim Zerfall entstandenen Nuklide nachzuweisen.

Die potenzielle Energie der Radionuklide wird üblicherweise durch ein **Energieschema** (auch Zerfallsschema genannt) dargestellt **(Abb. 2.2)**.

Bei β^-- und β^+-Zerfällen ändert sich die Ladung, nicht aber die Masse des zerfallenen Atomkerns. Daher werden diese Übergänge auch isobare Übergänge genannt. An die

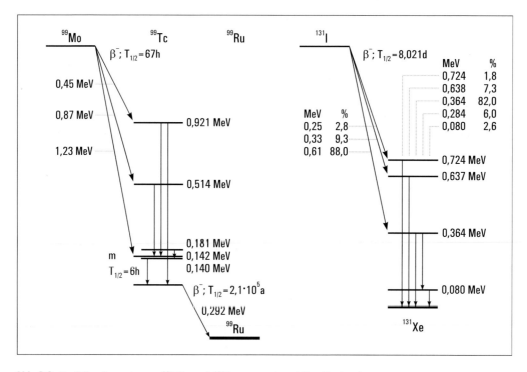

Abb. 2.2 Zerfallsschemata von ^{99m}Tc und ^{131}I. m = metastabiler Zustand

Emission von β-Teilchen schließt sich im Allgemeinen unmittelbar die Emission eines oder mehrerer Photonen an. Die mittlere Lebensdauer der Zwischenzustände ist meistens kleiner als 1 ns (10^{-9} s).

Einige nach einem β-Zerfall entstehende angeregte Atomkerne befinden sich in einem verhältnismäßig langlebigen Zustand. Solche **metastabilen Zustände** zerfallen durch **isomere Übergänge**. Als Beispiel sei der Zerfall von ^{99}Mo → ^{99m}Tc → ^{99}Tc angeführt. Der metastabile Kern ^{99m}Tc zerfällt mit einer Halbwertszeit von 6 Stunden. Dabei entsteht ^{99}Tc.

Schreibweise
Ein Nuklid wird durch den Namen des Elements, also die Kernladungszahl Z, und die Massenzahl A eindeutig definiert. Die Neutronenzahl ergibt sich dann zu N = A-Z. In diesem Buch werden Nuklide daher in der Form ^{A}Elementkürzel bezeichnet, z. B. ^{99}Mo für das Molybdän-Nuklid mit 42 Protonen und 57 Neutronen. Handelt es sich um einen metastabilen Kern, so wird noch ein Kleinbuchstabe „m" hinzugesetzt, z. B. ^{99m}Tc.

Ein radioaktiver Atomkern kann irgendwann seine potenzielle Energie abgeben. Für diesen Vorgang kann der Zeitpunkt nicht vorausgesagt werden. Es kann lediglich die Wahrscheinlichkeit dafür angegeben werden, dass der Zerfall in einer Sekunde stattfindet. Die Zerfallswahrscheinlichkeit kann auf technischem Wege nicht beeinflusst werden.

Zur mathematischen Beschreibung des radioaktiven Zerfalls dient die **Zerfallskonstante** λ [s^{-1}]. Wenn N zerfallsbereite Atomkerne vorhanden sind, zerfallen pro Sekunde Λ = λ · N Kerne. Die Radioaktivität A gibt die mittlere Zahl der Zerfälle in einer Sekunde an, die bei N vorhandenen Kernen zu erwarten ist. Die Aktivität ist somit die Zerfallsrate eines Stoffes. Ihre Einheit ist das **Becquerel**:

Tab. 2.2 Umrechnung zwischen alten und neuen Einheiten der Radioaktivität

10 GBq	270 mCi
1 GBq	27 mCi
100 MBq	2,7 mCi
10 MBq	270 µCi
1 MBq	27 µCi
100 kBq	2,7 µCi
10 kBq	270 nCi
1 kBq	27 nCi

Ci = Curie; Bq = Becquerel

1 Becquerel = 1 Bq eines Radionuklids wird durch die Stoffmenge des Nuklids dargestellt, in der 1 Zerfall pro Sekunde stattfindet.

Alte Einheit der Radioaktivität war das **Curie** (1 Ci). Die Umrechnung zwischen alten und neuen Einheiten ist **(Tab. 2.2)**:

1 Ci = 3,7 · 10^{10} Bq = 37 GBq eines Radionuklids

Eine Radioaktivitätsangabe ohne Nennung des zerfallenden Radionuklids ist sinnlos. Vernünftig sind folgende Angaben:

50 MBq ^{131}I oder
740 MBq ^{99m}Tc

Aus der Definition der Radioaktivität kann, wenn die Halbwertszeit eines Stoffes bekannt ist, mit Hilfe der **Avogadro-Konstante** (6,02 · 10^{23} Teilchen pro Mol) die Masse eines Radionuklids bei einer bestimmten Radioaktivität berechnet werden. Ein trägerfreier radioaktiver Stoff besteht nur aus Atomen des Radionuklids.

> **Beispiel**
> 131 g ^{131}I, das ist trägerfreies ^{131}I, enthalten 6,02 · 10^{23} Atome. Die Halbwertszeit von ^{131}I ist 8,02 Tage = 693 014 s. Die Zerfallswahrscheinlichkeit von ^{131}I ist dann λ = (ln2)/693 014 s = 1,0002 · 10^{-6} s^{-1}. 370 MBq ^{131}I enthalten N = 370 · 10^6 / 1,002 · 10^{-6} = 3,7 · 10^{14} ^{131}I-Kerne. Das sind 0,08 µg Iod. Diese Aktivität ist für eine Radioiodtherapie typisch. Trägerfreies Iod kann aus Verfahrensgründen nicht dargestellt werden. Daher sind in 185 GBq ^{131}I 1 mg natürliches Iod enthalten, d.h. mit 370 MBq Iod werden ca. 2 µg natürliches Iod verabreicht.
> Bei einer natürlichen Iodzufuhr von etwa 80 bis 150 µg täglich mit der Nahrung im Iodmangelgebiet Bundesrepublik Deutschland lässt sich leicht erkennen, dass bei der therapeutischen Anwendung von ^{131}I durch diese 2 µg Iod der physiologische Iodstoffwechsel praktisch nicht verändert wird. Aus diesem Grunde können auch keine allergischen Reaktionen durch eine Radioiodtherapie ausgelöst werden.

Durch den radioaktiven Zerfall nimmt die Zahl der Atomkerne ab, die noch zerfallen können. Wenn zum Zeitpunkt t = 0 N_0 zerfallsbereite Kerne vorhanden sind, gilt für die Zahl der nach Verstreichen der Zeit t noch vorhandenen Kerne:

$N(t) = N_0 \cdot e^{-\lambda \cdot t}$
oder, da $\lambda \cdot N(t) = A(t)$ ist,
$A(t) = A_0 \cdot e^{-\lambda \cdot t}$

Die Zeitspanne, nach der noch die Hälfte der ursprünglich vorhandenen N_0 Atomkerne vorhanden ist, heißt **Halbwertszeit** (HWZ oder $T_{1/2}$).

Die Halbwertszeit ist mit der Zerfallswahrscheinlichkeit durch die Gleichung

$\lambda \cdot HWZ = \ln 2 = 0,693 \ldots$

oder in den gleichwertigen Darstellungen

$\lambda = \dfrac{\ln 2}{HWZ}$ [s^{-1}]; $HWZ = \dfrac{\ln 2}{\lambda}$ [s]

verknüpft. Daher gilt

$A(t) = A_0 \cdot e^{-\dfrac{0,693}{HWZ} \cdot t}$,

mit A(t) = Aktivität zum Zeitpunkt t (gebräuchlich ist auch A_t),
A_0 = A(0) = Aktivität zum Zeitpunkt t = 0 und
HWZ = Halbwertszeit.

Für Berechnungen müssen HWZ und t in gleichen Zeiteinheiten angegeben werden.

Da die Zerfallskonstante λ nicht durch technische Eingriffe verändert werden kann, ist auch die Halbwertszeit nicht zu beeinflussen.

Wenn man die Halbwertszeit eines Stoffes kennt, kann man mit ihrer Hilfe die verbleibende Radioaktivität berechnen. Allgemein gilt, dass nach Ablauf von n Halbwertszeiten noch die Aktivität $(½)^n \cdot A_0$ vorhanden ist. Bei dieser Betrachtungsweise wird die Zeit in Halbwertszeiten angegeben. **Tabelle 2.3** soll den Zusammenhang verdeutlichen. Er lässt sich in einem normalen (**Abb. 2.3**) oder einem halblogarithmischen Koordinatensystem darstellen (**Abb. 2.4**).

Immer dann, wenn die Auftragung im halblogarithmischen Netz eine Gerade ergibt, ist eine einfache Exponentialfunktion abge-

Tab. 2.3 Radioaktiver Zerfall

Zeit HWZ	Restaktivität Bq
0	A_0
1	$A_0/2$
2	$A_0/4$
3	$A_0/8$
3,32	$A_0/10$
•	•
•	•
10	$A_0/1024$

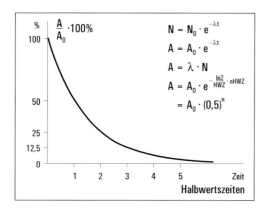

Abb. 2.3 Radioaktives Zerfallsgesetz

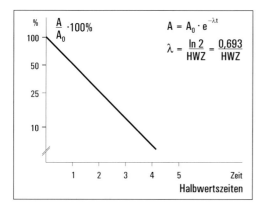

Abb. 2.4 Radioaktives Zerfallsgesetz in halblogarithmischer Auftragung

bildet. Man kann dann immer auch graphisch eine Halbwertszeit bestimmen.

2.3 Wechselwirkung zwischen Strahlung und Materie

Strahlung ist Energietransport. Strahlung kann durch technische Hilfsmittel, wie Betatron, Zyklotron usw. erzeugt werden, oder sie hat natürliche Quellen. Man unterscheidet Teilchen- bzw. Partikelstrahlung und elektromagnetische Strahlung.

Teilchenstrahlung transportiert Masse, häufig Ladung und immer kinetische Energie. Einheit der Energie ist das Joule = 1 J. Die Energie eines Teilchens ergibt sich aus seiner Masse m und dem Quadrat der Lichtgeschwindigkeit zu:

$$E = m \cdot c^2$$

Eine andere gebräuchliche Energieeinheit der Strahlenphysik ist das **Elektronenvolt** (1 eV = $1{,}602 \cdot 10^{-19}$ J). Vielfache davon sind 1 keV = 1000 eV und 1 MeV = 1 000 000 eV.

Die allgemeine Wechselwirkung zwischen energiereichen Teilchen und der „ruhenden" Materie ist der **Stoß**. Ein Stoß ist die vorübergehende Krafteinwirkung, die zur Änderung der Bewegung von Teilchen führt. Zwischen geladenen Teilchen (α-Teilchen, β-Teilchen, Protonen und Ionen) wirken elektrische und magnetische Kräfte, wenn ihre Abstände hinreichend klein werden, d. h. in die Größenordnung von Atomdurchmessern kommen.

Teilchen mit hoher Energie nennt man auch heiße Teilchen. Teilchen verlieren durch Stöße Energie, bis im Mittel zwischen ihnen und allen anderen möglichen Stoßpartnern **thermisches Gleichgewicht** hergestellt ist. Teilchen, deren Energie der Bewegungsenergie bei der vorgegebenen Umgebungstemperatur entspricht, nennt man thermisch oder auch abgekühlt.

Teilchen geben auf dem Weg durch die Materie ihre Energie ab. Die pro Längeneinheit abgegebene Energie wird **linearer Energietransfer** = LET [keV/µm] genannt.

2.3.1 Energieübertragung durch α-Strahlen

Die Energie von α-Strahlen (zweifach geladene Ionen ^{4}He^{++}) wird durch Stöße mit Atomkernen übertragen.

Der „lineare Energietransfer" (LET) ist bei α-Strahlen so groß, dass die Wahrscheinlichkeit für die Erzeugung von Strahlen-

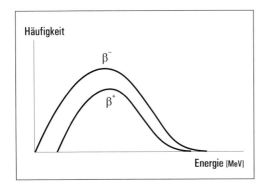

Abb. 2.5 Kontinuierliches β-Spektrum (willkürliche Einheiten)

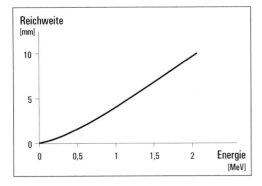

Abb. 2.6 Reichweite von β-Strahlung in Wasser als Funktion der Energie

schäden oft größer ist als ein therapeutischer Effekt. Aus diesem Grunde werden Nuklide, die α-Strahlen emittieren, nur selten in der Nuklearmedizin eingesetzt.

2.3.2 Energieübertragung durch β-Strahlen

In der Nuklidkarte wird stets die obere Grenzenergie des kontinuierlichen Spektrums von β⁻- und β⁺-Strahlen angegeben. Aus dem Energiespektrum der β-Strahlung kann man berechnen, dass im Mittel pro β-Zerfall 1/3 der Grenzenergie abgegeben wird (**Abb. 2.5**). Die Reichweite von β-Strahlung in Wasser korreliert fast linear mit der Energie (**Abb. 2.6**).

Die therapeutische Wirkung von radioaktiven Stoffen im Körper beruht hauptsächlich auf der Energieübertragung durch ß-Strahlung.

> Das am häufigsten in der Nuklearmedizin zur Therapie benutzte Nuklid ^{131}I emittiert eine β⁻-Strahlung mit einer Grenzenergie von 0,61 MeV und einer **maximalen Reichweite von 2 mm** in Wasser. Die **mittlere Reichweite** dieser Strahlung ist 0,7 mm in Wasser oder Gewebe. Hierdurch können hohe, lokal begrenzte Dosen appliziert werden.

2.3.3 Energieübertragung durch Photonen

Photonen sind elektromagnetische Wellenpakete, die sich mit Lichtgeschwindigkeit (c = 299 792 458 m/s ≈ 300 000 km/s) von ihrem Entstehungsort entfernen. Sie transportieren dabei die Energie E = h · ν [J], wobei h das Plancksche Wirkungsquantum ist. Zwischen Wellenlänge λ und der Frequenz ν besteht die Verknüpfung λ · ν = c.

Das Strahlungsfeld kann durch die **Energieflussdichte** ψ (gesprochen: Psi) beschrieben werden. Maßeinheit der Energieflussdichte ist J · m⁻² · s⁻¹, d.h., die pro Flächeneinheit fließende Strahlungsleistung wird in Watt pro m² angegeben.

Photonen können mit Materie in Wechselwirkung treten. Im Allgemeinen geben sie dabei Energie ab. Die am häufigsten auftretenden Wechselwirkungen sind **Photoeffekt**, **Comptoneffekt** und **Paarbildung**. Die Wahrscheinlichkeit dafür, dass diese Wechselwirkungen stattfinden, wird größer, wenn die Kernladungszahl Z der Materie, die durchdrungen werden soll, größer wird. Die Wahr-

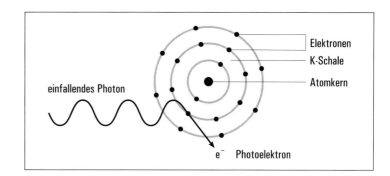

Abb. 2.7 Schematische Darstellung des Photoeffektes

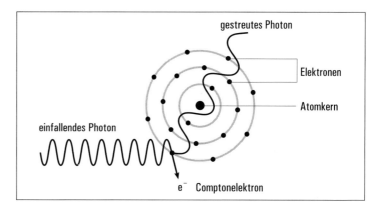

Abb. 2.8 Schematische Darstellung des Comptoneffektes

scheinlichkeit für Photoeffekt und Comptoneffekt nimmt mit zunehmender Energie der Photonen ab. Die Wahrscheinlichkeit für die Paarbildung ist unterhalb der Photonenenergie 1,022 MeV Null und nimmt dann mit wachsender Energie zu (s. Abb. 2.12).

Photoeffekt

Bei dem Photoeffekt wird die Photonenenergie $E = h \cdot \nu$ vollständig von der atomaren Elektronenhülle aufgenommen (**Abb. 2.7**). Ein Elektron der K- oder L-Schale wird mit Hilfe dieser Energie aus der Atomhülle gelöst. Die überschüssige Energie, die vom absorbierten Photon stammt, wird vom Elektron als kinetische Energie aus dem Atom heraustransportiert. Beim Auffüllen der Elektronenlücke im Atom können charakteristische Röntgenstrahlen entstehen.

Die Wahrscheinlichkeit für das Eintreten des Photoeffektes, die man auch als **Wirkungsquerschnitt** bezeichnet, ist proportional der vierten Potenz der Kernladungszahl des absorbierenden Stoffes und umgekehrt proportional der dritten Potenz der Energie der Gammastrahlung.

Comptoneffekt

Der Comptoneffekt ist ein Stoß zwischen einem Photon mit der Energie E und einem Elektron. Nach dem Stoß ist ein Teil der Energie des Photons auf das getroffene Elektron übertragen worden. Das gestreute Photon hat dann eine kleinere Energie E'. Für die Zustände vor und nach dem Stoß gelten der Energie- und der Impulserhaltungssatz für Photonen und Teilchen. (**Abb. 2.8**)

Die Wahrscheinlichkeit für das Auftreten des Comptoneffekts ist eine Funktion der Energie der einfallenden Strahlung; sie nimmt bei hohen Photonenenergien monoton ab.

Paarbildung

Bei der Paarbildung wird ein Photon mit einer Energie, die den Wert $2 \cdot m_0 c^2 = 1{,}022$ MeV überschreitet, in ein Elektron-Po-

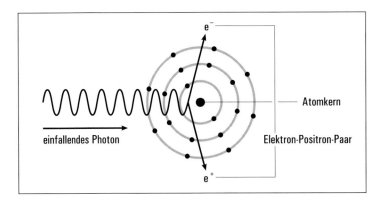

Abb. 2.9 Schematische Darstellung des Paarbildungseffektes

sitron-Paar umgewandelt. Dieser Prozess findet im Feld eines Atomkerns statt (**Abb. 2.9**). Der Wirkungsquerschnitt hierfür hängt quadratisch von der Kernladungszahl Z des bestrahlten Stoffes ab und nimmt mit wachsender Energie monoton zu.

Das Positron rekombiniert innerhalb sehr kurzer Zeit mit einem Elektron. Dabei werden Positron und Elektron vernichtet und dafür zwei Photonen mit der Energie von je 0,511 MeV erzeugt. Die so erzeugte Strahlung wird daher Vernichtungsstrahlung genannt. Die Energie des ursprünglich erzeugten Elektrons wird von der Umgebung absorbiert.

2.3.4 Das lineare Schwächungsgesetz

Ein paralleler Photonenstrahl, der Materie durchquert, wird aufgrund der beschriebenen Wechselwirkungen zwischen Photonen und Materie abgeschwächt (**Abb. 2.10**). Das Schwächungsgesetz für die Energieflussdichte Ψ im Strahl lautet (**Abb. 2.11**):

$$\Psi(x) = \Psi_0 \cdot e^{-\mu \cdot x}$$

Dabei ist μ der **lineare Schwächungskoeffizient** des absorbierenden Mediums für die Strahlung. Es gilt:

$$\mu = \sigma_s + \sigma_a + \tau + \kappa \;[m^{-1}].$$

Hierin beschreiben σ_a und σ_s die Schwächung eines Photonenstrahls durch Comptonabsorption und -streuung, τ und κ die Beiträge von Photoeffekt und Paarbildung. Die Schichtdicke des durchstrahlten Stoffes ist x. **Abbildung 2.12** stellt die Beiträge der verschie-

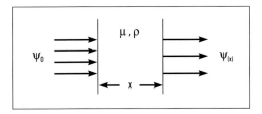

Abb. 2.10 Absorption von Strahlung durch eine Materieschicht der Dicke x und mit dem linearen Schwächungskoeffizienten μ

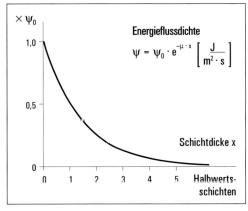

Abb. 2.11 Absorption von Strahlung durch Materie

2.3 Wechselwirkung zwischen Strahlung und Materie

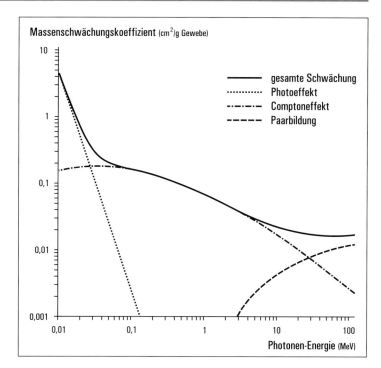

Abb. 2.12 Massenschwächungskoeffizient und Beiträge der verschiedenen Wechselwirkungen von Photonen und Gewebe

denen Wechselwirkungen zum Schwächungskoeffizienten von Gewebe dar.

Die Schichtdicke eines Materials, durch die die Energieflussdichte einer bestimmten Strahlung um die Hälfte abgeschwächt wird, ist die **Halbwertschichtdicke $D_{1/2}$ (HWS)**.

Zwischen dem linearen Schwächungskoeffizienten μ und der Halbwertschichtdicke $D_{1/2}$ besteht der Zusammenhang

$$\mu \cdot D_{1/2} = \ln 2 = 0{,}693 \ldots$$

Der gleiche Zusammenhang wird durch die Gleichungen

$$\mu = \ln 2 / D_{1/2} \, ; \, D_{1/2} = \ln 2 / \mu$$

dargestellt.

Der lineare Schwächungskoeffizient μ ist von der Energie der Strahlung und von der Kernladungszahl Z des absorbierenden Stoffes abhängig. Er wird kleiner, wenn die Energie der Photonen größer wird, μ ist groß (die Halbwertschichtdicke ist klein), wenn die Kernladungszahl des absorbierenden Stoffes groß ist. Daher wird zur Abschirmung von Strahlenquellen Wolfram (Z = 74) oder Blei (Z = 82) eingesetzt.

Andererseits führen Gewebeschichten über Organen, die radioaktive Stoffe aufgenommen haben, zur Abschirmung der Strahlung, deren Stärke bei Szintigrammen ein Maß für die Aktivitätskonzentration im Organ sein soll (z. B. kann ein Szintigramm des Herzens durch die Absorption der Strahlung in der Mamma erheblich verfälscht werden). **(Tab. 2.4)**

Wenn man Messwerte für Ψ halblogarithmisch über der Schichtdicke aufträgt, erhält man als Graphen eine Gerade. Aus dieser Darstellung kann die Halbwertschichtdicke abgelesen werden **(Abb. 2.13)**.

Tab. 2.4 Halbwertsschichtdicken (HWS) für γ-Strahlung; Nukleideigenschaften s. a. Tabellen 3.2 bis 3.4, 6.3

Nuklid	HWZ	Energie MeV	HWS cm Wasser	HWS cm Blei
^{201}Tl	73,1 h	0,075 0,166	3,6 4,7	0,022 0,037
^{57}Co	270 d	0,122 0,136	4,3 4,4	0,013 0,024
^{99m}Tc	6,0 h	0,141	4,5	0,028
^{111}In	2,81 d	0,171 0,245	4,8 5,5	0,045 0,100
^{51}Cr	27,7 d	0,320	6,0	0,17
^{123}I	13,2 h	0,159	4,6	0,02
^{131}I	8,02 d	0,364 0,637	6,3 8,5	0,23 0,51
^{18}F	109,7 min	0,511	7,3	0,41
^{15}O	2,03 min	0,511	7,3	0,41
^{11}C	20,4 min	0,511	7,3	0,41
^{59}Fe	44,5 d	1,099 1,292	10,5 11,4	0,93 1,05

Beispiel

Wieviel Prozent der Gammastrahlung des Nuklids ^{131}I mit der Photonenenergie 0,364 MeV durchdringen eine 8 mm dicke Bleischicht?

Lösung 1: Die Halbwertschichtdicke ist 2,3 mm. Dann ist $\mu = 0{,}693 / 2{,}3$ mm^{-1} = $0{,}301$ mm^{-1}. Damit ist

$$\Psi(x) = \Psi_0 \cdot e^{-0{,}301 \cdot 8} = \Psi_0 \cdot 8{,}97 \cdot 10^{-2},$$

d. h.,

$$\frac{\Psi(x) \cdot 100}{\Psi_0} \% = 8{,}97\%.$$

Lösung 2: 8 mm sind 8 : 2,3 = 3,48 Halbwertsschichtdicken für diese Strahlung. Nach 3,48 Halbwertschichtdicken beträgt die aus dem Blei austretende Reststrahlung noch $\Psi_0 \cdot (0{,}5)^{3{,}48} = \Psi_0 \cdot 8{,}97 \cdot 10^{-2}$. Auch nach dieser Rechnung können 8,97 % der Strahlung die Bleiwand durchdringen.

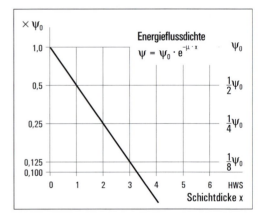

Abb. 2.13 Darstellung des Schwächungsgesetzes für Photonenstrahlung im halblogarithmischen Netz. HWS = Halbwertsschichtdicke

Unter dem **Massenabsorptionskoeffizienten** wird der Quotient aus linearem Absorptionskoeffizienten μ [m^{-1}] und Dichte ρ [kg · m^{-3}] des absorbierenden Stoffes verstanden: μ/ρ [m^2 · kg^{-1}]. Der Massenabsorptionskoeffizient beschreibt die Größe einer scheinbaren

Fläche, die von Photonen mit der Energie E [MeV] getroffen werden muss, wenn in einem kg Materie eine Wechselwirkung stattfinden soll. Diese Größe entspricht dem Wirkungsquerschnitt für die Wechselwirkung zwischen einem Photon und einem Atom, multipliziert mit der Zahl der Atome pro kg Materie.

Luft hat die Dichte 1,29 kg · m^{-3} bei 0 °C und atmosphärischem Normaldruck, menschliches Gewebe hat eine Dichte von ca. 1000 kg · m^{-3} und damit ähnliche Absorptionseigenschaften für Photonenstrahlung wie Wasser.

Das Strahlungsfeld wird durch die Energieflussdichte ψ [J · m^{-2} · s^{-1}], die absorbierende Materie durch den Massenabsorptionskoeffizienten μ/ρ beschrieben. Das Produkt aus Energieflussdichte und Massenabsorptionskoeffizient stellt die pro Zeiteinheit und pro kg Materie aufgenommene Energie dar. Diese Größe wird **Energiedosisleistung** genannt.

$\dot{D} = \psi \cdot \mu/\rho$ [J kg^{-1} s^{-1}] oder
[J/(kg · s)] oder
[J/kg/s]

Das Produkt aus Energiedosisleistung und Bestrahlungszeit ist die **Energiedosis**.

$D = \dot{D} \cdot t$ [J/kg]

Einheit der Energiedosis ist das **Gray** (1 Gy = 1 J/kg).

Energieflussdichte und Dosisleistung werden kleiner, wenn die durchstrahlte Schicht dicker wird. Dieser Zusammenhang wird im Strahlenschutz beim Aufbau von Strahlenschutzvorrichtungen besonders ausgenutzt. Bei der Bestrahlung menschlichen Gewebes von außerhalb des Körpers nimmt die Energieflussdichte der Gammastrahlung in der Tiefe des Körpers ab. Entsprechend verringert sich in der Tiefe des Körpers auch die Energiedosisleistung.

3 Radiopharmazeutische Chemie

Das Fachgebiet radiopharmazeutische Chemie bzw. Radiopharmazie hat sich aus der Radio- und Nuklearchemie etabliert und beschäftigt sich mit Methoden, die radioaktive Arzneimittel (kurz: Radiopharmaka) für die nuklearmedizinische – zumeist nichtinvasive – Anwendung bereitstellen. Den Grundstein für die Anwendung der Radiochemie in der Nuklearmedizin legte der ungarische Chemiker Georg von Hevesy, der das Prinzip des Radioindikators (Tracerprinzip) entwickelte, wofür er 1943 mit dem Nobelpreis ausgezeichnet worden ist.

Der radiopharmazeutische Chemiker beschäftigt sich mit der Herstellung von Radionukliden und der darauf folgenden Umsetzung der isolierten Radioisotope in geeignete radioaktive Arzneimittel. Bei der Entwicklung der Herstellungsprozeduren werden aus Strahlenschutzgründen und aufgrund des radioaktiven Zerfalls des synthetisierten Radiotracers kurze einstufige Reaktionen bzw. Ein-Topf-Synthesen bevorzugt. Angestrebt ist die Entwicklung chemoselektiver Markierungen, auch unter Einbeziehung enzymatischer Methoden, sowie die Isolierung der Radiopharmaka in hohen spezifischen Aktivitäten. Die erhaltenen Radiopharmaka werden im Rahmen einer Qualitätskontrolle anschließend einer Prüfung auf Identität unterzogen, indem entsprechende (radio)analytische Untersuchungen durchgeführt werden (vgl. Kap. 3.6). Die apparative Handhabung sowohl bei der Herstellung als auch bei der Qualitätskontrolle muss auf die speziellen Erfordernisse der radiochemischen Prozesse abgestimmt sein.

3.1 Begriffliche Zuordnung, Targeting und Einteilung der Radiopharmaka

Definition
Radioaktive Arzneimittel (Radiopharmaka; engl. radiopharmaceuticals) sind Zubereitungen, die sehr geringe Mengen ein oder mehrerer Radionuklide (Radiotracer) enthalten und deren Strahlungsaktivität diagnostisch oder therapeutisch genutzt wird. Hierbei finden v. a. Radionuklide mit kurzer Halbwertszeit Verwendung, die entweder Gammastrahlung (Anwendung als Diagnostika wegen der guten extrakorporalen Messbarkeit der Strahlung) oder Betastrahlung emittieren (Anwendung als Therapeutika wegen ihrer lokal begrenzten Strahlungswirkung). (Aus: 1. Pschyrembel Klinisches Wörterbuch, 259. Aufl. 2001; 2. Europäisches Arzneibuch, Nachtrag 2000, 125, Monographie Radioaktive Arzneimittel/Radiopharmaceutica)

Die als Radiotracer hergestellten Radiopharmaka werden sowohl in der nuklearmedizinischen Funktionsdiagnostik im subnanomolaren Bereich als auch in der nuklearmedizinischen Therapie (systemische Strahlentherapie) angewendet, indem deren strahlenphysikalische, (bio)chemische sowie deren pharmakokinetische Eigenschaften ausgenutzt werden. Es werden in vivo Messungen metabolischer Umsätze, von Transport-, Perfusions- und Verteilungsprozessen simuliert oder sogar au-

3.1 Begriffliche Zuordnung, Targeting und Einteilung der Radiopharmaka

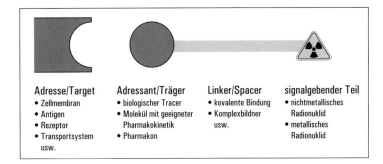

Abb. 3.1 Erkennungsprinzip und Aufbau eines Radiotracers

thentisch durchgeführt, um biochemische Untersuchungen in Organen wie Herz und Hirn oder Therapieansätze direkt im Tumor zu realisieren. Erst durch die Verfügbarkeit geeigneter Radionuklide durch Kernreaktoren oder durch Teilchenbeschleuniger (speziell: Zyklotrone), aber auch durch die Entwicklung schneller Messmethoden wie der Einzel-Photonen-Emissionstomographie (SPECT) und der Positronen-Emissionstomographie (PET) hat sich die spezialisierte Fachrichtung der radiopharmazeutischen Chemie in der Nuklearmedizin weiterentwickeln können.

Grundvoraussetzung für die moderne radiopharmazeutische Chemie ist dabei ihre gleichzeitige Anpassung an die laufenden Änderungen der anzuwendenden gesetzmäßigen Regelungen (StrlSchV, AMRadV, AMG, PharmBetrV usw.).

In **Abbildung 3.1** ist das Grundgerüst radioaktiver Arzneimittel schematisch wiedergegeben. Üblicherweise wird bei der Entwicklung eines Radiopharmakons zunächst die Synthese einer Vorläuferverbindung („Precursor") für die radioaktive Markierung vorgenommen. Die Precursorverbindung wird idealerweise im letzten Syntheseschritt – der Radiomarkierung mit einem für nuklearmedizinische Untersuchungsmethoden geeigneten Radionuklid (Radioisotop) versehen und letztlich zum Radiopharmakon umgesetzt. Wichtige Beispiele für den In-vivo-Einsatz geeigneter Radionuklide sind [^{99m}Tc]Technetium (^{99m}Tc), [^{123}I]Iod (^{123}I), [^{201}Tl]Thallium (^{201}Tl), [^{111}In]Indium (^{111}In) sowie [^{131}I]Iod (^{131}I), aber auch [^{11}C]Kohlenstoff (^{11}C) und [^{18}F]Fluor (^{18}F).

In der radiopharmazeutischen Arzneimittelentwicklung steht die Fragestellung im Vordergrund, welche Effekte mit Hilfe der radioaktiven Substanz (des Radiotracers) in einer In-vivo-Untersuchung oder Therapie erzielt werden sollen.

Hier spielen Aspekte wie Lokalisation des Radiotracers, Partizipation an den physiologischen und biochemischen Funktionen (natürliche **Anreicherungsmechanismen**) einzelner Organe usw. eine Rolle, die bei dem Design neuer Radiopharmaka Bedeutung haben. Einige Möglichkeiten des so genannten Targeting sind im folgenden beispielhaft aufgelistet:

- **Passiver Transport durch Diffusion**
  Festes ^{99m}Tc-Technegas-Aerosol und ^{133}Xe für die Lungenventilation
- **Adsorptionseffekte**
  Knochenaffine ^{99m}Tc-Diphosphonat-Komplexe (^{99m}Tc-MDP); Chelatisierung der Kalziumionen im Knochen; es entstehen dinukleare ^{99m}Tc/Ca-Komplexe am Knochen
- **Ionentransport**
  [^{99m}Tc]Natriumpertechnetat ([^{99m}Tc]NaTcO$_4$); TcO$_4^-$ Anreicherung in der Schilddrüse
- **Kapillarblockade**
  ^{99m}Tc-Makroaggregate Albumin (^{99m}Tc-MAA, Partikelgröße 10 bis 90 µm); Auslösung von „Mikro"-Embolien vor den pulmonalen Kapillargefäßen (ca. 8 µm)

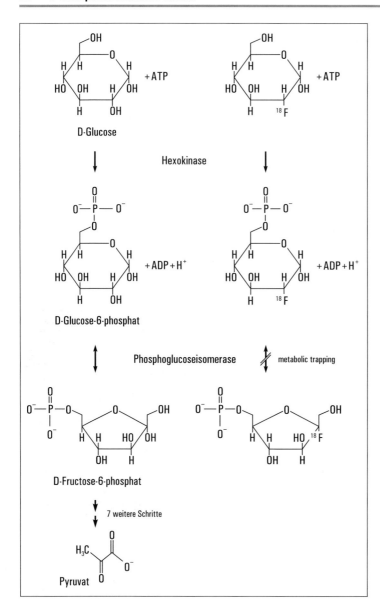

Abb. 3.2 Prinzip des „metabolic trapping" nach der aktiven zellulären Aufnahme von ^{18}F-FDG. (Mit Unterstützung von Dr. S. Wagner)

- **Phagozytose**
  ^{99m}Tc-Schwefel-Kolloid (Partikelgröße 500 nm); Entfernung der Partikel durch Kupffer-Stern-Zellen (Leber), Sinuszellen (Milz) und Retikulumzellen (Knochenmark)
- **Aktiver Transport**
  [^{123}I]- bzw. [^{131}I]Iodid Symport in die Schilddrüse; ^{99m}Tc-MAG$_3$ tubuläre Sekretion über Anionenaustauschsystem der Nierentubuli; ^{123}I-IMT über das Transportsystem L für große neutrale Aminosäuren
- **Sequestration von Zellen**
  Entfernung von hitzealterierten ^{99m}Tc-markierten Erythrozyten durch die Milz
- **Metabolismus** (metabolic trapping, irreversible Akkumulation)
  Aktiver Transport von ^{18}F-FDG über Glukosetransporter mit anschließendem

„metabolic trapping" durch Hexokinasereaktion der Glykolyse (**Abb. 3.2**).
- **Bindung an Rezeptoren**
^{11}C-Raclopride und ^{123}I-IBZM, Darstellung des dopaminergen Systems, selektive D2-Rezeptor-Antagonisten.
- **Antigen-Antikörper-Komplex Formation**
^{99m}Tc-BW 250/183, ^{99m}Tc-markierter monoklonaler Antikörper (monoclonal antibody = Mab) zur In-vivo-Markierung von Granulozyten für die Immun- und Knochenmarkszintigraphie

Bei der Neuentwicklung eines Radiopharmakons werden o. g. biologische Anreicherungsmechanismen als Transportvermittler gewählt, um das zu untersuchende Zielorgan bzw. Zielgewebe (Target) zu erreichen. Dabei müssen spezielle Eigenschaften des Radiotracers berücksichtigt werden, die die Anreicherung beeinflussen können:
- Ladung des Moleküls
- Molekülgröße
- Proteinbindung
- Löslichkeit
- Stabilität
- Biodistribution

Zusammenfassung

Je nach Wahl und Vorbild eines natürlichen Anreicherungsmechanismus können mit Hilfe strukturell unterschiedlichster Radiotracer physiologische und biologische Prozesse und Funktionen begleitend in vivo dargestellt werden. In der radiopharmazeutischen Chemie kommen daher Precursorverbindungen für die radioaktive Markierung zum Radiopharmakon zum Einsatz, die sich in ihren chemischen Eigenschaften extrem unterscheiden können.

Definition autologe Radiopharmaka

Hier werden dem Patienten vorwiegend Zellen aus ihrem Vollblut (z. B. Leukozyten, Erythrozyten, T-Lymphozyten usw.) entnommen, in vitro unter sterilen und apyrogenen Bedingungen mit einem Radiolabel versehen (z. B. ^{111}In-Oxinat), in eine physiologische Injektions- oder Infusionslösung aufgenommen und schließlich zur Untersuchung oder Therapie reappliziert (z. B. reinjiziert).

Definition analoge Radiopharmaka

Die chemische Struktur entspricht bei analogen Radiopharmaka nicht der Vorbildverbindung (z. B. Biomolekül oder Arzneimittel), da hier Radionuklide (Fremdatome z. B. ^{18}F, ^{123}I usw.) oder radionuklidtragende Reste (z. B. [^{99m}Tc]Pertechnetat, [^{18}F]Fluorethyl-Rest) eingeführt werden, die in der Vorbildverbindung nicht als stabile Isotope oder stabile Molekülreste enthalten sind.

Folglich muss gesichert sein, dass trotz der analogen Radiomarkierung (Fremdmarkierung) die biologische Verteilung (bzw. die Pharmakokinetik) des synthetisierten Radiopharmakons die der Vorbildverbindung (bzw. des Pharmakon, des biologischen Tracers) entspricht. Im Extremfall muss die Struktur-Wirkungs-Beziehung des erzeugten analogen Radiopharmakons neu validiert werden.

Definition authentische Radiopharmaka

Der Radiotracer (z. B. [^{11}C]Methionin, [^{15}O]Wasser, [^{123}I] bzw. [^{131}I]Natriumiodid usw.) hat sich durch die Radiomarkierung chemisch-strukturell nicht verändert. Geeignete Radionuklide für die authentische Radiomarkierung von Pharmaka sind z. B. die physiologischen Elemente Kohlenstoff und Stickstoff, vertreten durch die Radioisotope ^{11}C und ^{13}N.

Kasten 3.1
Schreibweise von Kernumwandlungs- und Zerfallsreaktionen (Kernreaktionen).

Bei Kernreaktionen werden stabile Atomkerne (Eduktnuklide A) durch Wechselwirkung mit Elementarteilchen (Teilchen x: z. B. p: Protonen, n: Neutronen) oder mit anderen Atomkernen (Teilchen x: z. B. d: Deuteronen, α: He^{2+}-Kerne) meist in instabile Atomkerne (Radionuklide/Produktnuklide B) unter Aussendung eines Teilchens/Photons (Teilchen y: z. B. n, α, γ; Sonderfall (n,f)-Kernreaktion im Kernreaktor s. Kasten 3.2) überführt. Die entstandenen Radionuklide B zerfallen daraufhin „spontan", d. h. ohne äußere Beeinflussung, unter Emission von Partikeln / Photonen (Zerfallsart E: z. B. α-, β-, γ-Emission, EC, IC) zu Atomkernen C.

1. Die allgemeine Nuklidschreibweise lautet: $^A_ZX^N$
   X = Nuklid; Z = Protonenzahl im Kern (Ordnungszahl); A = Massenzahl (Summe der Neutronen und Protonen im Kern); N = Neutronenzahl; Zusammenhang N = A−Z (Angabe für N kann folglich entfallen).
2. Die Kurzschreibweise einer Kernreaktion wird ausgedrückt durch:
   $$^A_ZA(x, y)^A_ZB \xrightarrow{E,\ T_{1/2}} {}^A_ZC$$
   A = Ausgangsnuklid (Targetnuklid); x = Projektil (eingeschossenes Teilchen); y = emittiertes Teilchen; B = Produktnuklid; C = Folgenuklid (Zerfallsnuklid); E = Zerfallsart; $T_{1/2}$ = physikalische Halbwertszeit.
3. Beispiel von Kernreaktionen (Kernumwandlungs- und Zerfallsreaktionen) an hand der ^{123}I-Produktion mittels Zyklotron:
   $$^{124}_{54}Xe(p, 2n)\,^{123}_{55}Cs \xrightarrow{\beta^+,\,5.9\,m} {}^{123}_{54}Xe$$
   $$\xrightarrow{\beta^+,EC,2.08\,h} {}^{123}_{53}I \xrightarrow{EC,13.2\,h} {}^{123}_{52}Te_{stabil}$$
4. Radionuklidproduktion von ^{18}F im ^{18}O-Wasser-Target eines Zyklotrons:
   $$^{18}_8O(p,n)\,^{18}_9F \xrightarrow{\beta^+,\,109.7\,m} {}^{18}_8O$$

Kasten 3.2
Herstellung von ^{99}Mo ($T_{1/2}$ = 66.0 h; $E_{\beta max}$=1.2 MeV)

1. Bestrahlung von metallischem ^{98}Mo bzw. von Dimolybdäntrioxid Mo_2O_3 im Kernreaktor mit thermischen Neutronen < 0.1 MeV **(n,γ)-Molybdän**: Kernreaktion ^{98}Mo(n,γ)^{99}Mo; geträgerte Herstellungsmethode; **geringe** spezifische Aktivität von ^{99}Mo < 300 GBq/g Mo
2. Bestrahlung von angereichertem ^{235}U im Kernreaktor mit thermischen Neutronen < 0.1 MeV („Spaltmolybdän"): Kernreaktion ^{235}U(n,f)^{99}Mo; trägerfreie Herstellungsmethode; **hohe** spezifische Aktivität von ^{99}Mo > 300 TBq/g Mo; schwierige Aufarbeitung der Spaltnuklide.

f = fission [(engl. (Kern)spaltung]

Kasten 3.3
^{99m}Tc-Aktivität (A_T) als Prozent der ^{99}Mo-Aktivität (A_M) generiert im Nuklidgenerator seit der letzten Elution

$$\frac{A_T}{A_M} = \delta \frac{\lambda_T}{\lambda_T - \lambda_M}(1 - e^{-(\lambda_T - \lambda_M)t})$$

A_T = ^{99m}Tc-Aktivität
A_M = ^{99}Mo-Aktivität
δ = 0.872 („branching ratio": Korrekturfaktor, da nur 87.2% des ^{99}Mo direkt zu ^{99m}Tc zerfallen)
λ_T = 0.1155 h^{-1} (Zerfallskonstante des Mutternuklids ^{99m}Tc)
λ_M = 0.0105 h^{-1} (Zerfallskonstante des Mutternuklids ^{99}Mo)

Beispiel:
24 Stunden nach der letzten Elution der Generatorsäule beträgt die ^{99m}Tc-Aktivität bereits 88.2% von der ^{99}Mo-Aktivität.

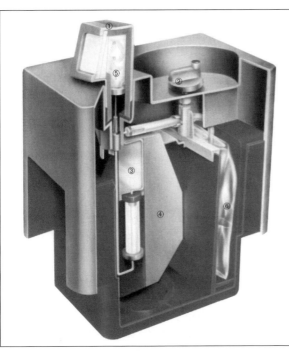

① **Einfachste Handhabung**
Vakuumfläschchen aufsetzen und gewünschtes Volumen eluiren.

② **Transport-Sicherheitsventil**
Verhindert eine Elution nach der Produktion und während des Transportes.

③ **Versetzte Nadel**
Dadurch weitere Reduktion von energiereicher Molybdänstrahlung.

④ **Maximaler Strahlenschutz**
Die ^{99}Mo-Säule ist allseitig durch mindestens 52 mm Blei abgeschirmt (mit Zusatzabschirmung **durch insgesamt 98 mm Blei**).

⑤ **Hochkonzentrierte Aktivität**
Die gesamte ^{99m}Tc-Aktivität ist in weniger als 5 ml enthalten.

⑥ **Gebrauchsfertig**
Steriles, geschlossenes System.

Abb. 3.3 Schnittbild durch einen [^{99}Mo]/[^{99m}Tc]-Mutter-Tochter-Nuklidgenerator
1. Eluatfläschchenabschirmung mit Bleisichtfenster; 2. Transportsicherheitsventil; 3. Aluminiumoxidsäule mit fixiertem Spaltmolybdän; 4. Bleiabschirmung der Generatorsäule; 5. Evakuiertes Eluatfläschchen; 6. Steriles Reservoir physiologische (0.9%) Kochsalzlösung als Elutionsmittel. (Mit freundlicher Genehmigung von SCHERING Deutschland GmbH)

3.2 Verwendbare Radionuklide

3.2.1 Konventionelle Radionuklide

Das bis heute zum überwiegenden Teil verwendete Radionuklid für die konventionelle planare Szintigraphie und die Single-Photon-Emission-Computed Tomography (SPECT) ist [^{99m}Tc]Technetium (^{99m}Tc), dessen Nutzen (reiner γ-Emitter mit E_γ = 140 keV und $T_{1/2,\,physikalisch}$ = 6.0 h) für die diagnostische Nuklearmedizin bereits 1960 erkannt worden ist. Andere Photonenstrahler, wie ^{123}I ($T_{1/2}$ = 13.2 h), ^{111}In ($T_{1/2}$ = 67.2 h), ^{201}Tl ($T_{1/2}$ = 73.1 h), haben bei weitem nicht eine ähnlich überragende Bedeutung gewonnen.

[^{99m}Tc]Technetium
Die Gründe für die herausragende Position von ^{99m}Tc für die nuklearmedizinische In-vivo-Diagnostik beruhen auf mehreren Eigenschaften:

- Mit einer physikalischen Halbwertszeit von 6 Stunden können mit ^{99m}Tc bequem physiologische Prozesse untersucht werden; dabei bleibt die Strahlenexposition für den jeweils untersuchten Patienten gering und akzeptabel.

- Die Gammalinie von ^{99m}Tc mit 140 keV liegt im optimalen Auflösungsbereich zwischen 100 und 200 keV für Gammakameras mit konventionellen NaI(Tl)-Detektorköpfen.

- Dieses Radionuklid hat sich wegen der guten Verfügbarkeit durch kommerziell er-

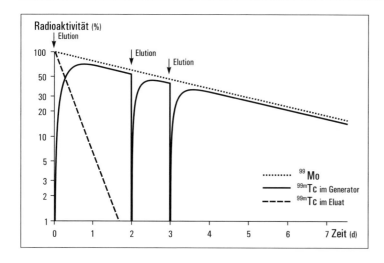

Abb. 3.4 Elutionsprofil der ^{99m}Tc-Aktivität im [^{99}Mo]/[^{99m}Tc]-Mutter-Tochter-Nuklidgenerator. (Mit freundlicher Genehmigung von SCHERING Deutschland GmbH)

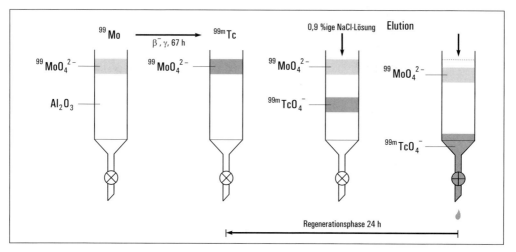

Abb. 3.5 Prinzip des [^{99}Mo]/[^{99m}Tc]-Mutter-Tochter-Nuklidgenerators. (Mit Unterstützung von Dr. S. Wagner)

hältliche [^{99}Mo]/[^{99m}Tc]-Mutter-Tochter-Nuklidgeneratoren in der Nuklearmedizin verbreitet und etabliert (**Abb. 3.3** und **Abb. 3.4**). Das ^{99m}Tc kann innerhalb von Minuten intervallmäßig ca. alle 24 Stunden vom in Al$_2$O$_3$ fixierten [^{99}Mo]MoO$_4^{2-}$ abgetrennt werden (**Abb. 3.5** und **Tab. 3.1**).

- ^{99m}Tc wird trägerfrei in Form von [^{99m}Tc]Natriumpertechnetat bereitgestellt. Das heutzutage in den [^{99}Mo]/[^{99m}Tc]-Mutter-Tochter-Nuklidgeneratoren eingebrachte Mutternuklid ^{99}Mo heißt namentlich Spaltmolybdän, da es trägerfrei („carrier free") bei der Kernspaltung von ^{235}U aus dem Nuklidgemisch isoliert wird (**Kasten 3.2** und **Abb. 3.6**).

[^{123}I]Iod

Kann auf ^{99m}Tc-markierte Radiotracer nicht zurückgegriffen werden, wird üblicherweise das zweite verbreitete Radionuklid für die SPECT eingesetzt, das Iodisotop ^{123}I. Auch bei ^{123}I finden sich überwiegend „günstige"

Tab. 3.1 ^{99m}Tc-Elutionsausbeute in Prozent der ^{99}Mo-Aktivität sowie das ^{99}Tc/^{99m}Tc-Isotopenverhältnis seit der letzten Generatorelution

Zeit/h	A (^{99m}Tc)/%	^{99}Tc/^{99m}Tc
1	9.4	0.07
2	17.8	0.14
6	44.1	0.45
18	80.2	1.68
24	86.9	2.45
48	93.9	6.46
72	94.5	11.88
Gleichgewicht (∞)	94.6	

Eigenschaften, die es in der nuklearmedizinischen In-vivo-Diagnostik einsetzbar machen:
- ^{123}I besitzt mit 159 keV eine günstige Gammalinie.
- ^{123}I hat das längerlebige ^{131}I weitestgehend auch wegen dessen β-Anteils der Strahlung aus der nuklearmedizinischen Diagnostik verdrängt.
- ^{123}I-markierte Verbindungen werden oftmals ergänzend in der Methodik der SPECT eingesetzt, schon allein weil sich analoge biochemische und pharmakologisch wirksame Moleküle nicht so leicht mit ^{99m}Tc markieren lassen.
- Allerdings ist das Radionuklid ^{123}I im Vergleich zu ^{99m}Tc nicht kostengünstig verfügbar, da es heutzutage in einer aufwendigen Zyklotronherstellung isoliert wird (**Kasten 3.1** und **Tab. 3.2**).

Grundsätzlich muss das Produkt einer Radiosynthese folgende Charakteristika aufweisen:
- Die In-vivo-Stabilität sollte gewährleistet sein, d. h. das radioaktive Präparat sollte in vivo nicht sofort verstoffwechselt werden.
- Die am Patienten applizierte Verbindung sollte günstige pharmakokinetische Eigenschaften („Was macht der Organisums mit der radioaktiven Verbindung?") besitzen.

Weitere

Weitere Radionuklide, die spezielle Anwendung in der Nuklearmedizin gefunden haben, sind das ^{111}In ($T_{1/2}$ = 2.81 d), das beispielsweise in Chelatkomplexen von Proteinen und Peptiden eingebaut wird, sowie ^{201}Tl ($T_{1/2}$ = 73.1 h), das für die Ermittlung der Myokardperfusion und -vitalität und für die zerebrale Tumordarstellung verwendet wird. Weiterhin erwähnenswert sind das ^{59}Fe ($T_{1/2}$ = 44.5 d) für die Bestimmung der Eisenkinetik sowie das ^{51}Cr ($T_{1/2}$ = 27.7 d) zur Blutvolumenbestimmung.

3.2.2 Radionuklide für die PET

Die Annihilation der Positronen resultiert in zwei diametral im Winkel von 180° emittierten Gammaquanten mit einer Gammaenergie von 511 keV, die eine Ortsinformation ent-

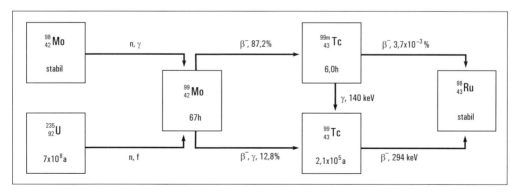

Abb. 3.6 Generierung und Zerfall von [^{99m}Tc]Technetium und [^{99}Tc]Technetium. (Mit Unterstützung von Dr. S. Wagner)

Tab. 3.2 Zyklotron-produzierte Radionuklide für die nuklearmedizinische Anwendung

Radionuklid	HWZ	Zerfallsarten Energien/keV	Kern- und Folgereaktionen	Anwendung
^{11}C	20.38 m	β^+ 1.000 γ *511*	^{10}B(d,n)^{11}C ^{11}B(p,n)^{11}C ^{14}N(p,α)^{11}C	PET
^{13}N	9.96 m	β^+ 1.200 γ *511*	^{12}C(d,n)^{13}N ^{13}C(p,n)^{13}N ^{16}O(p,α)^{13}N	PET
^{15}O	2.03 m	β^+ 1.700 γ *511*	^{14}N(d,n)^{15}O ^{15}N(p,n)^{15}O ^{16}O(p,pn)^{15}O	PET
^{18}F	109.7 m	β^+ 600 γ *511*	^{18}O(p,n)^{18}F ^{20}Ne(d,α)^{18}F	PET
^{67}Ga	78.3 h	EC γ *93; 185; 300*	^{64}Zn(α,p)^{67}Ga ^{66}Zn(d,n)^{67}Ga ^{68}Zn(p,2n)^{67}Ga	SPECT
^{111}In	2.81 d	EC γ *245; 171*	^{109}Ag(α,2n)^{111}In ^{111}Cd(p,n)^{111}In	SPECT
^{123}I	13.2 h	EC γ *159*	^{122}Te(d,n)^{123}I ^{124}Xe(p,2n)^{123}Cs$\rightarrow$^{123}Xe$\rightarrow$^{123}I ^{127}I(p,5n)^{123}Xe$\rightarrow$^{123}I	SPECT
^{201}Tl	73.1 h	EC γ *167; 135; 70*	^{203}Tl(p,3n)^{201}Pb$\rightarrow$^{201}Tl	SPECT

kursiv: relevant für die jeweilige Anwendung; EC = Elektroneneinfang (electron capture)

halten und mit ringförmig angeordneten Szintillationsdetektoren koinzident gemessen werden können. Die Methode der Positronen-Emissionstomographie ermöglicht eine dreidimensionale dynamische Messung der Aktivitätsverteilung. Nach Absorptionskorrektur und Korrektur der Streuverluste im Organismus können mit der Methode PET grundsätzlich die beobachteten Aktivitätsverteilungen zeit- und ortaufgelöst quantifiziert werden. Diese Quantifizierung physiologischer (in vivo) Prozesse ist mit der Methodik der SPECT nicht möglich. Voraussetzung der quantifizierenden PET ist ein definierter Metabolismus des applizierten Radiopharmakons, der in geeignete mathematische Modelle zur Kalkulation der biochemischen und physiologischen Prozesse einfließen muss (Kompartmentmodell, „kinetic modelling").

Wichtige Elemente der Biosphäre und organischer Stoffe sind Kohlenstoff, Stickstoff sowie Sauerstoff. Tatsächlich stehen mit ^{11}C ($T_{1/2}$ = 20.38 min), ^{13}N ($T_{1/2}$ = 9.96 min) und ^{15}O ($T_{1/2}$ = 2.03 min) entsprechende Radionuklide dieser drei Elemente für die PET zur Verfügung, durch die eine „authentische" Ra-

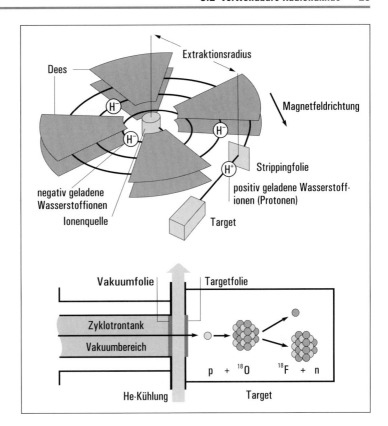

Abb. 3.7 Radionuklidproduktion von [^{18}F]Fluorid. (Mit Unterstützung von Dipl.-Phys. J. Eckardt)

diomarkierung der biologischen Tracer/Pharmaka realisiert werden kann. Dies ist ein entscheidener Vorteil gegenüber den SPECT-Radionukliden, die fast ausschließlich für „analoge" Radiomarkierungen eingesetzt werden. Die genannten Radioisotope stehen mit hoher spezifischer Aktivität zur Verfügung, d. h., es werden überwiegend trägerarme Radiomarkierungen durchgeführt, die eine pharmakologische Wirkung der applizierten (nano- bis pikomolaren) Stoffmengen des Radiopharmakons ausschließen lässt.

Auch das nächste wichtige Radionuklid ^{18}F ($T_{1/2}$ = 109.7 min) wird zunehmend für die authentische Radiomarkierung verwendet, da die pharmazeutischen Unternehmen vermehrt nach Wirkstoffen suchen, die ein oder mehrere Fluoratome enthalten. Das Interesse liegt hier natürlich in der In-vivo-Aufklärung des Wirkmechanismus und Metabolismus neu entwickelter Wirk- und Arzneistoffe.

Neben den genannten „physiologischen" Positronenstrahlern sind weitere Radionuklide für die PET zugänglich, angefangen bei ^{76}Br ($T_{1/2}$ = 16 h), ^{120}I ($T_{1/2}$ = 1.35 h) oder ^{124}I ($T_{1/2}$ = 4.15 d), sowie ^{94m}Tc ($T_{1/2}$ = 53 min), die einen Transfer etablierter ^{123}I- und ^{99m}Tc-Radiotracer auf die PET zulassen.

Basis der Methode PET ist die für die Radionuklidproduktion von Positronenstrahlern wichtige Nuklearchemie. Die Bestrahlung der in den Target-Systemen des Zyklotrons enthaltenen stabilen Isotope mit beschleunigten geladenen Teilchen müssen so ausgefeilt sein, dass tatsächlich trägerfreie oder trägerarme Radiosynthesen (Produktion in subnanomolaren Mengen) mit den durch die Kernreaktion erhaltenen Radionukliden durchgeführt werden können **(Abb. 3.7)**.

Tab. 3.3a Strahlenphysikalische Eigenschaften von β⁻-Strahlern, die für die Radiotherapie geeignet sind

Radio-nuklid	HWZ	Zerfalls-art für Therapie	γ-Anteile		β⁻-Anteile			
			Energie/MeV	Häufig-keit/%*	Energie/MeV		Reichweite in Gewebe/mm	
					Maximum	Durchschnitt	Maximum	Mittelwert
^{32}P	14.3 d	β⁻ (100)	–	–	1.71	0.695	8.7	2.9
^{67}Cu	2.6 d	β⁻ (100)	0.092 0.184	11.5 48.7	0.57	0.41	2.8	0.71
^{76}As	26.5 d	β⁻ (100)	0.559 0.657 1.22	45 6.2 6	2.96	1.068	15	5.0
^{89}Sr	51 d	β⁻ (100)	–	–	1.46	0.58	8.0	2.5
^{90}Y	2.67 d	β⁻ (100)	–	–	2.28	0.934	12	3.9
^{131}I	8.0 d	β⁻ (100)	0.284 0.364 0.637	6 81 7	0.806	0.19	2.4	0.91
^{153}Sm	1.95 d	β⁻ (100)	0.070 0.103	5 28	0.809	0.225	3.0	1.2
^{165}Dy	2.334 h	β⁻ (100)	0.095	4	1.29	0.442	6.4	2.2
^{166}Ho	27 h	β⁻ (100)	0.081	6.2	1.96	0.711	10.2	3.4
^{169}Er	9.4 d	β⁻ (100)	–	–	0.351	0.0996	0.9	0.51
^{186}Re	3.8 d	β⁻ (92) EC (8)	0.137	9	1.075	0.323	3.6	1.8
^{188}Re	16.98 h	β⁻ (100)	0.155	14.9	2.12	0.765	11	3.5
^{198}Au	2.6935 d	β⁻ (100)	0.412	95.5	0.96	0.311	3.8	1.6

* Häufigkeit < 4% nicht berücksichtigt; EC = Elektroneneinfang (electron capture)

3.2.3 Radionuklide für die Therapie

Im Gegensatz zu den Radionukliden, die in der diagnostischen Nuklearmedizin Verwendung finden (bevorzugt reine γ-Strahler), werden in der nuklearmedizinischen Therapie bevorzugt Partikelstrahler zur systemischen Radiotherapie von Tumoren angewendet. Hierbei ist nicht wie im Falle von PET und SPECT eine Durchdringung von Gewebe und Organen mittels Gammaphotonen zur Akquisition der Bildgebung Grundvoraussetzung, sondern die Partikelemission an definierten Orten. Speziell β⁻-Strahler (Reichweite im mm Bereich) sowie α-Emitter (Reichweite < 100 µm), d. h., Radionuklide mit hohem linearen Energieübertragungsvermögen (LET = linear energy transfer) kommen zum Einsatz. Folglich werden Radionuklide mit hohem LET-Wert und damit niedriger Reichweite im Zielgewebe zur Schädigung und Vernichtung krankhafter Zellen ausgesucht (Tab. 3.3 a und b). Auch sind Nuklide für nuklearthearapeutische Ansätze von Interesse, die durch Elektroneneinfang (EC = Electron Capture) und Innere Konversion (IC = Internal

Tab. 3.3b Strahlenphysikalische Eigenschaften von α-Strahlern, die für die Radiotherapie geeignet sind

Radio-nuklid	HWZ	Zerfalls-art für Therapie	γ-Anteile		β⁻-Anteile			
			Energie/MeV	Häufig-keit/%*	Energie/MeV		Reichweite in Gewebe/mm	
					Maximum	Durchschnitt	Maximum	Mittelwert
^{211}At	7.214 h	EC α	0.688	0.247	5.87 7.45	42 58	55 80	67
^{213}Bi	45 m	α β⁻	0.437	–	5.87 8.3	2 98	70–100	

Conversion) zerfallen, was zur Emission von Auger-Elektronen (Reichweite < 0.1 μm) führt. Ein Beispiel für einen Auger-Elektronen-Emitter ist ^{125}I, das als Kandidat für die intrazelluläre Zerstörung von Zellkernen bzw. der DNA diskutiert wird.

Beispiele für wichtige in der Nukleartherapie eingesetzte Radionuklide sind die β⁻-Emitter ^{32}P (reiner β⁻-Emitter), ^{89}Sr (reiner β⁻-Emitter), ^{90}Y (reiner β⁻-Emitter), ^{131}I (β⁻-Emitter mit γ-Anteilen), ^{153}Sm (β⁻-Emitter mit γ-Anteilen), ^{169}Er (reiner β⁻-Emitter), ^{186}Re (β⁻-Emitter mit γ-Anteilen). In ersten Anwendungen ist auch der α-Emitter ^{211}At (α-Emitter mit γ-Anteilen) zum Einsatz gekommen.

Vorteilhaft bei der Bewertung des Anreicherungsgrades im Zielgewebe, der Beobachtung der Biodistribution oder der Kalkulation der Strahlendosimetrie sind zusätzliche Gammalinienanteile (< 10% reichen aus) des verwendeten Therapienuklids, die eine szintigraphische Verlaufskontrolle der Therapie ermöglichen.

Therapienuklide werden teilweise auch durch Mutter-Tochter-Nuklidgeneratorsysteme vor Ort verfügbar gemacht, z. B. ^{188}Re (β⁻-Emitter mit γ-Anteilen) oder ^{213}Bi (α-Emitter mit β⁻-Emissionen und γ-Anteilen) (vgl. auch **Tab. 3.4**).

3.3 Radioaktive Arzneimittel

3.3.1 Konventionelle Radiopharmaka

[^{99m}Tc]Technetium

Obwohl Technetium ein biochemisch irrelevantes Element darstellt, werden aufgrund o. g. Vorzüge zahlreiche ^{99m}Tc-Radiopharmaka entwickelt (vgl. auch Kap. 3.2.1). Entscheidend hierfür ist die In-situ-Umsetzung von [^{99m}Tc]Pertechnetat in eine reduzierte Form **(Abb. 3.8)**, wobei diese Spezies zumeist als Chelatkomplex mit geeigneten Chelatoren und Liganden (Komplexbildnern) stabilisiert wird.

Verwirklicht wird dieser Ansatz (Prinzip der Eintopf-Reaktion), der oftmals bei Raumtemperatur durchgeführt werden kann, mit Hilfe von Markierungsbestecken (Markierungskits).

Im Allgemeinen enthalten die Markierungsbestecke einen Komplexbildner [(Chelat)Ligand], ein Reduktionsmittel (z. B. $SnCl_2$ oder SnF_2), Puffersubstanzen (zum Einstellen des physiologischen pH-Werts) und gegebenenfalls Stabilisatoren. Diese nicht radioaktiven Substanzen befinden sich in den KIT-Gefäßen unter Inertgasatmosphäre (z. B. Stickstoff oder Argon), die mit teflonbeschichteten Gummisepten verschlossen sind. Das Substanzgemisch liegt meist als Lyophilisat

3 Radiopharmazeutische Chemie

Tab. 3.4 Auswahl einiger Mutter-Tochter-Nuklidgeneratorsysteme

Mutternuklid	HWZ	Zerfallsarten Energien/keV	Tochternuklid	$T_{1/2}$	Zerfallsarten Energien/keV	Anwendung
^{99}Mo	66 h	β^- 1.200 γ 740; 182; 778	^{99m}Tc	6 h	γ *140*	SPECT
^{81}Rb	4.6 h	EC β^+ 1.100 γ 446	^{81m}Kr	13.1 s	γ *190* (EC)	SPECT
^{68}Ge	271 d	EC	^{68}Ga	67.6 m	β^+ 1.900 γ *511*; (1077)	PET
^{82}Sr	25.3 d	EC	^{82}Rb	1.27 m	β^+ 3.300 γ *511*; (776)	PET
^{188}W	69 d	β^- 300	^{188}Re	17 h	β^- 2.100 γ 155; 633	Therapie

kursiv: relevant für die jeweilige Anwendung
EC = Elektroneneinfang (electron capture); $T_{1/2}$ = physikalische Halbwertszeit; d = Tage; h = Stunden; m = Minuten

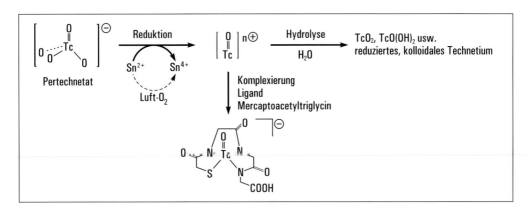

Abb. 3.8 Reaktionsschema zur In-situ-Herstellung von ^{99m}Tc-MAG$_3$

vor. Durch Hinzufügen des aus dem [^{99}Mo]/[^{99m}Tc]-Nuklidgenerator eluierten [^{99m}Tc]Pertechnetats entsteht ein gebrauchsfertiges radioaktives Arzneimittel für die Funktionsdiagnostik.

Ein Problem bei der Radiosynthese der ^{99m}Tc-Radiopharmaka sind die sehr geringen Mengen an trägerarmem ^{99m}Tc (pmol bis nmol), die eine stöchiometrische Umsetzung mit den Komplexbildnern (Liganden) unmöglich machen. Nur mit einem großen Überschuss an Komplexbildner kann das chemische Gleichgewicht auf die Produktseite verschoben werden (Prinzip von Le Chatelier). Die erhaltenenen ^{99m}Tc-Komplexe müssen zusätzlich eine große Komplexbildungskonstante aufweisen.

Aufgrund der geringen Massenausbeuten bei der Herstellung von ^{99m}Tc-Verbindungen ist die strukturelle Aufklärung der ^{99m}Tc-Komplexe sehr erschwert. Eine Methode zur Strukturaufklärung von Technetiumverbindungen ist die Kernresonanzspektroskopie mit makroskopischen Mengen des langlebigen ^{99g}Tc ($T_{1/2}$ = 2.1 · 10^5 a, Spinquantenzahl 9/2). Aussagen über die „absolute" Struktur der ^{99g}Tc-Verbindungen werden schließlich mit Einkristallen getroffen, die mit Hilfe der Röntgenstrukturanalyse untersucht werden. Steht ^{99g}Tc nicht zur Verfügung, wird oftmals das sich aufgrund der Lanthanidenkontraktion ähnlich verhaltene Rhenium (Re) als Zentralatom verwendet, um analoge Koordinationsverbindungen zu erhalten.

Die Struktur-Wirkungs-Beziehungen der ^{99m}Tc-Radiopharmaka sind üblicherweise nur schwer vorhersehbar. Da es sich durchweg um analoge Verbindungen handelt, die physiologische und biochemische Prozesse nur simulieren, müssen bei jeder neuen Technetiumverbindung das In-vivo-Verhalten sowie die Pharmakokinetik neu validiert werden (s. dagegen authentische Radiopharmaka in Kap. 3.3.2).

Die ^{99m}Tc-Radiopharmaka können in drei Verbindungsklassen eingeteilt werden (s. auch **Tab. 3.5**):

▶ Historisch bedingt handelt es sich bei den ersten ^{99m}Tc-Radiopharmaka – neben [^{99m}Tc]Pertechnetat für die Schilddrüsenszintigraphie – um Komplexverbindungen mit klassischen Liganden: z. B. ^{99m}Tc-MDP für die Skelettszintigraphie oder ^{99m}Tc-DTPA für die glomeruläre Nierenfiltration. Zu dieser Verbindungsklasse der so genannten ersten Generation zählen auch mit ^{99m}Tc markierte kolloidale Partikel, z. B. ^{99m}Tc-Rheniumsulfid-Kolloid für die Leber-, Milz- und Knochenmarkszintigraphie oder ^{99m}Tc-Mikrosphären (Albumine) für die Lungenperfusion, sowie mit ^{99m}Tc markierte Erythrozyten zur Blutvolumenbestimmung. Da es sich bei den klassischen ^{99m}Tc-Radiopharmaka um in situ und trägerarm hergestellte Verbindungen handelt, fehlt oftmals die strukturelle Aufklärung dieser Verbindungen. Diese Radiotracer simulieren überwiegend nur **biophysikalische** Prozesse wie Ventilation, Perfusion, Filtration usw.

▶ Die zweite in der nuklearmedizinischen Klinik etablierte Verbindungsklasse der ^{99m}Tc-Radiopharmaka ist gezielt über Moleküldesign entwickelt worden. Beispiele für bekannte neutrale Technetiumkomplexe sind die primär lipophilen Hirnperfusionstracer ^{99m}Tc-l,l-ECD und ^{99m}Tc-d,l-HMPAO, die befähigt sind, unspezifisch die Blut-Hirn-Schranke zu durchdringen. Durch Hydrolyse der Esterfunktionen beim ECD sowie durch eine Umkomplexierungsreaktion beim HMPAO werden die ^{99m}Tc-Komplexe polarer oder erhalten sogar eine Ladung, so dass die Tracer im Zielorgan zurückgehalten werden. Weitere bekannte Beispiele sind das ^{99m}Tc-MIBI$^+$ (Sestamibi, **Abb. 3.9**) für die Myokardperfusion, ein in wässriger Lösung stabiler Isocyanid-Komplex mit Technetium in der Oxidationsstufe +1, ursprünglich angedacht für die Simulierung einwertiger Kationen, sowie das ^{99m}Tc-MAG$_3$ mit der Außenladung –1, in dem ein Mercaptoacetyltriglycin-Ligand das

Tab. 3.5 [^{99m}Tc]Technetiumradiopharmaka (Auswahl)

Radiopharmakon	Chemische/Biochemische/ Physikalische Form	Indikation
[^{99m}Tc]NaTcO$_4$ ([^{99m}Tc]Natriumpertechnetat)	Ionen	First-Pass-Radionuklid Ventrikulogramm, Schilddrüse, ektopische Magenschleimhaut, Hoden, Speicheldrüse, Nebenschilddrüse, Tränengang
^{99m}Tc-markierte Erythrozyten	(Autolog) markierte Zellen	Blutpool, Radionuklid-Ventrikulogramm, (gastrointestinale) Blutungsquelle
^{99m}Tc-DTPA	Anionenkomplex	Nierenfiltration (GFR), Aerosolpräparation für Lungenventilation, Leberperfusion
^{99m}Tc-l,l-ECD (^{99m}Tc-Bicisat) ^{99m}Tc-d,l-HMPAO (^{99m}Tc-Exametazim)	Neutraler Komplex	Zerebrale Perfusion
^{99m}Tc-HIDA, ^{99m}Tc-EHIDA oder ^{99m}Tc-DISIDA	Anionenkomplex	Hepatobiliäre Funktion
^{99m}Tc-Tetrofosmin ^{99m}Tc-MIBI (^{99m}Tc-Sestamibi)	Kationenkomplex	Myokardperfusion, Nebenschilddrüse, Tumordarstellung
^{99m}Tc-Teboroxime	Neutraler Komplex	Myokardperfusion
^{99m}Tc-TRODAT-1	Neutraler Komplex	Dopamintransport
^{99m}Tc-DMSA	Anionenkomplex	Nierenszintigraphie
^{99m}Tc-MAG$_3$	Anionenkomplex	Nierensekretion, Nierenclearance
^{99m}Tc-Mikrosphären ^{99m}Tc-MAA (Makroaggregate Albumin)	Kolloide Makromoleküle	Lungenperfusion, Thrombophlebitisdetektion
^{99m}Tc-Schwefelkolloid	Kolloidale Partikel	Leber, Milz, Knochenmark, Lymphknoten, gastroösophagealer Reflux
^{99m}Tc-Albumin-Kolloid	Nanokolloid	Knochenmark, Milz, Leber
^{99m}Tc-Technegas	Aerosol Partikel	Lungenventilation
^{99m}Tc-Apcitid (P280)	Grosse Moleküle	^{99m}Tc-markiertes Peptid rezeptorspezifisch gegen Blutplättchen; Thrombendetektion
^{99m}Tc-Nofetumomab (NR-LU-10)	Makromolekül	Mab-Fragment: ^{99m}Tc-markiertes Fab-Fragment für das Kleinzellige Lungenkarzinom
^{99m}Tc-Arcitumomab	Makromolekül	Mab-Fragment ^{99m}Tc-markiertes Fab-Fragment für das karzinoembrionale Antigen (CEA); z. B. bei kolorektalen Tumoren
^{99m}Tc-BW 250/183	Makromolekül	^{99m}Tc-markierter Mab für Immun- und Knochenmarkszintigraphie

GFR = Glomeruläre Filtrationsrate; Mab = Monoklonaler Antikörper (monoclonal antibody)

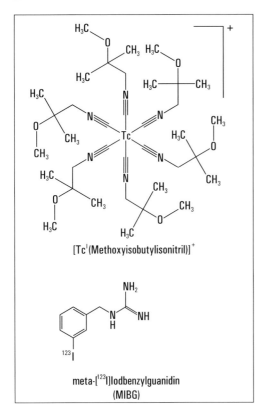

Abb. 3.9 Ausgewählte Radiopharmaka

^{99m}Tc-Zentralatom chelatisiert. ^{99m}Tc-MAG$_3$ wird überwiegend tubulär über die Nieren sezerniert.

Die Strukturen der erwähnten ^{99m}Tc-Verbindungen sind anhand der Analyse makroskopischer Mengen der isotopen ^{99g}Tc-Komplexe aufgeklärt worden. Die genannte zweite Verbindungsklasse wurde beim Strukturdesign auf eine lange Retentionszeit zwischen 30 und 60 min im Zielorgan „getrimmt", die den Aufnahmezeiten der damaligen SPECT-Kameras Rechnung trug. Heutzutage existieren jedoch bereits Vielkopfkameras, die mit ihrer höheren Zeitauflösung die Aufnahme schneller Bioverteilungen und physiologischer Prozesse erlauben.

▶ In der dritten Verbindungsklasse der modernen ^{99m}Tc-Radiopharmaka werden biochemische oder pharmakologische Wirkstoffe mit kleinen (neutralen) ^{99m}Tc-Chelatliganden funktionalisiert:

– Jüngst veröffentlichte Beispiele sind die Konzepte der 3+1 und 4+1 ^{99m}Tc-Komplexe, in denen der eigentliche biologische Tracer nur einen Teil der Ligandensphäre einnimmt bzw. der ^{99m}Tc-Chelat am biologischen Tracer angehängt wird.

– Ein ähnliches Konzept wird auch durch die KIT-Formulierung eines ^{99m}Tc-Tricarbonyl-Komplexes ermöglicht („Anhänger-Ansatz").

– Zum anderen gibt es auch Ansätze der Integration der ^{99m}Tc-Komplexe in die Molekülstruktur des biologischen Tracers. Beispiele für kleine ^{99m}Tc-Radiopharmaka, in denen das ^{99m}Tc im Biomolekül integriert ist, sind das ^{99m}Tc-Trodat und das ^{99m}Tc-Technepine, Abkömmlinge des Kokains, die den Dopamintransport im Gehirn simulieren können. Diese beiden ^{99m}Tc-Verbindungen sind der eindeutige Beweis, dass tatsächlich mit ^{99m}Tc die Analogie zu bekannten natürlichen Vorbildverbindungen verwirklicht werden kann.

[^{123}I]Iod

Im Gegensatz zu ^{99m}Tc bieten Radioiodierungssynthesen die einfache Möglichkeit, physiologische und biochemische Prozesse darzustellen, ohne eine einschneidende Änderung des biologischen Tracers vorzunehmen. Eine große Anzahl von ^{123}I-Radioliganden für die Diagnostik des Zentralen Nervensystems (ZNS) ist daher entwickelt worden. Bekannte Beispiele sind das ^{123}I-Iomazenil zur Darstellung der Benzodiazepinrezeptoren oder das ^{123}I-IBZM zur Darstellung der D2-Rezeptoren. Das Pendant zu ^{99m}Tc-Trodat wird durch ^{123}I-Ioflupane vertreten, das als Kokainderivat selektiv an die Dopamintransporter bindet.

Generell fristen die entsprechenden Radioiodtracer aber häufig nur ein Übergangsdasein. Sobald die vergleichbaren ^{99m}Tc-Radiopharmaka entwickelt sind, ersetzen diese die

Tab. 3.6 [^{123}I]Iodradiopharmaka (Auswahl)

Radiopharmakon	Chemische/Biochemische/ Physikalische Form	Indikation
[^{123}I]NaI	Ionen	Schilddrüse
^{123}I-IBZM	Kleine Moleküle	Dopamin-D2-Rezeptoren (Parkinson-Krankheit)
^{123}I-IMT		Tumor (Aminosäuretransport)
^{123}I-MIBG		Neuroendokrine Tumoren (Neuroblastome, Phäochromozytome, Paragangliome), Sympathische Innervation des Herzens (Uptake-1-Mechanismus)
^{123}I-IPT		Früherkennung der Parkinson-Krankheit (Dopamintransport in nigrostriatalen, dopaminergen Neuronen)
^{123}I-β-CIT		Früherkennung der Parkinson-Krankheit (Dopamintransport)
^{123}I-Ioflupane		Differenzierung zwischen essentiellem Tremor und Parkinson-Syndromen (Dopamintransport)
^{123}I-Iomazenil		Temporallappenepilepsie, Vitalität (Benzodiazepinrezeptoren)

analogen ^{123}I-Radiotracer. Beispielsweise spielt der Nierentracer ^{123}I-Iodhippuran heute nurmehr eine untergeordnete Rolle. Dies liegt eindeutig in der Verfügbarkeit und den vergleichsweise geringen Kosten des [^{99m}Tc]Pertechnetats begründet.

Allerdings werden in der modernen diagnostischen Nuklearmedizin immer noch [^{123}I]Iodmethyltyrosin zur Tumordiagnose, [^{123}I]Iodfettsäuren für den Herzstoffwechsel, [^{123}I]Iodbenzamide als Melanomindikatoren oder ^{123}I-MIBG (**Abb. 3.9**) für Tumor- und Herzszintigraphie verwendet (**Kasten 3.4** und **Tab. 3.6**).

Zusammenfassung

^{99m}Tc-Radiopharmaka sind heute unverzichtbar in der nuklearmedizinischen Diagnostik, wenn korrespondierende ^{123}I-Radiopharmaka oder PET-Tracer nicht verfügbar sind. 75 bis 80% des Bedarfs an Radiopharmaka für die Diagnostik werden durch ^{99m}Tc-Verbindungen abgedeckt. Herausforderung bei der Entwicklung von ^{99m}Tc-Radiopharmaka ist die Strukturaufklärung der erhaltenen Verbindungen unter Einbeziehung u. a. der Röntgenstrukturanalyse oder NMR-spektroskopischer Methoden sowie die In-vivo-Validierung. In der modernen radiopharmazeutischen Chemie stehen immer häufiger die Entwicklung von Rezeptorliganden für die In-vivo-Diagnostik im Vordergrund, die zunächst mit dem Radionuklid ^{123}I vorvalidiert werden (s. auch **Tab. 3.7**)

Tab. 3.7 Weitere diagnostische Radiopharmaka (Auswahl)

Radiopharmakon	Chemische/Biochemische/Physikalische Form	Indikation
[^{201}Tl]TlCl	Ionen	Myokardperfusion, -vitalität, Tumorsuche (Na,K-ATPase)
[^{51}Cr]NaCrO$_4$		Blutvolumen, Erythrozytenüberlebenszeit, Erythrozytensequestration
^{67}Ga-Citrat	Metallkomplexe Transferrin	Maligne und inflammatorische Läsionen, Tumorsuche
^{59}Fe-Citrat		Eisenkinetik
^{111}In-DTPA		Liquoruntersuchung
^{111}In-DTPA-D-Phe^1-Octreotide (^{111}In-Pentetreotid)	Metallkomplex + zyklisches Peptid	Gastroenteropankreatische neuroendokrine Tumoren und Karzinoide (Somatostatinrezeptor-affin)
^{111}In-markierte Leukozyten (Label: ^{111}In-Oxinat)	Autolog markierte Zellen (Label: Metallkomplex)	Entzündungsherde

Kasten 3.4
Möglichkeiten der Radioiodierung von Vorläuferverbindungen/Radioiodierungsreaktionen (Auswahl)

Reaktionstyp	Möglichkeiten
Elektrophile aromatische Substitution	Aktivierte Aromaten (direct labelling) Metallierte Aromaten oder Vinyl-Verbindungen (Demetalllierung)
Zersetzung nichtaktivierter Aromaten	Zersetzung von Diazoniumsalzen Zersetzung von Triazenen
Halogenaustausch	Brom-Iod-Austauch am Aromaten
Markierung mit radioiodierten Konjugaten	Bolton-Hunter-Reagenz

Kasten 3.5
Begriffsbestimmungen
Spezifische Aktivität A_S = Quotient aus der Aktivität eines Stoffes und der Masse bzw. Stoffmenge dieses Stoffes. Einheit Bq/kg bzw. Bq/mol. Bezeichnet A die Aktivität und m bzw. n die Masse bzw. die Stoffmenge des Stoffes, so ergibt sich die spezifische Aktivität A_S zu: A_S = A/m bzw. A/n.
Berechnungsvorschrift für A_S in Bq/mol:

$$A_s = \lambda \cdot A_v = \frac{\ln 2 \cdot A_v}{t_{1/2}}$$

λ = Zerfallskonstante/s^{-1}
A_v = 6.023 · 10^{23} mol^{-1} (Avogradro-Konstante)
$T_{1/2}$ = Halbwertszeit/s^{-1}

Beispiel:
[^{99m}Tc]NaTcO$_4$, $t_{1/2}$ = 6.0 h, M = 185 g/mol, A = 40 MBq
n = Stoffmenge, m = Masse, M = Molekulargewicht

> **Lösung:**
> $A_S(^{99m}Tc)_{theoretisch} = 1.93 \cdot 10^{19}$ Bq/mol (theoretisch maximal mögliche spezifische Aktivität
> d. h. in 40 MBq [^{99m}Tc]NaTcO$_4$ sind 0.4 ng NaTcO$_4$ enthalten.
>
> **Aktivitätskonzentration A_C** = Quotient aus der Aktivität eines Stoffes und dem Volumen dieses Stoffes. Einheit Bq/m³. Bezeichnen A die Aktivität und V das Volumen des Stoffes, so ergibt sich die Aktivitätskonzentration A_C zu: $A_C = A/V$.

3.3.2 PET-Radiopharmaka

Gerade bei den mit relativ kurzlebigen Positronenstrahlern markierten Radiopharmaka mit einer Gammaenergie von 511 keV stehen einfache Radiosynthesen im Vordergrund, die weitestgehend automatisiert und durch Fernbedienung gesteuert werden, um dem Strahlenschutz in verfahrenstechnischer Weise Genüge zu tun. Diese radiopharmazeutische Herstellung bildet mit der Qualitätssicherung und der späteren Applikation des Radiopharmakons folglich ein aufeinander zeitlich abgestimmtes Gefüge (s. a. Kap. 3.7).

Die nichtinvasive Messung der zeitlichen Änderung minimalster Substanzmengen mittels PET ermöglicht die Quantifizierung physiologischer Prozesse ohne pharmakodynamischen Einfluss auf den Stoffwechsel des Organismus, was auch wiederholte Messungen ohne Gefährdung des Patienten ermöglicht.

Die moderne PET verfolgt die Erforschung basaler biochemischer In-vivo-Funktionen, wobei das Targeting von bestimmten Rezeptoren und Enzymklassen eine große Herausforderung darstellt. Auch das Therapie-„Monitoring" mit Hilfe von Radiodiagnostika nach Operationen und/oder nach makroskopischer Arzneimittelgabe spielt bei onkologischen, kardiologischen und neurologischen Fragestellungen eine große Rolle.

Schließlich sind die Evaluierung von neu entwickelten (radioaktiven) Arzneimitteln sowie die Aufklärung der jeweiligen Wirkmechanismen durch In-vivo-Bildgebung gerade in der Pharmakaforschung von großem Interesse.

Die Bewertung von metabolen In-vivo-Prozessen ist eines der weiteren Hauptanliegen der diagnostischen PET:

- ^{18}F-FDG ist wohl das bekannteste Radiopharmakon und „Working Horse" für die PET, das den lokalen Glucoseverbrauch in entsprechenden Zielgeweben in onkologischen, in kardiologischen und in neurologischen Indikationen liefert.
- Physiologische Prozesse, wie z. B. der regionale Blutfluss, können mit kleinen Molekülen wie [^{15}O]H$_2$O (Hirn, Herz) oder [^{13}N]NH$_3$ (Myokard) beurteilt werden, die auch für das Therapie-„Monitoring" nach Applikation neuartiger Wirkstoffe benutzt werden.

Ein großer Anteil der Untersuchungen mit der PET wird durch die Diagnostik von Tumoren vereinnahmt. Zusätzlich zu ^{18}F-FDG stehen weitere Tumortracer zur Verfügung,

- z. B. zur Beurteilung des Aminosäuretransports (^{18}F-FET) und
- des Aminosäureumsatzes (^{11}C-Methionin),
- des Proliferationsgrades (^{18}F-Fluoruracil, ^{18}F-FLT, ^{11}C-Thymidin),
- der Knochenaffinität (^{18}F-Fluorid),
- aber auch der Hypoxie (^{18}F-Fluormisonidazol).

Alle erwähnten Beispiele werden jedoch zurzeit nur in klinischen Forschungsstudien angewendet.

Zunehmend werden Radioliganden für die In-vivo-Darstellung von Rezeptoren sowohl im ZNS als auch in der Peripherie herangezogen **(Tab. 3.8)**. Durch die Antagonisierung der Rezeptoren können Aussagen über die Veränderung der Rezeptorendichten getroffen werden. In Zukunft wird sicher die Darstellung der In-vivo-„Pathophysiologie" neurolo-

Tab. 3.8 PET Radiopharmaka (Auswahl) (HWZ s. Tab. 3.10, S. 43)

Radionuklid	Radiopharmakon	Indikation
^{18}F	2-[^{18}F]FDG (2-[^{18}F]Fluor-2-desoxy-D-glucose)	Myokardvitalität, Lokalisation epileptogener Zonen, Rezidiverkennung von Gliomen mit Malignitätsgrad III und IV, Dignität peripherer Lungenrundherde, Adenokarzinome des Pankreas, Rezidiverkennung kolorektaler Tumoren, Malignes Melanom, Lymphome
	[^{18}F]FDOPA (L-6-[^{18}F]Fluor-DOPA)	Dopaminpool, Präsynaptische dopaminerge Funktion, Decarboxylase-Aktivität
	[^{18}F]FET (O-(2-[^{18}F]Fluorethyl)-L-tyrosin)	Hirntumordiagnostik (Aminosäuretransport)
	[^{18}F]Fluorid	Knochenmetastasen, -stoffwechsel
	[^{18}F]FLT (3'-[^{18}F]Fluor-3'-Desoxythymidin)	Gewebe- und Tumorproliferation
	[^{18}F]FMR (6-[^{18}F]Fluormetaraminol)	Adrenerge Innervation des Herzens
^{11}C	[S-methyl-^{11}C]Methionin	Proteinsyntheserate in Tumoren, Aminosäuretransport durch die Blut-Hirn-Schranke
	[N-methyl-^{11}C]Flumazenil	Temporallappenepilepsie, Hirnvitalität (Benzodiazepinrezeptoren)
	[O-methyl-^{11}C]Raclopride	Parkinson-Krankheit (D2-Rezeptorligand)
	m-[N-methyl-^{11}C]Hydroxyephedrin	Sympathische Innervation des Herzens (Uptake-1-Mechanismus)
	[^{11}C]CGP 12 177	β-Adrenozeptoren im Herzen
	[^{11}C]Azetat	Sauerstoffverbrauch
^{13}N	[^{13}N]Ammoniak ([^{13}N]NH$_3$)	Blutflussmessungen
^{15}O	[^{15}O]Sauerstoff ([^{15}O]O$_2$)	Sauerstoffverbrauch
	[^{15}O]Wasser ([^{15}O]H$_2$O)	Blutflussmessungen
	n-[^{15}O]Butanol ([^{15}O]C$_4$H$_9$OH)	Blutflussmessungen
	[^{15}O]Kohlendioxid ([^{15}O]CO$_2$)	Blutflussmessungen
	[^{15}O]Kohlenmonoxid ([^{15}O]CO)	Blutvolumenbestimmung

gischer Erkrankungen an Bedeutung gewinnen.

Durch den Einsatz radioaktiv markierter Pharmaka können mittels PET sowohl der Plasmaspiegel als auch die Konzentration in vivo am Wirkort bestimmt und entsprechend korreliert werden. Dieser Aspekt spielt bei der vorausschauenden Planung neuer Wirkkonzepte von therapeutischen Arzneimitteln eine wichtige Rolle.

3.3.3 Radiopharmaka für die Therapie
(vgl. Tab. 3.9)

Prinzipiell gilt auch bei den therapeutischen Radiopharmaka, dass der Adressant (d. h. der biologische Tracer oder das Pharmakon) das angekoppelte Radioisotop in das zu therapierende (maligne) Zielgewebe (Adresse, Tumorgewebe und Metastasen) transportiert. Ziel gerade im systemisch-therapeutischen Ansatz muss es daher sein, selektive, spezifische, wenn nicht sogar quantitative Anreicherungsmechanismen in vivo auszunutzen, um die Strahlenexposition des gesunden umliegenden Gewebes möglichst gering zu halten.

Da oftmals die Selektivität der entsprechenden therapeutischen Radiopharmaka nicht ausreicht, werden die Radiotherapeutika häufig lokal verabreicht, z. B. intraperitoneal, intrapleural, intraperikardial; intrazystisch, intraartikulär für die Radiosynoviorthese; direkt in den Tumor; oder intraarteriell für die Radioemboliethermie.

Es existieren kleine Ionen, kleine Moleküle und Peptide, aber auch Partikel und Metallkomplexe, die in der nuklearmedizinischen Therapie eingesetzt werden:

- Herausragendes Beispiel für eine ionische Form ist [^{131}I]Natriumiodid ([^{131}I]NaI), das speziell in der Radioiodtherapie von Schilddrusenerkrankungen peroral appliziert wird.
- Kleine Moleküle, wie das ^{131}I-MIBG, werden für die Behandlung von Neuroblastomen verwendet.
- Peptidische Radiopharmaka wie das mit ^{90}Y-markierte Somatostatinderivat Octreotide kommen bei neuroendokrinen Tumoren zum Einsatz (s. auch ^{111}In-DTPA-D-Phe^1-Octreotide: Tab. 3.7).
- Palliative Schmerzbehandlung von Knochentumoren erfolgt mit den knochenaffinen kleinen Metallkomplex-Verbindungen ^{186}Re- bzw. ^{188}Re-HEDP oder ^{153}Sm-EDTMP.
- Als Beispiele markierter (kolloidaler) Partikel für die Radiosynoviorthese sind das kolloidale ^{90}Y-Silikat (Größe 0.01 bis 1 µm), das kolloidale ^{169}Er-Citrat (Größe 0.1 bis 1 µm) sowie das kolloidale [^{186}Re] Rheniumsulfid (Größe 30 bis 50 nm) zu nennen.

Von radiomarkierten (monoklonalen) Antikörpern (Mabs) oder Antikörperfragmenten [Fab und F(ab')$_2$ antigenspezifische Fragmente] für die Radioimmuntherapie (s. auch Tab. 3.5) verspricht man sich die zell- bzw. rezeptorspezifische Erkennung der Targetzellen. Ziel der Entwicklung von z. B. tumorspezifischen Mabs ist, sowohl deren schädigende Wirkung durch das Radionuklid auf das maligne Gewebe zu optimieren, als auch deren Signaltransduktoreigenschaften z. B. durch Auslösung von Apoptose auszunutzen.

Bei der Markierung von Mabs oder Antikörperfragmenten muss natürlich darauf geachtet werden, dass der Radiolabel mit Hilfe eines Chelators, Linkers und Spacers (Therapienuklidkomplex) an eine Stelle des Makromoleküls (Adressant) angebracht wird, die die Erkennung durch das Oberflächenantigen der vermittelnden Zellmembran (Adresse) nicht verändert oder gar unterbindet. Theoretisch könnten entsprechend auch Rezeptorliganden als therapeutische Radioliganden mit gleichzeitiger Signaltransduktion entwickelt werden.

Bifunktionelle Chelatliganden wie das MAG$_2$, EDTA, DTPA, DMSA oder DOTA haben sich für die Ankopplung des Therapienuklids an die Mabs bewährt.

Tab. 3.9 Therapeutische Radiopharmaka (teils erst experimentell)

Radiopharmakon	Chemische/ Physikalische Form	Indikation
[^{131}I]NaI	Ionen	Autonomie, M. Basedow, Struma, Schilddrüsenkarzinom
[^{89}Sr]SrCl$_2$		Palliative Schmerztherapie bei Knochenmetastasen
[^{32}P]PO$_4$3-		Palliative Schmerztherapie bei Knochenmetastasen/ Polycythaemia rubra vera
	Moleküle	
^{131}I-MIBG, ^{211}At-MABG	kleine Moleküle	Therapie des malignen Phäochromozytoms, Neuroblastoms, Karzinoids u. medullären Schilddrüsenkarzinoms
^{131}I-/^{125}I-IudR, ^{211}At-AudR		Verschiedene Tumoren
^{186}Re- und ^{188}Re-HEDP		Palliative Schmerztherapie bei Knochenmetastasen
^{117m}Sn-Sn(4+)DTPA		Palliative Schmerztherapie bei Knochenmetastasen
^{153}Sm-EDTMP		Palliative Schmerztherapie bei Knochenmetastasen/Hochdosistherapie mit kurativem Ansatz
^{125}I-/^{211}At-MB		Mikrometastasten bei malignem Melanom
^{90}Y/^{131}I-Lipiodol		Lebertumoren
^{211}At-Tamoxifen		Brustkarzinom
^{90}Y-/^{131}I-Octreotide		Verschiedene Tumoren (Somatostatinrezeptor-affin)
^{131}I, ^{186}Re-/^{188}Re-, ^{211}At-Mabs	große Moleküle	Verschiedene Tumoren
	Partikel/Größe	
^{90}Y-Harzpartikel	45–75 µm	Radioembolisierung von Lebertumoren
^{90}Y-YAS-Glasmikrosphären	15–30 µm	Radioembolisierung von Lebertumoren
^{166}Ho-PLA Partikel	10–45 µm	Radioembolisierung von Lebertumoren
[^{32}P]Phosphataggregate	1–2 µm	Radiosynoviorthese
Kolloidales ^{90}Y-Silikat oder ^{90}Y-Citrat	0.01–1 µm	Radiosynoviorthese, ICT Große Gelenke (z. B. Kniegelenk)
Kolloidales ^{186}Re-Re-Sulfid	30–50 µm	Radiosynoviorthese Mittlere Gelenke (z. B. Schulter-, Ellbogen-, Hüftgelenk)

Tab. 3.9 (Fortsetzung)

Radiopharmakon	Chemische/ Physikalische Form	Indikation
Kolloidales ^{169}Er-Citrat	0.1–1 µm	Radiosynoviorthese Kleine Gelenke (z. B. Finger)
Kolloidales [^{198}Au]Gold	5–25 µm	Radiosynoviorthese, ICT

MIBG = Metaiodbenzylguanidin; MABG = Metaastatbenzylguanidin; IudR = Ioddesoxyuridin; AtUdR = Astatdesoxyuridin; DMSA = Dimercaptosuccinic acid; HEDP = Hydroxyethylidendiphosphonsäure; EDTMP = Ethylendiamintetramethylenphosphonat; MB = Methylenblau; Octreotide = Somatostatin-analoges zyklisches Peptid; DTPA = Diethylentriaminpentaessigsäure; Mabs = Monoklonale Antikörper; PLA = Polymilchsäure (**pol**y**l**actic **a**cid); YAS = 17 $Y_2O_3 \cdot$ 19 $Al_2O_3 \cdot$ 64 SiO_2; ICT = Intrakavitäre Behandlung (**i**ntra**c**avitary **t**reatment)

Heutzutage hat die Produktion rekombinanter (humaner) Antikörper und deren Fragmente, die geeignet stabil mit dem Therapienuklidchelat verknüpft sind und zur Anwendung in der Radioimmuntherapie (RIT) kommen, wieder an Bedeutung gewonnen. Ein Beispiel ist das in der klinischen Phase III befindliche ^{90}Y-MX-DTPA markierte anti-CD20 Mab (Zevalin®).

3.4 Radiotoxizität

Definition
„Die Radiotoxizität entspricht dem Maß für die Gesundheitsschädlichkeit eines Radionuklids. Strahlenart, Strahlenenergie, Resorption im Organismus, Verweildauer im Körper (effektive Halbwertszeit) usw. beeinflussen den Grad der Radiotoxizität eines Radionuklids." (W. Koelzer, Lexikon zur Kernenergie, FZ Karlsruhe, Umwelt und Technik, 1997)

Unter relativer Radiotoxizität wird verstanden, in welchem Ausmaß die Radionuklide vom Körper resorbiert werden bzw. inwieweit die Radionuklide auf einzelne Organe schädigend wirken. Werden Radionuklide inkorporiert, ist deren schädigende Wirkung primär von verschiedenen Faktoren abhängig:
- von der Art des Radionuklids und von der Größe der aufgenommenen Dosis,
- von der zeitlichen und örtlichen Verteilung der aufgenommenen Dosis,
- von der äußeren und inneren Bestrahlung des Organs,
- von der Art und vom Zustand des bestrahlten Organs,
- von der chemischen Zusammensetzung,
- von ihrer Löslichkeit und
- von ihrem physikalischen Zustand.

Der physikalische Zustand des Radionuklids ist bei der Resorption über die Atemwege relevant, wenn es sich um das Inhalieren von Stäuben, Dämpfen sowie Aerosolen handelt. Je nach Größe gelangen die Staubpartikel bereits in die Schleimhaut der Bronchien; kleinere Partikel (5 µm) können bei Inhalation schon in die Lungenalveolen wandern. In diesem Fall ist die Strahlenexposition durch das Radionuklid bereits vergleichbar mit der bei einer intravenösen Applikation.

Im Gegensatz zu inkorporierten niederklassifizierten γ-Emittern bewirken inkorporierte α- (Biofaktor 20) oder β-Strahler (hohes Ionisationsvermögen) aufgrund der geringen Reichweite und Durchdringungskraft im Gewebe eine sehr viel größere innere biologische Wirkung. Die äußere Bestrahlung durch α-

Tab. 3.10 Vergleich der effektiven Dosen für kurzlebige und etablierte Radiopharmaka bei gleicher diagnostischer Fragestellung

Indikation	Radiopharmakon	HWZ	Zerfall	Aktivität/ MBq	Effektive Dosis/mSv
Kurzlebige Radiopharmaka					
Vitalität von Tumorgewebe	^{18}F-FDG	110 m	β^+	370	7,4
Myokardvitalität	^{18}F-FDG	110 m	β^+	300	6
Hirndurchblutung	[^{15}O]CO$_2$	2 m	β^+	6000	2,4
Myokardperfusion	[^{13}N]NH$_3$	10 m	β^+	740	2
	[^{15}OH$_2$O]	2 m	β^+	500	0,5
Vitalität von Hirntumoren	^{123}I-IMT	13 h	γ	300	2,3
	[^{18}F]FET	110 m	β^+	175	8,8
Konventionelle Radiopharmaka					
Vitalität von Tumorgewebe	^{67}Ga-Citrat	78 h	EC	110	12,1
Myokardvitalität	[^{201}Tl]TlCl	73 h	EC	75	17
Hirndurchblutung	^{99m}Tc-HMPAO	6 h	γ	550	5,1
	^{99m}Tc-ECD	6 h	γ	550	4,4
Myokardperfusion	^{99m}Tc-Isonitrile	6 h	γ	800	10
Vitalität von Hirntumoren	[^{201}Tl]TlCl	73 h	EC	150	34

EC = Elektroneneinfang (electron capture); HWZ = Physikalische Halbwertszeit

und β-Emitter ist dagegen aus den gleichen Gründen „undramatisch", da emittierte Partikel gut abgeschirmt werden können. Hier ist die äußere Bestrahlung durch gut durchdringende γ-Anteile das größere Strahlenschutzproblem.

Die Radiotoxizität der Radionuklide kann je nach ihrer schädigenden Wirkung in Klassen unterteilt werden, bei denen alle Wichtungsfaktoren für ihre Schädlichkeit berücksichtigt werden (s. auch **Tab. 3.10**).

Radiotoxizitätsklassen:
- Klasse 1: Radionuklide mit sehr hoher Radiotoxizität (Beispiele: ^{210}Pb, ^{226}Ra, ^{230}Th)
- Klasse 2: Radionuklide mit hoher Radiotoxizität (Beispiele: ^{60}Co, ^{125}I, ^{131}I, ^{211}At)
- Klasse 3: Radionuklide mit mittlerer Radiotoxizität (Beispiele: ^{14}C, ^{59}Fe, ^{51}Cr, ^{89}Sr, ^{90}Y, ^{99}Mo, ^{123}I, ^{201}Tl, ^{198}Au)
- Klasse 4: Radionuklide mit niedriger Radiotoxizität (Beispiele: ^{3}H, ^{11}C, ^{15}O, ^{18}F, ^{99m}Tc)

3.5 Gesetzliche Aspekte

Definition
Arzneimittelgesetz:
1. AMG § 2 (1): „Arzneimittel sind Stoffe und Zubereitungen aus Stoffen, die dazu bestimmt sind, durch Anwendung am oder im menschlichen oder tierischen Körper
Ziffer 2 ... die Beschaffenheit, den Zustand oder die Funktionen des Körpers oder seelische Zustände erkennen zu lassen, ..."

Ziffer 5 ... die Beschaffenheit, den Zustand oder die Funktionen des Körpers oder seelische Zustände zu beeinflussen."
2. AMG § 4 (8): „Radioaktive Arzneimittel sind Arzneimittel, die radioaktive Stoffe sind oder enthalten und ionisierende Strahlen spontan aussenden und die dazu bestimmt sind, wegen dieser Eigenschaften angewendet zu werden; als radioaktive Arzneimittel gelten auch die für die Radiomarkierung anderer Stoffe vor der Verabreichung hergestellte Radionuklide (Vorstufen) sowie die zur Herstellung von radioaktiven Arzneimitteln bestimmten Systeme mit einem fixierten Mutterradionuklid, das ein Tochterradionuklid bildet, (Generatoren)."

89/343/EWG:
Richtlinie des Rates vom 3. Mai 1989 zur Erweiterung des Anwendungsbereichs der Richtlinien 65/65/EWG und 75/319/EWG zur Festlegung zusätzlicher Vorschriften für radioaktive Arzneimittel.
I. „Radioaktive Arzneimittel sind Arzneimittel, die in gebrauchsfertiger Form ein oder mehrere für medizinische Zwecke aufgenommene Radionuklide (radioaktive Isotope) enthalten."
II. „Generator ist jedes System mit einem festen Mutterradionuklid, auf dessen Grundlage ein Tochterradionuklid erzeugt wird, das durch Elution oder ein anderes Verfahren herausgelöst und in einem radioaktiven Arzneimittel verwendet wird."
III. „Kit ist jede Zubereitung, die – normalerweise vor ihrer Verabreichung – in den endgültigen radioaktiven Arzneimitteln neu gebildet oder mit Radionukliden verbunden wird."
IV. „Unter Vorstufe ist jedes andere für die Radiomarkierung eines anderen Stoffes vor der Verabreichung hergestellte Radionuklid zu verstehen."

Nach dem deutschen Arzneimittelgesetz (AMG) müssen üblicherweise für gebrauchsfertige radioaktive Arzneimittel (z. B. [^{201}Tl]TlCl, ^{67}Ga-Citrat, ^{123}I-MIBG usw.), aber auch für radioaktive Arzneimittel, die mithilfe eines Markierungskits vom Anwender selbst hergestellt werden (z. B. Fertig-Markierungsbestecke für ^{99m}Tc-Radiopharmaka). Zulassungen müssen beim Bundesinstitut für Arzneimittel und Medizinprodukte (BfArM) beantragt werden. Da diese Radiopharmaka kommerzialisiert sind, liegen bei der radiopharmazeutischen Industrie für die o. g. konventionellen und therapeutischen Radiopharmaka entsprechende Zulassungen vor.

Erstmals 1999 ist in Deutschland ein kommerzialisierbares PET-Radiopharmakon, die ^{18}F-FDG, offiziell zugelassen worden (s. auch Kap. 3.7). Für alle anderen PET-Radiopharmaka existieren zurzeit ausschließlich Antragsverfahren nach § 23 StrlSchV (Bundesamt für Strahlenschutz; ehemals § 41 StrlSchV) im Rahmen klinischer und wissenschaftlicher Studien.

In § 21 Abs. 2 Nr. 1 AMG wird beschrieben, dass Arzneimittel, die in kleinen Produktchargen (bis 100 abgabefertige Packungen) hergestellt und nur zur Einzelanwendung am Patienten angewendet werden, von der Verpflichtung zur Zulassung befreit werden können. Andererseits sagt § 2 AMRadV aus, dass die radioaktiven Arzneimittel aufgrund des vorhandenen Risikos ionisierender Strahlen zulassungspflichtig sind (AMRadV = Verordnung über radioaktive oder mit ionisierenden Strahlen behandelte Arzneimittel; die AMRadV regelt die Genehmigungsverfahren für die Herstellung und den Vertrieb der radioaktiven Arzneimittel).

> **Strahlenschutzverordnung (StrlSchV Neufassung 2001, 6. Aufl.)**
>
> Beim Umgang mit offenen radioaktiven Stoffen (hier: radioaktive Arzneimittel) gelten einige Strahlenschutzgrundsätze, die zum Schutz von Personen und Umwelt eingehalten werden müssen. Ein konkretes Beispiel, mit denen sich beruflich strahlenexponierte Personen auseinandersetzen müssen, ist die Vermeidung unnötiger Strahlenexposition und das Gebot der Dosisreduzierung (§ 6StrlSchV). Man
> (1) „ … ist verpflichtet, jede unnötige Strahlenexposition oder Kontamination von Mensch und Umwelt zu vermeiden."
> (2) „ … ist verpflichtet, jede Strahlenexposition oder Kontamination von Mensch und Umwelt … unter Berücksichtigung aller Umstände des Einzelfalls auch unterhalb der Grenzwerte so gering wie möglich zu halten." (s. auch ALARA-Prinzip)
>
> **ALARA-Prinzip**
>
> Abkürzung von **A**s **L**ow **A**s **R**easonably **A**chievable (so gering wie vernünftigerweise erreichbar). Konzept der Internationalen Strahlenschutzkommission zur Dosisbegrenzung, ausführlich erläutert und begründet in der Empfehlung der Internationalen Strahlenschutzkommission von 1990, veröffentlicht 1991 als ICRP-Veröffentlichung 60.

3.6 Qualitätssicherung/ Qualitätskontrolle

Radiopharmaka werden als Arzneimittel angesehen. Dies geht bereits aus der Monographie Radioaktive Arzneimittel (Radiopharmaceutica, Pharm. Eur. – Nachtrag 2000) des Europäischen Arzneibuchs hervor. Die meisten Radiopharmaka werden parenteral appliziert. Es wird jedoch auch die perorale Applikationsform z. B. bei der Radioiodtherapie unter Verwendung von Therapiekapseln angewendet.

Bei der Herstellung von Radiopharmaka müssen Qualitätskontrollen durchgeführt werden. Entsprechende Qualitätskontrollmerkmale sind in der o. g. Monographie für Radiopharmaceutica erwähnt. Gerade bei parenteraler Gabe von Radiopharmaka muss sowohl die Sterilität als auch die Apyrogenität des Präparates (das meist „verpackt" in einer Injektionslösung ist) gewährleistet sein. Ein wichtiges Merkmal ist die Bestimmung des pH-Wertes, von dem sowohl die Stabilität der radiochemischen Verbindung als auch die Verträglichkeit für den Patienten abhängt. Selbstverständlich ist auch die Überprüfung auf Isotonie der Injektionslösungen erforderlich.

Es existieren verschiedene Gesetze, Verordnungen und Richtlinien, die den Umgang, die Herstellung und die Qualitätskontrolle von Radiopharmaka regeln. Eine Richtlinie, aus der Hinweise zur Qualitätskontrolle radioaktiver Arzneimittel zu entnehmen sind, ist die „Richtlinie für den Strahlenschutz bei der Verwendung radioaktiver Stoffe, beim Betrieb von Anlagen zur Erzeugung ionisierender Strahlung und Bestrahlungsvorrichtungen mit radioaktiven Quellen in der Medizin" (kurz: Richtlinie Strahlenschutz in der Medizin/Strahlenschutzrichtlinie).

In der Richtlinie Strahlenschutz in der Medizin sind die Radiopharmaka in drei Subtypen unterteilt:
- Gebrauchsfertige radioaktive Arzneimittel:
  Der Hersteller (speziell: radiopharmazeutische Industrie) dieser Radiopharmaka trägt die komplette Verantwortung für sämtliche Qualitätskontrollen. Vor Ort müssen vom Anwender nur die Identität des Radionuklids sowie die gelieferte Aktivitätsmenge einschließlich Etikettierung überprüft werden.
- Radioaktive Arzneimittel, die mit Hilfe eines nach dem Arzneimittelrecht zugelas-

senen Markierungskits vom Anwender selbst hergestellt werden:
Hierbei handelt es sich um eine vor Ort Herstellung eines Radiopharmakons verbunden mit dem Einhalten einfacher Qualitätskontrollmaßnahmen. Dabei muss sich der Anwender an die Vorgaben der Kit-Hersteller halten. Das heißt, der Hersteller (speziell: radiopharmazeutische Industrie) trägt zwar komplett die Verantwortung der Qualität der Markierungsbestecke, der Anwender vor Ort ist allerdings verantwortlich für die richtige Umsetzung der Markierungsvorschrift. Hierbei muss (gem. Entwurf vom 26. 10. 2001 Strahlenschutzrichtlinie) die stichprobenartige Qualitätskontrolle auf radiochemische Reinheit einfließen,
– wenn bei der Präparation Abweichungen von der Markierungsvorschrift des Herstellers auftreten,
– wenn die Markierung unter Erwärmung erfolgt,
– wenn ein Kit mit besonders niedrigem Gehalt an Reduktionsmittel (Zinngehalt geringer als 30 µg) markiert wird **oder**
– wenn Antikörper markiert werden.
• Sonstige radioaktive Arzneimittel, einschließlich radioaktiv markierter körpereigener Bestandteile, die vom Anwender selbst hergestellt werden:
Qualifiziertes Personal vor Ort (z. B. radiopharmazeutische Chemiker oder Radiopharmazeuten) übernimmt die volle Verantwortung für die Herstellung der selbst produzierten Radiopharmaka. Die Qualitätsmerkmale, die für die einzelnen Radiopharmaka gefordert sind, müssen genau eingehalten werden. Der Anwender haftet gleichzeitig für evtl. unsachgemäße Verabreichung der Präparate.

Methodisch müssen gerade bei den kurzlebigen diagnostischen Radiopharmaka schnelle routinemäßige Qualitätskontrollen durchgeführt werden, die gleichzeitig geringe Substanzmengen detektieren können. Wich-

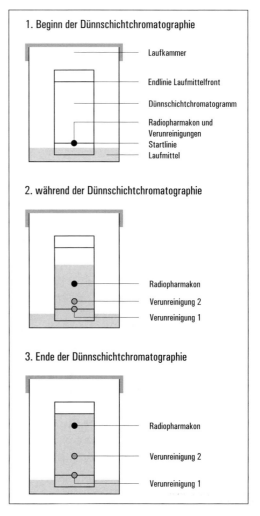

Abb. 3.10 Prinzip der Dünnschichtchromatographie DC. (Mit Unterstützung von Dr. S. Wagner)

tige Methoden sind die Prüfung auf die radiochemische Reinheit des Präparats und die Prüfung auf die Radionuklidreinheit, wenn kurzlebige Radionuklide zur Markierung vom Anwender selbst hergestellt werden (z. B. Vor-Ort-Produktion von Positronenstrahlern für die PET durch ein Zyklotron).

Die Prüfung auf radiochemische Reinheit des Radiopharmakons, d.h. die Überprüfung auf radioaktive Verunreinigungen desselben Radionuklids im Arzneimittelpräparat (üblicherweise Soll < 5%), erfolgt mit der Dünnschichtchromatographie (DC) **(Abb. 3.10)**. Als stationäre Phase dient häufig ein auf Trägermaterial (z. B. Aluminium, Kunststoff, Glas) in dünnen Schichten aufgebrachtes Kieselgel [$(SiO_2)_x$]. Am unteren Ende der DC-Platte wird die Probe aufgetupft und meist nach Antrocknen in eine Laufkammer („Entwicklungskammer") gestellt, das die mobile Phase enthält (häufig ein mehr oder weniger polares organisches Lösungsmittel/Lösungsmittelgemisch). Kapillarkräfte bewirken die vertikale Beförderung der mobilen Phase entlang der DC-Platte (Größe: z. B. 2×7 cm^2).

Aufgrund ihrer unterschiedlichen physikalisch-chemischen Eigenschaften (Molekulargewicht, Polarität usw.) werden die aufgetupften Komponenten unterschiedlich schnell auf der stationären Phase festgehalten („retiniert"), d. h., sie verteilen sich als Punkte zwischen Startfleck und Laufmittelfront, wodurch mit hoher Trennleistung separiert werden kann.

Wenn die mobile Phase den oberen Rand der DC-Platte erreicht hat, ist das entstandene Chromatogramm entwickelt. Das Ausmaß der Retention der Einzelkomponenten wird mit Hilfe des Retentionsfaktors R_f ermittelt.

R_f = Laufstrecke der Substanz/Laufstrecke der mobilen Phase

> **Beispiele**
> $R_f = 1$, d. h. Substanz wird nicht retiniert und wandert mit der Front der mobilen Phase;
> $R_f = 0$, d. h. Substanz wird vollständig retiniert und kommt bereits am Startfleck zum Liegen.

Da nur kleine Substanzmengen in den Präparaten vorliegen, wird z. B. die γ-Emission bei Radiodiagnostika mit einfachen Methoden ausgewertet (z. B. Gammakamera, Ionisationskammer, Bohrlochzähler, Radioaktivitätsscanner).

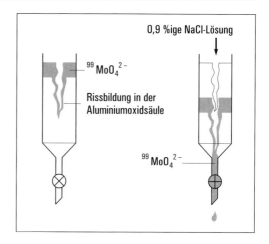

Abb. 3.11 Möglichkeit des Molybdändurchbruchs in das ^{99m}Tc-Eluat. (Mit Unterstützung von Dr. S. Wagner)

Die Prüfung auf Radionuklidreinheit (d. h. das in % ausgedrückte Verhältnis der Radioaktivität des Radionuklids, bezogen auf die Gesamtradioaktivität des Präparats) erfolgt bei kurzlebigen radioaktiven Arzneimitteln mittels Gammaspektroskopie, um die Identität jedes evtl. vorhandenen Radioisotops (mit γ-Anteilen) nachzuweisen. Nach Ablauf mehrerer Halbwertszeiten muss auf langlebige Radionuklidverunreinigungen untersucht werden.

Eine einfache (indirekte) und schnelle Methode der Prüfung auf Radionuklidreinheit wird bei dem [^{99}Mo]/[^{99m}Tc]-Mutter-Tochter-Nuklidgenerator vorgenommen. Die Prüfung betrifft das ^{99m}Tc-Eluat, das vor Ort aus dem [^{99}Mo]/[^{99m}Tc]-Mutter-Tochter-Nuklidgenerator entnommen und für die mittels Markierungskits hergestellten Radiopharmaka eingesetzt wird. Bei der Inbetriebnahme eines [^{99m}Tc]Technetium-Generators ist vom Anwender eine Prüfung auf [^{99}Mo]Molybdän-Durchbruch vorzunehmen (DIN 6854) **(Abb. 3.11)**.

Vor der ersten Inbetriebnahme des Nuklidgenerators muss das so genannte Ersteluat auf Radionuklidreinheit überprüft werden. Ziel ist die Ermittlung des ^{99}Mo-Gehalts im Generatoreluat, der unterhalb eines gewissen Grenzwerts (< 0.1 % der Gesamtradioaktivität) liegen muss. Zunächst wird die Gesamtradioaktivität des Eluats gemessen; danach wird das Eluatfläschchen durch einen 6 mm abgeschirmten Bleibehälter erneut gemessen. Das Blei schirmt die Gammalinie (E_γ = 141 keV) des ^{99m}Tc quantitativ ab. Die höher energetischen γ-Anteile (E_γ = 739 keV) von ^{99}Mo werden jedoch nur zu ca. 65 % abgeschwächt. Der Gehalt an ^{99}Mo im Eluat, der nicht größer als 0.1 % (vgl. Nuclear Regulatory Commission NRC < 0,15 µCi/mCi ^{99m}Tc) der Gesamtradioaktivität sein darf, kann mit dieser Methode elegant mit Ionisationskammern bestimmt werden.

Ausgewählte Aspekte der Qualitätskontrolle

- **Langlebiges [^{99g}Tc]Technetium:** ^{99}Tc (= ^{99g}Tc) ist ein quasistabiles Radioisotop und Zerfallsnuklid des metastabilen Kernisomeren ^{99m}Tc. Beide Nuklide verhalten sich chemisch identisch und konkurrieren folglich um anwesende Reaktionspartner (z. B. Reduktionsmittel Sn^{2+}, Liganden, Komplexbildner usw.). Die Gesamtmenge an ^{99}Tc im Eluat ist abhängig von dem Zeitpunkt des letzten Eluierens sowie von der Zeit bis zur Anwendung des Eluats:
  - Aus Transport- und Liefergründen kann der ^{99}Tc-Anteil im Generatorsystem erhöht sein (s. auch **Kasten 3.6**). Deshalb ist es ratsam das Ersteluat zu verwerfen.
  - Das ^{99}Tc-/^{99m}Tc-Verhältnis beträgt beispielsweise 6 Stunden nach der Elution 0.45, nach 24 Stunden ca. 2.45, nach 72 Stunden bereits 11.88 (Tab. 3.1).
- **Reoxidation des Radiopharmakons:** Bei der Markierung mit ^{99m}Tc mit Hilfe eines Markierungsbestecks kann es bei fehlerhaftem Arbeiten zu einem Eindringen von Luftsauerstoff in das Reaktionsgefäß kommen. Dies führt zu einer Reoxidation des reduzierten Technetiums, welches durch die Komplexbildner stabilisierend gebunden ist. Es entsteht das originale [^{99m}Tc]Pertechnetat als radiochemische Verunreinigung. Zusätzlich kann vorhandener Luftsauerstoff das im Überschuss enthaltene Reduktionsmittel Sn^{2+} zu Sn^{4+} oxidieren, was eine erneute Reduktion des [^{99m}Tc]Pertechnetats unmöglich machen würde. Auf diese Aspekte ist gerade bei Markierungsbestecken zu achten, die einen geringen Zinngehalt (< 30 µg) enthalten. [Als weitere radiochemische Verunreinigung tritt durch Hydrolyse der reduzierten ^{99m}Tc-Spezies zusätzlich kolloidales Technetium-Kolloid TcO_2, $TcO(HO)_2$ usw. auf, das thermodynamisch stabil ist und bei nicht anwesendem Komplexbildner entsteht.]

Kasten 3.6
Vernachlässigung der Strahlenexposition durch ^{99g}Tc

Rechenbeispiel:
1 GBq metastabiles ^{99m}Tc zerfällt in 3.27 Bq ^{99}Tc.

$$\frac{A(^{99}Tc)}{A(^{99m}Tc)} = \frac{\lambda(^{99}Tc)\cdot N}{\lambda(^{99m}Tc)\cdot N} = \frac{\frac{\ln 2}{T_{1/2}(^{99}Tc)} \cdot N}{\frac{\ln 2}{T_{1/2}(^{99m}Tc)} \cdot N} =$$

$$\frac{T_{1/2}(^{99m}Tc)}{T_{1/2}(^{99}Tc)} = 3.27 \cdot 10^{-9}$$

$$A(^{99}Tc) = 1 \cdot 10^9 \; Bq \cdot 3{,}27 \cdot 10^{-9} = 3.27 \; Bq$$

A = Aktivität/Bq
N = Anzahl der Atomkerne
$T_{1/2}$ = Halbwertszeit
λ = Zerfallskonstante

3.7 Produktionsablauf zur Herstellung von ^{18}F-FDG

Beim Umgang und bei der Radiosynthese mit kurzlebigen Positronenemittern wie ^{15}O, ^{13}N, ^{11}C und ^{18}F (s. Kap. 3.2.2), die in der Herstellung von PET-Radiopharmaka münden, wird die **Automation** der methodischen Ab-

läufe aus folgenden Gründen immer wichtiger:
- Aufgrund der auftretenden energiereicheren γ-Strahlung der Positronenemitter (E_γ = 511 keV) muss in besonderem Maße das **Minimierungsgebot** der Strahlenexposition des Personals greifen.
- Aufgrund der kurzen Halbwertszeiten ($T_{1/2}$ im Minutenbereich) müssen **schnelle** und **effiziente** Produktionsmethoden, d. h. automatisierte Produktionsabläufe, eingesetzt werden.
- Automatisierte Produktionen liefern Ergebnisse, die nicht vom Operator abhängig sind, d. h., die Ergebnisse sind **reproduzierbar**.

Mehrere Stufen der Produktion müssen bei der Herstellung eines radiopharmazeutischen Produktes durchlaufen werden, bei denen nicht zuletzt auf die Aspekte der ‚good manufacturing practice' (GMP) zurückgegriffen werden muss:
1. Radionuklidproduktion
2. Radiomarkierung der Precursorverbindung (Radiosynthese)
3. Abfüllung des Radiopharmakons
4. Qualitätskontrolle

Im Folgenden wird exemplarisch der Produktionsablauf der ^{18}F-FDG beschrieben, um nähere Einblicke in die Praxis der radiopharmazeutischen Chemie zu vermitteln **(Abb. 3.12)**.

ad 1. Radionuklidproduktion
Unter Verwendung einfacher Zyklotrone werden geladene Teilchen mit geeigneter kinetischer Energie (z. B. < 20 MeV für Protonen p und Deuteronen d) auf stabile Eduktkerne geschossen (z. B. ^{20}Ne oder ^{18}O). Die Kernreaktionen ^{20}Ne(d,α)^{18}F und ^{18}O(p,n)^{18}F werden für die trägerarme Herstellung (n. c. a. = ‚no carrier added') von [^{18}F]Fluorid bevorzugt (s. Abb. 3.7). Beispielsweise wird nach der Bestrahlung von ^{18}O angereichertem Wasser ([^{18}O]Wasser) [Anreicherungsgrad > 98%] das im [^{18}O]Wasser gelöste n. c. a. [^{18}F]Fluorid ($A_{S,theoretisch}$ = 6.33 · 10^{19} Bq/mol) als Radionuklid für die Radiosynthese des Radiopharmakons ^{18}F-FDG eingesetzt [Beispiel: Bedingungen für (p,n)-Kernreaktion: 11 MeV Zyklotron, beschleunigte Teilchen p, Bestrahlungszeit < 60 min, Targetvolumen 1 ml, Targetstrom 35 μA → erzeugte Aktivität 37 GBq].

ad 2. Radiomarkierung der Precursorverbindung (Radiosynthese)
Die Radiosynthese von ^{18}F-FDG **(Abb. 3.13)** wird in einer automatischen Syntheseeinheit („automatic synthesiser") durchgeführt, die über eine geeignete Steuersoftware kontrolliert wird **(Abb. 3.14)**. Die Syntheseeinheiten bilden geschlossene Systeme (Arzneimittelrelevanter Aspekt), die wiederum in ausreichend abgeschirmten Bleizellen (Strahlen-

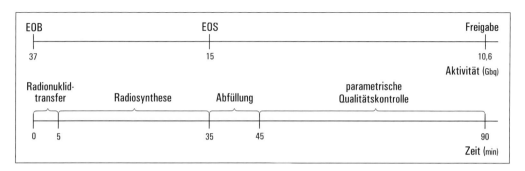

Abb 3.12 Beispielhafter Zeitbedarf der ^{18}F-FDG-Produktion von der Beendigung des Strahlgangs im Zyklotron bis zur parametrischen Freigabe des Radiopharmakons. EOB = end of bombardment; EOS = end of synthesis, unter Berücksichtigung einer zeitkorrigierten Markierungsausbeute von 50%

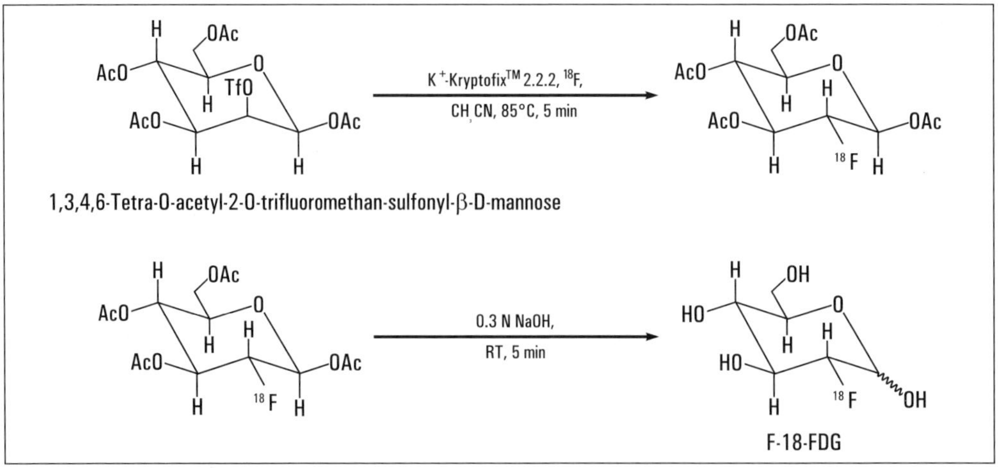

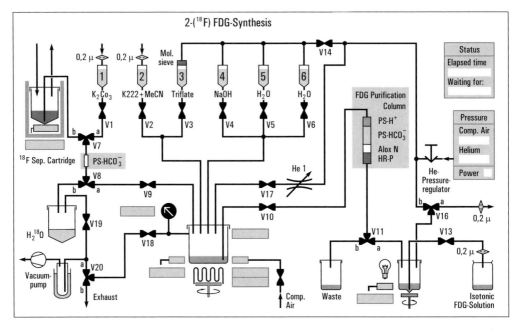

Abb. 3.13 Radiosynthese zur Darstellung von ^{18}F-FDG. (Mit Unterstützung von Dr. S. Wagner)

Abb. 3.14 Schaltbild zur automatisierten Herstellung von ^{18}F-FDG. (Mit freundlicher Genehmigung von Nuclear Interface GmbH / GE Medical Systems Functional Imaging GmbH)

schutz-relevanter Aspekt, z. B. Abschirmdicke 75 mm) untergebracht sind. Das n. c. a. [^{18}F]Fluorid wird zur Umsetzung mit der geschützten Vorläuferverbindung 1,3,4,6-Tetra-O-acetyl-2-O-trifluoromethan-sulfonyl-β-D-mannopyranose (Nukleophile Substitution) mittels großer Kationen (z. B. Tetrabutylammonium-Kation Bu$_4$N$^+$ oder Kalium-Aminopolyether K$^+$-Kryptofix™ 2.2.2) in eine reaktivere (nukleophile) Form überführt. Nach der Kationen-vermittelten nukleophilen Fluorierungsreaktion erfolgt die Hydrolyse (Abspaltung der Acetyl-Schutzgruppen) des Zwischenprodukts zum eigentlichen Radiopharmakon. Zur Aufreinigung wird die Reaktionslösung über ein Kartuschensystem geleitet, das Anionen- und Kationenaustauscherharze, Aluminiumoxid sowie Reversed-phase-Harze enthält, und schließlich in eine physiologische Injektionslösung überführt. Üblicherweise beträgt die Markierungsausbeute der ^{18}F-FDG 50% der eingesetzten Aktivitätsmenge. Nach der Radiosynthese wird die Syntheseeinheit mittels automatisiertem Reinigungslauf nach ca. 20 Stunden (Abklingzeit $10 \times T_{1/2}$) für die nächste Synthese vorbereitet.

ad 3. Abfüllung des Radiopharmakons

Die Portionierung der ^{18}F-FDG für den klinischen Bedarf erfolgt in sterile Glasgefäße mit Gummiseptum mit Hilfe von automatischen oder halbautomatischen Abfülleinheiten. Hier ist gemäß der Ergänzenden Leitlinien für die Herstellung von Radiopharmaka sowie Steriler Produkte (PharmBetrV) sehr genau darauf zu achten, dass die Sterilität des Produkts beim Abfüllvorgang gewährleistet bleibt.

ad 4. Qualitätskontrolle

Die Freigabe der Produktcharge erfolgt erst nach der Prüfung der Qualitätsmerkmale der ^{18}F-FDG-Injektionslösung, die in der Monographie „[^{18}F]Fludeoxyglucose-Injektionslösung/Fludeoxyglucosi [^{18}F] solutio iniectabilis" der Europäischen Pharmakopöe (1999, 1325) beschrieben sind (**Kasten 3.7**). Die schnellen Prüfungen beinhalten u. a. pH-Wert Bestimmung, Prüfung auf chemische (z. B. Kryptofix™ 2.2.2 oder Lösungsmittel) und radiochemische Verunreinigungen (z. B. ^{18}F-Fluorid), Prüfung auf Radionuklidreinheit. Die Prüfung auf pyrogene Inhaltsstoffe und speziell die Prüfung auf Sterilität wird erst vorgenommen, wenn die Injektionslösung bereits appliziert worden ist, da diese Qualitätskontrollen mehr Zeit in Anspruch nehmen, als die Abklingzeit der ^{18}F-FDG zulässt. Das heißt, die jeweilige Produktcharge wird bereits freigegeben, noch bevor alle Qualitätsmerkmale überprüft worden sind. Voraussetzung für diese **parametrische Freigabe** ist die vorherige Absicherung des Herstellungsablaufs (Prozessoptimierung) zur sicheren Erzeugung eines sterilen Produkts mit einer anschließend laufend aufrecht zu erhaltenden In-Prozess-Kontrolle des validierten Systems.

Kasten 3.7
Auszug aus der Monographie [^{18}F]Fludeoxyglucose-Injektionslösung (1999, 1325) der Europäischen Pharmakopöe
„[^{18}F]Fludeoxyglucose-Injektionslösung/Fludeoxyglucosi [^{18}F] solutio iniectabilis"

Definition
„[^{18}F]Fludeoxyglucose-Injektionslösung ist eine sterile Lösung von 2-[^{18}F]Fluor-2-desoxy-D-glucopyranose (2-[^{18}F]Fluor-2-desoxy-D-glucose) für diagnostische Zwecke. Die Injektionslösung enthält mindestens 90,0 und höchstens 110,0 Prozent der deklarierten Fluor-18-Radioaktivität zu dem in der Beschriftung angegebenen Zeitpunkt. Mindestens 95 Prozent der Radioaktivität entsprechen Fluor-18 in Form von 2-[^{18}F]Fluor-2-desoxy-D-glucose und 2-[^{18}F]Fluor-2-desoxy-D-mannose, wobei der Anteil an 2-[^{18}F]Fluor-2-desoxy-D-mannose höchstens 10 Prozent der Gesamtradioaktivität beträgt. Mindestens 99,0 Prozent der Gesamtradioaktivität entsprechen Fluor-18. Die Menge an 2-[^{18}F]Fluor-2-desoxy-D-glucose beträgt für die empfohlene Maximaldosis der Injektionslösung höchstens 10 mg."

3.8 Radioimmunologische In-vitro-Analysenverfahren

Vor über 40 Jahren wurden erstmals immunchemische Radioassays mit Anwendung in

Tab. 3.11 Übersicht Immunoassays

Methode	Markierungssubstanz	Messsignal	Erstbeschreibung
Radioimmunoassay	Radionuklid	Ionisierende Strahlung	1959
Enzymimmunoassay	Enzym	Lichtabsorption durch enzymatisch gebildeten Farbstoff	1971
Fluoreszenzimmunoassay	Fluoreszierende Verbindung	Fluoreszenzlicht	1973
Lumineszenzimmunoassay	Lumineszierende Verbindung	Lumineszenzlicht	1978

der klinischen Laboratoriumsdiagnostik eingeführt (**Tab. 3.11**). Die Radioimmunoassays bieten insbesondere mit den weiterentwickelten immunoradiometrischen Solid-Phase-Verfahren eine gute Alternative zu den radioaktivitätsfreien Immunoassays (**Tab. 3.12**), primär für die Messung mit hoher Sensitivität von z. B.
- Tumormarkern,
- Hepatitismarkern,
- Schilddrüsen-stimulierendem Hormon TSH,
- freien Schilddrüsenhormonen,
- freien Steroidhormonen und
- allg. Peptiden, Proteinen, Enzymen usw.

Trotz des Umgangs mit radioaktiven Stoffen und der Verfügbarkeit von radioaktivitätsfreien Immunoassays, die u. a. auch für Pharmaka (therapeutisches Drug Monitoring) und Aids-Diagnostika (qualitativer HIV-Antikörper-Test) verwendet werden, sind die immunchemischen Radioassays immer noch akzeptiert, speziell für seltener gemessene Parameter in Diagnostik und Forschung.

Im Jahr 1959 wurde erstmals von Berson and Yalow ein Radioimmunoassay (RIA) für das Pankreashormon Insulin beschrieben. Die Untersuchung zeigte, dass mit Hilfe von radioaktiven Substanzen als analytisches Hilfsmittel und deren emittierte ionisierende Strahlung als Messsignal Konzentrationen biologisch wichtiger Substanzen in Körperflüssigkeiten mit sehr hoher Nachweisempfindlichkeit und Spezifität bestimmbar sind. Der Radioimmunoassay war damit Vorreiter der heute zusätzlich klinisch praktizierten radioaktivitätsfreien Enzym-, Fluoreszenz- und Lumineszenzimmunoassays (**Tab. 3.12**). Rosalyn S. Yalow erhielt für die Entwicklung des RIA für Peptidhormone im Jahre 1977 den Nobelpreis für Medizin.

Kompetitive Methode

Der ursprüngliche Radioimmunoassay (RIA) ist Vertreter einer kompetitiven Methode, bei der das Bindungsreagenz (hier: Antikörper, immunkompetente Molekülstruktur) im Unterschuss vorliegt (**Abb. 3.15**). Radioaktiv markiertes Antigen (konkurrierende Komponente $*AG_{konkurrierend}$) und unmarkiertes Antigen (nachzuweisende Komponente $AG_{nachzuweisen}$ = Analytmolekül) konkurrieren um die Bindungsplätze am Antikörper, so dass mit zunehmender unmarkierter Antigenkonzentration die gebundene radioaktiv markierte Antigenfraktion abnimmt und somit das Messsignal abfällt. Die Komplexbildungskonstanten des unmarkierten AK/AG-Komplexes sowie des radioaktiven AK/*AG-Komplexes müssen dabei zwingend identisch sein. Der klassische RIA folgt dem Massenwirkungsgesetz, d. h. die Gleichgewichtskonstante bestimmt die Empfindlichkeit und Spezifität der Antigen-Antikörper-Reaktion (weiteres Beispiel für Reagenz-Unterschuss-Assay: Radio-

3.8 Radioimmunologische In-vitro-Analysenverfahren

Tab. 3.12 Einteilung der Radioligandenassays

Kompetitive Radioligandenanalysen (Bindungsreagenzunterschuss)		Nichtkompetitive Radioligandenanalyse (Bindungsreagenzüberschuss)	
Methode	Bindungsreagenz	Methode	Bindungsreagenz
Radioimmunoassay (RIA)*	Antikörper	Immunoradiometrischer Assay (IRMA)**	Antikörper
Kompetitive Proteinbindungsanalyse (CPBA)	Endogenes Plasma oder Gewebebindungsprotein	Enzyme-linked immunosorbent Assay (ELISA)	Antikörper
Radioenzymassay	Enzym		
Radiorezeptorassay (RRA)	Zelluläre Hormonrezeptoren		

* Untere Nachweisgrenze 1 pmol/L
** Untere Nachweisgrenze 0.3 fmol/L

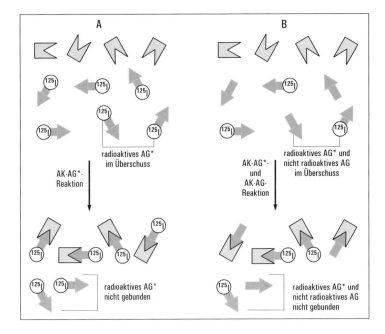

Abb. 3.15 Prinzip des RIA (kompetitive Radioligandenanalyse). (Mit Unterstützung von Dr. S. Wagner)
A = AK-AG*-Reaktion,
B = AK-AG*-Reaktion und AK-AG-Reaktion, d. h. Abfall des Messsignals

rezeptorassay mit zellulären Hormonrezeptoren als Bindungsreagenz).

Nichtkompetitive Methode

Die Weiterentwicklung des RIA wird durch die nichtkompetitive Methode des immunoradiometrischen Assays (IRMA) repräsentiert **(Abb. 3.16)**. Die wesentlichen Unterschiede zum RIA liegen in einem vorhandenen Überschuss des (unmarkierten) Bindungsreagenz (hier: Antikörper), das oftmals an eine feste Phase gebunden ist (beschichtetes Teströhrchen „coated tube"). Im Gegensatz zum RIA liegt zusätzlich ein zweiter radioaktiv markierter Antikörper in gelöster Form vor. Die nachzuweisende Komponente (das Antigen =

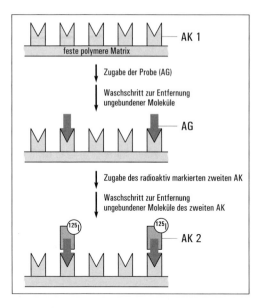

Abb. 3.16 Prinzip des IRMA (nichtkompetitive Radioligandenanalyse). (Mit Unterstützung von Dr. S. Wagner)

Analytmolekül) liegt also im Unterschuss vor, die sowohl an den Fest-Phasen-Antikörper bindet als auch mit dem radioaktiv markierten Antikörper reagiert („Sandwichassay"). Es entsteht ein Antikörper-Antigen-*Antikörper-Komplex, bei dem folglich mit wachsender Antigenkonzentration das Messsignal ansteigt.

Der IRMA, der als Antikörperexzessassay nicht unmittelbar den Regeln des Massenwirkungsgesetzes folgt, ist im Vergleich zum RIA deutlich empfindlicher, wie auch aus den beispielhaft kalkulierten unteren Nachweisgrenzen der Antigenkonzentrationen ersichtlich wird (**Tab. 3.12**). Die Empfindlichkeit der nichtkompetitiven Methode IRMA wird ganz entscheidend von der spezifischen Aktivität des radioaktiv markierten Antikörpers bestimmt, die durch die physikalische Halbwertszeit des verwendeten Radionuklids beeinflusst wird (**Tab. 3.13**).

Tab. 3.13 Verwendbare Radionuklide für immunchemische Radioassays

Radionuklid	Strahlungsart und -energie	Halbwertszeit	Maximale spezifische Aktivität (Monomarkierung) (Bq/mol)
^{3}H	β^-, kein γ $E_\beta = 18$ keV	12.3 a	$1 \cdot 10^{15}$
^{57}Co	EC, γ $E_\gamma = 120$ keV	270 d	$18 \cdot 10^{15}$
^{125}I	EC, γ $E_\gamma = 35$ keV	60 d	$81 \cdot 10^{15}$

4 Messtechnik

4.1 Grundlagen

Messungen an radioaktiven Stoffen sind möglich, wenn Strahlungsenergie auf geeignete Detektoren übertragen werden kann. Die Energie von γ-Strahlung wird durch Photoeffekt, Comptoneffekt und Paarbildung in Materie absorbiert. Mit Hilfe elektronischer Verstärker, Impulshöhenanalysatoren und Zählgeräten, die von einer Uhr gesteuert werden können, werden Ereignisse (nachgewiesene Photonen) gezählt.

Durch die Messungen wird immer ein Zusammenhang zwischen der Radioaktivität A [Bq] und einer Zählrate a [s^{-1}] hergestellt. Unter einer Zählrate versteht man die gezählten Ereignisse pro Zeiteinheit. Der Zusammenhang zwischen A und a ist vom Messverfahren abhängig. Proportionalität zwischen A und a besteht nur, wenn alle Parameter, die das Messergebnis beeinflussen können, konstant sind.

Allgemein gilt: $a = F \cdot A$.

Dabei ist F ein konstanter Faktor, der von der Geometrie, dem Probenvolumen und den Absorptionseigenschaften des Probensubstrats abhängt. Wenn die Strahlung dicke Schichten durchdringen muss, geht bei vorgegebener Radioaktivität weniger Strahlung von einem Körper aus, als wenn die durchstrahlten Schichten dünn sind.

Unter *Geometrie* versteht man den Raumwinkel, den Strahlenquelle und Eintrittsfenster des Detektors bilden. Der Raumwinkel Ω wird aus der Fläche A [m^2] berechnet, die ein vom Mittelpunkt einer Kugel mit dem Radius R [m] ausgehender Kegel aus der Kugeloberfläche herausschneidet: $\Omega = A/R^2$ (**Abb. 4.1** und **4.2**). Die Einheit des Raumwinkels ist 1 Steradiant = 1 sr (m^2/m^2).

Der Raumwinkel, den eine radioaktive Strahlenquelle mit dem Detektor bildet, bestimmt den Bruchteil der emittierten Strahlung, der den Detektor trifft. Unter dem Wirkungsgrad einer Detektoranordnung versteht man den Quotienten aus der Zahl der nachge-

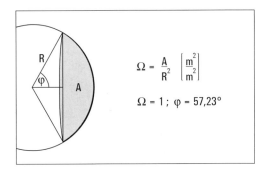

Abb. 4.1 Raumwinkel Ω, der aus Strahlenquelle und Eintrittsfenster des Detektors gebildet wird

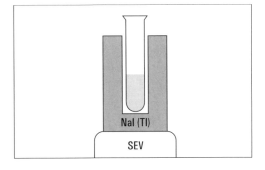

Abb. 4.2 Raumwinkel 4 π beim Bohrlochdetektor. SEV = Sekundärelektronenvervielfacher

wiesenen Photonen zur Zahl der von einer radioaktiven Strahlenquelle emittierten Photonen:

$$\text{Wirkungsgrad} = \frac{\text{Zahl der registrierten Photonen}}{\text{Zahl der emittierten Photonen}}$$

Bei Bohrlochdetektoren für niedrige Photonenenergien kann der Wirkungsgrad bis zu 80 % (= 0,8) betragen. Der Wirkungsgrad von Szintillationskameras oder auch eines Ganzkörperzählers ist für mittlere Energien ca. 1 % (0,01).

Ein Bohrlochdetektor umschließt eine radioaktive Probe fast vollständig. Der Raumwinkel, in dem die Strahlung nachgewiesen wird, ist dann nahezu 4π (= Kugeloberfläche/Kugelradius^2).

Bestimmung der Aktivitätskonzentration in Proben

Die Bestimmung der Aktivitätskonzentration in einem Medium beruht auf folgendem Prinzip: Ein Stoff, der radioaktiv markiert ist, wird auf ein System angewendet. Die applizierte Aktivität sei A_0 im Volumen V_0. Dann ist die Aktivitätskonzentration in der Lösung vor der Anwendung

$$C_0 = \frac{A_0}{V_0} \; [\text{Bq} \cdot \text{ml}^{-1}].$$

Dieser Lösung mit der Konzentration C_0 wird ein Volumen V_1 [ml] entnommen und zur Herstellung eines Standardpräparats verwendet. Das Standardpräparat soll eine Aktivitätskonzentration C_s enthalten, die in der gleichen Größenordnung liegt, die bei den zu untersuchenden Proben erwartet wird. Häufig werden die Werte $C_s = C_0/100$ oder $C_s = C_0/1000$ [Bq/ml] eingestellt.

Die Aktivitätskonzentration $C_s = C_0/100$ wird z. B. nach folgendem Schema hergestellt: Zu $V_1 = 1$ ml werden 99 ml nichtradioaktives Lösungsmittel zugesetzt. Dann ist

$$C_s = \frac{C_0 \; [\text{Bq} \cdot \text{ml}^{-1}] \cdot 1 \; [\text{ml}]}{(1 + 99) \; [\text{ml}]} \; [\text{Bq} \cdot \text{ml}^{-1}].$$

Soll V_1 ein anderes Volumen als 1 ml sein, dann braucht man den obigen Bruch nur mit V_1 zu erweitern und erhält unmittelbar die Gebrauchsanweisung zum Herstellen einer verdünnten Lösung.

Beispiel

Als Beispiel für die Anwendung der Verdünnungstechnik bei der Anwendung radioaktiver Tracer sei die Bestimmung des Blutvolumens mit Hilfe ^{51}Cr-markierter, patienteneigener Erythrozyten erläutert: Die Aktivität A_0 wird dem Patienten mit einem Volumen $V_0 = V_{inj}$ (zwischen 12 und 15 ml) injiziert. Vorher wurde aus der gleichen Lösung eine Standardlösung hergestellt, deren Aktivitätskonzentration $C_s = C_0/100$ betrug. Zehn Minuten nach der Injektion von A_0 wird dem Patienten eine Blutprobe entnommen (Probenvolumen 2 ml). Zu dieser Zeit haben sich die radioaktiv markierten Erythrozyten gleichmäßig auf den Raum verteilt, in dem sich das Blut befindet. Das Blutvolumen sei V_B. Wenn nun die Radioaktivitätskonzentration der Blutprobe mit der Radioaktivitätskonzentration der Standardlösung verglichen werden soll, müssen die Volumina von Blutprobe und Standardlösung exakt übereinstimmen.

Die Zählrate s ist der Aktivitätskonzentration C_s, die Zählrate p der Aktivitätskonzentration in der Blutprobe proportional.

Aktivitäts-konzentration	Zählrate / Apparatefaktor F
$\dfrac{A_{inj}}{V_B}$	$\dfrac{p}{F}$
$\dfrac{C_0}{100}$	$\dfrac{s}{F}$

Da $\dfrac{A_{inj}}{100 \cdot V_{inj}} = \dfrac{C_0}{100}$ ist, findet man

$\dfrac{V_B}{100 \cdot V_{inj}} = \dfrac{s}{p}$ Daraus folgt:

$$V_B = 100 \cdot \frac{s}{p} \cdot V_{inj}$$

Beispiel (Fortsetzung)
Diese Bestimmung wäre richtig, wenn die Konzentration der roten Blutkörperchen, die die Träger des ^{51}Cr sind, im gesamten Gefäßsystem konstant wäre. Für Normalpersonen kann das tatsächliche Blutvolumen aus dem Zahlenwert, der mit Hilfe der Verdünnungsmethode ermittelt wurde, durch Multiplikation mit dem Faktor 1,1 angegeben werden, d. h., im Mittel wird das Blutvolumen, das mit Hilfe der ^{51}Cr-markierten Erythrozyten bestimmt wird, wegen der höheren Erythrozytenkonzentration (s. Kap. 14.1) im venösen Blut um 10 % unterschätzt.

Daher gilt: $V_B = 110 \cdot \frac{s}{p} \cdot V_{inj}$

Die applizierte Radioaktivität hat sich in diesem Fall auf das Blutvolumen V_B verteilt. Radioaktiv markierte Stoffe können sich auf irgendwelche Räume verteilen, denen man ein **Verteilungsvolumen** zuordnen kann. Dazu muß jedoch jeweils geprüft werden, an welcher Stelle Messungen durchgeführt werden und welche Bedeutung die Aussage über ein Verteilungsvolumen hat. Häufig genannte Verteilungsvolumina erstrecken sich über das Plasma, die intravasalen Verteilungsräume, die extravasalen Verteilungsräume, intra- und extrazelluläre Räume usw.

Die zweite Hauptaufgabe, die bei der Anwendung radioaktiver Tracer zu lösen ist, beruht auf der Fragestellung, **wieviel der ursprünglich applizierten Radioaktivität zu einem bestimmten Zeitpunkt in einem bekannten Verteilungsvolumen vorhanden ist.**

Wenn man davon ausgeht, dass das Verteilungsvolumen V_v schon durch eine Messung bestimmt wurde, kann man folgende Beziehungen zusammenstellen:

$$\text{Aktivitätskonzentration} = \frac{\text{Zählrate}}{\text{Apparatefaktor F}}$$

Aktivitätskonzentration	Zählrate / Apparatefaktor F
$\dfrac{A}{V_V}$	$\dfrac{p}{F}$
$\dfrac{A_0}{100 \cdot V_{inj}}$	$\dfrac{s}{F}$

Hier findet man:

$$\frac{A}{A_0} \cdot 100\% = \frac{p \cdot V_V}{s \cdot V_{inj}} \cdot 100\%.$$

Zeitverläufe der Aktivität, die nach diesem Muster bestimmt werden, sind unabhängig von der physikalischen Halbwertszeit des verwendeten Radionuklids. Hier werden stets nur **biologische Halbwertszeiten** gemessen bzw. Halbwertszeiten, die von der biologischen Reaktionskinetik des untersuchten Vorgangs abhängen.

Präzision bei Messungen der Radioaktivität
Das **radioaktive Zerfallsgesetz** wird von der Wahrscheinlichkeit für den Zerfall eines radioaktiven Kerns für ein Kollektiv von N Kernen abgeleitet.

Die **Zerfallswahrscheinlichkeit** λ ist eine sehr kleine Größe, die Zahl der betroffenen Atomkerne N ist sehr groß. Der Erwartungswert für die Zerfallsrate aus diesen Kernen ist die Radioaktivität

$$A = \lambda \cdot N \; [Bq].$$

Diese Beziehung wird gerade durch die **Poisson-Statistik** beschrieben.

Bei Messungen findet man durch Zählung während einer Zeitspanne t_m

$$n = a \cdot t_m = F \cdot A \cdot t_m.$$

Dabei sind n die Zahl der registrierten Signale in der Messzeit t_m, a die Zählrate, A die Aktivität der radioaktiven Substanz und F der oben erläuterte Apparatefaktor.

Wenn sehr viele Messungen durchgeführt werden, schwanken die Ergebnisse um den Mittelwert n. Eine Eigenschaft der Poisson-Verteilung ist die gesetzmäßige Kopplung von Mittelwert n und Streuung s:

$s = \sqrt{n}$.

Ein durch Zählung festgestelltes Messergebnis kann immer in der Form

$M = n \pm \sqrt{n}$

(Messergebnis = Mittelwert ± Streuung)

dargestellt werden. Bei wiederholten Messungen findet man im Bereich zwischen $n \pm s$ 68%, $n \pm 2s$ 95% und im Bereich $n \pm 3s$ 99,7% der Messergebnisse.

Die **Unsicherheit von Messergebnissen** wird als **relative** Unsicherheit F oder als **prozentuale** Unsicherheit p angegeben. Die relative bzw. prozentuale Unsicherheit wird häufig auch relativer oder prozentualer Fehler genannt.

$F = \frac{\sqrt{n}}{n}$ oder $p = \frac{\sqrt{n}}{n} \cdot 100\ [\%]$.

Alle Größen, die mit Hilfe eines Zählergebnisses bestimmt werden, können nicht genauer angegeben werden, als F oder p angeben.

In **Tabelle 4.1** werden die relativen und prozentualen Unsicherheiten bei Einzelmessungen mit n registrierten Signalen angegeben.

Die Messunsicherheit ist demnach von der registrierten Impulszahl abhängig, d. h. bei vorgegebener Messzeit von der applizierten Aktivität. Der Einfluss der Messunsicherheit auf die diagnostische Treffsicherheit einer Untersuchungsmethode und die Exposition, der ein Patient durch die Untersuchung ausgesetzt wird, sind bestimmend für die applizierte Aktivität und die Dauer der Messung.

Jedes Strahlungsmessgerät registriert, auch wenn sich keine radioaktiven Proben in der Nähe des Detektors befinden, dennoch Strahlung. Das entsprechende Messergebnis nennt man **Nulleffekt**.

Der Nulleffekt wird von der natürlichen Umweltstrahlung verursacht. Die natürliche Umweltstrahlung wird *Hintergrundstrahlung* oder *Untergrund* genannt, wodurch der *Nulleffekt* oder der *Untergrund* bei Messungen verursacht wird.

Der Nulleffekt („0") unterschiedlicher Messgeräte ist uneinheitlich. Wenn sich die Umgebung nicht verändert und die Eigenschaften des Gerätes konstant sind, ist der Nulleffekt bis auf statistische Unsicherheiten konstant.

Jedes Messergebnis n enthält als Bestandteil den Nulleffekt „0". Für eine weitere Auswertung wird die Zahl der Ereignisse m benötigt, die ausschließlich auf die Radioaktivität der Messprobe zurückzuführen ist.

Wirklich gemessen werden n Signale in der Messzeit t_m. In n sind die Anteile „0" und m enthalten:

$n = m + \text{„0"}$.

Folglich ist: $m = n - \text{„0"}$.

Nach dem Gaußschen Fehlerfortpflanzungsgesetz ist in diesem besonders einfachen Fall die absolute Unsicherheit des Messergebnisses

$dm = \sqrt{n + \text{„0"}}$.

Die relative Unsicherheit ist

$F_m = dm/m = \frac{\sqrt{n + \text{„0"}}}{(n - \text{„0"})}$.

Tab. 4.1 Unsicherheit von Messergebnissen

Messergebnis (Impulse)	Unsicherheit	
	relative	prozentuale (%)
100	0,1	10
625	0,04	4,0
1 000	0,032	3,2
2 500	0,02	2,0
10 000	0,01	1,0
1 000 000	0,001	0,1

Die prozentuale Unsicherheit ist

$100 \cdot F_m$ [%].

Je kleiner die Differenz n – „0" ist, desto größer ist der relative und damit der prozentuale Fehler von m.

Die Messergebnisse n und „0" gelten auf 95%igem Signifikanzniveau als verschieden, wenn n ≥ „0" + $2\sqrt{„0"}$ ist. Die obige Aussage hat die Bedeutung, dass die Behauptung, die Messergebnisse seien unterschiedlich, in 95% der Fälle richtig, in 5% der Fälle dagegen falsch ist (2σ-Regel). Wenn die Unterscheidbarkeit der Messergebnisse so festgestellt wurde, liegt der prozentuale Fehler des Messergebnisses zwischen 71 und 75%. Darum muss besonders bei der Untersuchung von Proben darauf geachtet werden, dass die Aktivitätskonzentrationen, denen die Zählraten entsprechen, hinreichend hoch gewählt werden (z. B. RIAs). Das Verhältnis Nettozählrate zu Nulleffekt bestimmt letztlich die erreichbare Präzision der Messergebnisse und die erforderliche Messzeit.

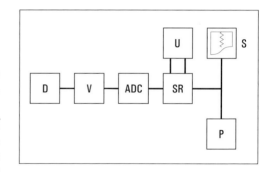

Abb. 4.3 Aufbau eines Gammaspektrometers zur Untersuchung der Energieverteilung der Gammastrahlung. D = Detektor, V = Verstärker, ADC = Analog-Digital-Wandler (Converter), SR = Speicher und Rechner, U = Schaltuhr, S = Schreiber, P = Drucker

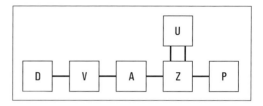

Abb. 4.4 Gammaspektrometer zur Zählung der Gammastrahlen, die eine bestimmte Energie transportieren. D = Detektor, V = Verstärker, A = Analysator, Z = Zähler, U = Schaltuhr, P = Drucker

4.2 Gammaspektrometer und Detektoren für Gammastrahlung

Ein Gammaspektrometer ist ein Gerät, mit dem die Energieverteilung der Gammastrahlung einer Strahlenquelle untersucht werden kann oder mit dem Gammastrahlen, die eine bestimmte Energie transportieren, gezählt werden.

Grundsätzlich bestehen Gammaspektrometer (**Abb. 4.3** und **4.4**) aus einem Detektor (D), der ein Signal erzeugt, das der absorbierten Energie entspricht, einem Linearverstärker (V), einer Analysatorschaltung (A oder ADC – Analog-Digital-Converter), einem Zähler (Z) oder Rechner mit Speicher (SR) und Ausgabegeräten wie Drucker (P) oder Schreiber (S). Zähler bzw. Rechner und Datenspeicher können von einer Schaltuhr (U) gesteuert werden, die die Messung während einer programmierten Messzeit ablaufen lässt.

In jedem Detektor wird durch Photoeffekt, Comptoneffekt und Paarbildung Energie aus dem Strahlungsfeld auf das Detektormaterial übertragen. Der am häufigsten verwendete Detektorentyp ist der **Szintillationsdetektor**.

NaI(Tl)-Detektoren (**Abb. 4.5**) bestehen aus einem **NaI(Tl)-Kristall**, dem **Szintillator**, und einem Sekundärelektronenvervielfacher (Photomultiplier). Die vom Kristall aufgenommene Energie wird in Form eines Lichtblitzes (*scintilla* = Funke), d. h. einer Menge sichtbarer Photonen, an die lichtempfindliche

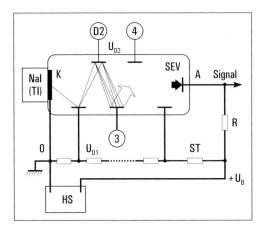

Abb. 4.5 Aufbau eines NaI(Tl)-Detektors. K = Kathode, A = Anode eines Sekundärelektronenvervielfachers (SEV), D2 = Dynode 2, ST = Spannungsteiler, R = Anodenwiderstand, U_B= Betriebsspannung, HS = Hochspannungsnetzgerät

Schicht eines Sekundärelektronenvervielfachers, die Photokathode, abgegeben, die dann Elektronen emittiert. Die Photoelektronen werden in einem elektrischen Feld beschleunigt und dabei durch die entsprechende Energieaufnahme in die Lage versetzt, Sekundärelektronen aus einer Dynode herauszulösen. Eine Dynode ist eine Elektrode in einem **Sekundärelektronenvervielfacher** (SEV), aus der auftreffende Elektronen mehrere neue Elektronen, *Sekundärelektronen*, herausschlagen können **(Verstärkung)**.

Dieser Vorgang wird mehrfach wiederholt. Dadurch wird eine Verstärkung von 10^5 bis 10^6 in einem SEV erreicht. Da die Höhe der Signale am Ausgang eines so aufgebauten Detektors nur von der Lichtmenge abhängt, die der NaI(Tl)-Kristall an die Photokathode des SEV abgibt, ist die Größe des Signals nur von der Energie der absorbierten Strahlung abhängig.

> In der Nuklearmedizinischen Messtechnik werden überwiegend NaI(Tl)-Detektoren wegen ihrer hohen Nachweiswahrscheinlichkeit für Gammastrahlung eingesetzt.

Die Detektorkonstruktionen sind den Anforderungen angepasst **(Tab. 4.2)**.

Viele Fragestellungen der Nuklearmedizin erfordern die Lokalisation der Strahlenquelle.

Tab. 4.2 Detektortypen

Aufgabe	Detektortyp
Messung der Aktivität von Radionukliden	Ionisationskammer
Überwachung möglicher Kontaminationen von Personal und Arbeitsplätzen aus Strahlenschutzgründen	Geiger-Müller-Zählrohre
Personendosismessung, Strahlenschutz	Filmdosimeter
Messung der Aktivitätskozentration in Proben	Bohrlochdetektor NaI(Tl)
Abbildung der Aktivitätsverteilung im Körper	Großflächiger NaI(Tl)-Detektor (Gammakamera)
Inkorporationsnachweis (große Nachweiswahrscheinlichkeit)	Großvolumige NaI(Tl)-Detektoren
Identifizierung von Nukliden (hohes Energieauflösungsvermögen)	Ge-Detektoren
Positronen-Emissionstomographie (große Nachweiswahrscheinlichkeit 511 keV)	BGO-Detektoren, Wismutgermanat LSO-Detektoren, Lutetium-Oxyorthosilikat

Dazu werden Detektoren verwendet, die mit **Kollimatoren** ausgestattet sind. Kollimatoren sind Abschirmungen, die nur für Strahlung aus einer bestimmten Richtung durchlässig sind. Die Ausblendung von Photonen mit Hilfe von Viellochkollimatoren ist zur Bilderzeugung erforderlich, da Gammastrahlen nicht mithilfe von Linsen abgelenkt werden können.

Eine besondere Anwendung dieses Prinzips stellt die **Gammasonde** dar, die für die prä- und intraoperative Lokalisierung des Sentinel-Lymphknotens (s. Kap. 14.5) verwendet wird. Hier ist an der Spitze eines stiftähnlichen Geräts ein kleiner Szintillationsdetektor (ca. 10 bis 20 mm Durchmesser) von einem Bleikollimator umgeben. Mithilfe einer optischen oder akustischen Anzeige kann eine Anreicherung des applizierten Radiopharmakons, z. B. in einem Lymphknoten, sehr genau geortet werden.

Für die Untersuchung der Energieverteilung der Gammastrahlung werden oft **Halbleiterdetektoren** eingesetzt. Germanium ist ein Halbleiter, der in reinster Form oder mit anderen Elementen legiert als Detektormaterial benutzt werden kann. Bei der Temperatur des siedenden Stickstoffs (–196 °C = 77 K) transportieren solche Halbleiterdetektoren eine Ladung, die der absorbierten Energie im Detektor proportional ist.

Halbleiterdetektoren haben ein ausgezeichnetes Energieauflösungsvermögen, sind aber nicht so empfindlich wie NaI(Tl)-Detektoren, die die Energieverteilung der Gammastrahlung verhältnismäßig grob auflösen (**Abb. 4.6**).

4.3 Ganzkörperzähler

Der Ganzkörperzähler *(whole body counter, human body counter)* ist ein Gerät zur Messung der Intensität der Gammastrahlung, die von den im Körper des Menschen, der sich während der Messzeit ganz in der Messkammer befindet, zerfallenden radioaktiven Atomkernen emittiert wird.

Ein Maß für die Intensität der Gammastrahlung ist die Zählrate R, die von den Detektoren des Ganzkörperzählers registriert wird. Sie ist einerseits von der Radioaktivität A und Radioaktivitätsverteilung der Nuklide und der Absorption der Strahlung im Körper abhängig. Andererseits ist die Zählrate bei gegebener Aktivität von der Energie der Strahlung und der geometrischen Anordnung der Detektoren um den Patienten abhängig.

Zwischen der Zählrate, die einer bestimmten Spektrallinie der Gammastrahlung zugeordnet wird, und der Radioaktivität des Radionuklids besteht folgender Zusammenhang:

$$R = A \cdot \frac{w}{100} \cdot \eta\,(E, m)\ [s^{-1}].$$

Dabei sind A die Aktivität in Bq, w die Häufigkeit der Emission der betrachteten Gammastrahlung bei 100 Zerfällen und $\eta\,(E, m)$

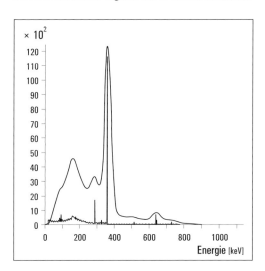

Abb. 4.6 Darstellung der Energieverteilung im Spektrum des Radionuklids ^{131}I durch Gammaspektrometer, die mit NaI(Tl)-Detektoren (verbreiterte Spektrallinien) und Ge-Detektoren (scharfe Peaks) ausgestattet sind.

der Wirkungsgrad (oft *Nachweiswahrscheinlichkeit, Effizienz* oder *efficiency* genannt) der Detektoranordnung des Ganzkörperzählers, der die Wahrscheinlichkeit für den Nachweis von Photonen der Energie E [MeV], die in einem menschlichen Körper mit der Masse m [kg] emittiert werden, angibt. Die Größenordnung der Zahlenwerte für η (E, m) ist 10^{-2} bis 10^{-3}, d. h., 1% bis 0,1% der im Körper emittierten Gammastrahlen werden in den Detektoren eines Ganzkörperzählers nachgewiesen.

Die Nachweisgrenze für Radionuklide hängt davon ab, ob ein Messergebnis vom Nulleffekt, das ist ein Messergebnis, durch das die natürliche Umweltstrahlung nachgewiesen wird, unterschieden werden kann.

Kriterium für die Unterscheidbarkeit solcher Messergebnisse ist, dass die Behauptung, eine radioaktive Verseuchung (Kontamination) sei vorhanden, auf 95%igem Signifikanzniveau richtig sein soll. Diese Richtigkeit ist gewährleistet, wenn sich das Messergebnis vom Nulleffekt um mindestens 2σ, die zweifache Streuung, unterscheidet.

Durch einen niedrigen Nulleffekt kann die Nachweisgrenze bei kleiner Meßzeit sehr kleine Werte annehmen. Daher besteht die Messkammer eines Ganzkörperzählers aus einer Abschirmung, durch die die Umweltstrahlung am Ort der Detektoren erheblich reduziert wird *(low level equipment)*.

Ganzkörperzähler werden bei Strahlenschutzmessungen, Resorptions- und Verlustmessungen bei Mangelerkrankungen (z. B. ^{57}Co-Vitamin B$_{12}$ bei Vitamin-B$_{12}$-Mangel oder ^{59}Fe als Sulfat bei Eisenmangel) eingesetzt. Ganzkörper-Kaliumbestimmungen können mit dem Ganzkörperzähler durchgeführt werden, weil das natürliche Kalium das radioaktive Kaliumisotop ^{40}K enthält, das eine typische Gammastrahlung emittiert. Kaliumbestimmungen haben z. B. für Dialysepatienten Bedeutung, weil durch die Dialyse langfristig Veränderungen des Kaliumhaushalts verursacht werden können.

4.4 Uptake-Messplatz

Ein Uptake-Messplatz ist ein Gammaspektrometer (s. Abb. 4.4). Der NaI(Tl)-Detektor ist bei diesem Gerät mit einem Kollimator ausgestattet. Nach der Applikation von Tracern wird die Radioaktivität in Organen zu bestimmten Zeitpunkten gemessen. Der Prozentsatz der applizierten Aktivität, der in einem Organ zu einem Zeitpunkt enthalten ist, wird *Uptake* genannt. Bei solchen Untersuchungen ist die *richtige Einstellung* des Detektors über dem Zielorgan für die Richtigkeit des Messergebnisses entscheidend.

Uptake-Messungen werden z. B. bei Schilddrüsenuntersuchungen und Eisenstoffwechseluntersuchungen durchgeführt.

4.5 Scanner

Ein Scanner besteht aus einem Gammaspektrometer zur Registrierung von Gammastrahlung in einem vorgegebenen Energiebereich. Der Detektor ist mit einem konvergierenden Kollimator versehen. Er kann daher nur Strahlung registrieren, die aus einer Schicht des Organismus emittiert wird, die durch die Konstruktion des Kollimators vorgegeben ist.

Detektor und Registriereinrichtung eines Scanners sind starr verbunden, aber beweglich. Die Aktivitätsverteilung einer Region wird mithilfe des bewegten Detektors zeilen-

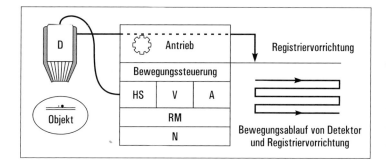

Abb. 4.7 Aufbau eines Scanners. D = NaI-Detektor, HS = Hochspannungsversorgung, V = Verstärker, A = Analysator, RM = Zählratenmessgerät (Ratemeter), N = Spannungsversorgung

weise (mäanderförmig) abgetastet und abgebildet (**Abb. 4.7**). Zeitliche Veränderungen der Aktivitätsverteilung durch Stoffwechselvorgänge können bei der Deutung der Abbildungen zu Fehlern führen.

Aus diesem Grunde werden Scanner heute kaum noch benutzt. Funktionsuntersuchungen in zeitlicher Folge können nicht durchgeführt werden, weil für die Abbildung der Aktivitätsverteilung in Organen zu lange Messzeiten erforderlich sind. Die in den folgenden Abschnitten genannten nuklearmedizinischen Geräte sind dem Scanner überlegen, weil sie bei vergleichbarem oder besserem räumlichen Auflösungsvermögen auch die Beobachtung zeitlicher Veränderungen ermöglichen.

4.6 Szintillationskamera

Eine Szintillationskamera ist ein Gerät, mit dem die zeitliche Änderung und räumliche Verteilung der Quellen von Gammastrahlung in einem Gebiet gleichzeitig registriert werden kann. Sie verbindet die Vorteile von Uptake-Messplatz und Scanner. Der Messkopf wird während einer Untersuchung nicht bewegt (stationärer Detektor).

In einem großflächigen Einkristall aus NaI(Tl) (26–60 cm Durchmesser) wird Strahlung registriert, wenn sie einen Kollimator passiert hat. Der Kollimator ist eine Abschirmung, die Strahlung nur durchlässt, wenn sie aus einer bestimmten Richtung kommt (meistens Parallellochkollimatoren). Ein entsprechendes Photon, das den NaI(Tl)-Detektor erreicht und dort nachgewiesen wird, erzeugt ein Lichtsignal, das von vielen SEV (Sekundärelektronen-Vervielfacher) wahrgenommen werden kann.

Mit Hilfe einer elektronischen Schaltung werden Signale erzeugt, durch die das strahlende Nuklid mit Hilfe der Energiemessung identifiziert und die Position des einfallenden γ-Quants auf dem großflächigen Detektor bestimmt wird. Diese Signale können entweder unmittelbar auf dem Bildschirm einer Braun-Röhre Lichtpunkte erzeugen, die die vom Detektor nachgewiesenen radioaktiven Zerfälle im betrachteten Organ abbilden, oder sie stehen für die elektronische Datenverarbeitung zur Verfügung (**Abb. 4.8** und **4.9**).

Ein nachgewiesenes Signal, das einem Objektpunkt P (x, y) entspricht, wird durch die Energiemessung im Gammaspektrometer dem interessierenden Radionuklid zugeordnet. Durch die Ortungselektronik werden Spannungen erzeugt, deren Werte den Koordinaten des Bildpunktes entsprechen. Nach dieser Vorverarbeitung des Signals wird, falls die Energiemessung zum *richtigen Ergebnis* geführt hat, der Bildpunkt registriert.

Richtig nachgewiesene Signale werden gespeichert. In Elektronenrechnern werden $x \cdot y$ Speicherplätze aufgebaut, in denen die nachgewiesenen Signale gezählt werden. Ein bestimmter Speicherplatz x_i, y_k repräsentiert ei-

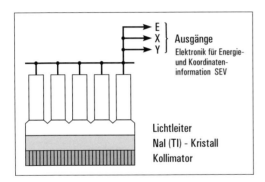
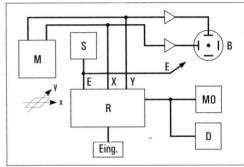

Abb. 4.8 Detektorkopf einer Szintillationskamera. SEV = Sekundärelektronenvervielfacher, X, Y = Koordinantensignal, E = Energiesignal

Abb. 4.9 Prinzipschaltbild einer Szintillationskamera. M = Messkopf, S = Spektrometer, R = Rechner, D = Dokumentation, MO = Monitor, B = Braun-Röhre

nen Bildpunkt *(Pixel)*, der einem Volumenelement *(Voxel)* entspricht. Die Gesamtheit der geordneten Pixel wird Matrix genannt. Häufig verwendete Matrizen enthalten 64 × 64, 128 × 128 oder 256 × 256 Speicherplätze.

Bei der Abbildung der Information über die Zahl der Signale in einem so definierten Speicherplatz erhält man einen Grauwert oder entsprechend den Möglichkeiten des Rechners mit seinem Dokumentationssystem eine kodierte Farbdarstellung.

4.7 Emissionstomographie mit Einzelphotonen (SPECT)

Single-Photon-Emissionscomputertomographie (SPECT) ist ein Verfahren zur Abbildung der Radionuklidverteilung in mehreren Schichten des Körpers. Im Prinzip besteht eine SPECT-Kamera aus einer, zwei oder mehr Szintillationskameras und einem Elektronenrechner mit seiner Peripherie. Im Rechner werden die Informationen der planaren Szintigramme, die aus unterschiedlichen Richtungen aufgenommen wurden, gespeichert.

Bei der Berechnung des Szintigramms einer beliebig orientierten ebenen Schicht des Körpers werden aus jedem planaren Szintigramm, das aus einer bestimmten Richtung aufgenommen wurde, die Signale eines ausgewählten Streifens verwendet (s. Abb. 4.12B: Konstruktion des Bildes). Der Formalismus wird *Backprojection* genannt.

Aufgrund der Größe der Messköpfe einer Gammakamera können bei einer Untersuchung Szintigramme vieler benachbarter Schichten hergestellt werden.

Die Absorption von Gammastrahlen im Körper des untersuchten Patienten kann bei modernen Geräten mit mehreren Messköpfen durch eine außerhalb des Körpers angebrachte Hilfsquelle berücksichtigt werden. Die Flussdichte der Strahlung, die von der Hilfsquelle ausgeht, wird mit und ohne Patienten am Ort des gegenüberliegenden Detektorkopfs gemessen. Mithilfe so gewonnener Daten in jeder einzelnen Detektorposition lassen sich rechnerisch die Körperkontur und der regionale Absorptionskoeffizient berechnen.

Ergebnis einer SPECT-Untersuchung ist eine Anzahl von Schnittbildern aus einem Organ. Dabei können Überlagerungen radioaktiver Bereiche, die in einem planaren Szintigramm nicht erkannt werden können, aufgehoben werden. Ein Nachteil ist, dass die Tomogramme nicht die Radioaktivitätsverteilung zu einem bestimmten Zeitpunkt darstel-

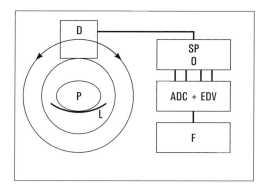
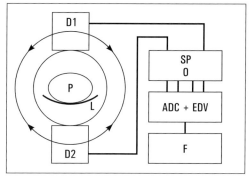

Abb. 4.10 Aufbau eines SPECT-Gerätes mit einem Kopf. D = beweglicher Detektor, SP = Spektrometer, O = Ortungselektronik (Bestimmung der Koordinaten, ADC + EDV = Analog-Digital-Wandler plus Datenverarbeitung, F = Filmdokumentation, P = Patient, L = Liege

Abb. 4.11 Aufbau eines SPECT-Gerätes mit zwei Köpfen. D1, D2 = Detektoren, SP = Spektrometer, O = Ortungselektronik (Bestimmung der Koordinaten), ADC + EDV = Analog-Digital-Wandler plus elektronische Datenverarbeitung, F = Filmdokumentation, P = Patient, L = Liege

len, weil zwischen erster und letzter Aufnahme bei einer solchen Untersuchung oft über 30 Minuten vergehen. Schnell verlaufende Stoffwechselvorgänge können deshalb mit einer SPECT-Kamera nicht erfaßt werden (**Abb. 4.10, 4.11** und **4.12**).

SPECT-Untersuchungen haben den Vorteil, dass sie mit den Ergebnissen anderer Schnittbildverfahren wie z. B. Computertomographie, Kernspintomographie und Positronen-Emissionstomographie vergleichbar sind. Gegebenenfalls ist ein Zusammenführen in ein Bild möglich (**Image Fusion**).

Für eine solche Bildüberlagerung, aber auch für die quantitative Bestimmung der Verteilung des Radiopharmakons ist es wichtig, die Schwächung der Gammastrahlung durch Absorption im Gewebe berücksichtigen zu können. Hierzu können moderne SPECT-Kameras apparativ so erweitert werden, dass mit einer externen radioaktiven Quelle (meist einer Stab- oder Flächenquelle) eine **Transmissionsmessung** des Patienten durchgeführt wird: Ähnlich wie beim CT wird mit dem Kamerakopf gegenüber der Transmissionsquelle die durch den Patienten durchgetretene Strahlung registriert, und aus dem Teil, der beim Durchtritt absorbiert wurde, kann die Dichteverteilung im Innern des Patienten er-

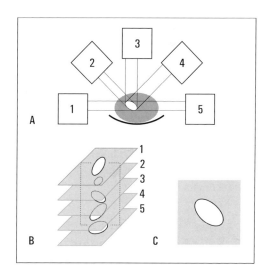

Abb. 4.12 Ablauf einer SPECT-Untersuchung und Rekonstruktion eines Schichtszintigramms aus planaren Szintigrammen
A Untersuchung aus unterschiedlichen Richtungen. 1–5: Winkelstellung des Messkopfes der Gammakamera
B Konstruktion des Bildes *(Backprojection)*. 1–5 planare Szintigramme im Datenspeicher
C Rahmen für die Berechnung des Schnittbildes mit Schnittbild

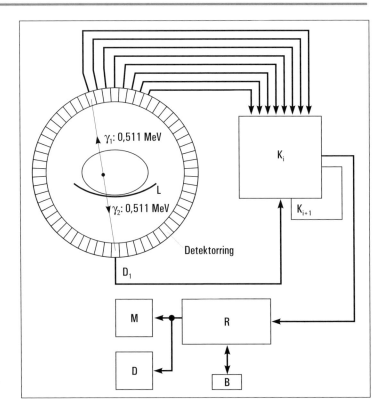

Abb. 4.13 Aufbau eines Positronen-Emissionstomographen. D_1 = BGO- oder LSO-Detektoren, K_i = Koinzidenzschaltungen, R = Rechner mit B = Bedienkonsole, M = Monitor, D = Dokumentation, L = Liege

rechnet werden. Mithilfe dieser Dichteverteilung lässt sich dann der Effekt der Absorption rechnerisch kompensieren.

4.8 Emissionstomographie mit Positronenstrahlern (PET)

Ein weiteres bildgebendes Verfahren der Nuklearmedizin ist die Positronen-Emissionstomographie. Dieses Verfahren nutzt die Tatsache aus, dass Elektronen und Positronen als Teilchen und Antiteilchen nicht nebeneinander existieren können. Positron und Elektron haben beide die gleiche Masse (m_e = 9,1093897 · 10^{-31} kg). Beide Teilchen haben die positive und negative Ladung e = ± 1,602 · 10^{-19} Coulomb. Beide Teilchen rekombinieren und geben ihre Energie mit zwei Gammastrahlen der Energie E = 0,511 MeV ab, die sich exakt in entgegengesetzter Richtung mit Lichtgeschwindigkeit von ihrem Entstehungsort entfernen (sie schließen den Winkel 180° ein). Da bei diesem Vorgang Elektron und Positron vernichtet werden, nennt man die dabei entstehende Gammastrahlung *Vernichtungsstrahlung*.

Für die Untersuchung einer Körperschicht wird daher üblicherweise ein Ring von Detektoren verwendet. Jeweils gegenüberliegende Detektoren (**Abb. 4.13**) reagieren gleichzeitig auf den Zerfall eines Elektron-Positron-Paares. Die Gleichzeitigkeit von Ereignissen wird mit einer *Koinzidenzschaltung* elektronisch bestimmt.

Seit einigen Jahren werden Gammakameras angeboten, mit denen sowohl Untersuchungen mit Einzelphotonenemittern als auch mit Positronenemittern durchgeführt werden können. Da diese ebenfalls über eine Koinzidenzelektronik verfügen müssen, werden sie auch als **Koinzidenz-Gammakameras** bezeichnet.

Die jüngsten Geräteentwicklungen kombinieren einen Positronentomographen oder eine (koinzidenzfähige) Gammakamera mit einem CT-Scanner **(PET-CT)**. Dies hat den Vorteil, dass bei einer Untersuchung fast gleichzeitig sowohl morphologische (CT) als auch funktionale (PET) Bilder akquiriert werden. Diese stehen zudem in exakt festgelegter räumlicher Korrelation, so dass die Bildüberlagerung (Image Fusion) zuverlässig ermöglicht wird.

4.9 Kernspinresonanztomographie (KST)

Ein Kernspintomograph erzeugt Schnittbilder (Tomogramme) aus dem menschlichen Körper, die die Verteilung von Teilchen mit der Eigenschaft *Spin* in vorwählbaren Schichten des Körpers darstellen.

Ein Teilchen mit Spin hat die messbaren Eigenschaften Drehimpuls $\vec{s}$ und magnetisches Moment $\vec{\mu}$. Das magnetische Moment $\vec{\mu}$ und der Drehimpuls $\vec{s}$ sind durch das gyromagnetische Verhältnis γ gekoppelt:

$$\vec{\mu} = \gamma \cdot \vec{s}.$$

Durch ein Magnetfeld mit der Flussdichte $\vec{B}$ [Tesla = $N \cdot m \cdot A^{-1} \cdot m^{-2} = V \cdot s \cdot m^{-2}$] wird eine Vorzugsrichtung definiert, durch die die isotrope Verteilung der Spins im Raum aufgehoben wird, d.h., die Teilchen versuchen, sich im Feld B auszurichten. Dadurch wird eine Taumelbewegung der Teilchen, die *Larmor-Präzession*, verursacht. Für die Winkelgeschwindigkeit der Präzessionsbewegung ω_L eines Teilchens mit dem Drehimpuls $\vec{s}$ und dem magnetischen Moment $\vec{\mu}$ im Feld $\vec{B}$ gilt

$$\omega_L = \gamma \cdot |\vec{B}|$$

Die Anregung der Teilchen mit Spin in einem Volumenelement erfolgt von außen mithilfe eines Senders, der am Ort des Volumenelements ein elektromagnetisches Feld erzeugt, dessen Energie auf das Spinsystem im Resonanzfall, d.h., wenn Sendefrequenz und *Larmor-Frequenz* übereinstimmen, übertragen werden kann.

Das resultierende magnetische Moment im Voxel verändert sich hierdurch. Insgesamt wirkt die Anregung der im Volumenelement vorhandenen Teilchen wie eine Drehung des Magnetisierungsvektors um einen Winkel, den *Flipwinkel*.

Wellenzüge des Senders, die eine Drehung der Magnetisierung um 90° oder 180° bewirken, werden 90°- oder 180°-Impulse genannt.

Mit einem Empfänger für elektromagnetische Wellen (Radio) kann man das Signal empfangen und mithilfe elektronischer und mathematischer Methoden die interessierenden Informationen über die Eigenschaften der Magnetisierung in einem Voxel gewinnen.

Ein KST-Signal enthält die fünf Informationen **Spindichte** ρ, die **Relaxationszeiten** T_1 und T_2, **Flussgeschwindigkeit** und **chemische Verschiebung**. Die **Bewegung** von Flüssigkeiten im Körper kann unter bestimmten Bedingungen ebenfalls gemessen werden.

Die Kodierung der Informationen über die Koordinaten von Volumenelementen erfolgt mithilfe ortsveränderlicher magnetischer Hilfsfelder, den Feldgradienten.

Das Feld B wird während der Anregung (Vorbereitungsgradient), zwischen Anregung und Abfrage (Phasengradient) und während der Abfrage (Lesegradient) so verändert, dass die Larmor-Frequenzen vorübergehend ortsabhängig sind.

Der Ablaufplan für das Ein- und Ausschalten von Sender, Empfänger und den drei Gradienten wird Impulssequenz genannt.

Alle beschriebenen Vorgänge erfordern ein präzises Zusammenspiel aller Komponenten eines Kernspintomographen. Die Steuerung wird daher durch einen Rechner übernommen. Der Rechner dient auch als Zwischenspeicher für die Messdaten. Dabei sind für

256^2 Bildpunkte Frequenz- und Phaseninformationen zu speichern und zu bearbeiten (**Abb. 4.14**).

Für die Kernspintomographie wurden inzwischen viele sehr effektive Impulssequenzen entwickelt, die den entsprechenden Publikationen entnommen werden können.

Die stabilen Nuklide, deren Verteilung mithilfe der Kernspinresonanztomographie gemessen werden kann, sind in **Tabelle 4.3** zusammengestellt.

Die Protonen-Kernspinresonanztomographie (mit Wasserstoffatomen ^{1}H) wird zurzeit bevorzugt angewendet, weil Wasserstoff, verglichen mit anderen Elementen, im menschlichen Körper die größte Stoffmenge darstellt. Die Anwendung von Kontrastmittel (Gadolinium) erweitert die diagnostischen Möglichkeiten.

4.10 Rechentechnik, Bildgebung

Nuklearmedizinische Geräte erzeugen oft große Datenmengen, deren Informationsgehalt in geeigneter Weise dargestellt werden muss. Daher sind Szintillationskameras, SPECT- oder PET-Geräte und Messgeräte zur Bestimmung der Aktivität im Menschen oder in Proben, die Patienten entnommen wurden, jeweils mit Datenverarbeitungsanlagen ausgestattet.

Ein Datenverarbeitungssystem besteht aus Geräten (Hardware), die auf der Grundlage von Programmen (Software) Aufgaben bearbeiten.

Jedes Datenverarbeitungssystem besteht aus einer Zentraleinheit, die mit einer an die Fragestellung angepassten Peripherie verbunden ist **(Abb. 4.15)**.

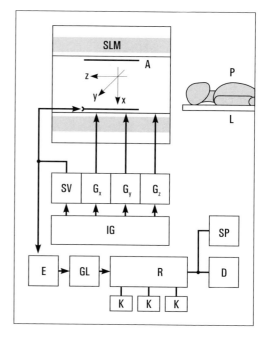

Abb. 4.14 Prinzipschaltbild eines Kernspintomographen. SLM = supraleitender Magnet, P = Patient, L = Liege, SV = Sendeverstärker, G_x, G_y, G_z = Generatoren für die Gradienten in x-, y- und z-Richtung, IG = Impulsformgenerator, E + Gl = Hochfrequenzempfänger mit phasenempfindlichem Gleichrichter, R = Rechner, K = Konsole (Bedienpult), D = Dokumentation, SP = Speicher

Tab. 4.3 Gyromagnetisches Verhältnis

Nuklid	[MHz/T]
^{1}H	42,58
^{13}C	10,70
^{19}F	40,05
^{23}Na	11,26
^{31}P	17,23

4.10 Rechentechnik, Bildgebung

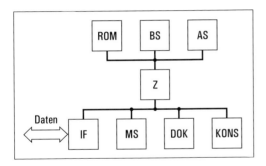

Abb. 4.15 Aufbau eines Datenverarbeitungssystems. Z = Zentrale Rechnereinheit, ROM = Interner Programmspeicher (**r**ead **o**nly **m**emory), Festwertspeicher, AS = Arbeitsspeicher, BS = Bildschirm, KONS = Bedienkonsole (Tastatur), DOK = Dokumentationseinheiten, MS = Massenspeicher (langsam), IF = Interface

Grundsätzlich sind folgende Aufgaben zu lösen:
- Datenerfassung (Akquisition)
- Datenspeicherung
- Datenbearbeitung im Dialog zwischen Nutzer und Rechner
- Darstellung der Daten auf einem Bildschirm
- Ausgabe von Daten über Drucker, Kurvenschreiber, Bildträger, auf Speicherdisketten oder sonstigen Medien
- Dokumentation persönlicher Daten von Patienten und Zuordnung zu den erhobenen medizinischen Daten
- Allgemeine Verwaltung

Die bildgebenden Geräte der Nuklearmedizin erzeugen in kurzer Zeit große Datenmengen, die von einer Datenverarbeitungsanlage aufgenommen werden müssen. Vermittelndes Glied zwischen dem bildgebenden System und einem Rechner ist das *Interface*. Das Interface muss große Datenmengen ohne Informationsverlust in kurzer Zeit übertragen.

Der Rechner kann Szintigramme mit hohem Auflösungsvermögen nur bearbeiten, wenn er für viele Bildpunkte Speicherplätze enthält. Moderne Rechner können 256^2 oder sogar 512^2 Bildpunkte aufnehmen und mit hoher Geschwindigkeit bearbeiten.

Je nach Fragestellung werden Programme eingesetzt, die den zeitlichen Ablauf einer Studie bei der Datenakquisition steuern. So werden z. B. bei Herzfunktionsuntersuchungen Signale verarbeitet, wenn das Elektrokardiogramm ein Steuersignal abgegeben hat (getriggerte Studien). Bei Nierenfunktionsprüfungen werden nach einem fest vorgegebenen Zeitplan Szintigramme nacheinander aus der Aufnahmematrix auf einem Massenspeicher (z. B. Festplatten oder Floppy Disk) abgelegt.

Die Bearbeitung der Szintigramme erfolgt im Dialogverkehr mit dem Elektronenrechner. Durch den Einsatz von Filterprogrammen zur Anhebung von Kontrasten, Glättungsfunktionen *(smoothing)*, Setzen von besonders interessierenden Regionen in Organabbildungen (**ROI = Region of Interest**) kann der zeitliche Aktivitätsverlauf, der ein Maß für eine Funktion eines Organs ist, untersucht werden.

Der Umfang der im Rechner angelegten Programmbibliothek ist bei verschiedenen Nutzern und Herstellern unterschiedlich. Welche Programme bereitgestellt werden können, ist in den Betriebsanleitungen ausgewiesen. Allgemeinverbindliche Programmsysteme sind bisher nicht entwickelt.

> Ein Nuklearmediziner darf von einem Rechner aufgrund mathematischer Operationen bestimmte Daten nur dann zur Grundlage seiner Diagnostik machen, wenn er den wissenschaftlichen Hintergrund des Auswerteprogramms kennt.

5 Nuklearmedizinische Untersuchungen

5.1 Kinetische Untersuchungen

Die zeitlichen Abläufe bei der Radioaktivitätsverteilung im Körper und bei der Ausscheidung radioaktiver Stoffe aus dem Körper werden unter dem Begriff *Kinetik* zusammengefasst.

Für die Untersuchung dieser Vorgänge werden *Kompartimente* als Denkmodelle eingeführt. Stoffwechselkinetik und Pharmakokinetik gehen von unterschiedlich definierten Kompartimenten aus.

> Mithilfe der **Stoffwechselkinetik** wird der physiologische Status eines Organismus untersucht, dessen Pools und Umsätze im Mittel konstant sind. Untersuchungen mithilfe von Tracern sollen den Status nicht verändern.
>
> Pharmakokinetische Untersuchungen können mithilfe radioaktiv markierter Verbindungen durchgeführt werden. Dabei können zwei grundsätzlich unterschiedliche Verfahren angewendet werden:
> - Dem Organismus werden körperfremde Substanzen, z. B. Medikamente, zugeführt. Die Verteilung solcher Stoffe auf die verschiedenen Organe und die Ausscheidung aus dem Körper wird beobachtet.
> - Dem Organismus werden physiologisch vorhandene Substanzen in solchen Mengen zugeführt oder entzogen, dass Durchblutung oder Stoffwechsel gestört wird. Die Wiederherstellung physiologischer Verhältnisse wird beobachtet. Zu den Untersuchungen dieser Art gehören alle Belastungstests.

5.1.1 Stoffwechselkinetik

Ein **Metabolit** ist ein Stoff, der im Körper produziert und verbraucht wird. Die Stoffmengen von Metaboliten im Körper sind im Mittel konstant. Häufig spielen einzelne **Elemente** beim betrachteten Stoffwechselgeschehen eine besondere Rolle, wie z. B. Iod bei den Schilddrüsenhormonen und ihren verschiedenen Vorstufen und Abbauprodukten bis zum anorganischen Iod oder Eisen bei der Erythropoese.

In der internationalen Literatur ist es üblich, die Stoffmenge, die täglich produziert und verbraucht wird, als Umsatz *(turnover)* [mol/Tag] oder [g/Tag] und die vorhandene Stoffmenge als *Pool* [mol] oder [g] zu bezeichnen.

Bei einem Kompartiment, das durch Umsatz und Pool eines bestimmten Stoffes definiert ist, können durch Markierung des beobachtbaren Elements mit einem radioaktiven Tracer die Größen Umsatz und Pool durch Messung der Halbwertszeit (HWZ) bestimmt werden.

Die zeitliche Änderung der Tracermenge in einem Kompartiment hängt von der spezifischen Aktivität des markierten Elements x/X [Bq/mol] oder [Bq/g] und dem Umsatz u [mol/Tag] oder [g/Tag] ab **(Abb. 5.1)**.

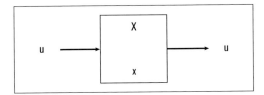

Abb. 5.1 Kompartiment der Stoffwechselkinetik X = Pool eines Stoffes [mol] oder [mg], x = Tracermenge [Bq] oder [Ci] in der gleichen chemischen Form wie X, u = Umsatz [mol · Tag^{-1}]

Für die zeitliche Änderung der Tracermenge im Kompartiment gilt die Beziehung:

$$\frac{dx}{dt} = -\frac{x}{X} \cdot u = -\frac{u}{X} \cdot x = -\lambda_{biol} \cdot x$$

Als Ergebnis von Messungen der Aktivität x zur Zeit t nach der Applikation der Tracermenge x_0 zum Zeitpunkt $t_0 = 0$ wird bei einem isolierten Kompartiment der Messwert

$$x = x_0 \cdot e^{-\frac{u}{X} \cdot t} = x_0 \cdot e^{-\lambda_{biol} \cdot t}$$

erwartet.

Durch Darstellung des Aktivitätsverlaufs im halblogarithmischen Netz kann die biologische HWZ beobachtet werden. Weil die Beziehung

$$T_{1/2biol} \cdot \lambda_{biol} = T_{1/2} \cdot (\text{Umsatz/Pool}) = \ln 2 \text{ und}$$

$$\lambda_{biol} = u/X \text{ [Zeit}^{-1}\text{]}$$

gilt, erhält man unmittelbar Informationen über einen Stoffwechselvorgang.

Das Verschwinden von Radioaktivität aus einem Kompartiment beruht nicht allein auf dem Stoffwechselvorgang, sondern auch auf dem radioaktiven Zerfall.

Die obige Gleichung muss daher ergänzt werden:

$$\frac{dx}{dt} = -(\lambda_{biol} + \lambda_{phys}) \cdot x$$

Die Zusammenfassung

$\lambda_{biol} + \lambda_{phys} = \lambda_{eff}$ führt, weil

$\lambda \cdot T_{1/2} = \ln 2 = 0{,}693\ldots$ ist, zu der Beziehung

$$\frac{1}{T_{1/2biol}} + \frac{1}{T_{1/2phys}} = \frac{1}{T_{1/2eff}}$$

Durch elementare Umrechnung findet man:

$$T_{1/2eff} = \frac{T_{1/2phys} \cdot T_{1/2biol}}{T_{1/2phys} + T_{1/2biol}}$$

Beispiel
Die Elimination von ^{131}I aus der Schilddrüse ist von der Stoffwechsellage abhängig. Die biologische HWZ für Iod beträgt bei der gesunden Schilddrüse etwa 50 Tage. Die physikalische HWZ von ^{131}I ist 8 Tage. Die effektive HWZ, mit der das radioaktive Iod aus der Schilddrüse verschwindet, ist dann etwa 7 Tage.

5.1.2 Pharmakokinetik

Das Kompartiment der Pharmakokinetik ist ein *Topfmodell*. Der Topf enthält das Volumen V einer Flüssigkeit, von der pro Zeiteinheit eine bestimmte Menge v entnommen wird. Wenn in dieser Flüssigkeit ein Stoff gelöst ist, wird mit dem Volumen, das pro Zeiteinheit ausfließt, auch eine bestimmte Stoffmenge eliminiert. Da die Beobachtungen stets bei konstantem Flüssigkeitsvolumen durchgeführt werden, muss das eliminierte, stoffhaltige Flüssigkeitsvolumen dauernd durch *reine* Flüssigkeit ersetzt werden **(Abb. 5.2)**.

Ist x eine Tracermenge, z. B. Radioaktivität eines bestimmten Nuklids, dann wird der Tracerverlust pro Zeiteinheit durch

$$\frac{dx}{dt} = -\frac{x}{V} \cdot v = -\frac{v}{V} \cdot x \text{ [Bq/min]}$$

beschrieben.

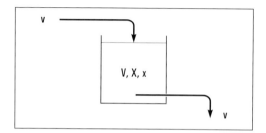

Abb. 5.2 Topfmodell des Kompartiments der Pharmakokinetik. V = Volumen [ml], X = Stoffmenge [mol], x = Tracermenge [Bq], v = Fluss [ml · min^{-1}] = Clearance

In diesem Fall wird, falls zum Zeitpunkt t = t_0 die Tracermenge x = x_0 in das Kompartiment gebracht wird, ein Messergebnis zum Zeitpunkt t erwartet, das durch die Lösung der obigen Gleichung beschrieben wird:

$$x = x_0 \cdot e^{-\frac{v}{V} \cdot t} = x_0 \cdot e^{-\lambda_{biol} \cdot t}$$

Die HWZ, mit der dieser Vorgang abläuft, ist wieder mit λ_{biol} gekoppelt:

$$\lambda_{biol} \cdot T_{1/2} = \frac{v}{V} T_{1/2} = \ln 2 = 0,693\ldots$$

Allgemein werden das Volumen V Verteilungsvolumen und v das pro Zeiteinheit vom Tracer gereinigte Volumen, das dem System erhalten bleibt, *Clearance* genannt.

Im Allgemeinen sind mehrere Kompartimente miteinander verbunden, d. h., das Verhalten von Substanzen, die auf einem beliebigen Weg in den Körper gelangen, wird beobachtet und mit Hilfe kinetischer Untersuchungen mit den Voraussagen eines mathematischen Modells verglichen.

Beispiel
Das Topfmodell des pharmakokinetischen Kompartiments war der Ansatz, mit dem die Nierenclearance verstanden werden konnte. Verteilungsvolumen für ^{131}I-Hippuran ist das Plasmavolumen, das als konstant angenommen wird. Die Nieren klären pro Minute ein bestimmtes Volumen, v [ml/min] und geben v tracerfrei an das Plasma zurück. Daher wurde für v die Bezeichnung *Clearance* gewählt.

5.2 Szintigraphische Untersuchungen

Ein Szintigramm ist das Ergebnis einer Funktionsuntersuchung, auch wenn es sich lediglich um die bildliche Darstellung der Aktivitätsverteilung, d. h. eines speziellen Funktionsprozesses im Körper zu einem bestimmten Zeitpunkt, handelt (statisches Szintigramm). Die statische Szintigraphie ist die einfachste, aber zugleich anschaulichste und dem Mediziner entgegenkommende Art, einen Funktionsprozess bildlich darzustellen.

Der szintigraphisch kalte Bezirk in einer Schilddrüse sagt nichts anderes aus, als dass hier in einem umschriebenen Gebiet funktionsfähiges Schilddrüsengewebe durch Gewebe, das die Fähigkeit zur Anreicherung von Radioiod (oder Technetium) nicht mehr besitzt, ersetzt worden ist. Ursache für einen solchen lokalisierten Funktionsausfall können beispielsweise eine Zyste, ein inaktiver, gutartiger Schilddrüsenknoten oder ein Schilddrüsenkarzinom sein. Weitergehende morphologische Aussagen (z. B. zystisch, solide, regelmäßige oder unregelmäßige Begrenzung des Herdes u. a.), wie z. B. bei der Ultraschalluntersuchung möglich, gestattet die Szintigraphie meist nicht. Umgekehrt zeigt ein Herd mit erhöhter Aktivitätsanreicherung, z. B. in der Schilddrüse, einen funktionell überaktiven Bezirk an, z. B. eine unifokale Schilddrüsenautonomie (autonomes Schilddrüsenadenom, früher *toxisches Adenom* genannt).

Die Differenzierung zwischen **funktionell aktivem** und **inaktivem Gewebe** stellt die eigentliche Stärke der funktionsorientierten **statischen Szintigraphie** dar. Diese funktionelle Information ist durch die zwar räumlich besser auflösenden, aber nur die Morphologie darstellenden bildgebenden Verfahren wie Ultraschall, Röntgendiagnostik oder Kernspintomographie (KST) nicht zu erhalten. Häufig ergänzen sich Szintigraphie und morphologische Bildgebung und werden entweder hintereinander oder nebeneinander eingesetzt, z. B. Sonographie und Szintigraphie der Schilddrüse als komplementäre Verfahren in „einer Untersuchungshand".

5.2.1 Planare Szintigraphie und SPECT

Durch statische Szintigraphie sind nur relativ „träge" Funktionsprozesse zu erfassen. Da die Anfertigung statischer Szintigramme zwischen 5 und 30 Minuten erfordert, können nur solche Funktionsprozesse hiermit untersucht werden, bei denen eine wesentliche Änderung während der Untersuchung nicht stattfindet. So sind z. B. schnelle Perfusions- oder Funktionsänderungen im Sekunden- oder Minutenbereich durch die statische Szintigraphie natürlich nicht zu erfassen.

Die „konventionelle" und einfachste Art einer Registrierung der Aktivitätsverteilung im Körper ist die planare Szintigraphie. Hierbei werden mit einer Gammakamera Organe bzw. krankhafte Prozesse durch Aufnahme in mehreren Sichten (Ebenen), z. B. in ventraler, dorsaler, links- und rechtslateraler sowie in schrägen Sichten, abgebildet, wodurch auch die räumliche Zuordnung meist möglich ist. Da es bei der planaren Szintigraphie zu Überlagerungen kommt, sind krankhafte Herde (Speicherdefekte oder Anreicherungen) häufig nur in einer von mehreren Sichten erkennbar und müssen eine bestimmte Größe erreichen, bevor sie szintigraphisch nachgewiesen werden können, je nach Lage im Körper 1 bis 3 cm.

Vorteile bietet die Single-Photonen-Emissionscomputertomographie (SPECT). Hierbei wird die Aktivitätsverteilung im Körper nach Akquisition durch eine rotierende Gammakamera in Form von Schnittbildern beliebiger Schnittebenen dargestellt, ähnlich wie bei der CT oder NMR (s. Kap. 4.7 und 4.8). Die SPECT bietet den Vorteil, dass
- tief gelegene Herde besser erkennbar sind,
- das Auflösungsvermögen zum Nachweis von Speicherdefekten und Aktivitätsanreicherungen verbessert wird (bis unter 1 cm),
- eine genauere topographische Zuordnung innerhalb des Körpers oder innerhalb von Organen möglich ist,
- ein unmittelbarer Vergleich mit anderen Schnittbildverfahren, insbesondere CT oder KST, erleichtert wird (ggf. Zusammenführung bzw. Überlagerung der Bilder = *image fusion*).

Von Nachteil ist die längere Akquisitionsdauer von SPECT gegenüber der planaren Szintigraphie. So dauert eine Ganzkörperszintigraphie (z. B. 1,80 Meter) in 2 Sichten (ventral und dorsal) bei der Skelettszintigraphie bei Anwendung einer 2-Kopf-Gammakamera etwa 15 bis 20 Minuten. Für eine SPECT-Untersuchung, deren Untersuchungsfeld vom Kameradurchmesser (z. B. 30 bis 60 cm) bestimmt wird, sind dagegen 20 bis 40 Minuten erforderlich. Dies bedeutet, dass Ganzkörperaufnahmen mit SPECT zu zeitaufwendig sind. So wird bei bestimmten Fragestellungen zunächst eine planare Ganzkörper- oder Teilkörper-Übersichtsaufnahme angefertigt; anschließend erfolgt die gezielte SPECT-Untersuchung verdächtiger Regionen: z. B. bei der Tumor-, Entzündungs- oder Skelettszintigraphie. Andere Organuntersuchungen, bei denen ein begrenztes Untersuchungsgebiet von vornherein feststeht, gestatten demgegenüber den unmittelbaren Einsatz von SPECT, so dass hier zusätzliche planare Kameraszintigramme bzw. Übersichtsaufnahmen meist überflüssig sind. Dieses betrifft z. B. die Hirn- oder Myokardszintigraphie.

Neben der statischen Szintigraphie, die den regionalen Funktionszustand nur zu einem bestimmten Zeitpunkt bzw. in einem Zeitraum widerspiegelt, ist die Tracerkinetik (Anreicherung und/oder Elimination) in einem Organ oder in Organbezirken häufig von Interesse. Bei langsamen Funktionsprozessen ist dies mit SPECT möglich, bei schnelleren Funktionsprozessen, die im Verlauf von Sekunden oder Minuten ablaufen, ist dies jedoch nur mit Hilfe sequenzieller planarer Aufnahmen mit der Gammakamera (Sequenzszintigraphie) möglich. Werden solche Daten, wie meist üblich, mit dem Computer erfasst und quantitativ ausgewertet, so nennt man diese Art von Untersuchung und Auswertung eine Funktionsszintigraphie.

Sequenz- und Funktionsszintigraphien zur Erfassung schneller kinetischer Prozesse im Minuten- oder sogar Sekundenbereich sind üblicherweise nur mit planarer Kamera-Aufnahmetechnik möglich. Dies bedeutet, dass sowohl die interessierende Region als auch die optimale Aufnahmesicht von vornherein, d. h. bereits vor der Untersuchung, festzulegen sind. Ein typisches Beispiel hierfür ist die Nierenfunktionsszintigraphie, bei der Lokalisation und dorsale Aufnahmesicht vor der Untersuchung festliegen (Ausnahme: Nierendystopie, Transplantatniere).

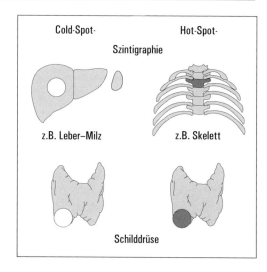

Abb. 5.3 Beispiele zur Cold-Spot- und Hot-Spot-Szintigraphie

5.2.2 Statische Szintigraphie

Bei der statischen Szintigraphie unterscheidet man zwei Arten, wobei sich fließende Übergänge und Überschneidungen ergeben (Abb. 5.3, Tab. 5.1).

Cold-Spot-Szintigraphie
Hierbei wird normales Organgewebe dargestellt. Die Cold-Spot-Szintigraphie wurde zu einer Zeit entwickelt und klinisch angewandt, als primär bildgebende Verfahren wie Sonographie, CT oder NMR zur Untersuchung von parenchymatösen Organen, wie z. B. Schilddrüse, Nieren, Leber, Gehirn u. a., noch nicht zur Verfügung standen. Die Anreicherung mehr oder weniger organspezifischer Radiopharmaka erfolgt im gesunden Organgewebe über unterschiedliche Funktionsprozesse (s. Kap. 3.3).

Die Cold-Spot-Szintigraphie gestattet den Nachweis der Existenz von bestimmtem Organgewebe (z. B. Milz oder Schilddrüse nach Operation), eine grobe Größenbestimmung sowie die Feststellung der Lage im Körper (z. B. Dystopien). Pathologische raumfordernde Prozesse sind als Speicherdefekte *(cold spots)* erkennbar. Unter optimalen Bedingungen, z. B. bei oberflächlich gelegenen Organen wie der Schilddrüse, sind Herde ab 6 bis 8 mm Durchmesser szintigraphisch erkennbar. In anderen Fällen, z. B. bei Lebermetastasen oder Nierentumoren, werden raumfordernde Prozesse meist erst ab einer Größe von 2 bis 3 cm durch planare Szintigraphie darstellbar. Die Anwendung von SPECT führt zu einer Verbesserung der Auflösung etwa um einen Faktor von 2.

Tab. 5.1 Bei der statischen Szintigraphie wird zwischen Cold-Spot- und Hot-Spot-Szintigraphie unterschieden. Überschneidungen sind möglich.

Cold-Spot-Szintigraphie	Hot-Spot-Szintigraphie
Anreicherung überwiegend im normalen Organgewebe	Anreicherung überwiegend im krankhaften Gewebe
Nachweis von Existenz, Lage, Form, Größe des Organs	Keine oder nur schwache Darstellung normaler Organe
Bei Krankheitsherden Nachweis von **Speicherdefekten**, z. B. • Myokardperfusion • Hirnperfusion • Lungenembolie • Milzinfarkt • Schilddrüsenknoten	In Krankheitsherden Nachweis von **Aktivitätsanreicherungen**, z. B. • Tumoren • Abszesse • Thromben • Skelettmetastasen • Schilddrüsenknoten

Wegen des aus physikalischen Gründen begrenzten Auflösungsvermögens der Szintigraphie für kalte Bezirke haben die morphologisch orientierten bildgebenden Verfahren (Ultraschall, CT, NMR) die Cold-Spot-Szintigraphie zum Nachweis raumfordernder Prozesse heute überwiegend verdrängt.

Von klinischer Bedeutung ist die Cold-Spot-Szintigraphie weiterhin, wenn Funktionsausfälle dargestellt werden sollen, die ohne oder nur mit diskreten morphologischen Veränderungen einhergehen, ferner zur näheren Charakterisierung von bereits bekannten Herden. Beispiele hierfür sind die Lungenperfusionsszintigraphie zum Nachweis von akuten Lungenembolien oder die Myokardszintigraphie zum Nachweis von Ischämien oder Narben, ferner die nähere Charakterisierung von Schilddrüsenknoten („kalte" oder „heiße" Knoten).

Die Cold-Spot-Szintigraphie besitzt außerdem Bedeutung bei der Feststellung von Lageanomalien von Organen im Körper, da sie bei dieser Fragestellung hinsichtlich der Zuordnung von Organgewebe (z. B. Radioiodspeicherung) spezifischer ist als primär bildgebende Verfahren. Beispiele hierfür sind Lageanomalien der Schilddrüse, z. B. im Zungengrund, retrosternale und mediastinale Struma, Nebenmilzen nach Milzexstirpation, Splenosis, Nierendystopien.

Hot-Spot-Szintigraphie

Bei der Hot-Spot-Szintigraphie wird der gegenteilige Mechanismus ausgenutzt. Man setzt hierbei Radiopharmaka ein, die sich entweder gar nicht oder nur geringfügig im normalen Organgewebe anreichern, dagegen vermehrt in Krankheitsherden. Ein krankhafter Prozess ist als Aktivitätsanreicherung *(hot spot)* szintigraphisch erkennbar. Die Hot-Spot-Szintigraphie hat gegenüber der Cold-Spot-Szintigraphie den Vorteil, dass zum Nachweis krankhafter Prozesse eine geringere Herdgröße ausreicht, insbesondere bei der Anwendung von SPECT. Es kommt hierbei nicht auf die Größe des Herdes an, sondern auf die Intensität der Aktivitätsanreicherung. Damit ist bei der Hot-Spot-Szintigraphie das Verhältnis der Anreicherung im Krankheitsherd zum Untergrund bzw. Hintergrund von entscheidender Bedeutung (Target-Background-Ratio).

Da bei zahlreichen Erkrankungen regionale Funktionsstörungen den morphologisch erkennbaren Veränderungen vorausgehen, ist in diesen Fällen die Hot-Spot-Szintigraphie den bildgebenden Verfahren (z. B. Ultraschall oder Röntgendiagnostik) hinsichtlich einer **Früherkennung** überlegen.

Ein Beispiel hierfür ist die Skelettszintigraphie zur Aufdeckung von Knochenmetastasen.

Andererseits werden bei der Hot-Spot-Szintigraphie teilweise spezifische Funktionsträger selektiv markiert, so dass pathologische fokale Anreicherungen im Szintigramm Hinweise auf die **Genese** liefern können, was mit bildgebenden Verfahren oft nicht möglich ist.

Beispiele hierfür sind die verschiedenen Möglichkeiten der Tumorszintigraphie (z. B. mit Radioiod, ^{18}F-FDG, radioaktiv markierten Rezeptorsubstanzen oder monoklonalen Tumorantikörpern) und die Entzündungsszintigraphie (z. B. mit gegen Granulozyten gerichteten markierten monoklonalen Antikörpern oder ^{18}F-FDG).

Eine strenge Unterscheidung zwischen Cold-Spot- und Hot-Spot-Szintigraphie ist aber nicht immer möglich. So können z. B. in der Schilddrüse sowohl szintigraphisch kalte als auch heiße Bezirke beobachtet werden, seltener im Skelett bei der Skelettszintigraphie.

5.2.3 Sequenz- und Funktionsszintigraphie

Eine statische Szintigraphie erfolgt dann, wenn die Aktivitätsverteilung einen gewissen stabilen Endzustand oder ein Gleichgewicht erreicht hat. Hiermit werden nur solche Funktionsprozesse erfasst und bildlich dargestellt, wenn sie eine langsame oder fast keine Kinetik („eingefrorene Funktionsbilder") aufweisen.

Die **Sequenzszintigraphie** liefert über die statische Szintigraphie hinausgehende dynamische Informationen, die unterschiedliche Phasen des zu untersuchenden Funktionsprozesses betreffen können. Insbesondere sind hier die Durchblutung (Perfusion), die Größe des Blutpools und ggf. auch Ausscheidungsfunktionen von Bedeutung. Im ersten Fall wird die statische Szintigraphie um eine Perfusions- und/oder Blutpoolszintigraphie (Weichteilphase) erweitert (**Abb. 5.4**). Da das Radiopharmakon dem Patienten ohnehin ap-

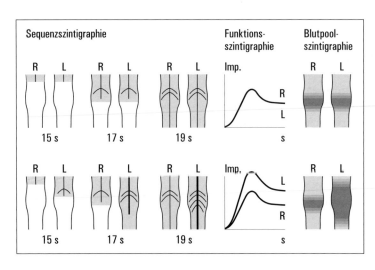

Abb. 5.4 Schematische Darstellung von Sequenz-, Funktions- und Blutpoolszintigraphie. Beispiel der Untersuchung der Knie im Rahmen der Skelettszintigraphie (Mehrphasenszintigraphie).
Oben: Normalbefund, seitengleiche Funktionskurven
Unten: Links entzündlicher Prozess im Knie mit erhöhter Perfusion und vergrößertem Blutpool

pliziert werden muss, können *Einstromphase* (Perfusion, innerhalb der ersten 20–30 Sekunden) und anschließend *Blutpoolphase* (Blutvolumen, nach 2–5 Minuten) ohne zusätzliche Injektion und Tracerapplikation und damit auch ohne zusätzliche Strahlenexposition des Patienten in einem Untersuchungsgang erfasst werden. Dies geschieht durch sequenzielle Aufnahmen des interessierenden Körperareals in Zeitabständen von einigen Sekunden bis Minuten, z. B. bei der Mehrphasen-Skelettszintigraphie.

Bei anderen Funktionsszintigraphien stellt sich überhaupt kein stabiles Gleichgewicht der Aktivitätsanreicherung in bestimmten Organen ein, z. B. bei der Nierenfunktionsszintigraphie mit harnpflichtigen oder bei der Choleszintigraphie mit gallengängigen Radiopharmaka. Hier sind von vornherein nur sequenzielle Aufnahmen geeignet, den Funktionsprozess zu erfassen. Je nach Geschwindigkeit des zu untersuchenden Funktionsablaufs sind hierbei sequenzielle Aufnahmen im Abstand von Sekunden bis zu Minuten, Stunden oder sogar Tagen (z. B. Liquorszintigraphie) erforderlich. Aufnahmesequenzen mit einer Untersuchungszeit bis zu Stunden sind z. B. bei der Choleszintigraphie oder beim szintigraphischen Nachweis intestinaler Blutungsquellen erforderlich. Zur Untersuchung der Liquorkinetik benötigt man 2 bis 3 Tage, für bestimmte hämatologische Untersuchungen (Erythrozyten- und Eisenstoffwechsel) 2 bis 3 Wochen.

Auch die Sequenzszintigraphie stellt nur einen Kompromiss zur einfachen bildlichen Darstellung einer Funktion dar, nämlich die lediglich szintigraphische Abbildung von Aktivitätsveränderungen im Körper. Häufig ist aber gerade hierbei eine quantitative Erfassung sinnvoll, manchmal auch unabdingbar, um klinisch relevante Daten zu erhalten (**Funktionsszintigraphie**). In diesem Fall müssen die Ergebnisse zusätzlich mit einem Rechner quantifiziert werden (s. Abb. 5.4). Gerade dann, wenn nuklearmedizinische Untersuchungen zur Bestimmung des Schweregrades einer Funktionsstörung eingesetzt werden, auch im Rahmen von Verlaufs- oder Therapiekontrollen, ist eine Quantifizierung unumgänglich. Dies betrifft zahlreiche nuklearmedizinische Funktionsuntersuchungen, z. B. bei der Nieren- oder Herzfunktionsdiagnostik. Auch beim Osteosarkom wird eine quantitative Skelettdiagnostik (Mehrphasenszintigraphie mit quantitativer Auswertung) regelmäßig durchgeführt, da deren Ergebnis Hinweise auf die Effektivität einer der Operation vorausgehenden Chemotherapie (Frage „responder" oder „non-responder") liefert.

Damit besteht zwischen statischer, Sequenz- und Funktionsszintigraphie ein fließender Übergang. Untersuchungen zur statischen Szintigraphie können durch eine Sequenz- oder Funktionsszintigraphie ohne zusätzliche Strahlenexposition des Patienten erweitert werden, da dem Patienten das Radiopharmakon ohnehin appliziert wird. Eine gleichzeitige Erfassung der mit der Gammakamera registrierten Daten mit einem Rechner gestattet bei Bedarf die quantitative Auswertung im Sinne einer Funktionsszintigraphie.

Häufig werden nuklearmedizinische Verfahren frühzeitig zur Diagnostik eingesetzt. Zu diesem Zeitpunkt ist die klinische Fragestellung oft noch wenig präzise (z. B. bei Gelenk- oder Knochenbeschwerden Differenzialdiagnose von Entzündung, Metastasen, Prothesenlockerung, Frakturen u. a.). Bei Untersuchungen, die als einfache statische Szintigraphie oder kombiniert als Mehrphasen- oder auch als Funktionsszintigraphie durchgeführt werden können, neigt man aus diesem Grunde dazu, die Datenerfassung primär im Sinne einer Funktionsszintigraphie auszulegen. Im Bedarfsfalle sind dann anschließend quantitative Auswertungen möglich, ohne den Patienten erneut untersuchen zu müssen.

Die Tatsache, dass szintigraphische Untersuchungen (statische Szintigraphie, Sequenz-

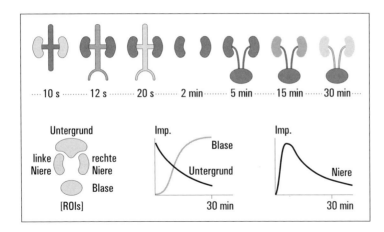

Abb. 5.5 Funktionsszintigraphie am Beispiel der Nierenperfusions-/Nierenfunktionsuntersuchung einschließlich Bestimmung der seitengetrennten Nierenclearance

szintigraphie und Funktionsszintigraphie, SPECT und PET) häufig in Form von *Bildern* dargestellt werden, rechtfertigt es nicht, diese Verfahren primär als *bildgebende Verfahren* zu bezeichnen und sie mit den eigentlichen, morphologisch orientierten bildgebenden Verfahren wie Ultraschall und Röntgendiagnostik, CT und NMR hinsichtlich ihrer Aussagemöglichkeiten zu vergleichen. Bezüglich des morphologischen Auflösungsvermögens sind die primär *bildgebenden* Verfahren aus physikalischen Gründen immer überlegen. Die Szintigraphie beinhaltet andere Informationen, auch wenn diese aus Gründen der einfachen Darstellung und des besseren Verständnisses bildlich dargestellt werden. Man spricht also besser von einer *abbildungsunterstützten Funktionsdiagnostik* und nicht von (primärer) Bildgebung.

5.2.4 Semiquantitative und quantitative Szintigraphie

Sowohl bei der Sequenz- bzw. Funktionsszintigraphie als auch bei der statischen planaren Szintigraphie, bei der SPECT und PET sind semiquantitative und quantitative Auswertungen möglich und häufig von Vorteil. Regionen, deren Impulsraten zu bestimmten Zeitpunkten gemessen werden sollen, können am Bildschirm des Rechners (im Szintigramm) durch eine ROI (**r**egion **o**f **i**nterest) markiert werden.

Bei symmetrischen Organen ist es möglich, einen quantitativen Seitenvergleich durchzuführen (z. B. Nieren, Hirnregionen, Iliosakral- und andere Gelenke). Hierbei werden dann charakteristische Parameter von Zeit-Aktivitäts-Verläufen im Seitenvergleich beurteilt: z. B. die Anstiegssteilheit, der Gipfel einer Perfusions- oder Ausscheidungskurve oder auch nur die Impulsrate **(Abb. 5.5)**.

In anderen Fällen ist es möglich, in verschiedenen Organteilgebieten Zeit-Aktivitäts-Kurven zu analysieren, z. B. Anstiegssteilheit und Kurvengipfel sowie Ausscheidungsverhalten (Halbwertszeit) und Retentionen, z. B. bei der Choleszintigraphie über unterschiedlichen Gebieten des Leberparenchyms, den Gallengängen, der Gallenblase, dem Darm. Bei der Auswertung erfolgt dann ein Vergleich mit Normalwerten.

Eine andere Art der Quantifizierung betrifft den Vergleich der regionalen Aktivitätsverteilung (Impulsrate) in unterschiedlichen Organregionen eines Organs bei der statischen Szintigraphie oder SPECT/PET. Dieses ist insbesondere bei der Myokard- und Hirnszintigraphie mit der SPECT von Bedeutung. Hierbei werden die Impulsraten kleinerer Teilregionen (z. B. verschiedener Myokard- oder Hirnareale) mit dem Maximum in demselben Organ verglichen, wodurch Perfusionsstörungen oder Infarkte aufgrund des Vergleichs mit Normalwerten erkannt werden können.

Eine weitere Möglichkeit der Quantifizierung ergibt sich durch die Eichung (Kalibrierung) von Zeit-Aktivitäts-Kurven in Organen durch eine oder mehrere zusätzliche Blutproben. Beispielsweise kann aus den relativen Zeit-Aktivitäts-Verläufen über den Nieren bei der Nierenfunktionsszintigraphie und ein oder zwei zusätzlichen Blutabnahmen eine Eichung in der Weise erfolgen, dass die Nierenclearance seitendifferent in Absolutwerten (ml/min) quantitativ bestimmt werden kann (s. Abb. 5.5). Ähnliches gilt für die Positronen-Emissionstomographie (PET). Mit PET kann z. B. die Hirn- oder Myokardperfusion in ml/min und 100 g Gewebe quantitativ in definierten Organregionen gemessen werden. Dieses ist z. B. für bestimmte pathophysiologische Fragestellungen sowie für eine quantitative Therapie- und Verlaufskontrolle von besonderer Aussagefähigkeit.

Eine weitergehende Analyse betrifft den Vergleich zwischen Untersuchungen unter Belastung und in Ruhe, wobei die Belastung je nach Organfunktion sehr unterschiedlich ausfallen kann (s. Kap. 5.2.5). So wird z. B. bei der Myokard-SPECT unter Anwendung von ^{201}Tl-Chlorid nicht nur die Aktivitätsverteilung in verschiedenen Myokardarealen entweder bei der Belastungs- oder bei der Ruheuntersuchung miteinander verglichen, sondern auch die Aktivitätsanreicherung korrespondierender Myokardareale in Ruhe und unter Belastung. Hierdurch gewinnt man quantitative Daten über die Perfusionsreserve des Myokards. Ein anderes Beispiel ist die Szintigraphie der Schilddrüse unter Basis- und Suppressionsbedingungen. Auch hier lässt sich mit der ROI-Technik die funktionelle Aktivität der gesamten Schilddrüse oder einzelner „heißer Knoten" unter Basisbedingungen und unter fehlender TSH-Stimulation (z. B. Suppression des TSH-Basalspiegels durch Schilddrüsenhormon-Medikation) überprüfen und so die funktionelle Aktivität von heißen Knoten feststellen. Dies ist bei der Entscheidung über die Therapiebedürftigkeit fokaler Schilddrüsenautonomien von Bedeutung.

5.2.5 PET

Die Positronen-Emissionstomographie (PET) gestattet die Untersuchung nicht mit normalen Gammastrahlern, sondern mit Positronenstrahlern (s. Kap. 3.5 und 4.8). Positronen zerfallen unmittelbar nach ihrer Entstehung unter Aussendung einer Vernichtungsstrahlung, einer Gammastrahlung von 511 keV. Hiermit sind tomographische Aufnahmen wie bei SPECT (s. Kap. 5.2.1) möglich, jedoch mit einer etwa doppelt so guten räumlichen Auflösung. Mit der neuen Generation von PET-Scannern ist auch – im Gegensatz zu SPECT – eine Aufnahme des Ganzkörpers bzw. des Körperstammes in einer Sitzung mit einer Untersuchungszeit von 30 bis 60 Minuten möglich. Die häufigste PET-Anwendung ist derzeit die Tumorszintigraphie mit ^{18}F-FDG.

Ein weiterer Vorteil von PET ist die Möglichkeit der absoluten Quantifizierung (mmol/ml/min).

5.2.6 Belastungsmessungen, Funktionsreserve

Während für bildgebende Verfahren (Ultraschall, Röntgen, CT, KST) „Belastungs"-Untersuchungen normalerweise keine größere Bedeutung besitzen (Ausnahme: Herz), spielen sie in der Nuklearmedizin eine besonders große Rolle.

Für nahezu alle Organe gilt, dass Erkrankungen überwiegend erst im fortgeschrittenen Stadium zu Perfusions- bzw. Funktionsstörungen führen, die dann bereits im Ruhezustand bzw. unter Basisbedingungen erkennbar sind.

Ein einleuchtendes Beispiel ist die Myokardperfusion bei koronarer Herzkrankheit. Typischerweise treten hierbei Beschwerden erst bei Belastung auf. Die Ruhedurchblutung ist hier noch normal, die Belastungskoronarreserve jedoch eingeschränkt. Eine Myokardszintigraphie erfolgt also häufig nach einer *körperlichen Belastung*, die durch Ergometerbelastung oder pharmakologische Belastung (z. B. Dipyridamol, Dobutamin) hervorgerufen wird. Die Belastungsuntersuchung ist hinsichtlich der Perfusions- bzw. Funktionsreserve für das Herz häufig von entscheidender Bedeutung. Bei anderer Fragestellung, z. B. bei durchgemachtem Myokardinfarkt, sind (szintigraphische) Untersuchungen im Ruhezustand relevant, z. B. zum Nachweis von Restvitalität im Infarktgebiet.

Die *Belastungsarten* unterscheiden sich natürlich von Organ zu Organ. Beim Herzen bzw. Myokard ist dies die körperliche oder pharmakologische Belastung. Bei der Hirndiagnostik kann die Autoregulation der zerebralen Perfusion durch pharmakologische Blutdruckbelastung oder CO_2-Erhöhung im Blut (Gabe eines Carboanhydrasehemmers) mit Hirn-SPECT untersucht werden. Bei der Nierendiagnostik spielt die *Belastungsuntersuchung* eine besondere Rolle in Form der *Captopril-Nierenfunktionsszintigraphie*. Hierbei wird durch einen Angiotensin-Renin-Inhibitor festgestellt, ob eine bestehende arterielle Hypertonie über eine Aktivierung des Angiotensin-Renin-Systems zu erklären ist, z. B. bei nachgewiesener Nierenarterienstenose. Bei einer renalen Abflussstörung kann eine forcierte Diurese (Gabe von Lasix®) Hinweise darauf liefern, ob die Abflussstörung organisch fixiert oder funktionell bedingt ist. Bei der Choleszintigraphie ist es nach Gabe einer fettreichen Mahlzeit möglich, die Gallenausscheidungskinetik und ggf. vorliegende Störungen zu erfassen.

Andere *Belastungs*untersuchungen betreffen die szintigraphische Untersuchung endokriner Drüsen. Ein typisches Beispiel hierfür ist die Schilddrüse. Nach Gabe von Schilddrüsenhormon (s. Kap. 7) kommt es zu einer Suppression der endogenen TSH-Sekretion. Es verbleibt eine nur geringe physiologische Basisfunktion (Basisautonomie) der Schilddrüse, die szintigraphisch mit ROI-Technik objektiviert werden kann. Im Falle von Schilddrüsenautonomien (z. B. autonome Adenome) bei noch erhaltener TSH-Sekretion lassen sich durch Suppressionsszintigraphie solche Autonomien demaskieren und quantifizieren.

Ähnlich wie in der Labordiagnostik (z. B. Glucosetoleranztest, Dexamethasontest u. a.) sind somit Belastungsfunktionstests auch bei nuklearmedizinischen Funktionsuntersuchungen üblich und besonders geeignet, latente oder maskierte Funktionsstörungen von Organen nachzuweisen.

5.3 Kriterien für den klinischen Einsatz nuklearmedizinischer Diagnostik

Wie andere diagnostische Verfahren können auch nuklearmedizinische Untersuchungen in unterschiedlichen Bereichen eingesetzt werden:
- Vorfelddiagnostik (Suchmethode, Screening),
- gezielter Einsatz bei der Differenzialdiagnose bzw. zum Nachweis oder Ausschluss einer vermuteten Erkrankung,
- Feststellung des Schweregrades oder der Ausdehnung einer bekannten Erkrankung bzw. einer hierdurch hervorgerufenen Funktionsstörung (Prognose, Verlaufs- und Therapiekontrolle, Therapie-Evaluation).

Sensitivität, Spezifität, prädiktiver Wert

Die klinische Effizienz eines diagnostischen Verfahrens ist nicht einheitlich definiert. Entweder beinhaltet die Effizienz unterschiedliche Qualitätskriterien einer einzelnen Untersuchungsmethode oder sie wertet verschiedene anwendbare, auch komplementäre Verfahren nebeneinander (konkurrierende oder alternative Methoden) oder hintereinander

5.3 Kriterien für den klinischen Einsatz nuklearmedizinischer Diagnostik

Tab. 5.2 Definition von Sensitivität und Spezifität von diagnostischen Tests

Sensitivität	Spezifität
Wahrscheinlichkeit eines pathologischen Testergebnisses bei Vorliegen einer bestimmten Krankheit	Wahrscheinlichkeit eines normalen Testergebnisses beim Fehlen einer bestimmten Krankheit bzw. bei Gesunden
$\dfrac{RP}{RP + FN} \times 100\ [\%]$	$\dfrac{RN}{RN + FP} \times 100\ [\%]$

RP = richtig positiv (pathologisch)
RN = richtig negativ (normal)
FP = falsch positiv
FN = falsch negativ

Tab. 5.3 Definition des positiven und negativen prädiktiven Werts von diagnostischen Tests

Positiver prädiktiver Wert (positiver Voraussagewert)	Negativer prädiktiver Wert (negativer Voraussagewert)
Wahrscheinlichkeit des Vorliegens einer bestimmten Krankheit bei pathologischem Testergebnis	Wahrscheinlichkeit des Ausschlusses einer bestimmten Krankheit bei normalem Testergebnis
$\dfrac{RP}{RP + FP} \times 100\ [\%]$	$\dfrac{RN}{RN + FN} \times 100\ [\%]$

(Abkürzungen s. Tab. 5.2)

(Stufendiagnostik). Weiter gehende Betrachtungen beziehen eine Nutzen-Kosten-Risiko-Analyse mit ein und schließlich auch die therapeutischen Konsequenzen aufgrund diagnostischer Informationen (Gewinn an Lebenserwartung bzw. Lebensqualität).

Sensitivität und Spezifität einer bestimmten Untersuchungsmethode hinsichtlich der Erkennung einer Erkrankung werden üblicherweise in klinisch kontrollierten Studien an ausgewählten Patientengruppen geprüft (**Tab. 5.2**). Für die angewandte Diagnostik und damit für den einzelnen Patienten ist dagegen der prädiktive Wert (positiver oder negativer Voraussagewert hinsichtlich einer Erkrankung) von größerer, weil individueller Bedeutung (**Tab. 5.3**).

Der **positive prädiktive Wert** eines pathologischen Untersuchungsergebnisses gibt an, mit welcher Wahrscheinlichkeit eine bestimmte Erkrankung vorliegt. Der **negative prädiktive Wert** gibt an, mit welcher Wahrscheinlichkeit bei normalem Untersuchungsergebnis diese Erkrankung auszuschließen ist. Der prädiktive Wert einer Untersuchung hängt aber nicht nur von Sensitivität und Spezifität eines diagnostischen Verfahrens ab, sondern auch von der **Prävalenz** (A-priori-Wahrscheinlichkeit) einer nachzuweisenden bzw. auszuschließenden Erkrankung beim untersuchten Patienten bzw. in einem bestimmten Krankengut (**Bayes' Theorem**).

Da diese Begriffe bei allen technischen Untersuchungen eine große Rolle spielen, sollen sie an einigen Beispielen erläutert werden. **Tabelle 5.4** geht von einem Test mit einer Sensitivität von 90% und einer Spezifität von 90% aus. Dies entspricht z. B. der Sensitivität und Spezifität der Myokardszintigraphie mit ^{201}Tl oder ^{99m}Tc-Nitrilen zum Nachweis bzw.

Tab. 5.4 Beispiele unterschiedlicher Vorhersagegewinne (positiver und negativer Voraussagewert im Vergleich zur Prävalenz) bei unterschiedlichen Prävalenzen (A-priori-Wahrscheinlichkeiten) des Vorliegens einer Erkrankung. Hier Test-Sensitivität 90%, Test-Spezifität 90%

Prävalenz	(1000 Patienten)	Test normal		Test pathologisch	
		RN	FN	RP	FP
1%	10 Kranke	–	1	9	–
	990 Gesunde	891	–	–	99
Voraussagewert		891/892 = 99,9%		9/108 = 8,3%	
10%	100 Kranke	–	10	90	–
	900 Gesunde	810	–	–	90
Voraussagewert		810/820 = 98,8%		90/180 = 50%	
50%	500 Kranke	–	50	450	–
	500 Gesunde	450	–	–	50
Voraussagewert		450/500 = 90%		450/500 = 90%	
90%	900 Kranke	–	90	810	–
	100 Gesunde	90	–	–	10
Voraussagewert		90/180 = 50%		810/820 = 98,9%	

(Abkürzungen s. Tab. 5.2)

Ausschluss einer koronaren Herzkrankheit (KHK). Die Aussagewerte eines normalen und eines pathologischen Testergebnisses sollen im folgenden anhand von Beispielen erläutert werden (Tab. 5.4).

Bei **sehr niedriger Prävalenz** der KHK (z. B. 1%, junge Personen ohne Herzbeschwerden und mit normalem Belastungs-EKG) wird die Wahrscheinlichkeit, dass keine KHK vorliegt, von a priori 99% durch das normale Testergebnis auf 99,9% gesteigert. Bei pathologischem Ergebnis beträgt die Wahrscheinlichkeit des Vorliegens einer KHK aber nur 8,3%. Diese niedrige Wahrscheinlichkeit reicht nicht aus, um die Indikation zu einer nachfolgenden invasiven Diagnostik (Koronarangiographie) zu stellen. Diese Untersuchung ist daher zum allgemeinen Screening ungeeignet.

Bei **niedriger Prävalenz** (z. B. 10%, asymptomatische Frauen mittleren Alters mit grenzwertig pathologischem Belastungs-EKG) erhöht der pathologische Test den Voraussagewert des Vorliegens einer KHK nur auf 50%. Die Anwendung der Myokardszintigraphie als Suchtest in dieser Patientengruppe ist zumindest fragwürdig, bei einer Prävalenz von z. B. 20 bis 30% aber diskutabel.

Bei **hoher Prävalenz** (z. B. 90%, typische Angina pectoris bei einem über 50-jährigen männlichen Patienten mit pathologischem Belastungs-EKG) ist zwar der Voraussagewert des pathologischen Untersuchungsergebnisses mit 99% sehr hoch, so dass eine Koronarangiographie indiziert ist. Bei normalem Testergebnis beträgt die Ausschlusswahrscheinlichkeit einer KHK aber nur 50%. Dies reicht bei der vorliegenden Symptomatik nicht aus, um dem Patienten auch bei negativem Testergebnis die invasive Diagnostik zu ersparen. Die Myokardszintigraphie wäre bei einer derart hohen Prävalenz, sofern es um den Ausschluss einer KHK geht, als Selektionsmethode allein für die Koronarangiographie wenig geeignet. Bei derartigen Patienten wäre vielmehr ohne Umwege sofort die Koronarangiographie indiziert, sofern nicht andere klinische Fragen in diesem Zusammenhang bestehen (z. B. Vitalität nach Infarkt).

Bei **mittlerer Prävalenz** der KHK (z. B. 50%, atypische Angina pectoris, bei Frauen mit pathologischem, bei Männern mit normalem Belastungs-EKG) besitzen sowohl das normale als auch das pathologische Untersuchungsergebnis einen hohen Voraussagewert von jeweils 90%.

Die Beispiele der Tabelle 5.4 zeigen, dass der größte diagnostische Gewinn einer Untersuchungsmethode von relativ hoher Sensitivität und Spezifität bei Patienten mit einer mittleren Prävalenz der zu diagnostizierenden Krankheit zu erzielen ist. Einige Statistiker gehen sogar davon aus, dass die überwiegende Anzahl der diagnostischen Verfahren, die als gezielte Diagnoseverfahren eingesetzt werden, ausreichende Ergebnisse nur bei Prävalenzen zwischen 35 und 65% liefern können. Diese Einengung ist aber sicherlich zu allgemein und zu eng.

Diagnostische Verfahren, die von sehr hoher Sensitivität und zugleich von höchster Spezifität sind, weisen häufig einen invasiven oder halbinvasiven Charakter auf und sind oft mit großem Aufwand verbunden: z. B. Gewebsprobeentnahmen und histologische Untersuchungen, Endoskopie, Koronarangiographie usw. Personalaufwand, Invasivität, Patientenbelästigung, Risiken und Kosten solcher Untersuchungen können dann in Kauf genommen werden, wenn die Patientenzahlen durch eine Vordiagnostik begrenzt und hierdurch die Prävalenzen gesteigert werden, und wenn effiziente therapeutische Konsequenzen zur Verfügung stehen und in diesem Falle auch eingesetzt werden können (Zustimmung des Patienten).

Durch Einsatz ganzer Testbatterien anstelle einzelner Tests wird zwar die Sensitivität hinsichtlich der Erfassung bestimmter Krankheiten gesteigert, nicht jedoch die Spezifität. Das Problem falsch positiver Befunde steigt hierbei sogar noch an. Jeder, der länger in der klinischen Medizin tätig ist, weiß, wie schwer es ist, einem Patienten nachzuweisen, dass er trotz eines (ggf. nur grenzwertig) pathologischen Testergebnisses gesund ist, d. h., dass dieser Wert falsch positiv ist. Es handelt sich hierbei um eines der wesentlichen kostenträchtigen Probleme der modernen Geräte- bzw. Labormedizin. Auch unter diesem Gesichtspunkt ist der gezielte Einsatz diagnostischer Verfahren anstelle der ungezielten Anwendung ganzer Testbatterien wünschenswert.

Primärprävention, Screening, Vorsorgeuntersuchungen

Zum Nachweis von Erkrankungen niedriger Prävalenz (Vorsorgeuntersuchungen, Früherkennung, Screening) müssen zwei Voraussetzungen erfüllt sein. Wegen der großen Anzahl durchzuführender Untersuchungen muss der Test einfach, kostengünstig und nichtinvasiv sein. Außerdem sind extrem hohe Sensitivitäten und Spezifitäten erforderlich, wenn das Testergebnis aussagefähig sein soll.

Nuklearmedizinische Untersuchungsverfahren kommen für die Primärprävention von Erkrankungen schon allein wegen der Strahlenexposition und wegen des z. T. aufwendigen Charakters der Untersuchungen in der Regel nicht infrage. Um geeignete diagnostische Verfahren für die Primärprävention zu finden, muss eine große Zahl epidemiologisch gewonnener Daten verarbeitet werden. Dazu müssen mathematische Konstrukte zu Hilfe genommen werden. Prinzipiell sind hierzu zwei mathematische Strukturen geeignet, die „fuzzy logic" sowie die „neuronalen Netze".

Bei einfacheren Fragestellungen kann die „fuzzy logic" ausreichend sein, bei der die Daten der Patienten (Input-Daten) nach definierten Regeln mittels einfacher, linearer Transferfunktionen bearbeitet werden können. Im Gegensatz dazu zeichnen sich die leistungsfähigeren „neuronalen Netze" dadurch aus, dass sie die Input-Daten nach bestimmten Lernregeln bearbeiten und diesen Prozess mittels Rückprojektion (backprojection) selbst kontrollieren und optimieren können. So werden den neuronalen Netzen so

Tab. 5.5 Anwendung des sequenziellen Bayes' Theorem mit zwei unterschiedlichen Testverfahren (1. und 2. Stufe in Sequenz) unter Anwendung von diagnostischen Tests mit sehr hoher Sensitivität und Spezifität bei niedriger Prävalenz (Vorsorgeuntersuchung, Früherkennung). Hier Test-Sensitivität 99%, Test-Spezifität 99%, Prävalenz 1%.

Prävalenz	(10000 Patienten)	Test normal		Test pathologisch	
		RN	FN	RP	FP
1. Stufe 1%	100 Kranke	–	1	99	–
	9900 Gesunde	9801	–	–	99
Voraussagewert		9801/9802 = 99,99%		99/198 = 50%	
2. Stufe 50%	99 Kranke	–	1	98	–
	99 Gesunde	98	–	–	1
Voraussagewert		98/99 = 99%		98/99 = 99%	

(Abkürzungen s. Tab. 5.2)

genannte „Trainingsdaten" angeboten, mit denen sie die Gewichtung der einzelnen Input-Daten erlernen können.

Ein Beispiel für eine derartige Verarbeitung umfangreicher epidemiologischer Daten mittels neuronaler Netze ist die Prospektive Kardiovaskuläre Münster Studie (PROCAM). Für die Koronare Herzerkrankung (KHK) ließen sich eine Reihe unabhängiger Risikofaktoren identifizieren (Alter, LDL Cholesterin, Rauchen, HDL Cholesterin, systolischer Blutdruck, positive Familienanamnese, Diabetes mellitus, Triglyzeride). Die Analyse der Daten der PROCAM-Studie ergab, dass ca. 20% der untersuchten Personen als Hochrisikopatienten für die Entwicklung eines akuten kardialen Ereignisses einzustufen sind. Von diesen Hochrisikopatienten ist aber wiederum nur bei 23% tatsächlich mit Eintreten eines akuten Ereignisses in den nächsten 10 Jahren zu rechnen (Abb. 5.6). Ziel der Primärprävention muss es daher sein, Hochrisikopatienten und davon wiederum die tatsächlich bedrohten Patienten mit Hilfe diagnostischer Maßnahmen frühzeitig zu identifizieren, um sie einer aggressiven frühen Therapie ihrer Risikofaktoren zuführen zu können.

Zur Vermeidung zu vieler falsch positiver Resultate ist eine ausreichend hohe Prävalenz neben der untersuchungsspezifischen Sensitivität und Spezifität unabdingbar (Tab. 5.4). In dieser konkreten Fragestellung könnten nuklearmedizinische Verfahren wie die [^{15}O]-Wasser PET zum Nachweis einer endothelialen Dysfunktion im präklinischen Stadium einer KHK bei Patienten mit Risikofaktoren in der Zukunft durchaus eingesetzt werden. Einschränkungen des myokardialen Blutflusses als frühes Zeichen der endothelialen Dysfunktion zeigen sich in der Regel beim so genannten „Cold-pressure-Test" (Hände in

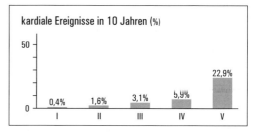

Abb. 5.6 Abschätzung des globalen Herzinfarktrisikos durch multiple logistische Funktionen in der Prospektiven kardiovaskulären Münster (PROCAM) Studie. In der Gruppe V der Hochrisikopatienten ist bei 23% mit dem Auftreten eines akuten Herzinfarkts in einem Zeitraum von 10 Jahren zu rechnen.

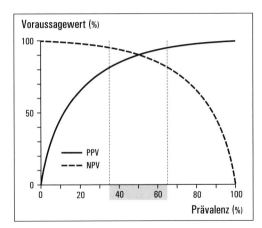

Abb. 5.7 Abhängigkeit der positiven und negativen Voraussagewerte von der Prävalenz einer Erkrankung bei einer Test-Sensitivität von 90 % und einer Test-Spezifität von 90 % (Bayes' Theorem). PPV = positive predictive value – positiver Voraussagewert, NPV = negative predictive value – negativer Voraussagewert

Eiswasser halten). Nach anfänglicher Sympathikusaktivierung kommt es zu einer reaktiven Vasodilatation der Koronararterien mit einer entsprechenden Steigerung der myokardialen Perfusion. Im Falle einer endothelialen Dysfunktion im Rahmen der Arteriosklerose lässt sich im Vergleich zu Gesunden eine verminderte Perfusionsreserve nachweisen (vgl. Kapitel 8).

Ein weiteres Beispiel für eine sinnvolle Primärprävention in der Bevölkerung ist die mammographische Untersuchung bei Frauen ab dem 40. Lebensjahr zur frühzeitigen Identifikation eines Mammakarzinoms. Umfangreiche epidemiologische Daten, vergleichbar denen der PROCAM Studie, werden allerdings für die Mammographie als Screeningmethode derzeit noch kontrovers diskutiert. Das TSH-Screening bei Neugeborenen mit der Frage einer angeborenen Hypothyreose ist dagegen bereits fest etabliert. Diskutiert werden sollte u. U. auch ein TSH-Screening bei Erwachsenen ab einem bestimmten Lebensalter zum Nachweis einer subklinischen Hypo- und Hyperthyreose.

Ein weiteres Beispiel für einen Screening-Test ist der so genannte HIV-Test, dem allerdings bisher mangels Konsens die gesellschaftliche Akzeptanz versagt ist. Wegen der häufig erheblichen Konsequenzen eines positiven Tests ist es hierbei erforderlich, einen unabhängigen Test anzuschließen, der dann bei entsprechender Präselektion ausreichende negative und positive Voraussagewerte liefert (sequenzielle Anwendung des Bayes' Theorems). **(Tab. 5.5)**

Aus dem Bayes' Theorem ergeben sich u. a. folgende Schlussfolgerungen hinsichtlich diagnostischer Strategien:
- Vor einem Einsatz diagnostischer Verfahren zum Nachweis oder Ausschluss einer Erkrankung ist eine Vorselektion der Patienten aufgrund von Anamnese und körperlichem Untersuchungsbefund erforderlich, um die Verfahren gezielt, ggf. stufenweise, richtig einzusetzen und kritisch interpretieren zu können.
- Bei hoher Prävalenz einer Erkrankung, die schwerwiegende therapeutische Konsequenzen zur Folge haben kann, ist meist die unmittelbare invasive Sicherung der Diagnose ohne Umwege am sinnvollsten.
- Bei einem echten Screening (Massenuntersuchungen bei niedriger Prävalenz) müssen häufig voneinander unabhängige einfache Testverfahren von höchster Qualität eingesetzt werden.

Verlaufs- und Therapiekontrolle

Eine weitere Gruppe von Untersuchungen, die mit Primärdiagnostik und Differenzialdiagnostik wenig im Zusammenhang stehen, sind Verlaufs- und Therapiekontrollen. Morphologische Veränderungen, die mit primär bildgebenden Verfahren festgestellt werden, liefern hinsichtlich Diagnostik und Differenzialdiagnostik häufig spezifischere Ergebnisse als funktionelle Veränderungen; gleichartige

Funktionsstörungen (z. B. Gallenstauung, Niereninsuffizienz) können durch Erkrankungen unterschiedlicher Genese hervorgerufen sein.

Auf der anderen Seite hängen **Funktionsstörungen** häufig unmittelbarer mit dem **Schweregrad einer Erkrankung** zusammen als morphologische Veränderungen, und gerade die nuklearmedizinische Funktionsdiagnostik liefert oft genaue Hinweise auf den Schweregrad bzw. die funktionellen Auswirkungen einer Erkrankung. Aus diesem Grunde werden nuklearmedizinische Verfahren bevorzugt auch zur Verlaufs- und Therapiekontrolle von Erkrankungen eingesetzt.

So werden nuklearmedizinische Methoden (z. B. Myokardszintigraphie) auch dann eingesetzt, wenn die Diagnose bereits gesichert ist. In diesem Falle soll z. B. der Spontanverlauf einer Erkrankung oder die Effekte unterschiedlicher Therapiemodalitäten (z. B. konservativ vs. operativ) untersucht werden. Dies kann den individuellen Patienten mit entsprechenden Konsequenzen betreffen oder aber auch kontrollierte Therapiestudien, um die Wirksamkeit einer neuen Therapie zu überprüfen.

Da Erkrankungen in Frühstadien meist noch nicht zu manifesten Funktionsstörungen führen (z. B. Hirndurchblutungsstörungen, koronare Herzkrankheit), sind Belastungsuntersuchungen spezifischer Organfunktionen häufig hilfreich, um latente bzw. geringfügige Funktionsstörungen aufzudecken (s. Kap. 5.2.6).

Nutzen-Risiko-Analyse

Nuklearmedizinische Untersuchungen sind wie radiologische Verfahren mit einer Strahlenexposition des Patienten verbunden (s. Tab. 6.8). Häufig ist diese Strahlenexposition vernachlässigbar gering, insbesondere im Hinblick auf den zu erwartenden Nutzen (s. Kap. 6.6). Andererseits existieren auch Untersuchungen mit höherer Strahlenexposition, bei denen der mögliche diagnostische Nutzen besonders sorgfältig geprüft werden muss. Es ist die Aufgabe sowohl des zuweisenden Arztes als auch des Nuklearmediziners bzw. des Radiologen, das Risiko einer nuklearmedizinischen oder radiologischen Untersuchung (s. Kap. 6.4, 6.5, 6.6) dem zu erwartenden Nutzen für den Patienten (diagnostischer Gewinn, therapeutische Konsequenzen) gegenüberzustellen. Der Arzt entscheidet sich gemeinsam mit dem Patienten oder auch sozusagen stellvertretend für den Patienten für oder gegen eine Untersuchung und wählt die für die klinische Fragestellung am besten geeignete Untersuchungsart aus.

Um diese Entscheidung treffen zu können, muss der Arzt im Falle der *Strahlendiagnostik* über bestimmte Kenntnisse verfügen:
- Kenntnisse über die allgemeinen Strahlenrisiken,
- Kenntnisse über die speziellen Strahlenexpositionen bei den verschiedenartigen nuklearmedizinischen oder radiologischen Untersuchungen, die z. T. sehr unterschiedlich sind,
- Kenntnisse über den zu erwartenden diagnostischen Gewinn und damit verbundene therapeutische Konsequenzen durch eine spezielle Untersuchung unter Berücksichtigung der bei dem Patienten vermuteten Erkrankung,
- Kenntnisse über alternative bzw. komplementäre Untersuchungsverfahren, insbesondere Untersuchungsmethoden, die nicht mit einer Strahlenexposition (durch ionisierende Strahlen) verbunden sind: z. B. Labordiagnostik, Ultraschall, Kernspintomographie usw.

Hierzu gehören auch Anamnese und körperlicher Untersuchungsbefund, mit denen die Erkrankung in der Mehrzahl der Fälle schon diagnostisch eingegrenzt werden kann. Hierbei erhobene Befunde und die **gezielte klinische Fragestellung** müssen dem die nuklearmedizinische oder radiologische Untersuchung durchführenden Arzt mitgeteilt werden. Das Vorenthalten dieser Vorinformation stellt ein Versäumnis dar, da der die Untersuchung durchführende Nuklearmediziner bzw. Radiologe mit den Möglichkeiten der richtigen Einordnung des Untersuchungsergebnisses meist besser vertraut ist als der zuweisende Arzt. Auch die Entscheidung über die Auswahl und über die richtige Reihenfolge unterschiedlicher Verfahren ist durch den Facharzt meist kompetenter als durch den hierin weniger Erfahrenen möglich.

Zu einer verantwortungsbewussten und fundierten Indikationsstellung für nuklearmedizinische oder radiologische Untersuchungen gehören somit eine eindeutige klinische Fragestellung und Kenntnisse zum Risiko und zum Aussagewert der Untersuchung. Der ungezielte Masseneinsatz medizintechnischer Verfahren *(Apparatemedizin)* ist nicht diesen zur Last zu legen, sondern oft der Bequemlichkeit und Unkenntnis anfordernder Ärzte, die es gelegentlich für einfacher halten, „ganze Testbatterien anzukreuzen", als aufgrund von Anamnese und körperlichem Untersuchungsbefund ihre Diagnostik stufenweise sinnvoll aufzubauen. Daher sind auch für den allgemein tätigen Arzt Grundkenntnisse in Nuklearmedizin, Radiologie und Strahlenschutz erforderlich.

Heute muss bei einer Indikation zur Diagnostik mit ionisierenden Strahlen (Szintigraphie oder Röntgenaufnahme) die endgültige Entscheidung (= rechtfertigende Indikation) von einem Arzt mit der erforderlichen Fachkunde (z. B. Facharzt für Nuklearmedizin bzw. Radiologische Diagnostik) getroffen werden.

6 Dosimetrie

6.1 Dosisbegriffe

Strahlung bedeutet Energietransport (s. Kap. 2.4). Wenn ionisierende Strahlung auf Materie trifft, werden Ionen erzeugt. Dabei gibt die Strahlung Energie an die Materie ab. Diese Energieabgabe dient als Maß für die Strahlenexposition. Größen, die zur Beschreibung einer Strahlenexposition dienen, werden mit dem Begriff **Dosis** bezeichnet.

Als **Dosisleistung** bezeichnet man die zeitliche Änderung der Dosis, mathematisch gesprochen den Differenzialquotienten der Dosis nach der Zeit:

$$\text{Dosisleistung} = \frac{d\text{Dosis}}{dt}$$

Umgekehrt kann aus dem zeitlichen Verlauf der Dosisleistung die Dosis durch Integration über die Dauer der Bestrahlung von Materie berechnet werden:

$$\text{Dosis} = \int_{\text{Anfang}}^{\text{Ende}} \text{Dosisleistung } dt$$

Wenn die Dosisleistung während einer Bestrahlung konstant ist, gilt

Dosis = Dosisleistung · Dauer der Bestrahlung.

6.1.1 Energiedosis

Grundlegende Dosisgröße ist die **Energiedosis D**. Sie ist durch die Beziehung definiert:

$$D = \frac{dE}{dm}$$

Hierbei ist dE die mittlere Energie (in Joule), die durch die ionisierende Strahlung auf das Volumenelement mit der Masse dm (in kg) übertragen wird. Ihre Einheit ist das **Gray (Gy)**:

$$1 \text{ Gy} = 1 \frac{J}{kg}$$

6.1.2 Äquivalent- und Organdosis

Die **Äquivalentdosis** H ist eine der Energiedosis formal zugeordnete Strahlenschutzgröße. Sie berücksichtigt, dass die Wahrscheinlichkeit für das Auftreten stochastischer Strahlenschäden (s. Kap. 6.4) nicht allein von der Energiedosis abhängig ist, sondern auch von der Art der Strahlung, die diese Dosis verursacht. Um diese Abhängigkeit zu beschreiben, wurde der Strahlungs-Wichtungsfaktor w_R eingeführt.

$$H = w_R \cdot D$$

Die Einheit der Äquivalentdosis ist das Joule pro Kilogramm mit dem besonderen Namen **Sievert (Sv)**:

$$1 \text{ Sv} = 1 \frac{J}{kg}$$

Tab. 6.1 Strahlungs-Wichtungsfaktoren w_R zur Berechnung der Äquivalentdosis

Strahlenart und Energiebereich	Strahlungs-Wichtungsfaktor w_R
Photonen, alle Energien	1
Elektronen und Myonen, alle Energien	1
Neutronen, Energie < 10 keV	5
10 keV bis 100 keV	10
> 100 keV bis 2 MeV	20
> 2 MeV bis 20 MeV	10
> 20 MeV	5
Protonen, außer Rückstoßprotonen, Energie > 2 MeV	5
Alphateilchen, Spaltfragmente, schwere Kerne	20

Zahlenwerte der Strahlungswichtungsfaktoren wurden von der Internationalen Kommission für Strahlungseinheiten und -messungen (ICRU) festgelegt **(Tab. 6.1)**. Sie sollen die **relative biologische Wirksamkeit (RBW)** der jeweiligen Strahlenart widerspiegeln. Wird die Energiedosis 1 Gray durch Röntgen-, β⁺-, β⁻- oder γ-Strahlung verursacht, ist die relative biologische Wirksamkeit w_R = 1 Sievert pro Gray. Durch andere Strahlenarten wird bei gleicher Energiedosis eine höhere Äquivalentdosis verursacht.

Die **Organdosis** ist definiert als Produkt der über ein Organ oder Gewebe T gemittelten Energiedosis D_T und dem Strahlungswichtungsfaktor w_R. Die hierbei berücksichtigte Masse kann Werte von weniger als 10 g (für die Ovarien) bis zu mehr als 70 kg (für den ganzen Körper) annehmen. Beim Vorliegen mehrerer Strahlungsarten und -energien ist die Organdosis H_T die Summe der Einzelbeiträge durch äußere oder innere Strahlenexposition:

$$H_T = \sum_R w_R \cdot D_{T,R}$$

6.1.3 Effektive Dosis

Die Wahrscheinlichkeit des Auftretens stochastischer Strahlenwirkungen (z. B. der Induktion eines Karzinoms) ist aber nicht nur von der Äquivalentdosis abhängig, sondern auch von der Strahlenempfindlichkeit der beteiligten Organe oder Gewebe. Man hat daher versucht, gewebebezogene Größen festzulegen, die es erlauben, eine Kombination von verschiedenen Dosen in mehreren Geweben so zu quantifizieren, dass dies mit dem Risiko einer stochastischen Strahlenschädigung korreliert. Die hierfür eingeführte Dosisgröße ist die **effektive Dosis E**. Sie ist die gewichtete Summe der Äquivalentdosen in allen Organen und Geweben des Körpers:

$$E = \sum_T w_T \cdot H_T = \sum_T w_T \cdot \sum_R w_R \cdot D_{T,R}$$

Hierin sind H_T die Organdosis im Gewebe T und w_T der zugehörige Gewebewichtungsfaktor. Dessen Werte sind in **Tabelle 6.2** aufgeführt. Sie wurden 1990 von der Internationalen Strahlenschutzkommission (ICRP) publiziert und in Deutschland mit der Novellierung der Strahlenschutzverordnung im Jahre 2001 übernommen. Die Einheit der effektiven Dosis ist ebenfalls das Sievert (Sv).

Wenn alle Organe die gleiche Äquivalentdosis erhalten, dann ist der Zahlenwert der effektiven Dosis ebenso groß (durch die Normierung der Summe der Gewebewichtungsfaktoren auf 1).

Tab. 6.2 Gewebe-Wichtungsfaktoren w_T zur Berechnung der effektiven Dosis

Gewebe oder Organe	Gewebe-Wichtungsfaktor w_T
Keimdrüsen	0,20
Knochenmark (rot)	0,12
Dickdarm	0,12
Lunge	0,12
Magen	0,12
Blase	0,05
Brust	0,05
Leber	0,05
Speiseröhre	0,05
Schilddrüse	0,05
Haut	0,01
Knochenoberfläche	0,01
Andere Organe oder Gewebe	0,05

Die effektive Dosis dient dazu, ein nominelles stochastisches Strahlenrisiko nach Strahlenexpositionen, die im menschlichen Organismus nicht homogen verteilt auftreten, abzuschätzen.

Das Risiko, an einer strahleninduzierten Erkrankung zu versterben, beträgt nach ICRP ca. 5% bei einer effektiven Dosis von 1 Sv.

Beispiel
Eine 70 kg schwere Person habe bei einer nuklearmedizinischen Untersuchung mit Gammastrahlen die Energiedosis 6 mGy erhalten; dies bedeutet:
– 6 mGy = 0,006 Gy = 0,006 Joule/kg = 0,42 J / 70 kg, d. h., der Person ist die Energie 0,42 Joule durch Strahlung zugeführt worden.
– Die Äquivalentdosis ist 6 mSv bzw. 0,006 Sv.
– Die effektive Dosis ist ebenfalls 6 mSv.
– Das Risiko, an einem strahleninduzierten Karzinom zu sterben, beträgt ca. 0,03%.

6.1.4 Weitere Dosisbegriffe

Die **Körperdosis** ist ein Sammelbegriff für Organdosis und effektive Dosis. Die Körperdosis für einen Bezugszeitraum (z. B. Kalenderjahr, Monat) ist die Summe aus der durch äußere Strahlenexposition während dieses Bezugszeitraums erhaltenen Dosis und der **Folgedosis**, die durch eine während dieses Bezugszeitraums stattfindende Aktivitätszufuhr bedingt ist.

Zur Ermittlung der Körperdosis bei beruflich Strahlenexponierten wird die **Personendosis** gemessen. Dies erfolgt mit Dosimetern, die an einer für die Strahlenexposition als repräsentativ geltenden Stelle der Körperoberfläche, in der Regel an der Vorderseite des Rumpfes, zu tragen sind. Die Anzeige dieses Dosimeters wird als Maß für die effektive Dosis gewertet, sofern die Körperdosis für einzelne Körperteile, Organe oder Gewebe nicht genauer ermittelt worden ist.

6.2 Dosisleistung

Ungeschützte radioaktive Punktquellen der Aktivität A [Bq], die β^-- oder γ-Strahlung emittieren, verursachen in ihrer Umgebung eine Äquivalentdosisleistung, der eine Person ausgesetzt ist, wenn sie sich dort aufhält. Diese Dosisleistung $\dot{H}$ [Sv·h^{-1}] hängt von der Radioaktivität der strahlenden Quelle, dem Abstand R von der Quelle und der Dosisleistungskonstante Γ [Sv·m^2·s^{-1}·Bq^{-1}] ab. Die Dosisleistungskonstante ist für jedes Radionuklid charakteristisch (spezifisch) und in Tabellen in entsprechenden Handbüchern niedergelegt. Häufig ist sie in Einheiten angegeben, die für die Handhabung praktischer sind (z. B. [µSv·m^2·h^{-1}·GBq^{-1}]). Es gilt:

$$\dot{H} = \frac{\Gamma \cdot A}{R^2}$$

In **Tabelle 6.3** sind einige Werte für die spezifische Dosisleistungskonstante angegeben.

In der Umgebung von Menschen, die mit radioaktiven Stoffen behandelt wurden, ist immer ein Strahlungsfeld vorhanden, wenn Gammastrahler angewendet wurden. Für die Abschätzung der Dosis, der ein Mitarbeiter ausgesetzt ist, kann von einer ungeschützten Strahlenquelle mit der Aktivität ausgegangen werden, die bei dem betreffenden Patienten angewendet wurde. Tatsächlich ist die daraus abgeleitete Dosis eines Mitarbeiters kleiner, weil bei der Berechnung die Absorption von Gammastrahlung im Gewebe des Patienten nicht berücksichtigt wurde.

Wie oben erwähnt, ergibt sich die Dosis stets als zeitliches Integral der Dosisleistung und ist daher bei zeitlich variierender Dosisleistung nicht immer trivial zu errechnen. Für zwei Sonderfälle können jedoch Näherungsformeln angegeben werden, die eine ausreichend genaue Berechnung der Dosis erlauben:

Sofern die Dosisleistung während der Bestrahlung annähernd konstant ist, gilt die obige Beziehung

Dosis = Dosisleistung · Dauer der Bestrahlung.

Im anderen Spezialfall fällt die Dosisleistung mit der Radioaktivität exponentiell ab. Wenn dann die Integrationszeit lang ist im Vergleich zur Halbwertszeit der Aktivität, gilt:

$$H = \int_{t_0}^{t_1} \dot{H}(t)dt = \int_{t_0}^{t_1} \dot{H}(t_0)e^{-\lambda \cdot t}dt \approx \frac{\dot{H}(t_0)}{\lambda}$$

Hierin sind t_0 und t_1 die Grenzen des Integrationszeitraums und λ die Zerfallskonstante = ln(2)/Halbwertszeit.

Tab. 6.3 Dosisleistungskonstante und HWZ für einige Radionuklide

Nuklid	Γ	HWZ
^{11}C	159	20,4 Minuten
^{13}N	159	9,97 Minuten
^{15}O	159	2,04 Minuten
^{18}F	155	1,83 Stunden
^{51}Cr	4,8	27,7 Tage
^{59}Fe	169	44,5 Tage
^{57}Co	24,3	270 Tage
^{99}Mo	38	65,9 Stunden
^{99m}Tc	16	6,01 Stunden
^{111}In	87	2,8 Tage
^{123}I	44	13,2 Stunden
^{125}I	39	59,6 Tage
^{131}I	59	8,02 Tage
^{133}Xe	14	5,24 Tage
^{198}Au	62	2,7 Tage
^{201}Tl	12	72,9 Stunden

$\Gamma = \frac{\mu Sv \cdot m^2}{h \cdot GBq}$

Beispiel 1

Die Dosisleistung in 1 Meter Abstand von einem Patienten, der 750 MBq ^{99m}Tc im Körper hat, betrüge, wenn das ^{99m}Tc als punktförmige Strahlenquelle frei strahlen könnte,

$$\dot{H} = \frac{16\,\mu Sv \cdot m^2 \cdot h^{-1} \cdot GBq^{-1} \cdot 0{,}75\,GBq}{(1\,m)^2} = 12\,\mu Sv/h$$

Eine Mitarbeiterin, die sich 10 Minuten (1/6 Stunde) in einem Meter Abstand vom Patienten aufhält, würde dabei einer Äquivalentdosis von H = 12 µSv/h · 1/6 h = 2 µSv ausgesetzt (Dosisleistung · Bestrahlungszeit = Dosis).

Die tatsächliche Strahlenexposition ist mit ca. 30% des errechneten Wertes anzusetzen, weil die Absorption der Strahlung im Körper des Patienten bei der obigen Rechnung nicht berücksichtigt wurde.

In der Praxis hält sich die Mitarbeiterin in ca. 4 Metern Abstand vom Patienten

Beispiel 1 (Fortsetzung)
auf. Die Dosisleistung beträgt dann $1/4^2$ = 1/16 des obigen Wertes, also 0,75 µSv/h. Selbst wenn sie dies während eines ganzen Arbeitsjahres tut (2000 Arbeitsstunden), ergibt sich daraus realistisch eine Dosis von 0,75 µSv/h · 2000 h · 30 % = 0,45 mSv. Ein solcher Wert ist typisch für die Körperdosis bei Beschäftigen in der Nuklearmedizin. Er liegt deutlich unterhalb der Variationsbreite der Dosis aus natürlichen Strahlungsquellen an unterschiedlichen Orten in Deutschland.

Damit wird der in der EU geltende Dosisgrenzwert von 1 mSv = 1000 µSv für Einzelpersonen der Bevölkerung eingehalten.

6.3 Strahlenschutz

6.3.1 Gesetzliche Grundlagen

In Deutschland wird die Anwendung ionisierender Strahlung und radioaktiver Stoffe durch die „Verordnung für die Umsetzung von EURATOM-Richtlinien zum Strahlenschutz", kurz **Strahlenschutzverordnung (StrlSchV)** geregelt. Sie ist im August 2001 in Kraft getreten und basiert auf der so genannten „Sicherheits-Grundnormen-Richtlinie" der EU (Richtlinie 96/29/EURATOM des Rates vom 13. Mai 1996 zur Festlegung der grundlegenden Sicherheitsnormen für den Schutz der Gesundheit der Arbeitskräfte und der Bevölkerung gegen die Gefahren durch ionisierende Strahlungen).

Beispiel 2
Ein Patient wird nach einer Radioiodtherapie mit einer Restaktivität von 250 MBq aus dem stationären Aufenthalt entlassen. Die Äquivalentdosisleistung in 2 Meter Entfernung vom Patienten beträgt

$$\dot{H} = \frac{59\ \mu Sv \cdot m^2 \cdot h^{-1} \cdot GBq^{-1} \cdot 0{,}25\ GBq}{(2\ m)^2} = 3{,}5\ \mu Sv/h$$

Diese Dosisleistung wird tatsächlich annähernd erreicht, da sich das ^{131}I fast vollständig in der Schilddrüse des Patienten befindet und die Strahlung aufgrund der oberflächennahen Lage dieses Organs wenig Schwächung auf dem Weg durch das Gewebe erfährt.

Nach Entlassung fällt die Aktivität im Patienten exponenziell mit einer effektiven Halbwertszeit von 6 Tagen weiter ab. Eine Person, die sich in dem Jahr, das der Entlassung folgt, ständig in 2 Metern Abstand von diesem Patienten aufhält, erhält dann eine Dosis von

$$H = \int_{\text{Entlassung}}^{\text{Entlassung + 1 Jahr}} \dot{H}(t)dt \approx \frac{\dot{H}_{\text{Entlassung}}}{\lambda_{\text{eff}}} = \frac{3{,}5\ \mu Sv\ h^{-1}}{0{,}0048\ h^{-1}} = 727\ \mu Sv$$

Speziell für die Anwendung in der Medizin hat die EU-Kommission eine eigene „Richtlinie medizinische Exposition" veröffentlicht (Richtlinie 97/43/EURATOM des Rates vom 30. Juni 1997 über den Gesundheitsschutz von Personen gegen die Gefahren ionisierender Strahlung bei medizinischer Exposition). Deren Regelungen finden in Deutschland ihren Niederschlag in der **Richtlinie „Strahlenschutz in der Medizin"** (im Folgenden: Richtlinie). Diese legt dar, wie die StrlSchV unter Berücksichtigung des Standes von Wissenschaft und Technik im Bereich der Medizin erfüllt werden soll.

Im Nachfolgenden wird nicht systematisch auf den Inhalt der StrlSchV und der Richtlinie eingegangen. Vielmehr wird auf diejenigen Punkte aufmerksam gemacht, die praktische Bedeutung für die Nuklearmedizin haben.

Das Arbeiten mit radioaktiven Stoffen ist generell **genehmigungspflichtig** und wird von den Staatlichen Ämtern für Arbeitsschutz überwacht. Voraussetzungen für die Erteilung einer Genehmigung zum Umgang mit radioaktiven Stoffen sind u. a. fachkundiges Personal und geeignete Räume.

6.3.2 Strahlenschutzgrundsätze

In den §§ 4–6 der StrlSchV sind die Strahlenschutzgrundsätze niedergelegt:
- Rechtfertigung
- Optimierung
- Grenzwerte

Rechtfertigung bedeutet, dass jede Strahlenexpositionen in der Medizin einschließlich der medizinischen Forschung einen hinreichenden Nutzen erbringen muss, wobei das Gesamtpotenzial an diagnostischem und/oder therapeutischem Nutzen, einschließlich des unmittelbaren gesundheitlichen Nutzens für den Einzelnen und des Nutzens für die Gesellschaft, abzuwägen ist gegenüber der von der Strahlenexposition möglicherweise verursachten Schädigung des Einzelnen (§ 4 StrlSchV).

Insbesondere fordert die rechtfertigende Indikation (§ 80 StrlSchV), dass alternative Verfahren mit vergleichbarem diagnostischen oder therapeutischen Nutzen, die mit keiner oder einer geringeren Strahlenexposition verbunden sind, bei der Indikationsstellung berücksichtigt bzw. bevorzugt werden müssen. Die Stellung der rechtfertigenden Indikation ist nur Personen erlaubt, die als Ärzte (oder Zahnärzte) approbiert sind und die erforderliche Fachkunde im Strahlenschutz besitzen (§ 82, Abs. 1, Nr. 1 StrlSchV). Dies bedeutet, dass auch dann, wenn eine Anforderung zu einer nuklearmedizinischen Untersuchung durch einen überweisenden Arzt vorliegt, die rechtfertigende Indikation durch den Nuklearmediziner bestätigt werden muss.

Optimierung bedeutet die Vermeidung unnötiger Strahlenexposition und Dosisreduzierung: Wer eine nuklearmedizinische Tätigkeit plant oder ausübt, ist verpflichtet, jede Strahlenexposition oder Kontamination von Mensch und Umwelt unter Beachtung des Standes von Wissenschaft und Technik und unter Berücksichtigung aller Umstände des Einzelfalls auch unterhalb der Grenzwerte (s. u.) so gering wie möglich zu halten (§ 6 StrlSchV).

6.3.3 Grenzwerte

Als Dosisgrenzwert für die allgemeine Bevölkerung aus Quellen nuklearmedizinischer Diagnostik bzw. Therapie ist 1 mSv effektive Dosis pro Jahr festgelegt (§ 5 sowie §§ 46, 47, 55, 56 und 58).

In § 36 werden Strahlenschutzbereiche festgelegt **(Tab. 6.4)**: Der **Überwachungsbereich** beginnt bei einer möglichen effektiven Dosis von 1 mSv, der **Kontrollbereich** bei 6 mSv. Ein Kontrollbereich ist als solcher zu kennzeichnen. Er darf nicht frei zugänglich sein, sondern nur von bestimmten Personen betreten werden (z. B. von beruflich Strahlenexponierten und von Patienten).

Der Grenzwert der effektiven Dosis für beruflich strahlenexponierte Personen beträgt 20

Tab. 6.4 Zuordnung der Strahlenschutzbereiche zu Dosisleistungsangaben

Strahlenschutzbereich	Dosisleistung für beruflich strahlenexponierte Personen	
Sperrbereich	> 3 mSv/h	Kategorie A
Kontrollbereich	≥ 6 mSv/Jahr	Kategorie A
Überwachungsbereich	≥ 1 mSv/Jahr	Kategorie B

mSv pro Jahr (§ 55 StrlSchV). Die Behörde kann eine effektive Dosis von 50 mSv pro Jahr zulassen, wobei aber für 5 aufeinander folgende Jahre 100 mSv nicht überschritten werden dürfen (§ 55 StrlSchV). Zudem gibt es Grenzwerte für die Dosis einzelner Organe (§ 55 Abs. 2).

Neu aufgenommen wurden „**helfende Personen**" (§ 37 Abs. 1 Nr. 1 b und Nr. 2 b in Verbindung mit § 81 Abs. 5 StrlSchV). Für helfende Personen existieren keine Dosisgrenzwerte, es sind jedoch Maßnahmen zu ergreifen, um ihre Strahlenexposition zu beschränken (Richtlinie, 3.2). Helfende Personen sind solche Personen, die außerhalb ihrer beruflichen Aufgaben bei der Unterstützung und Betreuung von Patienten helfen, auch im Rahmen häuslicher Pflege. Die Strahlenexposition hierbei sollte nicht mehr als einige mSv durch einen Patienten betragen, wobei die Dosis bei Schwangeren und Kindern bis zum 14. Lebensjahr 1 mSv nicht überschreiten sollte. Helfende Personen sind über Verhaltensweisen zu unterrichten, die geeignet sind, ihre Strahlenexposition möglichst niedrig zu halten (Richtlinie, Anlagen A 12 bis A 14).

6.3.4 Medizinphysik-Experte

Für nuklearmedizinische Untersuchungen oder Standardbehandlungen (s. u.) muss ein **Medizinphysik-Experte** zur Optimierung und Qualitätssicherung bei der Anwendung radioaktiver Stoffe verfügbar sein (§ 9 Abs. 3 Nr. 2 StrlSchV).

Bei der Behandlung von Patienten mit radioaktiven Stoffen (also z. B. für die Radioiodtherapie) muss für die Bereiche Patientendosimetrie, Optimierung, Qualitätssicherung sowie sonstige Fragen des Strahlenschutzes eine ausreichende Zahl von Medizinphysik-Experten mit der erforderlichen Fachkunde im Strahlenschutz bestellt sein (§ 9 Abs. 3 Nr. 1 StrlSchV), um in enger Zusammenarbeit mit dem Arzt die Vorbereitung der Behandlung durchzuführen (Richtlinie 3.1.1.3 in Verbindung mit Anlage A 2 2.1).

Die fachliche Qualifikation des Medizinphysik-Experten beruht auf einem abgeschlossenen Hochschulstudium entweder an der Universität oder an der Fachhochschule mit einer besonderen Aus- oder Weiterbildung in medizinischer Physik.

6.3.5 Behandlungen mit radioaktiven Stoffen

Jede **Behandlung** mit radioaktiven Stoffen (z. B. Radioiodtherapie) muss in Deutschland generell stationär durchgeführt werden. Davon ausgenommen sind lediglich einige in der Richtlinie einzeln aufgeführte **Standardbehandlungen**. Bei solchen Standardbehandlungen wird keine individuelle, auf den einzelnen Patienten bezogene Dosimetrie durchgeführt, sondern es werden Standardaktivitäten verabreicht (z. B. bei der Radiosynoviorthese), und es muss gewährleistet sein, dass Einzelpersonen der Bevölkerung dadurch nicht mit mehr als 1 mSv effektiver Dosis exponiert werden.

Für alle anderen nuklearmedizinischen Behandlungen muss der Patient jedoch für mindestens 48 Stunden stationär aufgenommen werden. Dies geschieht aus zwei Gründen: Zum einen sollen Mensch und Umwelt vor den radioaktiven Ausscheidungen der Patienten geschützt werden (s. u.), zum anderen muss der zeitliche Verlauf der Radioaktivität im behandelten Organ erfasst werden, um die in diesem Organ (und ggf. in anderen kritischen Organen) erzielte Dosis zu bestimmen. Die Patienten dürfen nach Hause entlassen werden, wenn zu erwarten ist, dass andere Personen durch die vom Patienten noch ausgehende Strahlung nicht mehr als 1 mSv effektive Dosis im Jahr erhalten (s. auch oben, Beispiel 2).

Ein kritischer Punkt bei nuklearmedizinischen Therapiestationen war und ist die Abgabe von Radioaktivität (meist ^{131}I) mit Abwasser und Abluft. Um hierbei zu gewährleisten, dass niemand aus der Bevölkerung höher als zulässig strahlenexponiert wird, müssen sämtliche Abwässer der Therapiestation in Auffang- und Abklingbehältern gesammelt werden. Sie dürfen erst nach ca. 100 bis 150 Tagen Abklingzeit an das normale Abwasser abgegeben werden. Die Abluft aus der Therapiestation wird vor der Abgabe über spezielle Filter geleitet.

Auch sämtliche Abfälle einer nuklearmedizinischen Therapiestation sind radioaktiv und dürfen nicht ohne Prüfung in den normalen Müll gegeben werden. Bevor der Betreiber diese Abfälle aus dem Geltungsbereich der StrlSchV entlassen darf, muss er rechnerisch und/oder durch Messungen nachweisen, dass die in Anlage III Tabelle 1 StrlSchV genannten Freigabewerte eingehalten werden. Zusammen mit einer Genehmigung zum Umgang mit radioaktiven Stoffen muss daher auch stets die (uneingeschränkte) **Freigabe** gemäß § 29 StrlSchV mit beantragt werden.

6.4 Strahlenrisiken

Jegliche medizinische Diagnostik und Therapie ist neben einem möglichen Nutzen auch mit Risiken verbunden. Die medizinische Diagnostik bietet ein breites Risikospektrum, beginnend bei Untersuchungen, die mit einem praktisch nicht nennenswerten Risiko behaftet sind (z. B. Blutuntersuchungen, Ultraschalldiagnostik), bis hin zu eingreifenden Diagnoseverfahren, bei denen ein messbares Nebenwirkungs- bzw. Todesrisiko besteht (z. B. Lungenbiopsie, Koronarangiographie). Dazwischen liegt die große Palette medizinischer Diagnostik unter Anwendung ionisierender Strahlungen.

Die Einführung der Röntgendiagnostik Ende des 19. Jahrhunderts bot erstmals die Möglichkeit, das *Innere des Menschen sichtbar zu machen*, ohne diesen zu verletzen. Sie wurde demzufolge als *nichtinvasiv* bezeichnet.

In den 50er- und 60er-Jahren des 20. Jahrhunderts kam die nuklearmedizinische Funktionsdiagnostik dazu. Die anfängliche Begeisterung über derartige nichtinvasive, untraumatische Diagnostik ist in der Zwischenzeit teilweise der Befürchtung gewichen, dass hiermit trotz der nur geringen Strahlenexpositionen doch ein nennenswertes Strahlenrisiko verbunden sein könnte.

Insbesondere bei einem massenhaften Einsatz solcher Verfahren lässt sich bei undifferenzierter Betrachtung und linearer Dosis-Effekt-Extrapolation trotz niedriger Strahlendosen im Einzelfalle ein Horrorszenario für ganze Bevölkerungen entwerfen. Hierbei werden der Nutzen diagnostischer Maßnahmen und die Risikorelation zu allgemein akzeptierten Lebensrisiken nicht berücksichtigt oder verschwiegen, und die Kommunikationsprobleme zwischen Öffentlichkeit, Medien und Wissenschaft werden bewußt negativ ausgenutzt.

Nutzen-Risiko-Betrachtungen für eine Patientenkollektivdosis sind nur eingeschränkt sinnvoll, für Einzelbeispiele sind sie sehr hilfreich für das Verständnis. Nutzen-Risiko-Betrachtungen setzen zunächst eine Abschätzung des Nutzens nuklearmedizinischer Verfahren voraus. Hierbei ist der sinnvolle Aufbau einer in der Medizin üblichen Stufendiagnostik zu berücksichtigen, und weiterhin sind alternative Verfahren ohne Strahlenexposition, wenn sie im Ergebnis gleichwertig sind, zu bevorzugen. Bezüglich des Nutzens ist eine Analyse der Effizienz nuklearmedizinischer Verfahren hinsichtlich verschiedener Erkrankungen sinnvoll. Während eine formale Beurteilung der Effizienz noch einfach ist, bereiten komplexe Betrachtungen Schwierigkeiten, da Therapieerfolge in der Medizin, z. B. Wohlbefinden oder Lebenszeit, häufig nicht oder schwer zu quantifizieren sind.

Strahleneffekte

Ionisierende Strahlen können biologische Effekte und damit Schäden auslösen. Hierbei ist

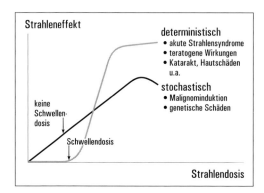

Abb. 6.1 Stochastische und deterministische Strahleneffekte. (Nach Streffer)

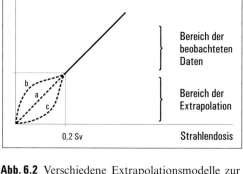

Abb. 6.2 Verschiedene Extrapolationsmodelle zur Abschätzung des strahleninduzierten Krebstodesrisikos im Bereich kleiner und kleinster Strahlendosen. a = linear, b = supralinear, c = sublinear

zwischen Früh- und Spätschäden zu unterscheiden. Während Frühschäden meist schon wenige Tage oder Wochen nach einer Strahlenexposition beobachtet werden, treten Spätschäden erst Jahre oder Jahrzehnte danach auf.

Ferner wird zwischen stochastischen und deterministischen (= nichtstochastischen) Strahlenwirkungen unterschieden (**Abb. 6.1**). Bei deterministischen Strahlenwirkungen besteht eine Dosiseffektkurve mit Schwellenwert. Bevor es zu einer erkennbaren Schädigung kommt, muss die Anzahl der strahlengeschädigten Zellen so groß sein, dass bestimmte Funktionen von Organen oder Organsystemen nicht mehr voll gewährleistet sind. Ab dieser Schwellendosis nimmt der Schädigungsgrad mit zunehmender Dosis zu.

Im Gegensatz hierzu führen stochastische Strahlenwirkungen zu solchen Erkrankungen, die auch spontan, d. h. ohne zusätzliche Strahlenexposition, auftreten. Sie sind bisher nur aufgrund einer statistisch signifikanten Häufung dieser Erkrankungen Jahre oder Jahrzehnte nach einer erhöhten Strahlenexposition erkennbar. Der Nachweis gelingt allerdings erst in einem höheren Dosisbereich, z. B. ab 100 bis 200 mSv. Im Bereich niedriger und kleinster Strahlendosen, z. B. natürlicher Strahlenexpositionen oder diagnostischer Strahlenexpositionen in der Medizin, ist der statistisch signifikante Nachweis von Folgeschäden wegen deren großer natürlicher Häufigkeit und ihrer physiologischen Schwankungen bisher nicht zu führen. Dennoch geht man aus Sicherheitsgründen davon aus, dass bei stochastischen Strahlenwirkungen eine Schwellendosis nicht existiert, obwohl auch Gründe hierfür sprechen. Weiterhin nimmt man an, dass kleinste, wiederholte Strahlendosen hinsichtlich ihrer Spätwirkungen akkumuliert werden. Da die Risiken im Niedrigdosisbereich in der Realität nicht erkennbar sind, können sie unter Annahme unterschiedlicher Extrapolationsmodelle nur berechnet werden. Einige Beispiele hierfür sind in **Abbildung 6.2** angegeben. Sowohl für den supralinearen als auch den sublinearen Kurvenverlauf sprechen verschiedene Argumente. Am häufigsten wird das lineare Modell angewandt. Je nachdem, welches Extrapolationsmodell benutzt wird, können sich erhebliche Differenzen (bis Faktor 10 bis 20) ergeben. Die Wahl des benutzten Rechenmodells bestimmt dann das Ergebnis, das der Realität nicht entsprechen muss.

Weiter kompliziert werden Risikoabschätzungen bei stochastischen Strahlenwirkungen dadurch, dass unterschiedliche Annahmen darüber möglich sind, ob strahleninduzierte

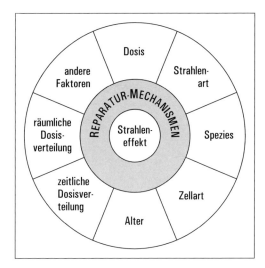

Abb. 6.3 Einflussfaktoren auf biologische Strahleneffekte

Karzinome unabhängig oder abhängig von der spontanen Krebsentstehung auftreten (sog. absolutes und relatives Risikomodell). Auch hierdurch kann ein Unterschied bei der Risikobewertung um den Faktor 3 bis 5 entstehen.

Ob Strahleneffekte, insbesondere deterministische Strahlenschäden, auftreten, hängt von verschiedenen Faktoren ab **(Abb. 6.3)**:
- Strahlendosis (Schwellendosis, Dosiseffektkurve)
- Strahlenart
- Spezies
- Zellart
- Alter
- zeitliche Dosisverteilung
- räumliche Dosisverteilung

Neben der Energiedosis spielt auch die **biologische Wirksamkeit** (Qualitätsfaktor) einer ionisierenden Strahlung hinsichtlich der Gewebsschädigung eine Rolle, außerdem auch die Reichweite im Gewebe.

Besonders hoch ist die biologische Wirkung, die effektive Dosis, bei Alphastrahlen und Neutronen, mittelhoch bei Betastrahlen und geringer bei Röntgen- und Gammastrahlen.

Aus diesem Grunde werden für die nuklearmedizinische **Diagnostik**, bei der ein strahlenbiologischer Effekt unerwünscht ist, möglichst ausschließlich **gammastrahlende** Radionuklide benutzt. Für die **Therapie** mit offenen Radionukliden, bei denen ein strahlenbiologischer Effekt räumlich eng umschrieben gewünscht wird, werden **Betastrahler** eingesetzt. Die Verwendung von Alphastrahlern hat wegen der hohen und schwer voraussehbaren Schäden bisher keinen Eingang in die nuklearmedizinische Therapie gefunden, allenfalls in experimentellen Ansätzen. Mit Radiotoxizität wird das Strahlenrisiko für den Menschen beschrieben, wobei neben physikalischen Eigenschaften des Radionuklids (Strahlenart und physikalische Halbwertszeit) auch biokinetische Parameter wie biologische Halbwertszeit, Anreicherung in bestimmten Organen und unterschiedliche Strahlenempfindlichkeit eine Rolle spielen. **Tabelle 6.5** zeigt eine kleine Auswahl teilweise auch in der Nuklearmedizin benutzter Radionuklide gemäß ihrer Radiotoxizität gruppiert.

Auch verschiedene **Tierspezies** weisen eine unterschiedliche Strahlenempfindlichkeit auf; daher sind Tierexperimente nur bedingt auf den Menschen übertragbar. Eine höhere Strahlenresistenz im Vergleich zu Säugetieren weisen z. B. Kaltblüter oder Vögel auf. Auch verschiedene **Zellarten** innerhalb eines Individuums sind unterschiedlich strahlenempfindlich. Eine hohe Strahlensensibilität weisen das blutbildende Knochenmark, das Epithel des Magen-Darm-Kanals, Haut und Hautanhangsgebilde sowie die Gonaden auf, eine im Vergleich hierzu geringere Strahlenempfindlichkeit z. B. Knochen und Muskulatur.

Das **Alter** eines Individuums ist zur Beurteilung der Radiotoxizität ebenfalls wichtig. So sind die proliferierenden Gewebe von Kleinkindern und Kindern und insbesondere

Tab. 6.5 Radiotoxizität einiger Radionuklide

Hohe Toxizität								
^{238}Pu	^{239}Pu	^{240}Pu	^{226}Ra	^{228}Ra	^{90}Sr	^{227}Th	^{230}U	^{233}U
Mittlere Toxizität (I)								
^{60}Co	^{89}Sr	^{131}I	^{134}Cs	^{137}Cs				
Mittlere Toxizität (II)								
^{14}C	^{18}F	^{32}P	^{35}S	^{42}K	^{47}Ca	^{51}Cr	^{57}Co	^{58}Co	^{59}Fe
^{67}Ga	^{75}Se	^{85}Sr	^{90}Y	^{99}Mo	^{111}In	^{123}I	^{87}Kr	^{132}I	^{169}Er
^{186}Re	^{198}Au	^{201}Tl							
Niedrige Toxizität								
^{3}H	^{11}C	^{13}O	^{15}N	^{81m}Kr	^{85}Kr	^{99m}Tc	^{113m}In	^{133}Xe	^{195m}Au

von Feten strahlenempfindlicher als die Erwachsener.

Die **zeitliche Dosisverteilung** spielt insbesondere bei den deterministischen Straleneffekten eine große Rolle. Bei zeitlich verteilter Verabreichung kleinerer Dosen sind die Straleneffekte meist um den Faktor 3 bis 5 geringer als bei hohen Einmalbestrahlungen. Dies macht man sich bei der fraktionierten Strahlentherapie zu Nutze.

Die **räumliche Dosisverteilung** nach Applikation eines Radionuklids ist für lokale Strahlenexpositionen von Bedeutung. Sie ist vom Stoffwechsel der verschiedenen Organe abhängig. Beispielsweise beträgt die Strahlenexposition der Schilddrüse bei einem Radioiod-2-Phasen-Test mit ^{131}I etwa 500 mGy, die des Knochenmarks der Gonaden und anderer Organe aber nur 0,1 mGy. Bei der Angabe der Strahlenexposition nach Inkorporation von Radionukliden bei nuklearmedizinischen Untersuchungen sind daher differenzierte Angaben zur Strahlenexposition der Organe erforderlich, vor allem desjenigen Organs, das die höchste Strahlendosis erhält (früher kritisches Organ genannt), die Knochenmark- und Gonadendosis sowie die effektive Dosis.

Da die Verteilung eines Radionuklids im Körper ungleichmäßig sein kann und zudem das Risiko bei Strahlenexposition organabhängig ist, wurde, um die Abschätzung von Strahlenrisiken zu vereinfachen und zu vereinheitlichen, die effektive Dosis eingeführt.

Es handelt sich hierbei um die effektive Strahlendosis als durchschnittliche Ganzkörperdosis, wobei die unterschiedliche Strahlensensibilität der einzelnen Organe durch Wichtungsfaktoren berücksichtigt ist (s. Tab. 6.2). Bei den Wichtungsfaktoren handelt es sich aber nur um Größenordnungen bzw. Anhaltswerte mit großer Schwankungsbreite. Dies betrifft einerseits deterministische Strahlenwirkungen, da hier auch andere Einflüsse als die Dosis eine Rolle spielen, andererseits aber auch stochastische Strahlenwirkungen in Abhängigkeit vom benutzten Extrapolationsmodell.

> Es müssen vor allem folgende Strahlenschäden beachtet werden:
> - Zellschäden bzw. Zellabtötungen, die zu Gewebsschäden bis hin zum Tod führen können
> - Entwicklungsanomalien des Zentralnervensystems nach einer pränatalen Strahlenexposition
> - maligne Erkrankungen (Leukämien und Karzinome)
> - vererbbare chromosomale Anomalien (Mutationen)

Auf deterministische Strahlenschäden, wie sie z. B. entweder gewünscht als Folge einer gezielten Strahlentherapie oder unerwünscht als Nebenwirkungen einer Strahlentherapie oder

Tab. 6.6 Größenordnung der Risiken bei Bestrahlung in der Gravidität. Die Risiken sind pro 100 mSv angegeben. Zu beachten ist, dass für die Mehrzahl der genannten Risiken eine Schwellendosis existiert.

Zeitpunkt	Schädigung	Risiko
1.–10. Tag	Absterben der Frucht vor der Implantation, sonst keine Schäden	1 : 10*
2.–8. Woche	teratogene Schäden, Missbildungen	5 : 100*
8.–15. Woche	mentale Retardierung	5 : 100*
intrauterine Exposition, unabhängig vom Zeitpunkt	Spätmalignom innerhalb der nächsten 40 Jahre	1–5 : 1000

* = Schwellendosis von nicht weniger als 50 mSv

eines Unfalls mit hoher Strahlenexposition auftreten können, soll hier nicht näher eingegangen werden. In diesem Zusammenhang wird auf die Lehrbücher der Strahlentherapie und Strahlenbiologie verwiesen. Hier handelt es sich um Effekte, die im Bereich hoher Dosen auftreten und damit für die nuklearmedizinische Diagnostik nicht relevant sind.

Für Strahlenexpositionen im diagnostischen Bereich (Wirkung kleinster Strahlendosen) und für Folgen z. B. des Reaktorunfalls von Tschernobyl in der Bundesrepublik Deutschland sind stochastische Strahlenwirkungen (genetische Schäden und Spätmalignome) näher zu betrachten.

In der Gravidität hängen die Strahlenwirkungen auf den Feten neben der Dosis auch vom Zeitpunkt der Exposition ab **(Tab. 6.6)**. Bei Exposition in der Präimplantationsperiode, d. h. zwischen dem 1. und 10. Tag nach Konzeption, ist das Risiko einer teratogenen Wirkung sehr gering. Hier besteht vielmehr das Risiko des Absterbens der Frucht, wobei hierfür ein Schwellenwert von etwa 50 mSv vorliegen dürfte. Wird dagegen der Fetus geschädigt, so spricht man von teratogenen Schäden. Von besonderer Bedeutung ist die strahleninduzierte mentale Retardierung, die insbesondere nach einer intrauterinen Strahlenexposition zwischen der 8. und 15. Schwangerschaftswoche auftritt, wahrscheinlich auch erst ab einer Exposition oberhalb von 50 mSv (Schwellenwert). Vor der 8. Schwangerschaftswoche liegt das Risiko nahe Null, nach der 26. Schwangerschaftswoche ist es sehr niedrig. Das Risiko von intrauterin strahleninduzierten Malignomen, die im späteren Leben auftreten, liegt im Vergleich zur mentalen Retardierung etwa um den Faktor 10 niedriger. Hier wird eine Schwellendosis nicht angenommen.

Das Risiko, an einem **strahleninduzierten Spätmalignom** (Leukämie und Karzinom) zu sterben, wird derzeit bei einer Strahlenexposition von 10 mSv auf etwa 5 bis 6 auf 10 000 Fälle geschätzt (5 bis 6 pro 100 Sv). Hierbei liegt das Risiko bei Säuglingen und Kleinkindern etwa bei 14, bei älteren Menschen ab 60 Jahren etwa nur bei 1 bis 2 auf 10 000 Fälle, es ist also deutlich altersabhängig **(Abb. 6.4)**. Auch ist zu berücksichtigen, dass die minimale Latenzzeit für die Entwicklung von Malignomen des Knochenmarks (Leukämien), des Knochens und der Schilddrüse wenigstens etwa 3 bis 5 Jahre beträgt, die mittlere Latenzzeit dagegen 10 bis 15 Jahre. Bei strahleninduzierten Karzinomen z. B. der Mamma, der Lunge und anderer Organe liegt die minimale Latenzzeit bei 10 Jahren, die mittlere Latenzzeit jedoch bei 20 bis 25 Jahren.

Genetische Schäden, sichtbar zunächst als dominante Chromosomenmutationen, werden bei einer Exposition von 10 mSv mit einem Risiko von 1 bis 2 auf 100 000 Fälle angenommen. Solche dominanten Mutationen können im Lauf mehrerer Generationen teilweise wieder eliminiert werden. Rezessive

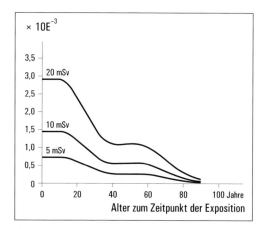

Abb. 6.4 Altersabhängigkeit des Todesrisikos durch strahleninduzierte Malignome, nach ICRP 60. (Aus: H. Schicha, U. Wellner, Nutzen/Risiko-Betrachtungen in der nuklearmedizinischen Diagnostik. Nuklearmedizin 1994; 33: 155-66)

Mutationen können dagegen erst später zum Vorschein kommen. Man schätzt, dass strahleninduzierte rezessive Mutationen etwa 5-mal häufiger auftreten als dominante.

Bei Risikoabschätzungen können je nach Betrachtungsweise trotz Benutzung der gleichen Risiko-Koeffizienten für den jeweiligen Patienten ganz unterschiedliche subjektive Beurteilungen erzielt werden:

1. Beispiel

Geht man davon aus, dass durch röntgenologische und nuklearmedizinische Diagnostik im Rahmen der Karzinomnachsorge ein Patient einer Strahlenexposition von z. B. 10 mSv ausgesetzt wird, so ergibt sich in diesem Fall ein extrapoliertes Todesrisiko durch ein strahleninduziertes Malignom von 0,05 bis 0,06%. Die natürliche Malignommortalität von etwa 20% würde damit auf 20,06% gesteigert. Diese Steigerung stellt nur einen theoretisch berechneten Wert dar, der erst mit einer beträchtlichen Latenzzeit von z. B. 10 bis 30 Jahren zum Tragen kommt. Unter Berücksichtigung der Tatsache, dass der hier betroffene Patient bereits ein Karzinom hat, seine Lebenserwartung begrenzt ist und die diagnostischen Informationen wesentliche Beiträge zur Behandlung und damit zur Verbesserung der Lebensqualität und ggf. auch zur Erhöhung der Lebenserwartung liefern können, wird dieses individuelle theoretische Strahlenrisiko des Patienten als vernachlässigbar klein angesehen werden können.

2. Beispiel

Geht man davon aus, dass eine große Anzahl von Menschen, z. B. die gesamte Bevölkerung der Bundesrepublik Deutschland, einer zusätzlichen niedrigen Strahlenexposition ausgesetzt würde, weit niedriger als die natürliche Strahlenexposition, so kommt man aufgrund des hohen Multiplikationsfaktors (80 Mio. Personen) zu folgenden Werten:

Bei einer zusätzlichen Strahlenexposition, die innerhalb von 50 oder 70 Jahren kumulativ 0,5 mSv betrüge, wie z. B. nach dem Reaktorunfall von Tschernobyl für einen Großteil der Bevölkerung der Bundesrepublik (natürliche Strahlenexposition innerhalb dieses Zeitraumes etwa 100 bis 200 mSv), so ergibt sich rechnerisch ein zusätzliches strahleninduziertes Todesrisiko durch Spätmalignome von etwa 2 600 Fällen in 70 Jahren bei einem natürlichen Krebstodesrisiko von etwa 16 000 000 Fällen; dies ist eine Erhöhung des Risikos um 0,02%.

Die Angabe von 2 600 zusätzlichen (hypothetischen) Krebstoten, theoretisch extrapoliert berechnet, weckt Ängste und verstellt den Blick auf das relative Risiko, verglichen mit anderen, normalen und realen Risiken des täglichen Lebens. Hinter solchen Berechnungen, die meist über Massenmedien verbreitet werden, steckt häufig eine weltanschauliche oder politische gezielte Absicht.

6.5 Strahlenexposition des Patienten

Die nuklearmedizinische In-vivo-Diagnostik, bei der offene radioaktive Stoffe appliziert werden, ist mit einer Strahlenexposition für den Patienten verbunden. In **Tabelle 6.7** sind für verschiedene nuklearmedizinische Untersuchungen Anhaltswerte für die Strahlenexposition der beiden jeweils am höchsten exponierten Organe angegeben sowie des Uterus bzw. im Falle einer Schwangerschaft des Feten. Zusätzlich ist die jeweilige effektive (Äquivalent-) Dosis, die für das theoretisch extrapolierte Risiko am wichtigsten ist, aufgeführt.

Wegen der unterschiedlichen Aktivitätsverteilung im Körper kommt es abhängig vom benutzten Radiopharmakon auch zu unterschiedlichen Strahlenexpositionen verschiedener Organe. Klinisch besonders relevant ist die Strahlenexposition des blutbildenden Knochenmarks und der Gonaden. Als kritisches Organ bezeichnete man früher dasjenige Organ, das bei einer bestimmten nuklearmedizinischen Untersuchung bzw. Radioaktivitätsexposition die höchste Strahlenexposition enthält. Im Falle der Schilddrüsenszintigraphie mit einem Radioiodisotop ist dies die Schilddrüse. Bei zahlreichen anderen Untersuchungen sind dies die Nieren, da Radiopharmaka häufig über die Nieren ausgeschieden werden.

Um die Strahlenexposition nach Inkorporation eines radioaktiven Stoffes zu charakterisieren, wäre somit die Angabe einer Vielzahl von Organdosen erforderlich. Zur Vereinfachung wurde der Begriff der effektiven Dosis eingeführt. Die effektive Dosis berücksichtigt die unterschiedlichen Risikokoeffizienten verschiedener Organe und fasst sie durch entsprechende Wichtungen zusammen (s. Tab. 6.2). In Tabelle 6.7 werden effektive Dosen in der mittleren Spalte in µSv/MBq angegeben. In den rechts anschließenden Spalten sind Beispiele durchschnittlich applizierter Aktivitäten in MBq und in mCi mit den hieraus resultierenden effektiven Dosen in mSv angeführt.

Bei allen Angaben der Tabelle 6.7 ist zu berücksichtigen, dass es sich nur um Anhaltswerte handelt. Im Einzelfall können sowohl infolge unterschiedlicher applizierter Aktivitäten als auch aufgrund einer durch eine Erkrankung gestörten Kinetik des Radiopharmakons erhebliche Abweichungen auftreten.

Aus **Tabelle 6.8** geht hervor, dass verschiedene nuklearmedizinische In-vivo-Untersuchungen mit sehr unterschiedlichen effektiven Dosen für den Patienten verbunden sind. Im Extremfall ergibt die Ventilationsszintigraphie mit ^{99m}Tc eine effektive Dosis von nur 0,03 mSv, während eine Leukozytenszintigraphie mit ^{111}In-markierten Granulozyten mit 27 mSv zu einer etwa 1000fachen Exposition führt.

Die meisten in der klinischen Routinediagnostik häufig angewandten nuklearmedizinischen Untersuchungen führen zu effektiven Dosen von einigen mSv, was in der Größenordnung der jährlichen natürlichen Strahlenexposition liegt.

Die Strahlenexposition des Patienten kann durch gezielte Maßnahmen vermindert werden, z. B. durch Hydratation und forcierte Diurese bei der Skelett- oder Nierenfunktionsszintigraphie, durch Gabe von Laxanzien bei der ^{67}Ga-Szintigraphie und durch Blockade der Schilddrüse bei der Verwendung von Radiopharmaka, die mit ^{131}I, ^{123}I oder ^{99m}Tc markiert sind. Bei der Verwendung von ^{131}I-markierten Radiopharmaka ist eine Blockade der Schilddrüse obligat, wenn freies Iodid auftreten und dann zu einer hohen Strahlenexposition der Schilddrüse führen kann (s. Tab. 6.7). Eine solche Schilddrüsenblockade beginnt vor der Untersuchung und erfolgt durch Gabe entweder von etwa 1 000 mg Iodid, verteilt auf 3 bis 4 Tage, oder, sofern Iodid wegen einer Kontraindikation (z. B. Dermatitis herpetiformis Duhring, echte Iodallergie, Schilddrüsenautonomie; s. Kap. 7.1) nicht gegeben werden darf, mit Perchlorat

Tab. 6.7 Strahlenexposition des Patienten durch unterschiedliche nuklearmedizinische Untersuchungen bzw. Radiopharmaka [Durch EU-Regelung wird eine Vorgabe von „Referenzwerten" gefordert. Die hier angegebenen Referenzaktivitäten entsprechen z. T. einer Empfehlung der Strahlenschutzkommission (SSK) des Bundesumweltministeriums (BMU) aus dem Jahr 2000, Änderungen durch das Bundesamt für Strahlenschutz (BfS) wurden für einige Untersuchungen vorgenommen

Untersuchung	Radionuklid	Radiopharmakon	Dosisfaktor höchstexponiertes Organ (μGy/MBq)[1, 2]		Embryo / Fetus (μGy/MBq)[3]	Effektive Dosis (μSv/MBq)[2]	Referenzaktivität (mCi)	(MBq)[4]	Effektive Dosis (mSv)
Knochen	99mTc	MDP, HDP	Knochenoberfläche	63	6,1	5,7	19	700[12]	4,0
							13	500	2,9
Knochenmark	99mTc	Nanokolloid	Milz	77	1,8	9,7	15	550	5,3
Schilddrüse	131I	Iodid	Schilddrüse	50000	72	2400[5]	0,1	3	7,2
	123I	Iodid	Schilddrüse	4500	20	220[5]	0,3	10	2,2
	99mTc	Pertechnetat	Dickdarm	84	11	13	2	75	0,9
Nieren	99mTc	DTPA	Blase	62	12	4,9	4	150	0,8
	99mTc	MAG3	Blase	110	18	7,0	2,5	100	0,8
	99mTc	DMSA	Niere	180	5,1	8,8	2	70	0,6
	123I	Hippuran	Blase	200	31	12	1	40	0,5
Herz	99mTc	Erythrozyten	Hirn	23	6,4	6,6	20	750	5,0
	201Tl	Chlorid	Dickdarm	550	97	230	2	75	17,3
	99mTc	Isonitril	Dickdarm	46	15	8,5	16	600[13]	5,1
Hirn	99mTc	HMPAO	Niere	34	8,7	9,3	15	550	5,1
	99mTc	ECD	Blase	30	–	8,0[6]	15	550	4,4
	123I	Iomazenil	Blase	190	–	33[7]	5	200	6,6
	123I	IBZM	Gallenblase	75	–	12[8]	5	200	2,4
	18F	FDG	Blase	170	27	20	10	370[9]	7,4
Lunge	99mTc	MAA, Mikrosphären	Lunge	67	2,8	11	(2,5) 5	(100) 200[14]	2,2
	99mTc	Aerosol	Blase	47	5,8	6,1	27	1000[10]	0,3

6.5 Strahlenexposition des Patienten

Tab. 6.7 Strahlenexposition des Patienten durch unterschiedliche nuklearmedizinische Untersuchungen bzw. Radiopharmaka (Fortsetzung)

Untersuchung	Radionuklid	Radiopharmakon	Dosisfaktor		Embryo / Fetus (μGy/MBq)[3]	Effektive Dosis (μSv/MBq)[2]	Referenzaktivität		Effektive Dosis (mSv)
			höchstexponiertes Organ	(μGy/MBq)[1,2]			(mCi)	(MBq)[4]	
Leber, Gallenwege	^{99m}Tc	HIDA	Dickdarm	150	17	15	4	150	2,3
Resorption	^{57}Co	Vitamin B$_{12}$	Leber	36000	1500	3100	0,0005	0,02 [9]	0,06
	^{58}Co	Vitamin B$_{12}$	Leber	54000	3700	5900	0,0008	0,03 [9]	0,17
Blutzellen	^{111}In	Leukozyten	Milz	5500	130	360	2	75 [9]	27,0
	^{111}In	Thrombozyten	Milz	7500	220	390	1	37 [9]	14,4
Entzündung	^{99m}Tc	HMPAO	Niere	34	8,7	9,3	20	750	7,0
	^{99m}Tc	MAK	Knochenmark	29	–	11 [6]	20	750	8,3
	^{99m}Tc	Kolloid	Milz	77	3,2	9,2	20	750	6,9
Tumor	^{67}Ga	Citrat	Knochenoberfläche	590	93	110	3	110 [9]	12,1
	^{111}In	MAK	Niere	940	–	260 [6]	2	75 [9]	19,5
	^{99m}Tc	MAK	Niere	110	–	13 [6]	20	750 [9]	9,8
	^{99m}Tc	MIBI	Dickdarm	46	15	8,5	20	750	6,4
	^{201}Tl	Chlorid	Dickdarm	550	97	230	2	75	17,3
	^{111}In	Somatostatin	Niere	450	78	73 [11]	6	220	16,1
	^{131}I	MIBG	Leber	830	110	140	2	75	10,5
	^{123}I	MIBG	Leber	71	18	14	10	370	5,2
	^{18}F	FDG	Blase	170	27	20	10	370	7,4[15]

[1] ICRP 53
[2] ICRP 62, sofern nicht anders angegeben
[3] Health Phys 1997; 73 (5): 756–69
[4] Arbeitsunterlage Medizinausschuss der SSK
[5] unter der Annahme von 35% Schilddrüsen-Uptake
[6] Beipackzettel des jeweiligen Radiopharmakons
[7] J Nucl Med 1994; 35 (3): 399–404
[8] J Nucl Med 1994; 35 (11): 1741–7
[9] typische Aktivität (keine Referenzaktivität angegeben)
[10] Aktivität im Vernebler; Annahme von 5% Deposition in der Lunge
[11] J Nucl Med 1997; 38 (12): 1919–22
[12] 700 MBq bei malignen, 500 MBq bei benignen Erkrankungen
[13] 600 MBq als Einzeluntersuchung, 1000 MBq als Eintagesprotokoll
[14] 200 MBq nur mit SPECT, sonst 100 MBq
[15] 200 MBq bei 3D-Akquisition

Tab. 6.8 Häufige nuklearmedizinische Untersuchungen, getrennt nach niedriger, mittlerer und höherer Strahlenexposition für den Patienten. Als niedrig wird eine effektive Dosis unterhalb der mittleren natürlichen Exposition pro Jahr in Deutschland (z. B. 2 mSv/Jahr) angesehen, als höher eine effektive Dosis > 10 mSv. Alle dargestellten Expositionen liegen im „Niedrigdosisbereich", in dem Strahlenschäden epidemiologischen Untersuchungen unzugänglich sind.

Strahlenexposition	Untersuchungsart	Radiopharmakon	Effektive Dosis (mSv)
niedrig < 2 mSv	Lungenventilationsszintigraphie	^{99m}Tc-Aerosol	0,03–0,3
	Schilling-Test	^{57}Co-, ^{58}Co-Vitamin B$_{12}$	0,23
	Nierenfunktionsszintigraphie	^{123}I-Hippuran	0,5
		^{99m}Tc-DMSA	0,6
		^{99m}Tc-DTPA	0,7
	Nierenfunktionsszintigraphie	^{99m}Tc-MAG3	0,8
	Schilddrüsenszintigraphie	^{99m}Tc-Pertechnetat	1,0
mittel 2–10 mSv	Schilddrüsenszintigraphie	^{123}I-Iodid	2,2
	Lungenperfusionsszintigraphie	^{99m}Tc-MAA, Mikrosphären	2,2
	Choleszintigraphie	^{99m}Tc-HIDA	2,3
	Hirnrezeptorszintigraphie	^{123}I-IBZM	2,4
	Hirnszintigraphie	^{18}F-FDG	3,7
	Skelettszintigraphie	^{99m}Tc-MDP, -HDP	4,0
	Hirnperfusionsszintigraphie	^{99m}Tc-ECD	4,4
	Radionuklidventrikulographie	^{99m}Tc-Erythrozyten	5,0
	Hirnperfusionsszintigraphie	^{99m}Tc-HMPAO	5,1
	Myokardszintigraphie	^{99m}Tc-Isonitril	5,1
	Tumorszintigraphie	^{123}I-MIBG	5,2
	Knochenmarkszintigraphie	^{99m}Tc-Nanokolloid	5,3
	Tumorszintigraphie	^{99m}Tc-MIBI	6,4
	Hirnrezeptorszintigraphie	^{123}I-Iomazenil	6,6
	Entzündungsszintigraphie	^{99m}Tc-Kolloid	6,9
	Entzündungsszintigraphie	^{99m}Tc-HMPAO	7,0
	Schilddrüsenszintigraphie	^{131}I-Iodid	7,2
	Tumorszintigraphie	^{18}F-FDG	7,4
	Entzündungsszintigraphie	^{99m}Tc-Antikörper	8,3
	Tumorszintigraphie	^{99m}Tc-Antikörper	9,8
höher > 10 mSv	Tumorszintigraphie	^{131}I-MIBG	11
	Tumorszintigraphie	^{67}Ga-Citrat	12
	Thrombozytenszintigraphie	^{111}In-Thrombozyten	14
	Tumorszintigraphie	^{111}In-Somatostatin	16
	Myokardszintigraphie	^{201}Tl-Chlorid	17
	Tumorszintigraphie	^{111}In-Antikörper	20
	Leukozytenszintigraphie	^{111}In-Leukozyten	27

(Irenat). Bei Verwendung von ^{123}I- oder ^{99m}Tc-markierten Radiopharmaka ist eine Schilddrüsenblockade wegen der geringeren Strahlenexposition meist nicht erforderlich.

Bei Schwangeren ist die Applikation von Radionukliden kontraindiziert, es sei denn, es liegt ein lebensbedrohlicher Zustand vor, dessen Diagnostik dies dringend erforderlich macht: z. B. Durchführung einer Lungenperfusionsszintigraphie bei Verdacht auf akute Lungenembolie. Wie aus Tabelle 6.7 hervorgeht, ist hierbei die Strahlenexposition für den Feten mit etwa 0,1 mSv so niedrig, dass aus strahlenbiologischer Sicht eine Indikation zu einem Schwangerschaftsabbruch hieraus nicht abgeleitet werden kann. Ein Schwanger-

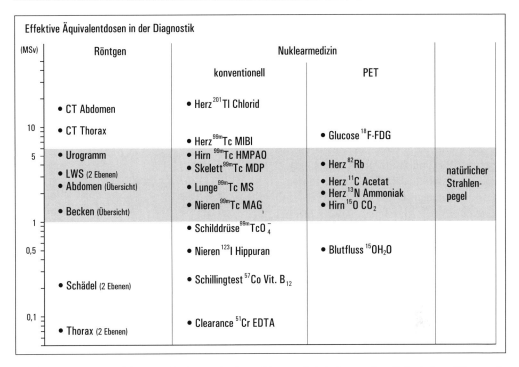

Abb. 6.5 Strahlenexposition von Patienten in der nuklearmedizinischen und radiologischen Diagnostik im Vergleich zur natürlichen Strahlenexposition
(Quelle: Schober, Lottes 1994; Moser, Schober 1994; Reiners 1993)

schaftsabbruch wird derzeit erst ab einer Strahlenexposition von mehr als 50 bis 100 mSv in der Frühschwangerschaft in Erwägung gezogen. Dennoch sollte bei Frauen im gebärfähigen Alter vor einer nuklearmedizinischen Untersuchung eine Schwangerschaft immer ausgeschlossen werden (Befragen über die letzte Monatsblutung und über angewandte Kontrazeptiva). Bei Unsicherheit ist es, abhängig von der Dringlichkeit der Untersuchung, empfehlenswert, diese zu verschieben, bis die Regelblutung eingetreten ist oder bis ein negativer Schwangerschaftstest vorliegt.

6.6 Nutzen-Risiko-Betrachtungen

Alternative Verfahren in der Bildgebung (morphologische Diagnostik), die dem Ersatz ionisierender Strahlen dienen, betreffen heute unter dem Gesichtspunkt der Minimierung des Strahlenrisikos primär die Röntgendiagnostik, die Computertomographie und die Angiographie unter Substitution durch Ultraschall, Doppler-Sonographie und Kernspintomographie. Nuklearmedizinische Diagnostik kann demgegenüber eher durch Labordiagnostik oder spezielle Funktionsdiagnostik (z. B. Belastungsechokardiographie) substituiert werden.

Betrachtet man den Einsatz „alternativer" Verfahren, so spielen auch regionale und individuelle Gesichtspunkte eine Rolle. Neben der grundsätzlich objektivierbaren Effizienz eines diagnostischen Verfahrens unabhängig vom Anwender ergibt sich in der Realität häufig die Notwendigkeit, solche Methoden unmittelbar in der eigenen Verfügbarkeit anzuwenden (z. B. nichttransportable Patienten, Kostenfaktor). Oft ist eine Diagnostik auch notfallmäßig unmittelbar erforderlich (Zeitfaktor). Häufig sind solche Untersuchungen nur durchführbar, wenn ein entsprechender Bereitschafts- und Hintergrunddienst besteht. Auch die Qualität von Diagnoseverfahren ist an verschiedenen Orten (z. B. verschiedene Krankenhäuser) durchaus unterschiedlich, sofern sie überhaupt verfügbar sind. Dadurch können hier je nach regional etablierter Verfügbarkeit und Qualität der Methode und der Qualifikation der die Untersuchung durchführenden Ärzte unterschiedliche Verfahren zur Anwendung gelangen. Letztendlich spielen auch die Kostendiskussion und die Akzeptanz durch die Patienten in der heutigen Zeit eine zunehmende und bedeutsame Rolle.

Bei der Betrachtung des Risikos durch nuklearmedizinische oder radiologische Diagnostik ist die Angabe eines Risikofaktors meist wenig hilfreich, da nicht nur Patienten, sondern auch Ärzte dieses häufig nicht einordnen können. Das durchschnittliche Risiko, infolge einer Strahlenexposition später an einem strahleninduzierten bösartigen Tumor zu versterben, wird heute mit etwa 5 bis 6 pro 100 Sv bzw. bei einer Exposition von 10 mSv 5 bis 6 auf 10 000 Fälle angenommen. Extrapoliert auf eine niedrige Dosis, wie sie in der Diagnostik auftritt, beträgt das Risiko also z. B. bei 1,7 mSv effektiver Dosis 10^{-4}, oder anders ausgedrückt: die durchschnittliche Lebenszeitverkürzung eines 50-Jährigen, dessen Lebenserwartung durch eine schwerwiegende Erkrankung nicht eingeschränkt ist, beträgt durch eine radiologische oder nuklearmedizinische Diagnostik mit einer Strahlenexposition von 1,7 mSv etwa 0,5 Tage. Anschaulicher als das Todesrisiko ist also die Angabe des durchschnittlichen Lebenszeitverlustes infolge einer Strahlenexposition. Diese Angabe ist aber nicht nur von der Strahlendosis ab-

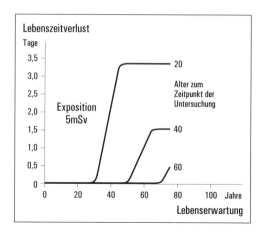

Abb. 6.6 Abhängigkeit des durch Strahlenexposition bedingten extrapolierten Lebenszeitverlusts in Abhängigkeit von Alter und Lebenserwartung.

hängig, sondern auch vom Alter des Patienten zum Zeitpunkt der Untersuchung und insbesondere auch von der Prognose des Patienten in Abhängigkeit von der Erkrankung.

Die Altersabhängigkeit des Todesrisikos durch strahleninduzierte Malignome ist in **Abbildung 6.6** angegeben, des Strahlenrisikos, abhängig vom Alter und von der Prognose einer Erkrankung (Noch-Lebenserwartung), in **Abbildung 6.7**. Man erkennt den großen Einfluss des Lebensalters auf das Strahlenrisiko und den noch größeren Einfluss der Noch-Lebensdauer (Prognose), zusätzlich ebenfalls abhängig von Lebensalter. So geht aus Abbildung 6.7 hervor, dass bei einer Lebenserwartung von weniger als 20 Jahren, bedingt durch bereits höheres Lebensalter oder durch eine Erkrankung mit eingeschränkter Lebenserwartung, das Strahlenrisiko extrem niedrig ist. Erst bei längeren Lebenserwartungen von z. B. noch 30 bis 40 Jahren oder mehr kommt das Strahlenrisiko bei jüngeren Exponierten nennenswert (wenngleich auch hier nur extrapoliert) zum Tragen.

Hieraus lässt sich unschwer erkennen, dass bei einer Nutzen-Risiko-Abschätzung einer diagnostischen radiologischen oder nuklearmedizinischen Maßnahme neben der effekti-

6.6 Nutzen-Risiko-Betrachtungen

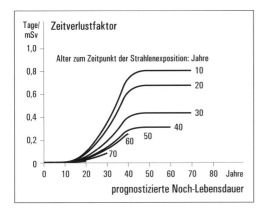

Abb. 6.7 Extrapoliertes Risiko durch Strahlenexposition, abhängig vom Alter zum Zeitpunkt der Strahlenexposition und von der Prognose.

ven Dosis andere Faktoren eine weit entscheidendere Rolle spielen; nämlich das Lebensalter bei der Strahlenexposition und die Lebenserwartung, d. h. die Prognose der Erkrankung mit und ohne (Strahlen-) Diagnostik und unter Berücksichtigung der Therapiemöglichkeiten, die sich wiederum aus der Diagnostik ergeben.

Eine undifferenzierte Risikoabschätzung aufgrund einer durchschnittlichen Kollektivdosis für die allgemeine Bevölkerung ist damit keinesfalls angemessen und somit irreführend.

Einige Beispiele für eine Nutzen-Risiko-Betrachtung

Das Ergebnis einer Nutzen-Risiko-Betrachtung nuklearmedizinischer oder radiologischer Diagnostik läßt sich im Prinzip auf folgende Aussage reduzieren:

„Welches Risiko ist größer, eine (radiologische oder nuklearmedizinische) Diagnostik durchzuführen oder diese zu unterlassen?"

Im Folgenden sollen zwei Einzelbeispiele Nutzen und Risiko durchgeführter bzw. unterlassener Strahlendiagnostik veranschaulichen.

Beispiel Lungenembolie (Tab. 6.9)

Die Lungenembolie führt unbehandelt häufig zum Tode, wird aber wegen der unspezifischen Symptomatik klinisch öfter übersehen. Die Prognose wird bei Erkennung durch eine effektive Therapie deutlich verbessert. Eine normale Lebenserwartung (im Beispiel: 75 Jahre) trotz Grunderkrankung vorausgesetzt, führt die versäumte Behandlung (angenommenes zusätzliches Todesrisiko 10%) zu einer durchschnittlichen Lebenszeitverkürzung um 913 Tage. Dem steht das Strahlenrisiko von 2 mSv durch die Lungenszintigraphie (Perfusion und Ventilation) mit einer Lebenszeitverkürzung um 0,6 Tage gegenüber. Die Relation dieser beiden Verlustzeiten (Lebenszeit-

Tab. 6.9 Nutzen/Risiko-Betrachtung am Beispiel der Lungenembolie

Beispiel Nutzen / Risiko	
• Lungenembolie, Patient 50 Jahre alt	Lebenszeitverkürzung
• Problem: Nichterkennung, versäumte effektive Therapie	(Lebenserwartung 75 Jahre)
• Versäumte Behandlung (10%)	913 Tage
• Strahlenrisiko Lungenszintigraphie (2 mSv)	0,6 Tage
• Lebenszeit-Gewinnfaktor	~ 1 500
Variante	
• 5 Jahre alt	
• Versäumte Behandlung (10%)	2 555 Tage
• Strahlenrisiko Lungenszintigraphie (2 mSv)	1,5 Tage
• Lebenszeit-Gewinnfaktor	~ 1 700

Gewinnfaktor durch Strahlendiagnostik) beträgt 1 500.

Variiert man das Risiko nur hinsichtlich des Lebensalters (z. B. Patient im 5. Lebensjahr, normale Lebenserwartung trotz der Grunderkrankung), so ergibt sich ein Lebenszeit-Gewinnfaktor von etwa 1 700.

Beispiel Myokardszintigraphie, Herzinfarkt
(Tab. 6.10)
Eine häufige Indikation zur Myokardszintigraphie in Ruhe ist die Frage nach noch vitalem Myokard im Gebiet eines durchgemachten Myokardinfarkts. Ein revaskularisierender Eingriff hinsichtlich dieses Gebietes ist sinnlos, wenn vitales Myokard im Infarktareal nicht mehr vorliegt. In diesem Falle ist der mit einem gewissen Risiko verbundene Eingriff unnötig und damit vermeidbar. Die Myokardszintigraphie liefert diese Information.

Tabelle 6.10 zeigt, dass das durchschnittliche Operationsrisiko bei einer trotz Grunderkrankung angenommenen normalen Lebenserwartung zu einer Lebenszeitverkürzung von durchschnittlich 91 Tagen führt, die Myokardszintigraphie (im Beispiel der Tab. 6.10 mit 20 mSv angenommen, bei Verwendung von ^{99m}Tc-Isonitril ist die Strahlenexposition nur halb so hoch) zu einer theoretischen Lebenszeitverkürzung von 6 Tagen. Der Lebenszeit-Gewinnfaktor durch die Strahlendiagnostik beträgt etwa 15.

Variiert man realistischerweise die Parameter z. B. hinsichtlich einer schlechteren Lebenserwartung und eines etwas höheren Operationsrisikos bei derartigen Patienten, so erhöht sich der Lebenszeit-Gewinnfaktor um das über 10 fache auf etwa 160.

Dies veranschaulicht den großen Einfluss einer eingeschränkten Lebenserwartung und eines Eingriffs, der mit einem Risiko verbunden ist, auf das Nutzen-Risiko-Ergebnis. Es zeigt, dass der individuelle Fall mit seinen zahlreichen unterschiedlichen Randbedingungen einzeln zu betrachten ist. Entsprechende Betrachtungen zeigen, dass die Indikation zu radiologischer oder nuklearmedizinischer Diagnostik insbesondere bei jungen Personen bzw. Patienten, bei denen gutartige Erkrankungen ohne Einschränkung der Lebenserwartung vorliegen, besonders streng zu stellen ist. Hier ist der unkritische und massenhafte Einsatz radiologischer und nuklearmedizinischer Verfahren nicht zu rechtfertigen, sondern es muss auf alternative Verfahren ausgewichen werden, die Strahlendiagnostik ist nur nach strengster Indikationsstellung einzuset-

Tab. 6.10 Nutzen/Risiko-Betrachtung am Beispiel des Myokardinfarkts

Beispiel Nutzen / Risiko	
• Myokardinfarkt, Op. geplant, Patient 50 Jahre alt • Problem: Vitalität, vermiedene, ineffektive Therapie	Lebenszeitverkürzung (Lebenserwartung 75 Jahre)
• Operationsrisiko Bypass (Op.-Letalität 1 : 100)	91 Tage
• Myokardszintigraphie (20 mSv)	6 Tage
• Lebenszeit-Gewinnfaktor	~ 15
Variante	
• Verkürzte Lebenserwartung (65 Jahre), höheres Op.-Risiko	
• Operationsrisiko Bypass (Op.-Letalität 2 : 100)	110 Tage
• Strahlenrisiko Myokardszintigraphie (20 mSv)	0,7 Tage
• Lebenszeit-Gewinnfaktor	~ 160

zen. Leider gibt es immer wieder Beispiele eines zu breiten Einsatzes radiodiagnostischer und nuklearmedizinischer Verfahren. Ursache hierfür sind oft unzureichende Kenntnisse und mangelhafte Erfahrungen des überweisenden Arztes oder aber eine undifferenzierte Durchführung durch entsprechende Fachärzte.

Weitere Voraussetzungen für eine Optimierung des diagnostischen Gewinnes durch Strahlendiagnostik betreffen die Qualitätssicherung von Geräten, Radiopharmaka, Strahlenschutz auch unter klinischen Gesichtspunkten unter Einschluss von Indikationsstellung, Durchführung und Interpretation der Ergebnisse. Die wesentliche Voraussetzung einer optimalen Qualität ist die Ausbildung der zuweisenden und anwendenden Ärzte und des medizinisch-technischen Personals.

6.7 Strahlenexposition des Personals

Nuklearmedizinisches Personal

Personen, die in einer nuklearmedizinischen Einrichtung tätig sind, müssen als beruflich strahlenexponierte Personen der zuständigen Aufsichtsbehörde gemeldet sein. Bei der täglichen Arbeit müssen Schutzmaßnahmen und Regelungen, die in der *Strahlenschutzverordnung* und in der *Richtlinie Strahlenschutz in der Medizin* sowie in zahlreichen DIN-Normen niedergelegt sind, eingehalten werden. Deren Beachtung liegt im Interesse der Mitarbeiter selbst. Dies betrifft z. B. das Verbot des Rauchens, Essens und Trinkens im Kontrollbereich und das Unterlassen aller anderen Tätigkeiten, die eine Inkorporation von radioaktiven Stoffen oder eine vermeidbare externe Bestrahlung zur Folge haben könnten.

Hierzu gehören auch die richtige Kennzeichnung von Radiopharmaka, ihre Abschirmung in Bleigefäßen bzw. hinter Bleiwänden, ihr Verschluss in entsprechenden Räumen und Tresoren, ggf. die zusätzliche Verwendung von Abstandswerkzeugen und die Verwendung von blei- oder wolframabgeschirmten Injektionsspritzen.

Die Strahlenexposition von Mitarbeitern in einer nuklearmedizinischen Einrichtung im Arbeitsbereich der In-vivo-Diagnostik und der nuklearmedizinischen Therapiestationen beträgt pro Jahr etwa zwischen 1 und 3 mSv, wenn alle üblichen Sicherheitsmaßnahmen beachtet werden. Die Aufenthaltsdauer in nächster Nähe des Patienten ist möglichst kurz zu halten **(Tab. 6.11)**.

Bereits im Abstand von 1 Meter ist die Dosisleistung deutlich geringer als an der Oberfläche des Patienten. Ein Abstand von etwa 2 bis 3 Metern vom Patienten vermindert in der nuklearmedizinischen Diagnostik beim am häufigsten benutzten Radionuklid ^{99m}Tc die externe Strahlenexposition (quadratisches Abstandsgesetz) auf Werte, die gegenüber der Untergrundstrahlung kaum mehr erhöht sind.

Für Mitarbeiter in konventionellen RIA-Laboratorien (s. Kap. 3.4) ergeben sich jährliche berufliche Strahlenexpositionen von deutlich weniger als 0,5 mSv. In speziellen Forschungsmarkierungslaboratorien, in denen z. B. DNA oder Proteine mit höheren ^{125}I-Aktivitäten markiert werden, entstehen durch Verdampfung und Inkorporation leicht höhere Strahlenexpositionen, wenn nicht einwandfrei gearbeitet wird. Hier ist für eine fachgerechte Arbeitsweise bei optimalen baulichen und technischen Voraussetzungen und für deren Überwachung zu sorgen.

Personal auf Allgemein- und Intensivstationen sowie Angehörige von Patienten

Patienten, die einer nuklearmedizinischen In-vivo-Diagnostik unterzogen werden, stellen nach Abschluss der Untersuchung für eine begrenzte Zeit weiterhin Strahlenquellen dar. Dies führt zu einer Strahlenexposition von Personen, die sich in ihrer unmittelbaren Nähe aufhalten. Das Gleiche gilt für den Zeitraum zwischen Applikation eines Radio-

Tab. 6.11 Strahlenexposition in der Nähe eines nuklearmedizinisch untersuchten Patienten, abhängig vom Abstand

Untersuchung	Radiopharmakon	Dosisleistung [nGy/h/MBq]						Strahlenexposition 2 h nach Applikation, 10 min Aufenthalt am Patienten, Abstand 1 m [μSv]
		sofort			nach 2 h			
		Abstand [m]						
		0	0,3	1	0	0,3	1	
Skelettszintigraphie	^{99m}Tc-MDP	27	13	4	13	7	2	0,2
Leberszintigraphie	^{99m}Tc-Kolloid	27	13	4	20	10	3	0,06
Herz, RNV	^{99m}Tc-Erythrozyten	27	13	4	20	10	3	0,4
Myokardszintigraphie	^{201}Tl	36	18	6	36	18	6	0,07
Natürliche Strahlenexposition 2 mSv/Jahr								0,04

nuklids und der eigentlichen Untersuchung, der mehrere Stunden, selten sogar Tage betragen kann. In dieser Wartezeit verlassen die Patienten häufig die nuklearmedizinische Abteilung und halten sich auf anderen Stationen oder im häuslichen Bereich auf.

Untersuchungen haben ergeben, dass bei regelmäßiger Betreuung nuklearmedizinisch untersuchter Patienten auf Allgemeinstationen für das dort tätige Pflegepersonal Strahlenexpositionen von durchschnittlich weniger als 0,1 mSv jährlich auftreten. Selbst auf Intensivstationen mit engerem Patientenkontakt wurden Werte von unter 0,5 mSv, durchschnittlich 0,15 mSv pro Jahr gemessen. Dennoch sollten schwangere Krankenschwestern und schwangere Ärztinnen länger dauernde, enge Kontakte mit Patienten nach nuklearmedizinischen Untersuchungen vermeiden, wie z. B. Schwerkrankenpflege, Krankengymnastik, Sonographie usw. Kurze Aufenthalte in 1 bis 2 Metern Abstand vom Patienten führen dagegen zu vernachlässigbar geringen Strahlenexpositionen.

Entsprechendes gilt für Angehörige von nuklearmedizinisch untersuchten Patienten. Durch das Einhalten eines Abstandes von 1 bis 2 Metern innerhalb von 6 bis 8 Stunden nach der nuklearmedizinischen Untersuchung wird eine nennenswerte Strahlenexposition vermieden. Darauf ist insbesondere bei Kindern und Schwangeren zu achten.

Folgende **Verhaltensmaßregeln** für Pflegepersonal und Ärzte auf Allgemeinstationen können hinsichtlich nuklearmedizinisch untersuchter Patienten gegeben werden:
- Schwangere sollten in nächster Nähe des am selben Tag nuklearmedizinisch untersuchten Patienten nicht über längere Zeit pflegerisch bzw. ärztlich tätig sein. Das kurzzeitige Betreten eines Patientenzimmers zur Befragung, oder um Essen zu bringen, ist mit keiner nennenswerten Strahlenexposition verbunden. Aus grundsätzlichen psychologischen Erwägungen sollen solche Tätigkeiten aber, falls möglich, von Nichtschwangeren übernommen werden.
- Tätigkeiten im engen Kontakt zu nuklearmedizinisch untersuchten Patienten sollten am Untersuchungstag selbst zeitlich auf das unbedingt nötige Maß eingeschränkt werden.

- Ausscheidungen des Patienten, insbesondere Urin, enthalten häufig Radioaktivität, da Radiopharmaka fast immer über die Nieren ausgeschieden werden. Urinflaschen bzw. Urinbeutel sollten daher häufig entleert werden. Hierbei sind ebenso wie z. B. bei Einnässen des Patienten Einmalhandschuhe zu tragen. Das gleiche gilt natürlich im besonderen Maße für Kinder im Windelalter. Radioaktiv kontaminierte Windeln können von der Station in verschlossenen Plastiktüten in die nuklearmedizinische Abteilung gebracht werden, im häuslichen Bereich werden sie wenige Tage abseits gelagert und dann weggeworfen.

Bei ^{99m}Tc-markierten Radiopharmaka sind diese Maßnahmen nur am Untersuchungstag erforderlich, bei ^{131}I-markierten Radiopharmaka bzw. ^{201}Tl über mehrere Tage. Bei anderen Untersuchungen, z. B. beim Schilling-Test mit ^{57}Co-Vitamin-B$_{12}$ oder nach Ventilationsszintigraphie mit Edelgasen, sind Schutzmaßnahmen der genannten Art nicht erforderlich. Bei Unklarheiten sollte man sich beim verantwortlichen Nuklearmediziner bzw. Strahlenschutzphysiker erkundigen oder diesen hinzuziehen. Im Wartezimmer einer nuklearmedizinischen Abteilung sind zwischen *radioaktiven* und *nicht radioaktiven* Patienten keine besonderen Abstände oder Bleiwände erforderlich. Allerdings sollten Schwangere und Kleinkinder, die keine Isotopenapplikation erhalten müssen, sich in diesen Räumen nicht aufhalten.

II. Spezieller Teil

7 Endokrine Organe

7.1 Schilddrüse

Trotz vielfältiger Bemühungen verschiedener Fachgesellschaften ist Deutschland – im Gegensatz zu den meisten anderen so genannten zivilisierten Ländern – weiterhin ein Iodmangelgebiet. Neben Schilddrüsenerkrankungen, die nicht aus dem Iodmangel resultieren (z. B. Immunthyreopathien, Schilddrüsenkarzinome), ist die Iodmangelstruma mit ihren Folgezuständen (autonome Strumen, szintigraphisch heiße und kalte Knoten) hier zu Lande mit etwa 30% häufig. Morphologische Untersuchungsmethoden wie Sonographie, Computertomographie (CT) und Kernspintomographie gestatten genaue Aussagen zu Größe und morphologischen Veränderungen der Schilddrüse. Labordiagnostische Verfahren wiederum sind entscheidend für die Feststellung der Schilddrüsenfunktion (Euthyreose, Hyperthyreose, Hypothyreose) sowie immunogener Schilddrüsenerkrankungen (z. B. Basedow-Krankheit, Hashimoto-Thyreoiditis). Nuklearmedizinische Verfahren besitzen aber weiterhin Bedeutung insbesondere bei der Differenzialdiagnose der Hyperthyreose, beim Nachweis oder Ausschluss einer Schilddrüsenautonomie in einer Knotenstruma, zum Nachweis von Schilddrüsendystopien sowie zum Nachweis und bei der Nachsorge des Schilddrüsenkarzinoms.

Bei einigen Schilddrüsenerkrankungen, z. B. Struma mit funktioneller Autonomie, Hyperthyreose unterschiedlicher Genese, differenzierten Schilddrüsenkarzinomen, ergeben sich im Krankheitsverlauf häufig verschiedene Therapiemöglichkeiten, die entweder alternativ, in Kombination oder nacheinander angewandt werden:

- konservativ-medikamentöse Therapie,
- operative Therapie,
- Radioiodtherapie.

Damit ist sowohl bei der Diagnose und Differenzialdiagnose von Schilddrüsenerkrankungen als auch bei der Indikationsstellung, Planung und Durchführung einer Therapie sowie Überprüfung des Therapieergebnisses häufig der Einsatz nuklearmedizinischer Verfahren erforderlich.

7.1.1 Pathophysiologische Vorbemerkungen

Hinsichtlich Organogenese, Anatomie, Physiologie und Biochemie der Schilddrüse sowie Pathophysiologie und Pathobiochemie einschließlich Klinik und Therapie von Schilddrüsenerkrankungen wird auf entsprechende Lehrbücher verwiesen. An dieser Stelle sollen nur einige Gesichtspunkte erwähnt werden, die für die nuklearmedizinische Diagnostik und Therapie eine besondere Bedeutung besitzen.

Zur Produktion von Schilddrüsenhormonen ist die Aufnahme des Spurenelements Iod mit der Nahrung erforderlich. Die Tatsache, dass Deutschland nach wie vor ein Iodmangelgebiet darstellt, ist für die Häufigkeit und Differentialdiagnose von Schilddrüsenerkrankungen von großer Bedeutung. Mit der Nahrung aufgenommenes Iod wird im Dünndarm nahezu vollständig als Iodid resorbiert. Die Schilddrüse nimmt Iodid aktiv gegen ein Konzentrationsgefälle aus der Blutbahn auf (Natrium-Iodid-Symporter). Dieser Schritt kann auch von anderen monovalenten Anionen wie Perchlorat oder ^{99m}Tc-Pertechnetat

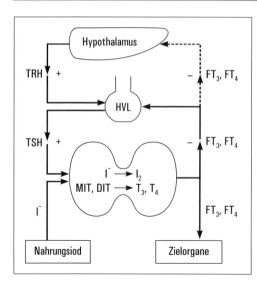

Abb. 7.1 Regulation der Schilddrüse. HVL = Hypophysenvorderlappen; MIT = Monoiodtyrosin; DIT = Diiodtyrosin. Im Zielorgan erfolgt die Konversion von T_4 zu T_3.

konkurrierend zum Iodid vollzogen werden. Anschließend wird Iodid zu elementarem Iod oxidiert (Iodination) und in Tyrosinreste des Thyreoglobulins im Thyreozyten eingebaut (Iodisation). Im Lumen der Schilddrüsenfollikel entstehen die Hormonvorstufen Monoiodtyrosin (MIT) und Diiodtyrosin (DIT), durch deren Kopplung die biologisch aktiven Schilddrüsenhormone Triiodthyronin (T_3) und Tetraiodthyronin (Thyroxin, T_4) entstehen. Diese werden im Kolloid der Schilddrüsenfollikel gespeichert und bei Bedarf über die Thyreozyten an das Blut abgegeben. Die Schilddrüse ist die einzige endokrine Drüse, die Hormone in größerem Umfang speichert.

Das vom Hypophysenvorderlappen (HVL) (**Abb. 7.1**) sezernierte Thyreoidea-stimulierende Hormon (**Thyreotropin, TSH**) fördert die Aufnahme von Iodid in die Schilddrüse sowie die Synthese und Abgabe von Schilddrüsenhormon. Die freien, d. h. nicht an Serumproteine gebundenen, Schilddrüsenhormone FT_3 und FT_4 wirken im Sinne eines negativen Regelkreises (negatives Feedback) zwischen Schilddrüse und Hypophysenvorderlappen, wobei wahrscheinlich FT_3 die relevante Regelgröße darstellt: hohe Blutkonzentrationen führen zu einer Hemmung der TSH-Ausschüttung, niedrige zu einer Enthemmung (Stimulation). Zentral erfolgt eine zusätzliche Steuerung über das **T**hyreotropin **R**eleasing **H**ormone (**TRH**), ein Tripeptid, das im Hypothalamus gebildet wird. Hinsichtlich der physiologischen Bedeutung des TRH, insbesondere was seine Stellung in Ergänzung zum negativen Feedbackmechanismus zwischen Schilddrüse und Hypophyse betrifft, sind noch viele Fragen offen. Von praktischer klinischer Bedeutung ist jedoch, dass TRH als einfaches Tripeptid synthetisch hergestellt und im Rahmen eines **Belastungsfunktionstests** des Regelkreises Schilddrüse–Hypophyse benutzt werden kann (s. Kap. 7.1.3). Dieser **TRH-Test** besaß früher eine große Bedeutung bei der Schilddrüsendiagnostik, um Funktionsstörungen der Schilddrüse bereits im klinisch latenten Stadium aufzudecken, d. h., bevor es zu einer manifesten Störung kommt. Inzwischen ist die Laborbestimmung des basalen TSH-Wertes im Blut derart empfindlich (< 0,01 µU/ml), dass ein TRH-Test nur noch ausnahmsweise durchgeführt werden muss (s. Kap. 7.1.3).

Die tägliche Iodzufuhr liegt in Deutschland mit großen regionalen und individuellen Unterschieden etwa zwischen 80 und 150 µg. Damit hat sich in den letzten Jahren die Iodversorgung etwas gebessert, jedoch wird die von der Deutschen Gesellschaft für Ernährung empfohlene tägliche Iodzufuhr von wenigstens 200 µg für Erwachsene immer noch unterschritten. Schwangere und Stillende benötigen 230 bis 260 µg Iod täglich, Neugeborene 50 µg, 1- bis 3-Jährige 100 µg und 7- bis 9-Jährige 150 µg.

In anderen Ländern wird ein ausreichendes Iodangebot in der Nahrung entweder auf natürliche Weise (z. B. in Japan durch Meeresfrüchte) oder infolge einer gesetzlich vorgeschriebenen Iodprophylaxe durch ausschließliche Verwendung von iodiertem Speisesalz auch in der Lebensmittelindustrie sowie Iodzusatz zur Milch erzielt. Die hierdurch erreichte tägliche Nahrungsiodaufnahme beträgt z. B. in den USA oder in Kanada zwischen 200 und 600 µg.

Das in Deutschland seit vielen Jahren verfügbare iodierte Speisesalz, das auf freiwilliger Basis benutzt wird, hat bisher nicht zu einer durchgreifenden Änderung des hier zu Lande allgemein herrschenden Iodmangels der Bevölkerung geführt. Einerseits benutzt nur ein Teil der Bevölkerung das iodierte Speisesalz, andererseits kann die erforderliche Iodzufuhr bei einer zu niedrigen Iodierung des Salzes und allgemeiner Reduktion des Salzverzehrs *(Zusalzmenge)* nicht erreicht werden. Iodiertes Salz wird inzwischen in Deutschland zunehmend in Fertiggerichten, von Bäckereien und in Restaurationsbetrieben benutzt, so dass inzwischen eine Verbesserung der Situation, jedoch noch keine optimale Iodzufuhr erreicht ist.

Aufgrund des alimentären Iodmangels ist Deutschland ein endemisches Strumagebiet (Iodmangelstruma). Durchschnittlich werden bei 15 bis 20 % der Bevölkerung **tastbare Strumen** gefunden, bei 30 bis 50 % sonographisch vergrößerte Schilddrüsen. Außer dem Iodmangel spielen eine genetische Prädisposition (Kropffamilien), das Geschlecht (bei Frauen häufiger als bei Männern), hormonelle Einflüsse (Pubertät, Schwangerschaft, Menopause) und strumigene Substanzen (Medikamente, bestimmte Gemüse) bei der Genese der Struma eine Rolle. Neben der in Deutschland häufigen Iodmangelstruma müssen natürlich auch immer andere Ursachen mit bedacht werden (z. B. Autoimmunerkrankungen, Entzündungen, Karzinome).

In lange bestehenden Strumen bilden sich infolge regressiver Veränderungen, Durchblutungsstörungen und Nekrosen einerseits sowie kompensatorischer Fehlanpassungen andererseits häufig **Zysten** und **Knoten**. Schilddrüsenknoten können **inaktiv** *(szintigraphisch kalt)*, **aktiv** *(szintigraphisch warm)* oder **überaktiv** *(szintigraphisch heiß)* sein. Im Falle des szintigraphisch kalten Schilddrüsenknotens besteht die Notwendigkeit, ein Schilddrüsenkarzinom auszuschließen. Im Falle des szintigraphisch warmen oder heißen Knotens kann ein autonomes Schilddrüsenadenom oder eine multifokale Schilddrüsenautonomie vorliegen. Die große Häufigkeit von Strumen in Deutschland und von Knoten in länger bestehenden Strumen führt hier zu Lande zu einem beträchtlichen diagnostischen Aufwand mit entsprechenden therapeutischen Überlegungen und Konsequenzen. Bei Patienten, die wegen einer Knotenstruma zur Untersuchung gelangen, müssen immer ein Schilddrüsenkarzinom bzw. eine Autonomie ausgeschlossen werden.

Die Schilddrüsenautonomie kann als eine Form der Maladaptation bei langjährig bestehender Iodmangelstruma verstanden werden. Neben der vorherrschenden Regelung der Schilddrüsenfunktion durch TSH-Stimulation (s. Abb. 7.1) besteht daneben eine phylogenetisch persistierende physiologische geringfügige Basisaktivität der Schilddrüse, die TSH-unabhängig ist. Diese Basisautonomie entspricht etwa 10 bis 20 % der normalen Schilddrüsenaktivität. Insbesondere nach langjährig bestehendem Iodmangel kommt es bei einem Teil der Patienten mit zunehmendem Strumawachstum zu einer krankhaften Steigerung dieser Schilddrüsenautonomie.

Hierbei existieren unabhängig voneinander eine *Autonomie der Funktion* und eine *Autonomie des Wachstums*. Der Mechanismus der krankhaften Vermehrung bereits physiologischerweise vorhandener autonomer Zellen und Follikel der Schilddrüse ist relativ unbekannt. In autonomen Strumen können Knoten bzw. Areale mit unterschiedlichen funktionellen und Wachstumsaktivitäten nebeneinander vorkommen. Die eigentlichen Ursachen der Entstehung einer Autonomie sind aber nicht endgültig geklärt. Ähnlich wie bei der Entstehung der Iodmangelstruma spielen wahrscheinlich genetische Faktoren eine wichtige Rolle, denn nicht jede dem Iodmangel ausgesetzte Schilddrüse wird zur Iodmangelstruma, nicht jede Iodmangelstruma wird langfristig zur autonomen Struma. Möglicherweise spielen auch Wachstumsfaktoren oder Immunphänomene eine zusätzliche Rolle.

Das morphologisch-funktionelle Bild einer Schilddrüsenautonomie ist sehr variabel. Da eine physiologische Basisautonomie besteht, sind zwischen diesem physiologischen Zustand und einer krankhaft gesteigerten Schilddrüsenautonomie alle fließenden Übergänge möglich. Funktionell autonome Follikel können in der Schilddrüse überwiegend unifokal vorliegen; man spricht dann von der unifokalen Autonomie bzw. vom solitären autonomen Schilddrüsenadenom. Häufig kommt es aber zur Entstehung von multiplen autonomen Adenomen oder zur diffusen Vermehrung autonomer Follikel in der Schilddrüse. Zwischen **unifokaler, multifokaler** und **disseminierter** Schilddrüsenautonomie bestehen also häufig fließende Übergänge.

Neben morphologisch-mechanischen Problemen infolge einer zunehmenden Strumagröße ist das Hauptproblem der funktionellen Autonomie ein Entstehen bzw. die Auslösung einer Hyperthyreose. Da es sich bei der Autonomie zudem um ein graduelles Problem der Maladaptation handelt, sind alle normalen und gesteigerten Schilddrüsenfunktionszustände denkbar: Euthyreose – latente Hyperthyreose – manifeste Hyperthyreose. Dies macht die Diagnostik insbesondere bei latenten Störungen und versteckten *(kompensierten)* autonomen Adenomen schwierig und führt teilweise auch zu unterschiedlichen Auffassungen hinsichtlich der notwendigen therapeutischen Konsequenzen (s. Kap. 18.2).

Die Feststellung einer funktionell relevanten Schilddrüsenautonomie in einer Iodmangelstruma hat häufig therapeutische Konsequenzen für den Patienten, z. B. in Form einer Operation oder Radioiodtherapie. Außerdem kommt es bei einer funktionellen Schilddrüsenautonomie, wenn sie durch den hier herrschenden Iodmangel noch in euthyreoter Funktionslage gehalten (gezügelt) wird, nach einer stark erhöhten Iodzufuhr, z. B. durch iodhaltige Medikamente oder iodhaltige Röntgenkontrastmittel, ggf. zum Ausbruch einer iodinduzierten Hyperthyreose.

7.1.2 Schilddrüsenfunktion und Schilddrüsenmorphologie

Hinsichtlich der Schilddrüsenfunktion (Hormonproduktion) ergeben sich, bezogen auf den Bedarf, drei unterschiedliche Zustände:
- Euthyreose (normale Hormonproduktion)
- Hyperthyreose (erhöhte Hormonproduktion)
- Hypothyreose (verminderte Hormonproduktion)

Hierbei können bei den Funktionsstörungen neben manifesten Formen bereits latente Funktionsstörungen erkannt werden (TSH-Bestimmung bzw. TRH-Test; s. Kap. 7.1.3).

Jede Funktionsstörung kann mit oder ohne Struma (Schilddrüsenvergrößerung) einhergehen und unterschiedlicher Genese sein **(Tab. 7.1)**. Dies bedeutet, dass Funktionszustand (Euthyreose, Hyperthyreose, Hypothyreose) und Lokalbefund (keine Struma, diffuse Struma, noduläre Struma unterschiedlicher Grade) nur Symptome und keine Diagnosen darstellen. Die einer Funktionsstörung bzw. einer Struma zugrunde liegende Erkrankung muss in jedem Einzelfall abgeklärt werden (s. Tab. 7.1, **Tab. 7.2**). Bei einer Struma mit Euthyreose geht man, nach (weitgehendem) Ausschluss anderer Krankheitsursachen, davon aus, dass es sich entsprechend der hohen Prävalenz in Deutschland um eine Iodmangelstruma handelt (Diagnose *per exclusionem*). Zur Beschreibung der Schilddrüsenfunktion dienen neben anamnestischen Angaben des Patienten und dem körperlichen Untersuchungsbefund die Bestimmung der Schilddrüsenhormone T_3 und T_4 bzw. ihrer freien Anteile FT_3 und FT_4 im Blut sowie des TSH-Basalwerts, nur noch ausnahmsweise der TRH-Test (s. Kap. 7.1.3).

Tab. 7.1 Funktionszustände der Schilddrüse

Euthyreose
„Struma mit Euthyreose" • diffuse Iodmangelstruma • benigne inaktive Knoten, Zysten • fokale und disseminierte Autonomie Karzinome, Metastasen Schilddrüsenentzündungen

Hyperthyreose
Basedow-Krankheit Autonomie Entzündungen Hyperthyreosis factitia Zentral Paraneoplastisch

Hypothyreose
Angeboren • Aplasie, Dysplasie, Dystopie • Iodfehlverwertung • Periphere Schilddrüsenhormonresistenz Erworben • Iodmangel, Iodexzess • Strumigene Substanzen, Thyreostatika • Operation, Radioiodtherapie • Entzündungen, v. a. Hashimoto-Thyreoiditis

Der Lokalbefund ergibt sich demgegenüber aus Tastbefund und Sonogramm (s. Kap. 7.1.4). Eine gezielte Röntgendiagnostik bzw. CT oder Kernspintomographie zur Darstellung retrosternaler oder intrathorakaler Strumaanteile sowie zur Überprüfung von Verlagerungen, Einengungen und Stabilität der Luftröhre sowie der Speiseröhre ist insbesondere bei größeren Strumen und bei Schilddrüsenkarzinomen häufiger erforderlich. Die funktionelle Auswirkung einer röntgenologisch nachgewiesenen Tracheaobstruktion kann durch Ventilationsfunktionsprüfung oder Ganzkörperplethysmographie festgestellt werden. Zur morphologischen Abklärung von Schilddrüsenknoten gehört ggf. die Aspirationszytologie, z. B. zur Differenzialdiagnose des Schilddrüsenkarzinoms und von Schilddrüsenentzündungen. Hier können auch verschiedene Verfahren der Tumorszintigraphie (s. Kap. 16) hilfreich sein, z. B. mit ^{99m}Tc-MIBI. Beim Einsatz der CT zur morphologischen Schilddrüsendiagnostik ist darauf zu achten, ob iodhaltiges Kontrastmittel gegeben werden darf oder nicht (im Zweifelsfall nicht!). Im Falle einer Röntgenkontrastmittelgabe kommt es zu einer exzessiven Iod-

Tab. 7.2 Lokalbefund, Funktionszustand und Immunphänomene bei Schilddrüsenerkrankungen; quantitative Schilddrüsenszintigraphie

Lokalbefund	Funktionszustand	Immunphänomen
Keine Struma Struma – Grad I / II / III Struma – diffus, nodulär	Euthyreose Hyperthyreose Hypothyreose	Endokrine Orbitopathie Prätibiales Myxödem Andere (z. B. Arthritis)
Anamnese Tastbefund Sonographie Röntgendiagnostik Atemfunktionstest Zytologie (ggf. CT / KST)	Anamnese Befund FT$_4$ FT$_3$ TSH basal (TRH-Test)	Anamnese Befund Ophthalmologische Diagnostik (ggf. CT / KST der Orbitae) TRAK TPO, TAK
	Quantitative Szintigraphie (regionale Funktion)	

TRAK = TSH-Rezeptor-Autoantikörper; TAK = Thyreoglobulin-Antikörper; TPO = Thyreoidea-Peroxidase-Antikörper zufuhr. Hierdurch wird eine nachfolgend noch erforderliche Schilddrüsenszintigraphie (mit Iodisotopen oder ^{99m}Tc) für Wochen oder Monate verhindert (Iodblockade der Schilddrüse), im Falle einer Autonomie kann hierdurch auch eine schwere lebensbedrohliche Hyperthyreose ausgelöst werden.

Die Szintigraphie ist demgegenüber weder als Untersuchungsverfahren zur Feststellung des globalen Funktionszustands der Schilddrüse (Euthyreose, Hyperthyreose, Hypothyreose) noch als solches zur rein morphologischen Erfassung des Lokalbefundes anzusehen (s. Tab. 7.2). Die Szintigraphie ist vielmehr die einzig mögliche Untersuchungsmethode (s. Kap. 7.1.5), um die regionale Funktion einzelner Schilddrüsenbezirke (szintigraphisch kalter, warmer oder heißer Bezirk) und die Abhängigkeit der Funktion der Schilddrüse oder einzelner Schilddrüsenareale vom Regelkreis Schilddrüse–Hypophyse (Suppressionsszintigramm) quantitativ zu erfassen. Damit ist sie besonders geeignet zur Diagnostik einer fokalen oder disseminierten Schilddrüsenautonomie und zur Feststellung der funktionellen Aktivität der Schilddrüse (z. B. bei der Basedow-Krankheit).

Schließlich spielen bei verschiedenen Krankheiten der Schilddrüse Autoimmunphänomene eine entscheidende Rolle. So zählen die Hyperthyreose vom Typ Morbus Basedow und die chronisch lymphozytäre Thyreoiditis Hashimoto zu den Autoimmunerkrankungen. Neben den klinisch erkennbaren Autoimmunphänomenen bei der Basedow-Krankheit (endokrine Orbitopathie, prätibiales Myxödem) kann die Bestimmung von Schilddrüsenantikörpern weitere differenzialdiagnostische Informationen liefern, z. B. Antikörper gegen TSH-Rezeptoren (TRAK), gegen Schilddrüsenmikrosomen bzw. Schilddrüsenperoxidase (TPO-AK) und gegen Thyreoglobulin (TAK).

Beim Vorliegen sowohl einer Schilddrüsenfunktionsstörung als auch einer Struma ist eine nähere Abklärung erforderlich (s. Tab. 7.1 und 7.2):

▶ Eine Hyperthyreose ist nahezu stets entweder auf die Autoimmunerkrankung M. Basedow oder auf eine Schilddrüsenautonomie zurückzuführen. Sekundär, zentral (hypothalamisch oder hypophysär) oder paraneoplastisch bedingte Hyperthyreosen sind Raritäten. Schilddrüsenentzündungen können vorübergehend mit einer Hyperthyreose einhergehen, insbesondere die subakute Thyreoiditis de Quervain im Anfangsstadium. Die Hyperthyreosis factitia ist Folge einer exzessiven exogenen Schilddrüsenhormonzufuhr, die dem Arzt häufig verschwiegen wird (psychosoziale Gründe).

▶ Hypothyreosen können zahlreiche Ursachen haben. Angeborene Hypothyreosen können durch Dystopien (z. B. Zungengrund-Schilddrüse) und Dysplasien (Hypoplasie oder Aplasie) sowie durch Stoffwechseldefekte (thyreoidale Enzymdefekte) hervorgerufen sein. Sie können aber auch intrauterin erworben sein, z. B. bei einer erhöhten oder verminderten Iodzufuhr oder bei Thyreostatikaeinnahme der Mutter. Für die erworbene Hypothyreose des Erwachsenen sind meist vorangegangene therapeutische Schilddrüseneingriffe verantwortlich, wie Schilddrüsenoperationen, Radioiodtherapie, externe Strahlentherapie (Hodgkin-Krankheit oder HNO-Tumoren), Gabe von Zytostatika oder auch eine nicht sachgemäße (zu hoch dosierte) thyreostatische Medikation. Auch Schilddrüsenentzündungen, insbesondere die chronische lymphozytäre Thyreoiditis Hashimoto, führen langfristig häufig zu einer Hypothyreose.

▶ Bei der Abklärung einer Struma mit Euthyreose (meist Iodmangelstruma) ergibt sich wiederum eine Reihe von Gesichtspunkten, die beachtet werden müssen. Dieses betrifft insbesondere die Struma mit knotigem Umbau. Hier müssen benigne inaktive Knoten bzw. Zysten von hyperaktiven Knoten (fokale Autonomie) szintigraphisch abgegrenzt werden. Aber

auch im Iodmangelgebiet Deutschland ist nicht jede Struma mit Euthyreose eine Iodmangelstruma. Es muss auch an Autoimmunerkrankungen und Schilddrüsenkarzinome gedacht werden.
▸ Bei allen Schilddrüsenknoten, insbesondere bei kürzlich aufgetretenen, schnell gewachsenen, sonographisch echoarmen und echokomplexen bzw. szintigraphisch kalten Knoten besteht stets die Notwendigkeit, ein Schilddrüsenkarzinom auszuschließen.

7.1.3 In-vitro-Diagnostik

Bei den in **Tabelle 7.3** angegebenen Normalwerten der Serum-Schilddrüsenhormonkonzentrationen handelt es sich nur um Richtwerte, da sie vom jeweils benutzten Assay abhängen und zudem regionale Unterschiede bestehen können.

Über 99% der Schilddrüsenhormone sind an Plasmaproteine gebunden, hiervon über die Hälfte an thyroxinbindendes Globulin (TBG). Die tägliche Schilddrüsenhormonproduktion liegt bei T_4 um 100 µg, bei T_3 um 30 µg. Hierbei entstehen etwa 2/3 des T_3 in der Körperperipherie durch Konversion von T_4 zu T_3. Die biologische Halbwertszeit (HWZ) von T_4 beträgt etwa 6 bis 8 Tage, beim T_3 ist sie etwa um den Faktor 10 niedriger. Der basale TSH-Spiegel im Blut liegt zwischen 0,4 und 4 µU/ml. Nach intravenöser (i. v.) Gabe von 200 µg TRH steigt dieser Wert nach 30 Minuten um 3,0 bis 25 µU/ml an (positiver TRH-Test). Der TRH-Test ist eine Belastungsfunktionsprüfung des Schilddrüsenregelkreises. Er war früher Bestandteil der Routinediagnostik der Schilddrüse, da TSH-Werte im Blut unter 1 µU/ml nicht differenziert werden konnten. Inzwischen liegen hochempfindliche TSH-Assays vor, die niedrige TSH-Spiegel bis 0,01 µU/ml oder sogar darunter erkennen können. Damit ist der TRH-Test heute in der üblichen Schilddrüsendiagnostik nicht mehr erforderlich, allenfalls ausnahmsweise bei seltenen Fragestellungen.

Die TSH-Bestimmung (bzw. der TRH-Test) gestattet beim Vorliegen noch normaler Schilddrüsenhormonkonzentrationen im Serum die Erkennung von latenten (subklinischen) Hypo- und Hyperthyreosen (**Abb. 7.2**). Sofern keine die Schilddrüsenfunktion oder den TSH-Spiegel beeinflussenden Medikamente genommen werden, bezeichnet man eine
- latente (subklinische) Hypothyreose: erhöhter TSH-Wert (meist nur gering erhöht, z. B. bis 10 µU/ml oder überschießend positiver TRH-Test) bei normalem bzw. niedrig-normalem T_3/T_4 oder FT_3/FT_4;
- latente (subklinische) Hyperthyreose: nicht messbarer (< 0,1 µU/ml) TSH-Wert oder negativer TRH-Test bei normalem oder hoch normalem T_3/T_4 oder FT_3/FT_4.

In Abbildung 7.2 sind verschiedene Laborwertkonstellationen (FT_3, FT_4, TSH-Wert, TRH-Test) bei verschiedenen Schilddrüsenfunktionsstörungen und einigen extrathyreoidalen Störungen angegeben. Es handelt sich

Tab. 7.3 Normbereiche der Serumkonzentrationen von TSH und Schilddrüsenhormonen

Hormon	Normbereich
Gesamt-T_4	5–13 µg/dl
freies T_4	0,8–2,5 ng/dl
Tagesproduktion	~ 100 µg
biologische Halbwertszeit	~ 6–8 Tage
Gesamt-T_3	80–220 ng/dl
freies T_3	0,3–0,6 ng/dl
Tagesproduktion	~ 30 µg
biologische Halbwertszeit	~ 0,5–1 Tag
TSH basal	0,4–3,5 µU/ml
Δ TSH (nach i. v. TRH-Gabe)	3,0–25 µU/ml

7 Endokrine Organe

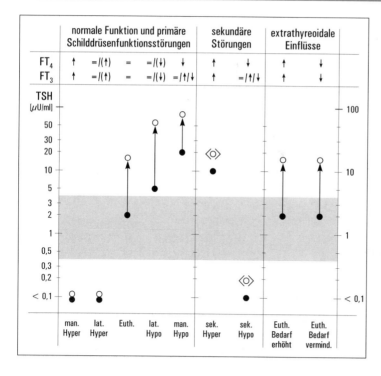

Abb. 7.2 Charakteristische Veränderungen der Schilddrüsenhormone im Blut sowie von TSH-basal (●) einschließlich TRH-Test (O) bei unterschiedlichen Funktionsstörungen der Schilddrüse. lat. = latent, man. = manifest, Euth. = Euthyreose, Hypo = Hypothyreose, Hyper = Hyperthyreose, sek. = sekundäre

hierbei um typische Beispiele. Da zwischen den unterschiedlichen Schilddrüsenfunktionsstörungen alle fließenden Übergänge auftreten können, werden auch häufiger grenzwertige Befundkonstellationen beobachtet, die dann schwieriger einzuordnen sind.

Fehlermöglichkeiten
Häufig werden auch erhöhte oder erniedrigte Werte gemessen, die nicht auf thyreoidalen Ursachen beruhen und zu Fehldiagnosen Anlass geben können.

Bestimmung der Schilddrüsen-Gesamthormone: Da über 99% der Schilddrüsenhormone im Blut an thyroxinbindendes Globulin und andere Plasmaproteine gebunden sind, können Proteinverschiebungen zu veränderten Gesamthormonwerten führen.

Erhöhung
● Angeborene TBG-Vermehrung
● Gravidität, Östrogenzufuhr (TBG-Induktion)
● Neugeborene
● Akute Hepatitis

Verminderung
● Angeborener TBG-Mangel
● Enteraler oder renaler Eiweißverlust
● Chronische Hepatitis oder Leberzirrhose
● Fasten, Nulldiät, Anorexie
● Schwere Allgemeinerkrankungen (fortgeschrittenes Tumorleiden, akuter Herzinfarkt, Frischoperierte, u. a.)

Zur Verhinderung von Fehlinterpretationen infolge extrathyreoidaler Einflüsse kann ein Thyroxinbindungsindex oder eine TBG-Bestimmung durchgeführt und die Hormonwerte entsprechend korrigiert werden, z. B. als FT_4-Index oder T_4-TBG-Quotient. Meist wird heute aber die Bestimmung der freien Hormone FT_3 und FT_4 bevorzugt.

Freie Schilddrüsenhormone: Durch Proteinverschiebungen bedingte Veränderungen der Konzentrationen der Gesamthormone im

Blut sind bei der Bestimmung der freien Schilddrüsenhormone nicht oder nur begrenzt zu erwarten. Extrathyreoidale Einflüsse können aber auch hier auftreten und Anlass zu diagnostischen Irrtümern geben.

Erhöhung
- Neugeborene (perinatale Regulationsanpassung)
- Gravidität (vermehrter Hormonbedarf)

Verminderung
- Fasten, Nulldiät, Anorexie (verminderter Hormonbedarf)
- Schwere Allgemeinerkrankungen (z. B. fortgeschrittenes Tumorleiden, akuter Herzinfarkt, Frischoperierte u. a.)
- Medikamente (z. B. Antiepileptika, Betarezeptorenblocker, iodhaltige Medikamente und iodhaltige Röntgenkontrastmittel)

Insbesondere in diesen Fällen ist die Bestimmung des TSH-Werts von besonderer Bedeutung.

TSH-Sekretion: Seltener kann auch die TSH-Sekretion durch extrathyreoidale Faktoren beeinflusst werden.

Erhöhung
- TSH-produzierende Hypophysenvorderlappentumoren
- Paraneopolastisch

(beides ist extrem selten)

Verminderung
- Mangelernährung
- Schwere Allgemeinerkrankungen
- Medikamente (z. B. Cortison) oder Erkrankungen, die den Hypophysenvorderlappen betreffen

Ansonsten ist zu berücksichtigen, dass bei der Einnahme von Schilddrüsenhormon (T$_4$, seltener T$_3$) entsprechend erhöhte Hormonspiegel auftreten können und dass bei höher dosierter bzw. langfristiger Einnahme von Schilddrüsenhormon TSH-basal supprimiert (< 0,1 µU/ml) oder subnormal sein kann (ggf. gewünschte Therapiefolge).

Nachweis einer Euthyreose

Bei Euthyreose liegen die Schilddrüsen-Gesamthormonwerte oder die freien Schilddrüsenhormonwerte meist im Normbereich. Methodenabhängige und methodenunabhängige extrathyreoidale Einflüsse können aber zu einer Erhöhung oder zu einer Verminderung führen, ohne dass eine Schilddrüsenfunktionsstörung vorliegt. Am sichersten wird die Euthyreose durch einen normalen TSH-Wert im Blut nachgewiesen (s. Abb. 7.2).

Hyperthyreose

Bei der klinisch manifesten Hyperthyreose sind entweder beide oder einer der Gesamt- bzw. freien Schilddrüsenhormonwerte erhöht. Gelegentlich kommen isolierte T$_3$- oder T$_4$-Hyperthyreosen vor, wobei dann der andere Hormonwert jeweils normal ist. In diesen Fällen ist aber der TSH-Wert auf < 0,1 µU/ml (nicht messbarer Wert) vermindert. Bei der latenten oder subklinischen Hyperthyreose liegen die Schilddrüsenhormonwerte im Normbereich oder im oberen Normbereich. Auch hier ist TSH vermindert. Das Vorliegen eines normalen TSH-Werts schließt eine (kompensierte) Schilddrüsenautonomie mit Euthyreose aber nicht aus (s. Kap. 7.1.5).

Bei den seltenen sekundären, zentralen (hypothalamisch oder hypophysär) oder paraneoplastisch bedingten Hyperthyreosen geht die klinische und laborchemische Hyperthyreose mit normalen bzw. erhöhten TSH-Basalwerten einher.

Hypothyreose

Bei der manifesten Hypothyreose ist die Konzentration von FT$_4$ im Blut vermindert. Der FT$_3$-Wert kann normal oder kompensatorisch sogar leicht erhöht sein. Der TSH-Wert ist erhöht. Die latente (subklinische) Hypothyreose ist durch Schilddrüsenhormonwerte im

Normbereich oder im unteren Grenzbereich gekennzeichnet. Der TSH-Basalspiegel ist erhöht, meist aber nur geringfügig bis etwa 10 µU/ml. Bei der seltenen sekundären hypophysären Hypothyreose gehen die verminderten Schilddrüsenhormonwerte im Blut mit verminderten TSH-Werten einher.

Zentrale und periphere Resistenz, T_3- und T_4-Antikörper

Bei der Unterempfindlichkeit bzw. einem Mangel an hypophysären Rezeptoren können hohe oder normale TSH-Werte trotz erhöhter Schilddrüsenhormonkonzentrationen im Blut auftreten (Hyperthyreose bei zentraler Resistenz). Bei einer familiär vorkommenden Unterempfindlichkeit bzw. einem Mangel an Schilddrüsenhormonrezeptoren in den Zellen der Körperperipherie können bei normalen oder leicht erhöhten TSH-Basalwerten hohe Hormonspiegel im Blut vorliegen, ggf. liegt klinisch sogar eine Hypothyreose vor. Eine ähnliche Konstellation ergibt sich beim Vorliegen von Antikörpern, die speziell gegen die Schilddrüsenhormone T_3 oder T_4 gerichtet sind und die durch spezielle Laboruntersuchungen nachgewiesen werden können (T_3- bzw. T_4-AK). Wegen der erhöhten Schilddrüsenhormonwerte im Blut wird bei diesen Patienten (bei normalem TSH) meist eine Hyperthyreose angenommen und thyreostatisch falsch behandelt.

Immunologische Schilddrüsenparameter

Schilddrüsenautoantikörper werden zum Nachweis oder Ausschluss von Autoimmunerkrankungen der Schilddrüse bestimmt, z. B. beim Verdacht auf die Basedow-Krankheit oder auf eine Hashimoto-Thyreoiditis.

Antikörper gegen Schilddrüsenperoxidase (TPO-AK) und Thyreoglobulin (TAK)

Bei der Basedow-Krankheit sind Antikörper gegen TPO häufig nachweisbar. Bei aktiver Hashimoto-Thyreoiditis sind TAK und TPO-AK meist stark erhöht. Mäßig erhöhte TPO-AK findet man aber auch nicht selten bei Iodmangelstruma, insbesondere bei größeren und autonomen Knotenkröpfen im höheren Alter. Die Diagnose einer Autoimmunerkrankung darf sich somit nicht allein auf den Nachweis von TPO-AK oder TAK stützen.

TSH-Rezeptor-Autoantikörper (TRAK)

Diese sind relativ spezifisch für die Basedow-Krankheit, jedoch nicht immer nachweisbar (ca. 80 %). Ihr Nachweis unterstützt den Verdacht auf eine Basedow-Krankheit, ihr Fehlen schließt ihn nicht aus. Mit einem neuen Assay gelingt der Nachweis jedoch in über 95 %. Unter thyreostatischer Medikation fallen erhöhte TRAK-Werte häufiger in den Normbereich ab, was eine bessere Langzeitprognose hinsichtlich der Rezidivwahrscheinlichkeit bedeutet. Persistierend erhöhte TRAK-Werte unter thyreostatischer Medikation weisen auf ein hohes Rezidivrisiko hin. Nach Operation verschwinden bei der Basedow-Krankheit die TRAK, nach Radioiodtherapie bleiben sie häufig noch über Jahre erhöht.

Thyreoglobulin (TG)

Im Thyreoglobulin werden die Schilddrüsenhormone intrathyreoidal gespeichert. Es lässt sich in geringen Mengen auch im zirkulierenden Blut nachweisen, in größeren Mengen bei regressiven Veränderungen, Zellnekrosen und auch beim Schilddrüsenkarzinom. Der Normwert liegt je nach benutztem Assay zwischen 0 und 50 bis 80 ng/ml. Erhöhte TG-Werte werden oft bei Hyperthyreosen gefunden, seltener bei Iodmangelstrumen. Die wesentliche Bedeutung der TG-Bestimmung liegt in der Nachsorge bei Patienten mit einem differenzierten Schilddrüsenkarzinom (Tumormarker). Nach totaler Thyreoidektomie und Entfernung sämtlichen Restgewebes durch Radioiodtherapie lasst sich bei diesen Patienten ein messbarer TG-Wert im Blut nicht mehr nachweisen. Messbare Werte im Verlauf zeigen ein Persistieren des Tumors, ein Rezidiv oder das Auftreten von Metastasen an.

Weiterhin ist eine TG-Bestimmung gelegentlich sinnvoll bei Verdacht auf Hyperthyreosis factitia (kein messbarer TG-Wert im Gegensatz zur nichtartefiziellen Hyperthyreose) und Schilddrüsenaplasie (ein nicht messbarer TG-Spiegel schließt allerdings das Vorliegen einer Schilddrüse nicht aus).

7.1.4 Schilddrüsensonographie

Prinzip
Die Sonographie beruht auf der Durchdringungsfähigkeit und Reflexion von Ultraschall in biologischem Gewebe. Es handelt sich um ein morphologisch orientiertes Verfahren mit guter räumlicher Auflösung von etwa 1 mm. Ein weiterer Vorteil ist die Echtzeitdarstellung. Dies bedeutet, dass der Untersucher das Resultat während der Untersuchung und während der Bewegung des Schallkopfs auf dem Bildschirm sieht. Im Vergleich zu anderen Verfahren (Röntgenaufnahme, Kernspintomographie, Szintigraphie), bei denen dies nicht oder nur beschränkt möglich ist, bietet die Sonographie den Vorteil, die optimale Schnittebene unter Sichtkontrolle zu wählen und zu dokumentieren. Andererseits ist dieses Verfahren damit untersucherabhängig, und in größerem Umfang als bei den anderen genannten Methoden ist das Ergebnis vom Erfahrungsstand des Untersuchers abhängig.

Praktische Durchführung
Eine besondere Vorbereitung des Patienten ist nicht erforderlich. Die Untersuchung erfolgt meist am liegenden Patienten mit mäßig retroflektiertem Kopf. Es werden Schallköpfe mit 5,0 oder besser 7,5 MHz benutzt. Die Schilddrüse und Umgebung werden in Transversalschnitten nach kaudal und kranial dargestellt und dokumentiert. Anschließend erfolgt die Darstellung entsprechend den Längsachsen der Schilddrüsenlappen. Auch der laterale Hals und die Supraklavikularbereiche werden auf pathologische Veränderungen, z. B. Lymphknotenvergrößerungen, abgesucht. Entfernungsbestimmungen (maximale Länge, Breite und Tiefe der Schilddrüsenlappen, Durchmesser von Knoten und Zysten usw.) sind mit Hilfe von Markern einfach möglich. Die Auswertung erfolgt hinsichtlich des Echomusters visuell-qualitativ, und die Befunde werden während der Untersuchung notiert bzw. diktiert oder in ein vorgedrucktes Formular eingetragen. Eine quantitative Größenbestimmung der Schilddrüse sollte stets erfolgen. Eine Ultraschalluntersuchung der Schilddrüse dauert je nach Schilddrüsenbefund und Erfahrungsstand des Untersuchers etwa 5 bis 15 Minuten.

Ergebnisse
Die normale Schilddrüse stellt sich ebenso wie eine diffuse Iodmangelstruma mit Euthyreose mit einem charakteristischen, gleichmäßig dichten Echomuster dar. Haut, Muskeln, Gefäße, Trachea und ggf. Lymphknoten lassen sich abgrenzen.
Folgende morphologische Größen hinsichtlich der Schilddrüse werden erfasst:
- Zervikale Lage und Größe der Schilddrüse (Volumenbestimmung in ml),
- morphologische Veränderungen innerhalb der Schilddrüse,
- Schilddrüsenumgebung, insbesondere vergrößerte Lymphknoten.

Schilddrüsengröße
Die maximalen Längs-, Quer- und Tiefenausdehnungen der Schilddrüsenlappen lassen sich durch anatomische Marker im Ultraschallbild bestimmen. Sofern die Schilddrüse eine reguläre, d. h. ellipsoide Form aufweist, lässt sich hieraus das Schilddrüsenvolumen nach folgender Formel berechnen:

$$\text{Länge} \times \text{Breite} \times \text{Tiefe (cm)} \times 0,5 = \text{Volumen (ml)}$$
eines Lappens

Folgende **Schilddrüsenvolumina** werden in Deutschland als normal angesehen:
- Frauen bis 18 ml

- Männer bis 25 ml
- 13-Jährige bis 8 ml
- 6-Jährige bis 4 ml

Abgesehen von extremen Abweichungen besteht bei Erwachsenen keine klinisch relevante Beziehung zwischen normaler Schilddrüsengröße und Lebensalter, Körpergewicht, Körpergröße oder Körperoberfläche.

Auch die Volumina bzw. Durchmesser von Schilddrüsenknoten und Zysten sind durch Ultraschall bestimmbar. Das Volumen größerer, irregulär konfigurierter Knotenstrumen kann dagegen sonographisch nur eingeschränkt bestimmt, ggf. nur abgeschätzt werden. Hier sind CT und Kernspintomographie hilfreich. Retrosternal gelegene Strumaanteile bzw. mediastinale Strumen sind sonographisch nicht erfassbar.

Schilddrüsenumgebung
Im Gegensatz zur Szintigraphie, bei der nur die Schilddrüse selbst dargestellt wird, werden bei der Sonographie ebenso wie mit anderen morphologischen Verfahren wie CT oder Kernspintomographie auch benachbarte Strukturen als Weichteile abgebildet. Hieraus ergibt sich die Möglichkeit, Verdrängung und Einengung von Trachea und großen Gefäßen abzuschätzen. Infiltrationen in die Halsweichteile oder der Nachweis vergrößerter Lymphknoten sind insbesondere beim Schilddrüsenkarzinom von Bedeutung.

Morphologische Schilddrüsenveränderungen
Die Schilddrüse weist normalerweise ein echoreiches homogenes Schallmuster mit glatter Randbegrenzung auf. Strukturveränderungen bzw. Knoten werden beschrieben als (s. Abb. 7.3; Tab. 7.4):
- echogleiche bzw. echoreiche Knoten,
- echofreie, scharf begrenzte Bezirke mit dorsaler Schallverstärkung (Zyste),
- echodichte Areale mit dorsaler Schallauslöschung (Verkalkung),
- echoarme Veränderungen, lokalisiert als Knoten oder diffus die gesamte Schilddrüse oder größere Schilddrüsenanteile betreffend,
- echokomplexe Veränderungen (mixed pattern = karzinomverdächtiger Befund).

Zusätzlich zur Art der Veränderung werden Ausdehnung und Begrenzung beschrieben. In

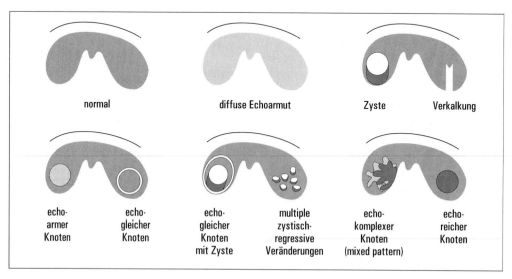

Abb. 7.3 Schematische Darstellung von charakteristischen Veränderungen des Echomusters der Schilddrüse

Tab. 7.4 Richtungsweisende Ultraschallbefunde der Schilddrüse

Echomuster	Richtungsweisend auf
Diffuse Echoarmut (regelmäßig oder unregelmäßig)	Basedow-Krankheit; chronische lymphozytäre Thyreoiditis (Hashimoto) (seltener: subakute Thyreoditis de Quervain)
Echogleiche, echoreiche Knoten, oft mit Randsaum, oft mit zystischen Veränderungen	inaktive (szintigraphisch *kalte*) Knoten, aktive (szintigraphisch *warme / heiße*) Knoten (autonome Adenome)
Echoarme Knoten, scharf begrenzt	inaktive (szintigraphisch *kalte*) Knoten, aktive (szintigraphisch *warme / heiße*) Knoten (autonome Adenome) (Karzinom möglich)
Echoarme Knoten, unscharf begrenzt, echokomplexe Areale/Knoten (mixed pattern)	verdächtig auf Karzinom, subakute Thyreoiditis de Quervain (seltener: Thyreoiditis Hashimoto)

Abbildung 7.3 sind charakteristische Ultraschallbefunde der Schilddrüse schematisch angegeben.

Tabelle 7.4 zeigt, welche pathologischen Echomuster richtungsweisend für welche Krankheiten der Schilddrüse sind. Es soll aber betont werden, dass eine Diagnosestellung durch die Sonographie allenfalls ausnahmsweise möglich ist. Das sonographische Ergebnis kann lediglich der Verdacht in die eine oder andere Richtung lenken. Besonders zu beachten ist, dass inaktive (szintigraphisch kalte) Knoten und aktive (szintigraphisch warme oder heiße) Knoten oder Bezirke aufgrund des sonographischen Befundes nicht voneinander abzugrenzen sind. Dies bedeutet, dass beim Vorliegen von Knoten zur Unterscheidung zwischen **inaktiven und aktiven** Knoten (kalter Knoten, heißer Knoten) eine **Szintigraphie** erforderlich ist.

Auch das Schilddrüsenkarzinom ist sonographisch nicht sicher diagnostizierbar. **Schilddrüsenkarzinome** in sonographisch unauffälligen Schilddrüsen sind jedoch eine Rarität, in scharf begrenzten, echogleichen oder echodichten Schilddrüsenknoten sind sie eher selten, jedoch keinesfalls auszuschließen.

Echokomplexe Areale bzw. Knoten mit einem Nebeneinander von unscharf abgegrenzten echoreichen, echoarmen und echofreien Strukturen (mixed pattern) sind verdächtig auf ein Schilddrüsenkarzinom. Ähnliche Muster können aber auch bei Schilddrüsenentzündungen auftreten. Auch der echoarme Knoten erfordert einen Karzinomausschluss, insbesondere wenn er unscharf begrenzt und szintigraphisch kalt ist. Bei der großen Häufigkeit von szintigraphisch kalten und echoarmen Schilddrüsenknoten in einem Iodmangelgebiet stellt dies aber ein grundsätzliches Problem dar.

Eine weitere Abklärung verdächtiger Knoten kann durch **Feinnadelbiopsie** erfolgen. Diese wird vom Geübten ohne Risiko (relative Kontraindikation: hämorrhagische Diathese, Marcumar) und ohne Lokalanästhesie nahezu schmerzfrei (Ausnahme: Thyreoiditis de Quervain) in wenigen Minuten durchgeführt. Falls erforderlich, erfolgt die Feinnadelbiopsie unter sonographischer Kontrolle der intrathyreoidalen Lage der Punktionsnadel.

Obwohl die **Aspirationszytologie** der Schilddrüse bei zahlreichen klinischen Fragestellungen vorgenommen werden kann, steht

die Abklärung der folgenden beiden Probleme doch oft im Vordergrund:
- Nachweis oder Ausschluss eines Schilddrüsenkarzinoms (bzw. einer Metastase) in einem klinisch, sonographisch oder szintigraphisch verdächtigen Schilddrüsenareal,
- diagnostische Sicherung und nähere Charakterisierung einer klinisch und/oder laborchemisch vermuteten Thyreoiditis, z. B. der subakuten nichteitrigen Thyreoiditis de Quervain (Nachweis von charakteristischen Riesenzellen nur im Anfangsstadium).

Das weitaus häufigste Resultat der Aspirationszytologie sonographisch echoarmer bzw. szintigraphisch kalter Knoten ist der Nachweis von gutartigen, degenerativen, regressiven und zystischen Veränderungen. In vergrößerten Schilddrüsen mit einem Volumen von mehr als 40 bis 50 ml sind morphologische Veränderungen wie regressive Veränderungen, Knoten, Zysten, Verkalkungen häufig feststellbar. Da eine Schilddrüsenautonomie gemeinsam mit solchen morphologischen Veränderungen gehäuft vorkommt, muss hier eine weitere Abklärung auch hinsichtlich der regionalen Funktion erfolgen. Neben der In-vitro-Diagnostik, insbesondere TSH-Bestimmung und einer ggf. erforderlichen zytologischen Abklärung, ist bei solchen Knotenstrumen auch eine quantitative Schilddrüsenszintigraphie obligat, ggf. auch unter Suppressionsbedingungen.

Der entscheidende Vorteil der Sonographie besteht darin, dass einerseits beim Vorliegen von (kaum tastbaren) Strumen der Befund objektiviert werden kann und zudem eine quantitative Größenbestimmung in der Therapiekontrolle möglich ist. Andererseits gestattet die Sonographie den Ausschluss morphologischer Veränderungen mit hoher Sensitivität. Sonographisch kann eine Autonomie zwar nicht ausgeschlossen werden, jedoch ist sie beim vollständigen Fehlen morphologischer Veränderungen zumindest bei jüngeren Patienten mit normalem TSH unwahrscheinlich. In diesen Fällen kann somit, sofern sich keine weiteren Hinweise auf eine Autonomie ergeben, auf eine Schilddrüsenszintigraphie verzichtet werden.

Indikationen

Da die Sonographie einfach, schnell, kostengünstig und ohne Belastung sowie Belästigung des Patienten durchgeführt werden kann, ist sie bei jedem Patienten mit Verdacht auf eine Schilddrüsenerkrankung im Rahmen der Erstdiagnostik indiziert. Da sie untersucherabhängig ist, muss diese Untersuchung durch den Arzt erfolgen, dem die Betreuung des Patienten obliegt. Auch in der Therapie- und Verlaufskontrolle wird die Sonographie regelmäßig eingesetzt, um Therapieeffekte, eine Strumaverkleinerung, Veränderung der Größe von Knoten und Zysten, Veränderung des Echomusters bei der Basedow-Krankheit und bei einer Schilddrüsenentzündung, zu erkennen. Beim Schilddrüsenkarzinom ist die Sonographie regelmäßig auch in der Nachsorge indiziert.

Die Farbdoppler-Sonographie gestattet die Differenzierung von vermehrt und vermindert durchbluteten Schilddrüsenknoten. Die Hoffnung, hiermit szintigraphisch heiße und kalte Knoten oder auch gutartige von bösartigen Knoten unterscheiden zu können, hat sich aber nicht erfüllt.

Eine Schilddrüsenszintigraphie (s. Kap. 7.1.5) kann die Sonographie nicht ersetzen, auch nicht die Doppler-Sonographie. Wie häufig, ergänzen sich hier die Verfahren der reinen Bildgebung und der abbildungsunterstützten Funktionsdiagnostik, der Szintigraphie.

Die Zytologie wiederum kann durch kein anderes Verfahren ersetzt werden. Bei verdächtigen Schilddrüsenknoten (z. B. szintigraphisch kalte Knoten) ist, sofern möglich, stets eine zytologische Abklärung indiziert, dies möglichst früh im Verlauf der Diagnostik. Eine im Sonogramm scharfe Begrenzung und/oder Isoechogenität von Knoten ist ebenso wie eine fehlende Wachstumstendenz z. B.

über mehrere Monate ein nur unsicheres Kriterien zum Ausschluss eines Schilddrüsenmalignoms.

7.1.5 Quantitative Schilddrüsenszintigraphie mit ^{99m}Tc

Prinzip

Szintigraphische Darstellung der Schilddrüse mit ^{99m}Tc, kombiniert mit einer quantitativen Bestimmung der Aktivitätsaufnahme der Schilddrüse in % der applizierten Aktivität. Die ^{99m}Tc-Pertechnetat-Aufnahme (TcU) entspricht dem Trapping (aktiver Transport) des Iodids. Es handelt sich beim TcU somit um ein Äquivalent der Iod-Clearance durch die Schilddrüse. Ein Einbau des ^{99m}Tc in die Schilddrüsenhormone (organische Phase) wie bei Radioiodisotopen erfolgt jedoch nicht. Aus diesem Grund ziehen einige Institutionen zur Schilddrüsenszintigraphie in der Routinediagnostik ^{123}I dem ^{99m}Tc vor.

Radiopharmakon

^{99m}Tc-Pertechnetat hat den Vorteil, als Generator-Radionuklid jederzeit zur Verfügung zu stehen. Die Gammaenergie ist für die Registrierung mit der Gammakamera günstiger als bei ^{131}I. Wegen der fehlenden Betastrahlenkomponente ist insbesondere die lokale Strahlenexposition der Schilddrüse weit geringer als bei ^{131}I. Beim Erwachsenen werden 37 bis 74 MBq (1–2 mCi) ^{99m}Tc-Pertechnetat i. v. injiziert. Die Isotopenkosten sind weit geringer als bei Verwendung von ^{123}I.

Die Strahlenexposition ist bei der Schilddrüsenszintigraphie mit ^{99m}Tc niedrig: Die effektive Dosis beträgt etwa 1 mSv, die Knochenmark- und Gonadendosis liegt unter 0,1 mSv. Die Exposition der Schilddrüse variiert in Abhängigkeit von der Aktivitätsaufnahme und beträgt meist zwischen 5 und 10 mSv. Diese Exposition ist bedeutend niedriger als bei Verwendung der Radioiodnuklide ^{123}I bzw. ^{131}I (s. Kap. 6.5, Tab. 6.8).

Geräte

Die Untersuchung erfolgt mit hoch auflösender Gammakamera und Rechner. Eine Untersuchung mit dem Scanner, wie sie früher vor allem bei der Szintigraphie mit ^{131}I üblich war, entspricht nicht mehr dem Stand von Wissenschaft und Technik. SPECT wurde verschiedentlich benutzt, gehört bei der Schilddrüsenszintigraphie aber nicht zum Standard.

Auswertung

Die Aufnahme mit der Gammakamera beginnt nach einer Wartezeit von 5 bis 20 Minuten nach i. v. Injektion und dauert 5 bis 10 Minuten. Die Aktivitätsaufnahme der Schilddrüse wird nach Markierung einer entsprechenden Schilddrüsen-ROI am Computerbildschirm und nach Untergrundsubtraktion für die gesamte Schilddrüse und ggf. auch für einzelne Schilddrüsenareale, z. B. für heiße Knoten, bestimmt. Durch Messung der Injektionsspritze vor der Aktivitätsapplikation erfolgt eine Eichung, und die Aktivitätsaufnahme der Schilddrüse oder einzelner heißer Schilddrüsenknoten wird in % der applizierten Aktivität angegeben.

Praktische Durchführung

Die quantitative ^{99m}Tc-Schilddrüsenszintigraphie mit gleichzeitiger Messung der globalen und ggf. regionalen Aktivitätsaufnahme dauert einschließlich Wartezeit und Vorbereitung etwa 20 bis 40 Minuten. Eine besondere Vorbereitung des Patienten ist nicht erforderlich. Eine erhöhte Iodzufuhr vor der Untersuchung ist jedoch zu vermeiden, da hierdurch die ^{99m}Tc- ebenso wie die Radioiodaufnahme der Schilddrüse durch Absättigung (kompetitive Hemmung) blockiert werden kann. Wie lange eine Schilddrüse durch eine vorangegangene erhöhte Iodzufuhr blockiert wird, hängt von der Menge des applizierten Iods und von seiner chemischen Bindung ab. Nach Applikation wässriger iodhaltiger Kontrastmittel (CT, Angiographie) muss mit einer Blockade der Schilddrüse von 3 bis 4 Wochen gerechnet werden, nach fettlöslichen Röntgenkontrastmitteln (z. B. Gallendarstellung) mit 3 bis 6 Monaten und nach Kontrastmitteldepots (z. B. Lymphangiographie, Myelographie) sogar mit 1 bis 2 Jahren, Letzteres auch nach Gabe von Amiodarone (Cordarex®) als Antiarrhythmikum.

Bei Patienten mit Verdacht auf eine Schilddrüsenerkrankung oder Knotenstruma sollte vor Abklärung der Schilddrüse auf jegliche Röntgenkontrastmitteldiagnostik verzichtet werden, z. B. CT mit Kontrastmittel zur morphologischen Abklärung einer Raumforderung im Hals-Thorax-Bereich oder Koronarangiographie bei Patienten mit Knotenkropf oder Hyperthyreose und absoluter Arrhythmie (infolge der Hyperthyreose). Dies ist nicht nur zu beachten, um eine regelrechte szintigraphische Schilddrüsendiagnostik durchführen zu können, sondern auch, weil bei vorbestehender Schilddrüsenfunktionsstörung (auch bei verborgener Autonomie oder latenter Hyperthyreose) jede stark erhöhte Iodzufuhr zur Verschlechterung einer bestehenden bzw. Auslösung einer Hyperthyreose führen kann.

Ist aus vitaler Indikation die Gabe von iodhaltigem Kontrastmittel auch beim Vorliegen oder bei Verdacht auf Hyperthyreose oder Autonomie erforderlich, so kann die Iodaufnahme der Schilddrüse vorübergehend durch Perchlorat blockiert und ggf. eine prophylaktische thyreostatische Behandlung z. B. über 2 bis 4 Wochen eingeleitet werden.

Suppressionsszintigraphie

Unter Suppressionsszintigraphie versteht man die szintigraphische Untersuchung der Schilddrüse unter einer die TSH-Sekretion vollständig unterbindenden (supprimierenden) exogenen Schilddrüsenhormonzufuhr. Sie dient dem Nachweis bzw. dem Ausschluss einer unifokalen, multifokalen oder disseminierten Schilddrüsenautonomie, ggf. auch dem Nachweis der Supprimierbarkeit der Schilddrüse nach einer Hyperthyreose bei der Basedow-Krankheit oder beim Verdacht auf eine latente Basedow-Krankheit (z. B. bei euthyreoter endokriner Orbitopathie).

Das Ausmaß der Unterdrückung (Suppression) der ^{99m}Tc-Aufnahme oder von Radioiodisotopen in der Schilddrüse hängt von der Art und der Dosierung der zugeführten Schilddrüsenhormone ab, wesentlich aber auch von der Dauer der Hormongabe.

Zur Suppression sind unterschiedliche Verfahren üblich:
- T_3-Gabe von 60 bis 80 µg/Tag, 6 bis 10 Tage lang, anschließend Szintigraphie
- T_4-Gabe von 200 µg/Tag, 10 bis 14 Tage lang
- einmalige Gabe von 2 bis 3 mg T_4 und Szintigraphie nach 8 bis 10 Tagen
- mindestens 4- bis 6-wöchige Schilddrüsenhormonmedikation mit T_4, körpergewichtsbezogen mit etwa 2 µg T_4/kg Körpergewicht. Zur besseren Verträglichkeit soll das Thyroxin in der ersten Woche in halber Dosis einschleichend gegeben werden.

Die vollständige Suppression muß durch einen niedrigen TSH-Wert nachgewiesen werden. Bei einer Schilddrüsenhormongabe zur Suppression und einer Suppressionsszintigraphie nach 6 bis 10 Tagen handelt es sich um einen Kurztest überwiegend zum qualitativen Nachweis fokaler Autonomien. Vorteil ist die kurze Zeitspanne bis zur Diagnose, bei T_3-Gabe die kurze HWZ, bei einmaliger Gabe von 2 oder 3 mg T_4 die gesicherte Hormoneinnahme unter Aufsicht. Zur Quantifizierung einer Autonomie, insbesondere auch einer disseminierten Autonomie, sind Suppressionsbedingungen über mindestens 2 bis 3, besser 4 bis 6 Wochen erforderlich. Durch eine zusätzliche Iodgabe kann das Ergebnis verfälscht werden.

Ergebnisse

Die Schilddrüsenszintigraphie liefert Antworten auf folgende Fragestellungen:

▶ Die **Lage der Schilddrüse** kann zervikal, retrosternal oder mediastinal sein. Zum Nachweis einer Zungengrundstruma/

Tab. 7.5 ^{99m}Tc-Uptake unter Basis- und Suppressionsbedingungen

Basisbedingungen	
• Normale Schilddrüse, ausreichende Iodversorgung	0,5–2%
• Normale Schilddrüse, Iodmangel	1,5–3%
• Iodmangelstruma (Iodavidität)	bis 10%
• Struma mit Autonomie (abhängig vom Autonomiegrad)	bis 15%
• Basedow-Krankheit (abhängig von der funktionellen Aktivität	bis 40%
Suppressionsbedingungen	
• Normale Schilddrüse, ausreichende Iodversorgung	<0,5%
• Iodmangelstruma ohne funktionell relevante Autonomie	<1,5–1,8%

-schilddrüse eignet sich ^{99m}Tc nicht, da eine relativ hohe Aktivitätsanreicherung in Speicheldrüsen bzw. Speichel zu Fehldiagnosen führen kann. Auch bei anders lokalisiertem dystopen Schilddrüsengewebe sind Radioiodisotope wegen der höheren Gammaenergie, der höheren Anreicherung und der Spezifität bei dieser Fragestellung dem ^{99m}Tc vorzuziehen.

▶ **Größe der Schilddrüse:** Bei nur geringfügig vergrößerten Schilddrüsen ist bei dieser Fragestellung die Szintigraphie der Sonographie unterlegen. Bei großen und unregelmäßig konfigurierten Kröpfen besitzt aber auch die Sonographie eine eingeschränkte Aussagefähigkeit hinsichtlich der Größenbestimmung, so dass in diesen Fällen die Szintigraphie mit herangezogen werden kann, insbesondere dann, wenn die Größe von autonomen (szintigraphisch heißen) Bezirken vor einer Radioiodtherapie bestimmt werden soll.

▶ **Funktionelle Aktivität morphologisch nachgewiesener Veränderungen,** insbesondere von Knoten: Palpatorisch oder sonographisch nachweisbare Schilddrüsenknoten können szintigraphisch kalt, warm oder heiß sein. Durch quantitative Szintigraphie, ggf. auch unter Suppressionsbedingungen, ist die funktionelle Relevanz von autonomen Adenomen oder disseminierten Autonomien abschätzbar. Szintigraphisch kalte Knoten (Karzinomausschluss) sind je nach intrathyreoidaler Lage ab etwa 1 cm Durchmesser erkennbar.

▶ **Quantitative Funktionsbeurteilung:** Die Aktivitätsaufnahme in der gesamten Schilddrüse (globaler TcU) oder in einzelnen heißen Arealen (regionaler TcU) ist ein Maß entweder für die Iodavidität bei Iodmangelstruma, den Autonomiegrad bei fokaler oder disseminierter Autonomie, ggf. unter Suppressionsbedingungen, oder auch die funktionelle Aktivität bei der Basedow-Krankheit vor, während oder nach einer thyreostatischen Medikation, Operation oder Radioiodtherapie.

Der Normbereich des **globalen TcU** ist im Iodmangelgebiet Deutschland offenbar regional unterschiedlich. **Tabelle 7.5** gibt einige Beispiele für charakteristische TcU-Werte, die aber wegen regionaler Unterschiede nicht strengen Normbereichen entsprechen können.

Unter **Basisbedingungen**, d.h. ohne schilddrüsenwirksame Medikation und ohne stark erhöhte (die Aktivitätsaufnahme blockierende) Iodzufuhr, weisen normale Schilddrüsen in ausreichend iodversorgten Gebieten einen TcU von etwa 0,5 bis 2,0% auf. In Iodmangelgebieten wie Deutschland steigt dieser Wert an und kann insbesondere bei iodaviden

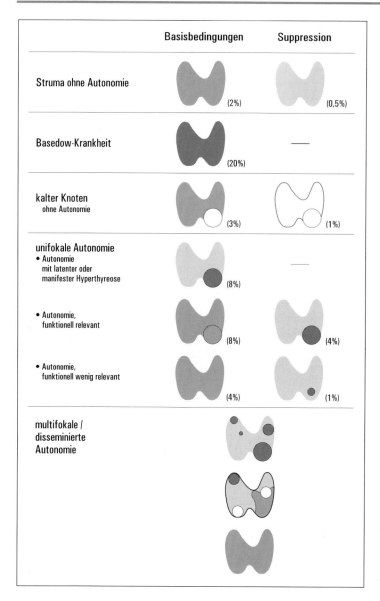

Abb. 7.4 Schematische Darstellung unterschiedlicher charakteristischer Befunde im Schilddrüsenszintigramm unter Basisbedingungen und Suppressionsbedingen. In Klammern Beispiel für charakteristische TcU-Werte.

Strumen bis 10 % oder mehr erreichen. Noch höhere Werte können bei Schilddrüsenautonomie abhängig vom Autonomiegrad auftreten. Die höchsten TcU-Werte bis über 40 % finden sich bei der Basedow-Krankheit. Normale TcU-Werte schließen aber weder eine Autonomie noch eine Basedow-Krankheit aus.

Unter **Suppressionsbedingungen**, d. h. unter einer exogenen und ausreichend lange durchgeführten Schilddrüsenhormonzufuhr, die zu einem nicht messbaren TSH-Spiegel führt, finden sich folgende TcU-Werte: normale Schilddrüsen und Strumen ohne funktionell relevante Autonomie in ausreichend iodversorgten Gebieten weisen einen TcU von meist weniger als 0,5 % auf. Dieser Wert liegt im Iodmangelgebiet offenbar höher. Regionale Unterschiede des TcU spielen unter Suppressionsbedingungen im Iodmangelgebiet eine geringere Rolle, sind aber möglicherweise noch vorhanden. Umfangreichere Untersuchungen aus Marburg, Göttingen, Freiburg und Köln haben Obergrenzen für den TcU unter Suppressionsbedingungen bei Strumapatienten ohne funktionell relevante Autonomie gefunden, die sich zwischen 1 und 2% bewegen (s. auch Tab. 7.5). Diesbezüglich flächendeckende Untersuchungen liegen für Deutschland aber nicht vor. Außerdem unterscheiden sich auch öfter die Suppressionsbedingungen (Art, Dauer und Höhe der Schilddrüsenhormonmedikation), so dass eine Vergleichbarkeit nur eingeschränkt gegeben ist.

Bei funktionell relevanter Autonomie und auch bei der Basedow-Krankheit ist der TcU unter Suppressionsbedingungen erhöht.

Szintigraphische Befunde unter Basisbedingungen und unter Suppression

Charakteristische Befunde, wie sie unter Basisbedingungen, d. h. ohne Schilddrüsenhormonmedikation, und unter ausreichend langer und ausreichend hoch dosierter Schilddrüsenhormonmedikation vorkommen können, sind in **Abbildung 7.4** schematisch dargestellt. Hierbei sind TcU-Werte angegeben, die jeweils charakteristische Beispiele darstellen sollen. Die Beurteilung, ob eine Autonomie funktionell relevant ist, erfordert neben den TcU-Werten unter Basis- und ggf. unter Suppressionsbedingungen auch die Kenntnis der Anamnese. Wichtig sind z. B. bereits durchgemachte hyperthyreote Zustände nach erhöhter Iodzufuhr. Ferner sind die Schilddrüsenhormonwerte (FT_4, FT_3) unter Basisbedingungen und ihr eventueller Anstieg unter Schilddrüsenhormonmedikation zu berücksichtigen sowie insbesondere der TSH-Wert bzw. der TRH-Test unter Basis- und Suppressionsbedingungen.

Bei **normalen Schilddrüsen** und bei Strumen mit Euthyreose (**Iodmangelstruma**), die keine Autonomie aufweisen, findet sich unter Basisbedingungen eine homogene Aktivitätsverteilung. Unter Suppression ist die Aktivitätsverteilung ebenfalls homogen, der TcU fällt unter den in Tabelle 7.5 angegebenen Grenzwert von 1,0 bis 2,0% ab.

Bei der **Basedow-Krankheit** findet sich häufig ein stark erhöhter TcU unter Basisbedingungen. Ein normaler TcU schließt eine floride Basedow-Krankheit aber nicht aus. Auch bei der latenten Basedow-Krankheit mit noch euthyreoter Stoffwechsellage findet sich unter Suppressionsbedingungen oftmals ein erhöhter TcU. Die Indikation zur szintigraphischen Untersuchung ergibt sich gelegentlich bei *euthyreoter endokriner Orbitopathie* oder nach bzw. während medikamentöser Therapie einer Basedow-Hyperthyreose (Prognose).

Beim Vorliegen **szintigraphisch kalter Knoten** ohne Autonomie wird das normal funktionierende Schilddrüsengewebe unter Suppressionsbedingungen supprimiert und der kalte Knoten dann weniger deutlich dargestellt. Kalte Knoten können vielfältige Ursachen haben. Neben Zysten, benignen inaktiven Knoten, regressiven Veränderungen, fokalen Entzündungen und dergleichen muss insbesondere auch an Karzinome gedacht werden. Szintigraphisch kalte Knoten gelten primär immer als verdächtig auf ein **Schilddrüsenkarzinom**. Anamnestische und klinische Hinweise auf eine maligne Schilddrüsenerkrankung gehen aus **Tabelle 7.6** hervor. Bei ¾ aller Patienten mit einem Schilddrüsenkarzinom werden Tumorzeichen, die als Spätsymptome anzusehen sind, zum Zeitpunkt der Diagnose noch vermisst. Zur frühen Erkennung tragen vielmehr Sonographie, Szintigraphie und insbesondere die frühzeitige gezielte Feinnadelbiopsie bei.

Bei Männern und allgemein bei jüngeren Patienten findet sich ein statistisch höheres Karzinomrisiko in kalten Knoten als bei Frauen und älteren Patienten. Strumen mit einem Solitärknoten sind eher verdächtig auf ein Malignom als solche mit multiplen Knoten. Wichtige Hinweise auf ein Schilddrüsenmalignom liefert die Sonographie: unscharf begrenzte, infiltrierend wachsende, echoarme

Tab. 7.6 Hinweise und Riskofaktoren für ein Schilddrüsenkarzinom

Anamnese	Untersuchungsbefund
• Schnelles Wachstum • Heiserkeit • Schluckbeschwerden • Ausstrahlende Schmerzen • Zustand nach lokaler externer Strahlentherapie im Halsbereich	• Struma derb, höckrig, schlecht verschieblich • Zervikale Lymphknotenvergrößerungen • Rekurrensparese • Horner-Syndrom • Mechanische Symptome (Stridor, Einflussstauung, allgemeine Tumorzeichen)

Szintigraphisch kalter Knoten	
Größeres Risiko	**Kleineres Risiko**
• Männlich • Alter < 30 Jahre, > 65 Jahre • Solitäre Knoten	• Weiblich • Alter 30–65 Jahre • Multiple Knoten

Sonographie	
• Echoarm • Echokomplex • Unscharf begrenzt, infiltrierend • Zervikale Lymphknoten	• Echogleich, echoreich • Zyste • Scharf begrenzt, Randsaum • Keine Lymphknoten

und insbesondere echokomplexe Knoten sind karzinomverdächtig. Dagegen sind echogleiche und echoreiche, scharf begrenzte Knoten mit einem Randsaum selten maligne. Ein szintigraphisch kalter Knoten, dem eine sonographisch nachgewiesene Zyste zugrunde liegt, ist ebenfalls selten maligne, auch wenn ein kleines Karzinom in der Zystenwand nicht auszuschließen ist.

Von wesentlicher Aussagefähigkeit ist die richtig durchgeführte Aspirationszytologie, ggf. unter sonographischer Kontrolle. In Zweifelsfällen müssen aber auch die in Tabelle 7.6 genannten Risikofaktoren berücksichtigt werden, selbst wenn der zytologische Befund negativ ist. Das Auftreten von den besonders von Laien im szintigraphisch kalten Knoten befürchteten Schilddrüsenkarzinomen ist mit 3 bis 5 % nicht sehr hoch, wenn man berücksichtigt, dass in unausgewählten Autopsiestrumen okkulte bzw. Mikrokarzinome mit einer Häufigkeit von 5 bis zu 20 % entdeckt werden können.

Bei der **Autonomie** sind verschiedene funktionelle Zustände zu unterscheiden. Es besteht entweder bereits eine klinisch manifeste Hyperthyreose mit typisch veränderten Laborparametern (FT_3 und FT_4 erhöht, TSH niedrig), oder es liegt eine latente Hyperthyreose oder eine Grenzwerthyperthyreose vor (FT_3 und FT_4 normal bis grenzwertig erhöht, TSH niedrig, TRH-Test ggf. negativ). Bei unifokaler Autonomie stellt sich in diesen Fällen szintigraphisch bereits unter Basisbedingungen nahezu nur das autonome Adenom dar, während die übrige Schilddrüse (endogen) supprimiert ist. Der TcU ist entweder normal oder erhöht. Der Nachweis des supprimierten Schilddrüsenanteils erfolgt durch übersteuerte Wiedergabe des Szintigramms und durch die Sonographie (Differenzialdiagnose: einseitige Schilddrüsenlappenaplasie).

Bei Autonomie und Euthyreose ist das Szintigramm unter Basisbedingungen oft noch mehr oder weniger normal, die peripheren Hormonwerte sowie das TSH liegen im Normbereich. Unter exogenen Suppressionsbedingungen (Schilddrüsenhormonzufuhr) stellt sich das autonome Adenom dann wie bei der manifesten Autonomie ohne suppressive Schilddrüsenhormonmedikation dar. Bei funktioneller Relevanz des autonomen Schilddrüsenadenoms liegt der TcU unter Suppressionsbedingungen über 1 oder 2% (s. Tab. 7.5). Das Volumen solcher funktionell relevanten autonomen Adenome, bei denen nach stark erhöhter akzidenteller Iodzufuhr das Risiko einer iodinduzierten Hyperthyreose droht, beträgt mehr als 8 bis 10 ml. Häufig finden sich in Iodmangelstrumen aber auch kleinere autonome Adenome, die einen Durchmesser von weniger als 2 bis 3 cm und einen TcU unter Suppressionsbedingungen von weniger als 1 oder 2% aufweisen. Diese Patienten haben unter Basisbedingungen häufig eine Euthyreose mit normalem TSH-Wert. Das Risiko einer iodinduzierten Hyperthyreose bei erhöhter Iodzufuhr ist hier geringer. Das therapeutische Vorgehen ist gerade in diesem Fall schwierig. Während bei Autonomie mit Hyperthyreose meist und bei funktionell relevanter Autonomie mit Euthyreose oftmals eine definitive Therapie (Operation oder Radioiodtherapie) angezeigt ist, kann bei funktionell wenig relevanter Autonomie unter Vermeidung einer erhöhten Iodzufuhr abgewartet werden, besonders dann, wenn gleichzeitig keine größere Struma besteht.

Die multifokale bzw. disseminierte Autonomie bietet schließlich alle Kombinationen szintigraphischer Erscheinungsbilder von typischen solitären autonomen Schilddrüsenadenomen bis zur homogenen Aktivitätsverteilung wie bei der Basedow-Krankheit. Szintigraphische Befunde, wie sie in Abbildung 7.4 angegeben sind, können je nach funktioneller Relevanz bereits unter Basisbedingungen oder auch unter suppressiver Schilddrüsenhormonmedikation auftreten. Häufig werden hierbei auch szintigraphisch kalte Bezirke gesehen, die nach Beseitigung der Autonomie durch Radioiodtherapie persistieren oder verschwinden können.

Das autonome Adenom (unifokale Autonomie), das bereits unter Basisbedingungen szintigraphisch eindeutig erkennbar ist, wurde früher als *dekompensiertes toxisches Adenom* bezeichnet. *Kompensierte autonome Adenome* wurden dagegen erst unter suppressiver Schilddrüsenhormonmedikation erkannt. Dieses Bezeichnungen sollen heute nicht mehr benutzt werden, da *kompensiert* bzw. *dekompensiert*, wie auch die Bezeichnung *toxisches Adenom*, zu falschen Assoziationen hinsichtlich des klinischen Funktionszustands oder der klinischen Relevanz führen können.

7.1.6 Schilddrüsenszintigraphie mit Radioiodisotopen

Prinzip
Nach Gabe von nahezu trägerfreiem Radioiod als Marker für den physiologischen Iodstoffwechsel (Trapping, Iodination, Iodisation, Hormonsekretion, Metabolismus) wird die Aktivitätsaufnahme der Schilddrüse als Clearance-Äquivalent bzw. die Iodidclearance unmittelbar gemessen. Da die zugeführte Iodmenge mit etwa 10^{-6} bis 10^{-7} g extrem niedrig ist, wird die physiologische Iodkinetik nicht gestört. Zudem sind selbst bei hochgradiger Iodallergie Reaktionen nicht zu befürchten.

Radiopharmaka
Folgende Radioiodisotope werden eingesetzt:
- ^{131}I für den Radioiod-2-Phasen-Test
- ^{123}I für einen Radioiod-Kurztest (Messung der Iodidclearance)
- ^{131}I oder ^{123}I für die Szintigraphie, insbesondere bei Lageanomalien der Schilddrüse (retrosternale Struma, mediastinale Struma, Zungengrundstruma)
- ^{131}I für die Ganzkörperszintigraphie beim differenzierten Schilddrüsenkarzinom

Die Gabe der Aktivität erfolgt entweder oral in flüssiger Form bzw. als Kapsel oder i.v. Die Höhe der applizierten Aktivität richtet sich nach der Fragestellung:

- beim Radioiod-2-Phasen-Test 3 MBq ^{131}I
- beim Kurztest mit ^{123}I 10 MBq
- bei Suche nach dystopem Schilddrüsengewebe ggf. auch mehr.
- Zur Ganzkörperszintigraphie beim differenzierten Schilddrüsenkarzinom werden 200 bis 1 000 MBq (5 bis 30 mCi) ^{131}I verabreicht. Diese Untersuchung wird entsprechend der Strahlenschutzverordnung in Deutschland stationär vorgenommen.

Einige Arbeitsgruppen bevorzugen zur Schilddrüsenszintigraphie anstelle der Szintigraphie mit ^{99m}Tc-Pertechnetat den Radioiod-Kurztest mit ^{123}I einschließlich Szintigraphie. Hierbei ist von Vorteil, Parameter der wahren Iodkinetik einschließlich der organischen Phasen zu erfassen, was mit ^{99m}Tc nur teilweise oder nicht gelingt. Von Nachteil sind die deutlich höheren Kosten sowie die Notwendigkeit, die Untersuchung an bestimmten Wochentagen vorzunehmen, da ^{123}I im Gegensatz zu ^{99m}Tc nicht ständig verfügbar ist.

Geräte
Die Szintigraphie mit Radioiodisotopen erfolgt mit der Gammakamera. Die Aktivitätsaufnahmemessungen (Uptake-Messungen) beim Radioiod-2-Phasen-Test mit ^{131}I werden jedoch auch heute noch mit einem Sondenmessplatz durchgeführt, der bei niedrigen Impulsraten und höherer Gammaenergie eine bessere Empfindlichkeit als die Gammakamera aufweist.

Praktische Durchführung
Radioiod-2-Phasen-Test: Beim Radioiod-2-Phasen-Test mit ^{131}I wird die Aktivität meist oral gegeben. Einigen Institutionen bevorzugen allerdings die i. v. Gabe. Bei oraler Gabe muss der Patient vorher nüchtern sein und nach der Applikation noch etwa 1 bis 1,5 Stunden nüchtern bleiben. Die Aktivitätsaufnahme wird mit einem Sondenmessplatz in % der applizierten Aktivität unter Verwendung von Standardproben zur Kalibrierung nach folgenden Zeiten gemessen:

- 4 Stunden (ggf. auch nach 6 oder 8 Stunden),
- 24 oder 48 Stunden,
- je nach Fragestellung auch nach bis zu 7 Tagen (Bestimmung der HWZ).

Die Szintigraphie kann nach 4 Stunden, aber auch nach 24 oder 48 Stunden durchgeführt werden. Zusätzlich kann nach 48 Stunden eine Blutentnahme zur Bestimmung des proteingebundenen radioaktiven Iods im Plasma (PB^{131}I) als Ausdruck der Hormonsekretionsrate erfolgen.

Obwohl die Uptake-Messungen selbst jeweils nur wenige Minuten dauern, ist der Radioiod-2-Phasen-Test insgesamt mit einem beträchtlichen Zeitaufwand für den Patienten verbunden. Mancherorts wird daher das Untersuchungsprogramm reduziert, z. B. auf einen 24-Stunden-Wert. Soll die effektive thyreoidale HWZ z. B. vor Durchführung einer Radioiodtherapie zur Dosisberechnung bestimmt werden, ist aber ein weiterer Messwert nach mehreren Tagen sinnvoll, bei der Basedow-Krankheit auch ein früher Messwert, z. B. nach 4 bis 8 Stunden (s. Kap. 18.2).

Szintigraphischer Nachweis dystopen Schilddrüsengewebes: Zum szintigraphischen Nachweis atypisch gelegenen Schilddrüsengewebes wird ^{123}I wegen seiner spezifischeren Eigenschaften und besseren Anreicherung im Schilddrüsengewebe bevorzugt. Dies trifft für retrosternale, mediastinale Strumen sowie für die Zungengrundstruma zu. Gegebenenfalls kann bei Struma mediastinalis ^{131}I wegen seiner höheren Gammaenergie und damit der besseren Gewebepenetration bevorzugt werden, jedoch ist die Strahlenexposition hier höher. ^{99m}Tc ist zum Ausschluss einer Zungengrundstruma/-schilddrüse wegen überlagernder Speichelaktivität nicht geeignet, zum Nachweis einer mediastinalen Struma nicht optimal wegen zu geringer Anreicherung und niedriger Gammaenergie.

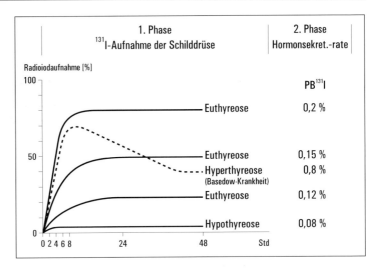

Abb. 7.5 Radioiod-2-Phasen-Test. Beispiele für verschiedene Schilddrüsenfunktionsstörungen unter Basisbedingungen, d. h. ohne medikamentöse Behandlung. Eine verminderte Aktivitätsaufnahme wie bei Hypothyreose kann auch bei Thyreoiditis oder nach erhöhter Iodzufuhr beobachtet werden. Die ^{131}I-Aufnahme bei Euthyreose ist von der physiologischen Iodversorgung abhängig: höhere Werte werden im Iodmangelgebiet gefunden, niedrigere Werte in ausreichend mit Iod versorgten Gebieten. Rechts typische Beispiele für PB^{131}I.

Ganzkörperszintigraphie mit ^{131}I: Sie wird beim differenzierten Schilddrüsenkarzinom zum Nachweis einer Restschilddrüse oder von radioiodspeichernden Rezidiven, regionären Lymphknotenmetastasen oder Fernmetastasen vorgenommen. Der Patient erhält oral 200 bis 1 100 MBq (5 bis 30 mCi) ^{131}I oder auch mehr. Die Szintigraphie erfolgt frühestens nach 48 Stunden, besser erst nach 72 Stunden. Diese Untersuchung wird beim Patienten mit einem Schilddrüsenkarzinom nach totaler Thyreoidektomie in hypothyreoter Funktionslage (nach ausreichend langem Absetzen der Schilddrüsenhormonmedikation) durchgeführt, d. h. bei hohen TSH-Serumspiegeln z. B. über 30 µU/ml (endogene Stimulation). Neuerdings wird hierzu auch rekombinantes humanes TSH (rhTSH) eingesetzt.

Ergebnisse

Die maximale Radioiodaufnahme beträgt im Iodmangelgebiet Deutschland um 50%, bei iodavider Struma oder bei der Basedow-Krankheit bis 80 oder 90%. Charakteristische Zeitverläufe im Radioiod-2-Phasen-Test für unterschiedliche Krankheitsbilder sind in **Abbildung 7.5** angegeben. Die effektive thyreoidale HWZ von ^{131}I beträgt bei normalen Schilddrüsen und Iodmangelstrumen etwa zwischen 6 und 7 Tagen (physikalische HWZ des ^{131}I ist 8 Tage), die biologische HWZ zwischen 1 und 3 Monate. Bei Hyperthyreose, insbesondere der Basedow-Krankheit, ist die effektive HWZ oft verkürzt. Manchmal beträgt sie nur 1 bis 2 Tage. Eine verminderte Aktivitätsaufnahme findet sich nach Schilddrüsenhormonmedikation (Suppression), erhöhter Iodzufuhr (Schilddrüsenblockade), Gabe von Perchlorat, externer Strahlentherapie und Radioiodtherapie, bei Hypothyreose und bei Thyreoiditis.

Zusätzlich zu den Aktivitätsaufnahmewerten der Schilddrüse kann die Gesamtaktivität oder die eiweißgebundene Aktivität (PB^{131}I) im Serum 48 Stunden nach Applikation des Radioiods gemessen werden. Sie ist ein Maß für die Geschwindigkeit des Iodumsatzes. Normalerweise finden sich maximal 0,25%

Tab. 7.7 Indikationen zur Schilddrüsenszintigraphie und zum Radioiodtest

Quantitative Szintigraphie mit ^{99m}Tc (TcU)
Struma/Rezidivstruma
• Nachweis/Ausschluß einer Autonomie (ggf. unter Suppressionsbedingungen)
• Differenzialdiagnose kalte/heiße Knoten
• Überprüfung des Effekts einer definitiven Therapie bei Autonomie
• Nachweis/Ausschluss kalter Bezirke bei Karzinomverdacht
• Therapieplanung (medikamentös, Radioiod, Operation)
Hyperthyreose
• Beitrag zur Differenzialdiagnose (Basedow-Krankheit / Autonomie)
• Überprüfung des Effekts einer definitiven Therapie bei Hyperthyreose infolge Autonomie
• Feststellung der funktionellen Aktivität bei der Basedow-Krankheit (nach thyreostatischer Medikation und nach Radioiodtherapie)
Radioiodtest bzw. Szintigraphie mit ^{123}I/^{131}I
Radioiodtherapie
• Vor geplanter Radioiodtherapie bei gutartigen Schilddrüsenerkrankungen: maximaler Uptake, thyreoidale HWZ, ggf. Beitrag zur Bestimmung der funktionellen Herdmasse (Dosisbestimmung)
Differenziertes Schilddrüsenkarzinom
• Nach Thyreoidektomie zum Nachweis/Ausschluss von radioiodspeicherndem Restgewebe, Lokalrezidiven, regionären Lymphknotenmetastasen, Fernmetastasen
• Therapieplanung: Indikation, Vorbereitung, ggf. Dosisberechnung für eine hochdosierte Radioiod-Tumortherapie
Aplasie / Dystopie / Fehlverwertungen
• Nachweis und Lokalisation von Schilddrüsengewebe, ggf. Depletionstest

der applizierten Aktivität pro Liter Serum nach 48 Stunden. Erhöhte Werte kommen vor bei Hyperthyreose und verkleinertem Iodpool (Zustand nach Schilddrüsenoperation) (s. Abb. 7.5).

Der PB^{131}I-Wert wurde früher zur Differenzialdiagnose zwischen iodavider Schilddrüse und Hyperthyreose herangezogen. Heute erhält man diese Informationen durch die In-vitro-Diagnostik einfacher und zuverlässiger. Daher wird auf die PB^{131}I-Bestimmung heute oft verzichtet.

Depletionstest: Durch Gabe von Perchlorat (Ircnat-Tropfen) nach Erreichen der maximalen Radioiodaufnahme der Schilddrüse kann eine angeborene Störung der Organifizierung des Iods in der Schilddrüse **(Enzymdefekt)** aufgedeckt werden. Beim Gesunden führt die Perchloratgabe zu keiner nennenswerten Änderung, beim Enzymeffekt kommt es zu einem pathologischen Abfall der in der Schilddrüse gespeicherten Aktivität um mehr als die Hälfte.

Szintigraphie: Die Szintigraphie der Schilddrüse mit Radioiod-Isotopen kann mit oder ohne gleichzeitigen Radioiod-2-Phasen-Test oder Kurztest (Messung der ^{123}I-Clearance im Blut über etwa 1 Stunde) vorgenommen werden. Beim Nachweis von Restschilddrüsengewebe bzw. von radioiodspeichernden Rezidiven oder Metastasen differenzierter Schilddrüsenkarzinome gestattet die qualitative Szintigraphie die Erkennung pathologischer Speicherherde, die quantitative Szintigraphie die Bestimmung der Aktivitätsaufnahme z. B. in Metastasen in Prozent der applizierten Aktivität, was eine Abschätzung der zu applizierenden Therapieaktivität und der zu erwar-

Tab. 7.8 Prävalenz der Schilddrüsenautonomie in einer Struma mit Euthyreose

	Niedrig (<5–10%)	Mittel / hoch (30–80%)
• Lebensalter	<30 Jahre und	>40 Jahre oder
• Strumagröße	<40 ml und	>50 ml oder
• Strumaart	diffus und	nodulär oder
• Sonogramm	homogen und	Knoten, Zysten oder
• TSH	normal	vermindert
• Szintigramm (TcU)	nicht erforderlich	erforderlich, ggf. auch unter Suppression

tenden Strahlendosis im Krankheitsherd zulässt (s. Kap. 18.3).

7.1.7 Indikationen zur Schilddrüsenszintigraphie und zum Radioiodtest

Wie bereits aus den vorangegangenen Kapiteln hervorgeht, kann weder die In-vitro-Funktionsdiagnostik noch die Sonographie eine Schilddrüsenszintigraphie ersetzen. Die Indikationen zur Schilddrüsenszintigraphie mit ^{99m}Tc oder ^{123}I bzw. zum Radioiodtest und zur Ganzkörperszintigraphie mit ^{131}I sind in **Tabelle 7.7** aufgeführt.

Bei Struma oder Rezidivstruma mit Euthyreose dient die Szintigraphie dem Nachweis oder Ausschluss kalter Knoten und einer Schilddrüsenautonomie, ggf. auch unter Suppressionsbedingungen. Bei niedriger Prävalenz der Schilddrüsenautonomie und beim Fehlen von Schilddrüsenknoten ist die Szintigraphie entbehrlich, beim Vorliegen von Knoten bzw. einer mittleren oder hohen Prävalenz der Autonomie ist die Szintigraphie indiziert (**Tab. 7.8**). Eine mittlere und hohe Prävalenz der Schilddrüsenautonomie erfordert die Szintigraphie unter Basisbedingungen und ggf. (normaler TSH-Wert unter Basisbedingungen) zusätzlich unter suppressiver Schilddrüsenhormonmedikation. Nach einer Radioiodtherapie bei Schilddrüsenautonomie ist die Szintigraphie in der Lage, den erfolgreichen therapeutischen Effekt der Radioiodtherapie nachzuweisen. Nach Operation einer autonomen Struma ist eine Szintigraphie sinnvoll, um die vollständige Beseitigung der Autonomie zu dokumentieren. Bei Karzinomverdacht dient die Szintigraphie dem Nachweis oder Ausschluss szintigraphisch kalter Bezirke.

Bei Hyperthyreose liefert die Szintigraphie einen Beitrag zur Differenzialdiagnose (Basedow-Krankheit oder Autonomie). Nach definitiver Therapie (Operation oder Radioiodtherapie) einer Hyperthyreose kann der Therapieeffekt überprüft werden.

Schließlich kann die quantitative Szintigraphie auch zur Feststellung der funktionellen Aktivität bei der Basedow-Krankheit während und nach thyreostatischer Medikation (Prognose) und nach Radioiodtherapie oder Operation eingesetzt werden.

Ein Radioiod-2-Phasen-Test ist heute nur noch vor einer geplanten Radioiodtherapie zur Dosisberechnung indiziert (s. Kap. 18.2). Beim differenzierten Schilddrüsenkarzinom sind im Rahmen der Tumornachsorge ggf. in regelmäßigen Abständen ^{131}I-Ganzkörperszintigraphien unter TSH-Stimulation (Hypothyreose oder Gabe von rhTSH) erforderlich, um radioiodspeicherndes Restgewebe, Lokalrezidive, regionäre Lymphknotenmetastasen oder Fernmetastasen auszuschließen. Die Häufigkeit der ^{131}I-Ganzkörperszintigraphie beim Schilddrüsenkarzinom richtet sich nach dem jeweiligen individuellen Risikoprofil (s. Kap. 18.3). Vor einer ^{131}I-Ganzkörperszintigraphie ist eine endogene Stimulation durch TSH-Anstieg nach mehrwöchigem Absetzen der Schilddrüsenhormonsubstitution erforderlich. Neuerdings wird hierzu aber auch gentechnisch hergestelltes rekombinantes humanes TSH benutzt, was dem Patienten die unangenehmen Nebenwirkungen der Hypothyreose erspart. Durch quantitative Bestimmung der ^{131}I-Anreicherung in radioiodspeicherndem Tumorgewebe ist eine Abschätzung der zu erzielenden Herddosen bei geplanter hochdosierter Radioiod-Tumortherapie möglich und meist auch erforderlich. Bei vorhersehbar unzureichenden Herddosen ist die Operation zu bevorzugen.

Bei dystopem Schilddrüsengewebe, retrosternaler, mediastinaler oder Zungengrundstruma dient die Szintigraphie mit ^{123}I (ggf. auch mit ^{131}I) dem Nachweis und der Lokalisation. ^{99m}Tc ist hierzu weniger geeignet.

Zusammenfassung

Die Szintigraphie der Schilddrüse mit ^{99m}Tc, ^{123}I oder ^{131}I ist seit Beginn der klinischen Nutzung von Radionukliden in der Diagnostik das häufigste Verfahren in der Nuklearmedizin. Für Iodmangelgebiete mit erhöhter Prävalenz von Knotenstrumen und Schilddrüsenautonomien trifft dies bis heute zu.

Die Schilddrüsenszintigraphie gestattet bei Knotenstrumen die Unterscheidung zwischen szintigraphisch heißen (Autonomie) und kalten (Karzinomverdacht) Knoten, bei der Basedow-Krankheit zeigt sie meist eine Überaktivität des gesamten Organs. Dystope Schilddrüsen können mit Radioiod-Isotopen spezifisch nachgewiesen werden. In der Nachsorge des Schilddrüsenkarzinoms dient die Szintigraphie mit Radioiod dem Nachweis einer Restschilddrüse oder von speichernden Metastasen.

Eine umfassende bzw. ausreichende Schilddrüsendiagnostik ist häufig ohne Szintigraphie gerade im Iodmangelgebiet nicht möglich. Häufig sind alle Methoden (Schilddrüsen-Labordiagnostik, Sonographie, Punktion, Szintigraphie) in einer Hand vereint, was die Diagnostik verbessert und beschleunigt (so genannte Schilddrüsen-Zentren).

7.2 Nebenschilddrüse

Die Nebenschilddrüsen (Epithelkörperchen) sind im Bereich der oberen und unteren Schilddrüsenpole gelegen. **Nebenschilddrüsenadenome** können hier lokalisiert sein, aber auch dystop vorkommen, z. B. mediastinal.

Die Diagnose des **Hyperparathyreoidismus** erfolgt aufgrund der Parathormonbestimmung, wobei Rückschlüsse auf die Art des Hyperparathyreoidismus (primär, sekundär, tertiär) aus den Serum-Kalzium- und -Phosphatspiegeln und eventuellen Begleiterkrankungen (Niereninsuffizienz, Nierentransplantation) gezogen werden können.

Nebenschilddrüsenadenome lassen sich meist durch bildgebende Verfahren (z. B. Ultraschall) lokalisieren. Probleme ergeben sich beim gleichzeitigen Vorliegen echoarmer Schilddrüsenknoten, die von Nebenschilddrüsenadenomen oft nicht zu unterscheiden sind. Bildgebende Verfahren können Adenome auch nicht immer lokalisieren. In solchen Problemfällen kann zur Lokalisation von Schilddrüsenadenomen die Nebenschilddrüsenszintigraphie eingesetzt werden.

Hierzu benutzte man früher (teilweise auch heute noch) eine Kombination zwischen Schilddrüsenszintigraphie mit ^{99m}Tc-Pertechnetat und unmittelbar davor oder danach eine Szintigraphie mit ^{201}Tl-Chlorid (s. Kap.

8.3, Myokardszintigraphie). Man geht davon aus, dass eine Anreicherung von ^{201}Tl mit dem Vorkommen von mitrochondrienreichen oxyphilen Zellen in Nebenschilddrüsenadenomen zusammenhängt. Da der neben ^{201}Tl-Chlorid zur Myokardszintigraphie benutzte Perfusions- und Vitalitätsmarker ^{99m}Tc-MIBI (s. Kap. 8.3, Myokardszintigraphie) sich ebenfalls in mitrochondrienreichen Zellen anreichert, ist auch dieser myokard- und tumoraffine Tracer zum Nachweis von Nebenschilddrüsenadenomen geeignet.

Da ^{201}Tl-Chlorid und ^{99m}Tc-MIBI auch von Schilddrüsengewebe aufgenommen werden, ergeben sich zwei Möglichkeiten der selektiven Darstellung von Nebenschilddrüsenadenomen:

- **Subtraktionsszintigraphie:** Hierbei werden in gleicher Position vor der Gammakamera und in einer Sitzung Szintigramme des Schilddrüsenbereiches mit ^{99m}Tc-Pertechnetat und ^{201}Tl-Chlorid bzw. ^{99m}Tc-MIBI angefertigt. Anschließend werden nach entsprechender rechnerischer Bearbeitung und Normierung die Pertechnetat-Szintigramme von den ^{201}Tl- oder MIBI-Szintigrammen subtrahiert. Nebenschilddrüsenadenome stellen sich dann selektiv dar.
- **^{99m}Tc-MIBI** reichert sich nach 15 bis 30 Minuten zwar in Schilddrüsen an, die Aktivität wird dort aber nicht gespeichert. In Nebenschilddrüsenadenomen verbleibt die ^{99m}Tc-MIBI-Aktivität dagegen über einen längeren Zeitraum. Durch Vergleich des ^{99m}Tc-Pertechnetat-Schilddrüsenszintigramms mit ^{99m}Tc-MIBI-Szintigrammen zu einem frühen (10–30 Minuten) und späten (2 bis 3 Stunden nach Injektion) Zeitpunkt lassen sich Nebenschilddrüsenadenome nahezu selektiv darstellen und von möglicherweise ebenfalls überaktiven Schilddrüsenknoten (autonomen Adenomen) abgrenzen.

Durch den Einsatz einer optimalen SPECT-Technik gelingt es, auch kleine Nebenschilddrüsenadenome mit einem Gewicht von 0,3 bis 1,0 Gramm mit einer Sensitivität von 95% zu erfassen. Bei planarer Aufnahmetechnik liegt die Sensitivität von größeren Nebenschilddrüsenadenomen bei 80 bis 90%. Auch atypisch gelegene Nebenschilddrüsenadenome, z. B. im Mediastinum, lassen sich szintigraphisch nachweisen. Die Nachweiswahrscheinlichkeit hyperplastischer Nebenschilddrüsen beim sekundären Hyperparathyreoidismus beträgt demgegenüber nur um 50%.

Falsch positive Befunde können bei vermehrt speichernden Schilddrüsenknoten beobachtet werden. Der Verdacht hierauf ergibt sich aufgrund der Schilddrüsenszintigraphie mit ^{99m}Tc-Pertechnetat.

Von chirurgischer Seite wird die Indikation zur Nebenschilddrüsenszintigraphie eher zurückhaltend gestellt, da man auf dem Standpunkt steht, ein erfahrener Chirurg entdecke und entferne zuvor unbekannt lokalisierte Nebenschilddrüsenadenome in über 90%.

Bei der zunehmenden Inzidenz diagnostizierter Nebenschilddrüsenadenome und, damit verbunden, zunehmend kleinen Adenomen kann allerdings die Auffassung vertreten werden, dass eine ausreichend sichere präoperative Lokalisationsdiagnostik (Seitennachweis des Nebenschilddrüsenadenoms) für den Patienten von Vorteil ist, da der Eingriff einschließlich möglicher Nebenwirkungen auf eine Seite begrenzt und Operationszeit (bei Schwerkranken) und Kosten gesenkt werden können. Eine Indikation zur Lokalisationsdiagnostik von Nebenschilddrüsenadenomen (neben Sonographie, CT und Kernspintomographie, Szintigraphie) ist aber zumindest dann erforderlich, wenn Nebenschilddrüsenadenome vom Chirurgen nicht gefunden wurden, wenn schon eine Voroperation erfolgte oder wenn sich der Parathormonspiegel postoperativ nicht normalisiert. Aber auch in allen Standardfällen erweist die einfach und schnell durchzuführende szintigraphische Lokalisationsdiagnostik mit ^{99m}Tc-MIBI in SPECT-Technik als vorteilhaft.

7.3 Nebennieren

7.3.1 Nebennierenrinde

Die Nebennieren befinden sich am oberen Pol beider Nieren. Ektopien im Abdominal- und Beckenbereich sind nicht selten. Das klinische Erscheinungsbild von Nebennierenrindenerkrankungen hängt davon ab, welche der unterschiedlichen Zonen der Nebennierenrinde und dementsprechend welche ihrer hormonellen Aktivität gesteigert ist. Hier wird auf entsprechende Lehrbücher und Literatur der Endokrinologie verwiesen.

Ein primärer Hyperaldosteronismus kann durch *autonome* Nebennierenrindenadenome oder eine beidseitige Hyperplasie bedingt sein. Ein Hypercortisolismus (Cushing-Krankheit) ist häufiger hypophysär bedingt, gelegentlich auch durch Nebennierenrindenadenome oder -karzinome. Beim Hyperandrogenismus führt ein meist genetisch bedingter Enzymdefekt zu einer Nebennierenrindenhyperplasie.

Bildgebende Verfahren wie Sonographie, CT und Kernspintomographie sind die primären morphologischen Untersuchungsmethoden der Wahl, um Veränderungen der Nebennierenrinde festzustellen.

Die Nebennierenrindenszintigraphie wird relativ selten und nur bei diagnostischen Problemfällen eingesetzt. Verwendet wird mit ^{131}I markiertes Methyl-Norcholesterol (20 bis 40 MBq). Aufnahmen mit der Gammakamera werden nach 3, 5 sowie 7 Tagen angefertigt, ggf. unter Suppression mit Dexamethason. ACE-Hemmer, Aldosteronantagonisten, Diuretika und Östrogene müssen vor der Untersuchung abgesetzt werden. Da durch die Metabolisierung des Radiopharmakons ^{131}I-Iodid freigesetzt wird, muss die Schilddrüse vom Beginn der Untersuchung etwa 1 Woche lang blockiert werden (entweder mit Perchlorat oder Iodid).

Die Nebennierenrindenszintigraphie wird ergänzend zur Labordiagnostik und den bildgebenden morphologischen Verfahren eingesetzt, um bei den genannten Störungen (Hyperaldosteronismus, Hypercortisolismus, Hyperandrogenismus) zu klären, ob einseitig ein hyperaktives Adenom oder eine bilaterale Hyperplasie vorliegt, ggf. ein metabolisch aktives Karzinom (s. Kap. 16).

7.3.2 Nebennierenmark

Indikationen zur Nebennierenmarkszintigraphie bzw. von chromaffinem Gewebe ergeben sich vorzugsweise in der Tumordiagnostik. Die entsprechende Darstellung zur Szintigraphie des Nebennierenmarkes bzw. von chromaffinem Tumorgewebe findet sich in Kap. 16 (Tumoren).

Kasuistik

Schilddrüse

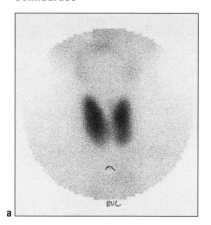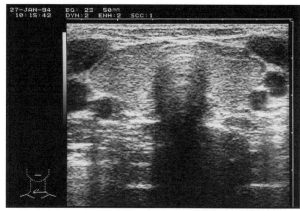

Fall 1a+b Unauffällige Schilddrüse
Keine Struma. **a**: Der globale ^{99m}Tc-Pertechnetat-Uptake (Iodidclearance) liegt mit 2,4% im Normbereich, der allerdings in Iodmangelgebieten regional unterschiedlich ist. **b**: Sonographisch (7,5 MHz) ist die Schilddrüse mit der anatomisch-morphologischen Umgebung im Transversalschnitt dokumentiert.

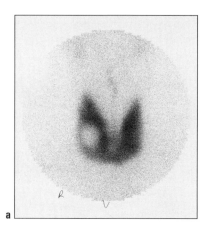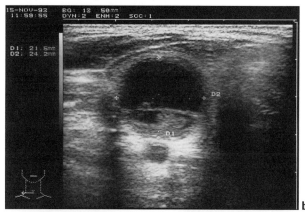

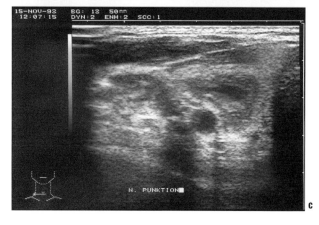

Fall 2a–c Struma diffusa et nodosa I–II, kalter Knoten: Zyste
In der Szintigraphie (**a**: ^{99m}Tc-Pertechnetat) kalter Knoten rechts kaudal, lateral. Sonographisch (**b**: 7,5 MHz) in transversaler Schnittführung gekammerte Zyste. Nach Punktion (**c**) weitgehende Entleerung der Zyste mit gleichzeitig gewonnenem Material für eine zytologische Beurteilung.

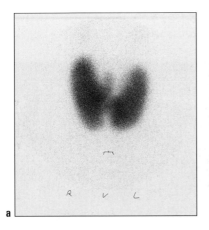
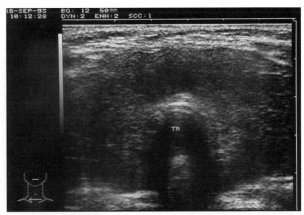

Fall 3a+b Immunthyreopathie

Im Stadium der Hyperthyreose ist für die Immunthyreopathie ein deutlich erhöhter ^{99m}Tc-Pertechnetat-Uptake (hier 23,5%) charakteristisch. Gehäuft beobachtet man die Darstellung eines (aktivierten) Lobus pyramidalis. Morphologisch (**b**: Sonographie der Halsregion mit 7,5 MHz-Schallkopf im Transversalschnitt, TR = Trachea) wird bei mehr als 85% der Patienten eine echoarme Textur des Schilddrüsengewebes beobachtet.

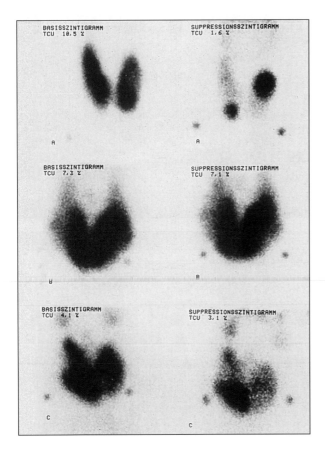

Fall 4 Autonomie

Fokale (1. Reihe), disseminierte (2. Reihe) und gemischte Autonomie (3. Reihe).
Die regionale und globale Autonomie lässt sich häufig nur mit der Schilddrüsenszintigraphie (^{99m}Tc-Pertechnetat) unter Basis- (linke Reihe) und Suppressionsbedingungen (rechte Reihe) nachweisen und dokumentieren. Die Diagnostik ergibt sich aus der visuellen (qualitativen) Beurteilung in Zusammenhang mit dem quantitativen ^{99m}Tc-Uptake (jeweils oben links im Szintigramm).

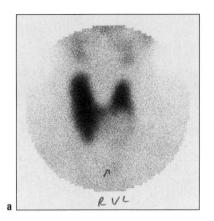
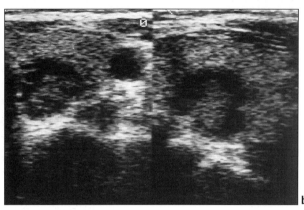

Fall 5a+b Karzinom

Szintigraphisch (^{99m}Tc-Pertechnetat) kalter Knoten links medial/kaudal. In der Sonographie (**b**; links Transversalschnitt, rechts Longitudinalschnitt) lässt sich der insgesamt echoarme Knoten nur mäßig abgrenzen. Histologisch ergab sich ein differenziertes (folliküläres) Schilddrüsenkarzinom (pT4). Die sonographischen Kriterien erlauben keine ausreichende Diskrimination zwischen endokrin aktiven (Autonomie) und inaktiven (Adenom vs. Karzinom) Tumoren.

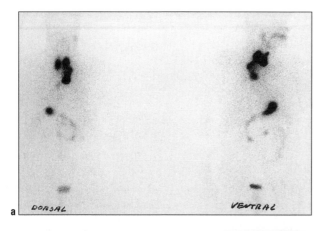
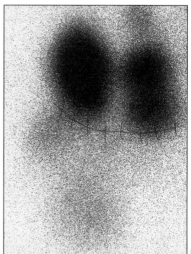
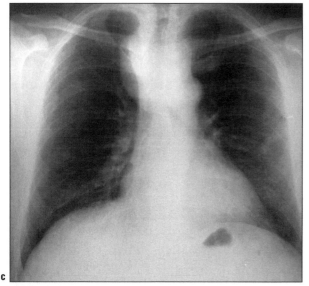
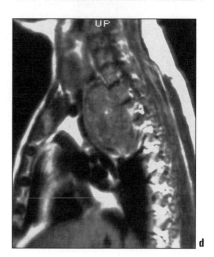

Fall 6a–d Retrosternale Struma

Intrathorakale Struma im hinteren Mediastinum. Lässt sich im Iodszintigramm (**a**: ^{123}I, **b**: ^{99m}Tc-Pertechnetat) eine Anreicherung in dem Tumor nachweisen, so ist die Diagnose einer intrathorakalen Struma sicher. Bei negativem Iodszintigramm lassen sich aus der morphologischen Darstellung (hier **c**: konventionelles Röntgen, **d**: NMR-T2-gewichtet, sagittale Schnittführung) Hinweise auf die Gewebeherkunft gewinnen, insbesondere wenn eine Verbindung zwischen zervikalem Schilddrüsengewebe und intrathorakaler Raumforderung darstellbar ist. 10 % der mediastinalen Raumforderungen entsprechen intrathorakalen Strumen, die allerdings nicht immer funktionell aktiv sind; überwiegend sind sie im vorderen Mediastium lokalisiert (80 %). Echte ektope, komplett abgetrennte Strumen sind selten (primäre intrathorakale Struma). Aus messtechnischen (Absorption) und physiologischen (Blutpoolaktivität; Herz und große Gefäße) Gründen ist ^{99m}Tc-Pertechnetat als Tracer nicht geeignet. Wegen der niedrigeren Strahlenexposition und der Abbildungsqualitäten (SPECT) ist ^{123}I dem ^{131}I vorzuziehen.

(**Fall 6a**: Oben Struma, in Bildmitte Magendarstellung)

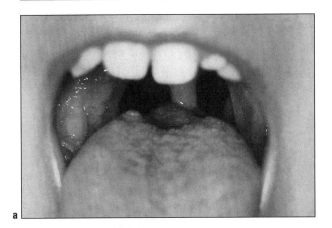

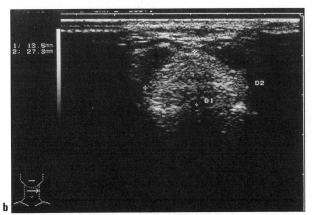

Fall 7a–c Zungengrundstruma
Zungengrundstruma auf dem hinteren Drittel der Zunge (**a, b**: Sonographie) bei einem 7-jährigen Mädchen mit Hypothyreose. Bei Verdachtsdiagnose: Szintigraphie mit ^{123}I (**c** links) und nicht mit ^{99m}Tc-Pertechnetat (**c** rechts). Hormonsubstitution und *keine* Entfernung der Struma sind indiziert, falls keine Besonderheiten vorliegen.

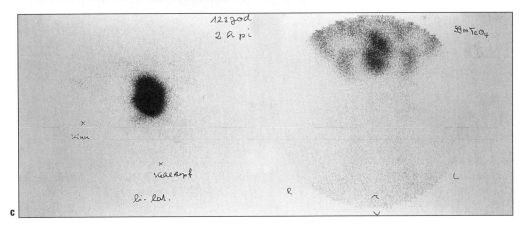

Nebenschilddrüse

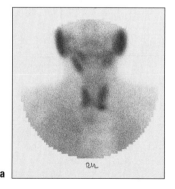 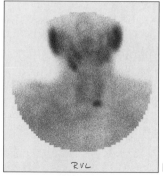 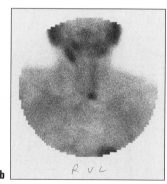

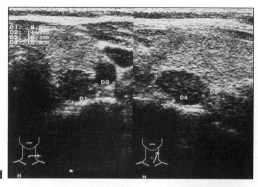

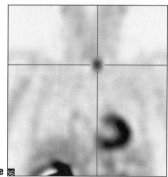 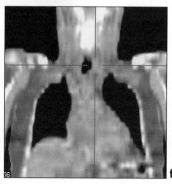

Fall 8a–f Adenom

Nebenschilddrüsenadenom links kaudal (Szintigraphie mit ^{99m}Tc-MIBI und Sonographie – Fragestellung: intrathyreoidal?). Die Diagnose erfolgt durch die Kontrastanhebung über einen schnelleren Auswaschvorgang des ^{99m}Tc-MIBI aus dem Schilddrüsengewebe im Vergleich zum Adenom. Etwa 25 % der Nebenschilddrüsenadenome liegen ektop. Deshalb ist ein Thoraxszintigramm immer indiziert.

Mittels der SPECT (8e) kann das Adenom direkt mit der Raumforderung in dem Transmissionsbild (8f) korreliert werden (koronaler Schnitt).

Ein primärer Hyperparathyreoidismus wird bei mehr als 80 % der Patienten durch Adenome, bei etwa 15 % durch eine Hyperplasie und nur selten durch Karzinome verursacht. Falsch positive Befunde werden für kalte (intrathyreoidale) Knoten (Adenome) beschrieben, falsch negative Befunde bei funktionell inaktiven Karzinomen.

Die ungünstigen physikalischen Eigenschaften, eine schwierigere Akquisition, insbesondere bei ektopen Adenomen und SPECT-Aufnahmen, sowie die hohe Strahlenexposition des ^{201}Tl haben die Subtraktionstechnik (^{99m}Tc-^{201}Tl) durch die 2/3-Phasen-Szintigraphie mit ^{99m}Tc-MIBI ersetzt.

Nebenniere

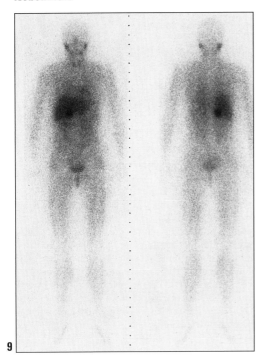

Fall 9 Phäochromozytom

Nebennierenmark-Ganzkörperszintigraphie (^{123}I-MIBG) bei einer 32-jährigen Patientin mit einem Phäochromozytom rechts. Die Mehranreicherung in Projektion auf die Nebennierenloge ist fast beweisend für einen hormonaktiven Tumor. Die Sensitivität sinkt unter 80% bei zunehmender Entdifferenzierung des Gewebes.

Die Vorteile der Szintigraphie mit ^{131}I-MIBG (Beurteilung der Kontrastanhebung durch eine spätere Akquisition bei der 2-Phasen-Szintigraphie: 24 h/48 h p. i. im Vergleich zum ^{123}I-MIBG, 4 h/24 h p. i.; Kosten) werden durch die Möglichkeit der SPECT und die geringere Strahlenexposition bei der Verwendung von ^{123}I-MIBG nicht immer ausgeglichen.

Fall 10a+b Metastasierendes Neuroblastom

7-jähriger Knabe mit metastasierendem Neuroblastom. In der Ganzkkörperszintigraphie (**a**: ^{123}I-MIBG) sollten nur Speicheldrüsen, Leber, Milz, Herz, Nieren, Colon und Blase sichtbar sein. Während sich der Primarius nach der Operation nicht darstellt, zeigen sich die Skelettmetastasen (**b**: ^{99m}Tc-MDP) häufiger, aber nicht immer in der Szintigraphie mit dem Noradrenalinanalogon.

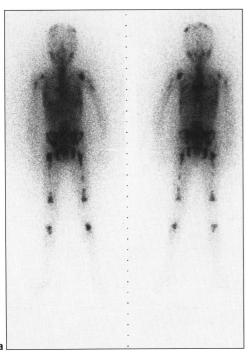

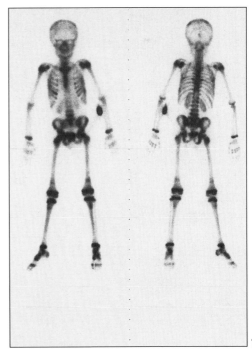

7 Endokrine Organe

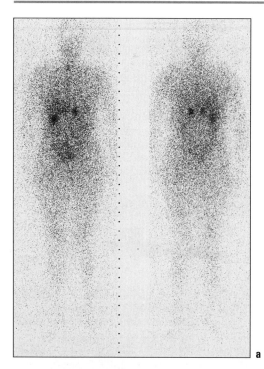

Fall 11a–c Nebennierenrindenhyperplasie vs. Adenom

Nebennierenrindenszintigraphie mit ^{131}I-Cholesterol unter Suppression mit Dexamethason. 44-jährige Patientin mit Conn-Syndrom. Zur besseren Lokalisation kann eine ergänzende szintigraphische Darstellung der Nieren (anatomical landmarking) hilfreich sein. 3 und 4 Tage p.i. sollten sich die Nebennieren nicht darstellen. Die frühzeitige Anreicherung des Tracers links weist einen hormonaktiven Tumor der Nebenniere nach. Der Befund rechts kann noch als normal angesehen werden.

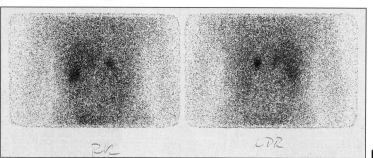

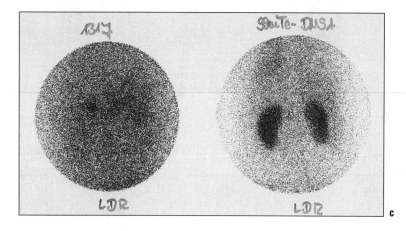

8 Herz-Kreislauf-System

Nuklearmedizinische Verfahren können in der Herz-Kreislauf-Diagnostik wesentliche Beiträge liefern. Anders als bei den bildgebenden Verfahren (Röntgen, Angiographie, Computertomographie, Ultraschall, Kernspintomographie) liegt ihr Schwerpunkt auch hier im funktionellen Bereich. Um die Art funktionsdiagnostischer Parameter des Herzens und ihre klinische Zielrichtung mit Vorzügen und Begrenzungen zu erkennen, ist ihre richtige Einordnung im Spektrum kardialer Partialfunktionen nötig.

Das Herz kann betrachtet werden:
- als Pumpe
- als (Hohl-) Muskel
- als Teil des gesamten Blutkreislaufsystems.

Die klinisch erkennbaren Störungen der Herzfunktion beziehen sich auf eine Betrachtung des Herzens als Teil des gesamten Kreislaufs und sind damit indirekter Art (z. B. arterieller und venöser Blutdruck, Lungenstauung, Ödeme, Zyanose u. a.). Rückschlüsse hinsichtlich der Genese von Herzkrankheiten erlaubt erst die unmittelbare Beobachtung der verschiedenen Aspekte der Herzfunktion (**Tab. 8.1**). Die Charakteristika des Herzens als Pumpe werden physikalisch durch Drucke und Volumina und hiervon abgeleitete Größen beschrieben. Während intrakardiale Drucke mit dem Herzkatheter gemessen, z. T. auch durch Doppler-Sonographie abgeschätzt werden können, ist die Bestimmung von Volumengrößen (enddiastolisches und endsystolisches Volumen, Schlagvolumen, Herzzeitvolumen, Regurgitations- oder Shuntvolumina, ventrikuläre Ejektionsfraktionen) durch unterschiedliche Verfahren möglich:
- Indikatorverdünnungsmethoden,
- bildgebende Verfahren,
- Radionuklidventrikulographie,
- dynamische Myokardszintigraphie.

Von besonderer Bedeutung für die Differenzialdiagnose von Herzerkrankungen, die Prognose und als Entscheidungshilfe für das therapeutische Vorgehen sowie eine Therapiekontrolle sind regionale Durchblutung (Mikrozirkulation) und regionaler Stoffwechsel und Innervation. Die regional differenzierende Messung von Perfusion und Stoffwechsel ist auf nichtinvasive Weise am intakten Organ, d. h. am Patienten, bisher nur mit nuklearmedizinischen Verfahren möglich. Während die Koronarangiographie die Morphologie der Herzkranzgefäße bis zu etwa

Tab. 8.1 Unterschiedliche Aspekte der Herzfunktion

Herz-„Funktion"	
● Pumpfunktion	Drucke
	Volumina / Ejektionsfraktionen
● Vitalität	Infarkt / Narbe
	Wandbewegung
● Durchblutung	Koronarmorphologie
	Mikrozirkulation
	Endothelfunktion
● Stoffwechsel	Glucose
	Lactat
	Fettsäuren

0,1 mm wiedergibt, lässt sie nur indirekte Rückschlüsse auf die Mikrozirkulation auf Kapillarebene aufgrund von Erfahrungswerten zu. Die Mikrozirkulation kann mit unterschiedlichen nuklearmedizinischen Verfahren entweder nach intrakoronarer oder intravenöser (i. v.) Injektion (Myokardszintigraphie mit ^{99m}Tc-Isonitrilen oder ^{201}Tl-Chlorid) erfasst werden, ferner mit der Positronen-Emissionstomographie (PET) mit $H_2^{15}O$ oder $^{13}NH_3$.

Regionale Stoffwechselvorgänge einschließlich der regionalen Vitalität und Verteilung von Neurorezeptoren schließlich können nichtinvasiv am intakten Herzen ebenfalls ausschließlich nuklearmedizinisch untersucht werden. Neuerdings lassen sich verschiedene Aspekte des Myokardstoffwechsels auch mit Hilfe der Kernspinspektroskopie (KSS) erfassen.

8.1 Funktions-, Perfusions-, Stoffwechselreserve

Ähnlich wie bei anderen Organen ist es gerade beim Herzen offensichtlich, dass **Funktionsstörungen** im weiteren Sinne häufig erst nach Belastung auftreten. Bei Gesunden kann die myokardiale Sauerstoffreserve bei Belastung den Faktor 4 bis 5 erreichen. Erreicht wird dies durch eine erhöhte Sauerstoffausschöpfung und durch eine erhöhte Koronardurchblutung (Koronarreserve) um den Faktor 3 bis 4. Werden myokardaffine diffusible Flusstracer zur Myokardszintigraphie benutzt, so vermindert sich deren Extraktionsrate von in Ruhe über 80 % auf knapp über 60 % bei Belastung. Die szintigraphisch messbare Steigerung der **Mikrozirkulation** ist damit niedriger als die Koronarreserve und liegt in der Größenordnung von Faktor 2 bis 2,5.

Der Energiestoffwechsel des Herzens wird durch Glucose, Lactat und freie Fettsäuren gedeckt. Insulin und Katecholamine stimulieren den Glucoseverbrauch, bei Belastung stellt Lactat einen wesentlichen Teil des Energiesubstrats des Myokards dar.

Regional funktionsgestörtes Myokard nach Ischämie wird *stunned myocardium* genannt, chronisch funktionsgestörtes Myokard bei chronischer Ischämie und kontraktiler Dysfunktion *hibernating myocardium* (winterschlafendes Myokard). Eine Erkennung solcher mit bildgebenden Verfahren funktionsgestörter Myokardabschnitte (Akinesie), die dennoch vital sind (winterschlafendes Myokard), ist mit der PET unter Verwendung von ^{18}F-Fluorodeoxyglucose (FDG) möglich, die in diesen Gebieten im Gegensatz zur Narbe angereichert wird. Mit gewissen Einschränkungen sind hierfür auch Perfusionsmarker verwendbar.

Schließlich sind auch die Pumpfunktion und Pumpfunktionsreserve unter Belastungsbedingungen für das Herz von großer Bedeutung. Eine Steigerung des Herzzeitvolumens, abhängig vom Trainingszustand, etwa um den Faktor 3 bis 4 wird durch Erhöhung der Herzfrequenz und des Schlagvolumens sowie der Ejektionsfraktionen möglich. Dieses und regionale Wandbewegungs- bzw. Kontraktionsstörungen sind durch die Radionuklidventrikulographie (RNV) oder dynamische Myokardszintigraphie (gated SPECT) unter oder nach Belastung erfassbar. Hierzu wird auch die Echokardiographie eingesetzt (transthorakal, transösophageal), die jedoch einige Limitierungen aufweist (z. T. eingeschränkte Anwendbarkeit, starke Observer-Abhängigkeit u. a.).

8.2 Belastungsarten des Herzens

Je nach klinischer Fragestellung werden unterschiedliche Belastungsarten des Herzens (Funktionsparameter) bzw. des Myokards (Perfusion und Stoffwechsel) angewandt. Hiermit lassen sich Pumpreserve, Perfusionsreserve und Stoffwechselreserve unter verschiedenen Belastungsbedingungen und im Ruhezustand erfassen. Insbesondere der Vergleich zwischen Ruhe- und Belastungszustand ist häufig von besonderer Bedeutung für die Differenzialdiagnose und die Therapieentscheidungen.

Belastungsarten
Ergometerbelastung: Dieses ist die am häufigsten verbreitete Belastungsart. Sie ist relativ physiologisch und gut steuerbar. Patienten werden maximal (Herzfrequenz = 220 minus Lebensalter oder Erreichen einer definierten Wattzahl) oder submaximal (80% hiervon) belastet. Kontraindikationen und Abbruchkriterien sind zu beachten. Ferner ist Vorsorge für Notfallmaßnahmen zu treffen, auch wenn ernsthafte Zwischenfälle bei richtiger Durchführung sehr selten sind. Modifikationen der körperlichen Belastung werden am Laufband, an der Kletterstufe oder mit Handgriff-Belastungen durchgeführt.

Pharmakologische Belastung: Diese wird dann durchgeführt, wenn eine Ergometerbelastung aus unterschiedlichen Gründen nicht möglich ist: z. B. Beinamputationen, Claudicatio, pulmonale Insuffizienz. Benutzt wird heute hauptsächlich Dobutamin oder Adenosin, bei Verfügbarkeit auch Dipyridamol. Es erfolgt eine z. T. gestufte Infusion bis zu einem Maximum oder bis zum Auftreten von EKG-Veränderungen oder Beschwerden (Abbruchkriterien), ggf. wird auch ein Antidot (z. B. Euphyllin nach Dipyridamol) regelhaft anschließend gegeben. Die pharmakologische Belastung wird gelegentlich der körperlichen vorgezogen, da sie in Höhe und Dauer besser kontrolliert werden kann. Sie wird auch dann bevorzugt, wenn Untersuchungsverfahren besonders anfällig für Bewegungsartefakte sind, wie z. B. die Echokardiographie, Kernspintomographie oder PET.

Von manchen Untersuchern wird auch eine kombinierte ergometrische und pharmakologische Belastung bevorzugt, da hierbei die Aussagefähigkeit verbessert sein soll.

Stimulation des Stoffwechsels: Bei bestimmten Stoffwechseluntersuchungen (z. B. Vitalitätsnachweis mit ^{18}F-FDG mit PET) ist eine metabolische Stimulation erforderlich. So führt eine Glucosegabe (z. B. 50 g Glucose oral vor der Untersuchung) zu einer vermehrten Insulinausschüttung und damit zu einer verbesserten FDG-Anreicherung im Myokard (Glucose- oder Insulin-„Clamp").

Ruheuntersuchungen
Für bestimmte klinische Fragestellungen, z. B. der nach Vitalität nach Infarkt, ist die Einhaltung von Ruhebedingungen erforderlich. Sofern sinnvoll, ist eine antiischämische (antianginöse) medikamentöse Behandlung in optimaler Weise fortzuführen, z. B. mit Kalziumantagonisten, Betarezeptorenblockern oder Nitraten. Gegebenenfalls kann auch Nitroglycerin kurz vor einer Untersuchung sublingual oder als Spray gegeben werden. Vor einer „Ruhe"-Untersuchung sind natürlich Ruhebedingungen einzuhalten.

8.3 Myokardszintigraphie

Prinzip
Die Anreicherung eines flussabhängigen Radiopharmakons im Herzmuskel nach i. v. Injektion ist abhängig von Durchblutung (Mikrozirkulation) und Muskelmasse. Diese Tracer werden zum Nachweis von Ischämien und von vitalem Muskelgewebe eingesetzt. Früher wurden Kaliumisotope (^{42}K) oder K-Analoga, die sich ähnlich wie Kalium verhalten (z. B. ^{81}Rb, ^{86}Rb, ^{137}Cs) benutzt. Wegen ungünstiger physikalischer Eigenschaften (zu lange oder zu kurze Halbwertszeit, zu hohe Gammaenergie) und wegen eingeschränkter Praktikabilität (begrenzte Verfügbarkeit, Kosten) der genannten Kaliumanaloga haben sich diese für die Myokardszintigraphie nicht durchgesetzt. Mitte der 70er Jahre wurde hierfür das K-Analogon ^{201}Tl-Chlorid einge-

führt; es wird z. T. heute noch eingesetzt (Anreicherung über Na^+-K^+-ATPase). Seit Anfang der 90er-Jahre wird ^{201}Tl-Chlorid wegen verschiedener Vorteile durch ^{99m}Tc-markierte Flussmarker (z. B. Isonitrile) ersetzt.

Die Anreicherungscharakteristik im Myokard ist bei ^{201}Tl-Chlorid und ^{99m}Tc-Isonitrilen unterschiedlich. ^{201}Tl-Chlorid wird nach i. v. Injektion im Myokard angereichert, verläßt es aber dann wieder. Nach Verteilung in den übrigen Organen (beanspruchte Muskulatur, Nieren, Leber, Magen-Darm-Kanal) kommt es später zu einer Rückverteilung (Redistribution), so dass die Aktivitätsanreicherung und -verteilung im Ruhezustand etwa 3 bis 4 Stunden nach Injektion (ggf. auch später) die Ruheperfusion und die vitale Muskelmasse widerspiegelt. ^{99m}Tc-Isonitril wird demgegenüber in den myokardialen Mitochondrien angereichert und verbleibt dort. Um Ruhe- und Belastungsuntersuchungen miteinander zu vergleichen, sind also bei ^{99m}Tc-Isonitril im Gegensatz zu ^{201}Tl zwei separate Untersuchungen mit zwei Injektionen erforderlich.

Weitere Radiopharmaka zur Flussmessung und zur Erfassung von vitalem Myokard betreffen z. B. ^{81}Rb/^{81m}Kr (Generatorsystem, Kaliumanalogon), ^{123}I-markierte Fettsäuren und Positronenemitter, z. B. ^{82}Rb, ^{13}NH$_3$, H$_2$^{15}O sowie ^{18}F-FDG, ^{11}C-Palmitat oder ^{11}C-Acetat. Eine aktive Anreicherung im Myokard bei pathologischen Zuständen (Nekrose, Entzündung, Abstoßung) kann mit ^{99m}Tc-Pyrophosphat oder ^{111}In-Antimyosin-Antikörpern erfolgen.

Radiopharmaka

Für die Myokardszintigraphie in der üblichen Klinikroutine und -praxis wird derzeit überwiegend ^{99m}Tc-Isonitril oder ^{201}Tl-Chlorid benutzt.

Bei Verwendung von ^{201}Tl-Chlorid werden meist 75 MBq (2 mCi) injiziert, bei adipösen Patienten auch mehr. Die Substanz wird *trägerfrei* gegeben, d. h., jeder Atomkern ist primär radioaktiv. Damit beträgt die applizierte Tl-Menge etwa 10^{-6} bis 10^{-7} g und ist damit toxikologisch unbedenklich. Anders als bei den üblichen in der Nuklearmedizin benutzten Radionukliden wird beim ^{201}Tl meist nicht die emittierte Gammastrahlung zur Messung benutzt, sondern die zusätzlich auftretende Röntgenstrahlung. ^{201}Tl zerfällt unter Emission von Gamma-Quanten (135 keV und 167 keV) in das stabile ^{201}Hg. Diese Gammastrahlung des ^{201}Tl besitzt aber eine nur geringe Emissionswahrscheinlichkeit. Zur Registrierung mit der Gammakamera wird daher vorzugsweise die zusätzlich von dem im angeregten Zustand befindliche ^{201}Hg ausgesandte Röntgenstrahlung verwandt. Ihre Energie ist mit 70 bis 80 KeV relativ niedrig (Halbwertsdicke für biologisches Gewebe etwa 3,6 cm). Die physikalische Halbwertszeit (HWZ) des ^{201}Tl beträgt 73 Stunden, die biologische HWZ etwa 10 Tage und damit die effektive HWZ etwa 2,3 Tage. Wegen dieser relativ langen effektiven HWZ ist die Strahlenexposition insbesondere in Relation zu anderen nuklearmedizinischen Untersuchungen und zur relativ geringen applizierten Aktivität mit einer effektiven Dosis von etwa 17 mSv vergleichsweise hoch (s. Kap. 6.5, Tab. 6.7).

Bei Verwendung von ^{99m}Tc-Isonitrilen hat man den Vorteil, ein stets verfügbares Generatornuklid zu benutzen.

Je nach Untersuchungsprotokoll (1-Tages- oder 2-Tages-Protokoll) werden getrennt für Ruhe- und Belastungsmessung bzw. vice versa zwischen 300 und 700 MBq injiziert.

Myokard-Isonitrile werden mit unterschiedlichen Eigenschaften (Höhe der Anreicherung im Myokard, Ausscheidung über die Gallenwege) von verschiedenen Firmen angeboten: z. B. MIBI, Tetrofosmin, Furifosmin. ^{99m}Tc-markierte Isonitrile werden auch für die Tumorszintigraphie angewandt (s. Kap. 16).

Beide Radiopharmaka werden bei den gleichen Fragestellungen angewandt. ^{201}Tl hat den Vorteil, dass mit einer einzigen Injektion eine Belastungs- und eine Redistributions-(Ruhe-) Szintigraphie erfolgen kann und dass eine quantitative Auswertung mit direktem

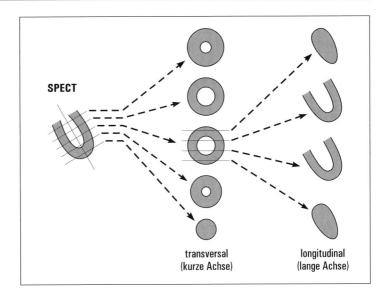

Abb. 8.1 Single-Photon-Emissionscomputertomographie (SPECT) des Myokards (Darstellung des linken Ventrikels) Transversalabschnitte entsprechend der kurzen Herzachse = Kurzachsenschnitte Longitudinalschnitte entsprechend der langen Herzachse = Längsachsenschnitte

Vergleich zwischen Belastungs- und Redistributionswerten in korrespondierenden Regionen möglich ist. Von Nachteil ist die im Vergleich zu ^{99m}Tc-Isonitrilen höhere Strahlenexposition, die geringere applizierte Aktivität und damit schlechtere Abbildungsqualität sowie die nicht ständige Verfügbarkeit als Radionuklid.

Ein wesentlicher Vorteil der ^{99m}Tc-Isonitrile ist die Möglichkeit der dreidimensionalen Funktionsdarstellung des linken Ventrikels (= gated SPECT, dynamische Myokardszintigraphie) zur Bestimmung der Wandmotilität und der Auswurffraktion als wichtige Prognoseparameter.

Geräte

Myokarduntersuchungen werden häufig nach physikalischer Ergometerbelastung oder pharmakologischer Belastung vorgenommen. Daher ist eine entsprechende Ausrüstung zur Überwachung und für mögliche Notfälle erforderlich: gesicherter venöser Zugang, 6fach-EKG mit Schreiber und Monitor, Notfallapotheke, Notfallgerät einschließlich Defibrillator. Die Belastung wird entweder in Kooperation mit Kardiologen bzw. Internisten vorgenommen oder vom Nuklearmediziner selbst. Im letzteren Falle sollten Absprachen für Notfälle erfolgen.

Die übliche Darstellung mit Gammakamera und Rechner im Sinne einer planaren Szintigraphie gilt für die Myokardszintigraphie heute als überholt. Myokardszintigramme werden heute entweder mit SPECT oder mit PET aufgenommen. Hierbei erfolgt eine Darstellung überwiegend des linksventrikulären Myokards in Kurzachsen- oder Langachsenschnitten entsprechend der Achse des linken Ventrikels (**Abb. 8.1**).

Bei der Verwendung ^{99m}Tc-markierter Isonitrile wird zunehmend auch eine dreidimensionale Darstellung bevorzugt, wobei zusätzlich die Ejektionsfraktion als hämodynamisch relevanter Parameter bestimmt werden kann (EKG-getriggerte Myokardszintigraphie; s. Kap. 8.5, RNV) (**Abb. 8.2**).

Auswertung

Die Untersuchung kann in Ruhe oder nach Belastung oder, beim ^{201}Tl-Chlorid, kombiniert erfolgen (Belastungs-Redistributions-Myokardszintigraphie).

Welches Untersuchungsprotokoll benutzt wird, hängt davon ab, ob die Erfassung von Stoffwechsel, Myokardmasse (Vitalität) oder

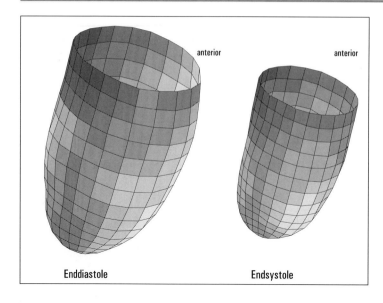

Abb. 8.2 EKG-getriggerte, dreidimensionale Myokardszintigraphie mit ^{99m}Tc-Tetrofosmin. Die Ejektionsfraktion (EF) beträgt 65%. Sie ist ein wichtiger Parameter für die Herzfunktion und berechnet sich aus den enddiastolischen und endsystolischen Volumen: EF = (EDV-ESV)/EDV (vgl. Abb. 8.7).

Perfusion (Blutfluss) im Vordergrund steht (**Abb. 8.3**). Hierbei sind Reihenfolge und Anwendung u. a. davon abhängig, welche technischen Möglichkeiten (PET, Zyklotron, Radiochemie) zur Verfügung stehen. Im Folgenden werden diejenigen Protokolle besprochen, die in den meisten Klinikabteilungen und auch in der Praxis (ohne die Möglichkeit von PET) durchführbar sind. Die Anwendung und Reihenfolge richtet sich jeweils nach der klinischen Fragestellung. Es bestehen diesbezüglich aber auch öfter unterschiedliche Ansichten.

Nachweis von Ischämien

Hier sind zwei verschiedene Untersuchungsprotokolle möglich: Entweder die kombinierte Belastungs-Redistributions-Szintigraphie mit ^{201}Tl-Chlorid: Der Patient wird maximal belastet und anschließend erfolgt die Belastungsszintigraphie mit SPECT. Nach einer Ruhephase von 3 oder 4 Stunden (wobei eine bestimmte Zeit je nach Untersuchungsprotokoll genau eingehalten werden muss) erfolgt die Redistributionsszintigraphie in Ruhe. Da es sich hierbei nicht um eine echte Ruheuntersuchung handelt, sondern um eine Nach-Belastung-Untersuchung, können hier prolongierte Ischämien noch zur Darstellung kommen. Im Bedarfsfall, z. B. bei einem Speicherdefekt nach Belastung und später nach Redistribution, kann eine Reinjektions-^{201}Tl-Szintigraphie am folgenden Tag unter optimaler antiischämischer Medikation nach er-

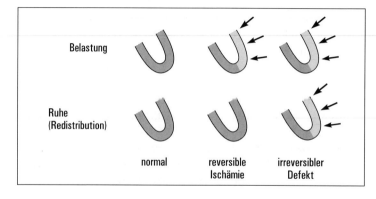

Abb. 8.3 Szintigraphisches Bild eines Normalbefundes, eines reversiblen Speicherdefekts (Ischämie) und eines irreversiblen Speicherdefekts (Infarkt)

neuter Injektion von ^{201}Tl-Chlorid in Ruhe erfolgen, um eine Differenzierung zwischen prolongierter Ischämie und Narbe (Infarkt) zu erreichen.

Geht es nur um den Ischämienachweis (z. B. Nachweis oder Ausschluss einer KHK), so reicht häufig eine ^{99m}Tc-Isonitril-SPECT ausschließlich nach Belastung aus. Wird nach maximaler Belastung ein Normalbefund gefunden, so ist die Diagnostik mit Ausschluss einer Ischämie beendet. Findet sich eine Speicherminderung, so ist anschließend eine Ruhe-^{99m}Tc-Isonitril-Szintigraphie, ggf. unter antiischämischer Medikation, erforderlich, um Ischämien von Speicherdefekten anderer Genese (z. B. Infarkt) zu unterscheiden.

Myokardvitalität

Diese Untersuchung erfolgt typischerweise in Ruhe und unter einer optimalen antiischämischen medikamentösen Therapie. Bei der Ruheszintigraphie mit ^{201}Tl-Chlorid erfolgt nach 3 bis 4 Stunden, ebenso wie bei der üblichen Belastungs-Redistributions-Szintigraphie, zusätzlich noch eine weitere Ruhe-SPECT-Untersuchung, um das Redistributionsverhalten festzustellen. Hiermit können Ruheischämien erfasst werden. Bei der Anwendung von ^{99m}Tc-Isonitrilen zur Vitalitätsdiagnostik reicht die einmalige Untersuchung aus.

Da beide Radiopharmaka keine idealen Vitalitätsmarker sind, ergeben sich gewisse Einschränkungen im Vergleich mit ^{18}F-FDG (FDG ist der *goldene Standard* für den Nachweis von Myokardvitalität, jedoch nicht allgemein verfügbar). So kann ein Vitalitätsnachweis in Septum, Vorder- und Lateralwand mit ^{201}Tl-Chlorid und ^{99m}Tc-Isonitrilen übereinstimmend mit FDG-PET in etwa 90 % erfasst werden, in der Hinterwand aber nur in 60 %. Diese eingeschränkte Aussagefähigkeit für die Hinterwand ist wahrscheinlich durch Absorptionsartefakte für konventionelle Gammastrahler bei SPECT bedingt. Vermieden werden kann dies durch eine zusätzliche Aufnahme in Bauchlage oder durch Absorptionskorrekturen.

Komplexe Fragestellungen

Bei möglicher Ischämie in verschiedenen Gebieten und gleichzeitig nötigem Vitalitätsnachweis nach Infarkt sind unterschiedliche Untersuchungsprotokolle sinnvoll. Bewährt hat sich das folgende Vorgehen:

Belastungs-Redistributions-Szintigraphie mit ^{201}Tl-Chlorid (mit der Möglichkeit einer quantitativen Wash-out- bzw. Redistributionsanalyse); anschließend beim Nachweis noch persistierender Defekte im Redistributions-(Ruhe-)Szintigramm zusätzliche Ruhe-Myokardszintigraphie z. B. am folgenden Tag, unter Verwendung von ^{99m}Tc-Isonitrilen (Rücken- und Bauchlage).

Die Myokardszintigraphie mit ^{201}Tl-Chlorid wird allerdings inzwischen weitgehend durch die ^{99m}Tc-Isonitrile verdrängt wegen der besseren Bildqualität.

Alle Untersuchungen (Belastung und Ruhe, ^{201}Tl-Chlorid und ^{99m}Tc-Isonitrile) werden am nüchternen Patienten vorgenommen. Hiermit wird erreicht, dass die Untergrundaktivität im Magen-Darm-Kanal möglichst gering ist und zugleich eine hohe Anreicherung im Myokard (4 bis 6 % der applizierten Aktivität) stattfindet. Bei der ^{201}Tl-Chlorid-Szintigraphie bleibt der Patient nüchtern bis zur Beendigung der Redistributionsszintigraphie. Bei der ^{99m}Tc-Isonitril-Szintigraphie wird 30 bis 60 Minuten nach der Injektion eine fettreiche Mahlzeit (z. B. Sahne, Schokolade) gegeben, um die physiologische Ausscheidung mit der Galle und den Weitertransport in den Darm zu fördern (Vermeidung von Überlagerungen mit dem Myokard). Bei Belastungsuntersuchungen erfolgt die Injektion 1 bis 2 Minuten vor dem zu erwartenden Belastungsende. Die Szintigraphie mit ^{201}Tl-Chlorid beginnt etwa 10 Minuten nach Injektion, die mit ^{99m}Tc-Isonitrilen nach 30 bis 60 Minuten. Die Durchführung bei der ^{99m}Tc-Isonitril-Ruheszintigraphie entspricht der bei Belastung. Bei der ^{201}Tl-Ruheszintigraphie wird eine längere Wartezeit nach i. v. Gabe als nach Belastung eingehalten, nämlich mindestens 20 bis 30 Minuten. Die Injektion bei der

Ruheszintigraphie erfolgt oft in aufrechter Körperlage (im Sitzen), da hierbei die Leberperfusion im Vergleich zum Liegen geringer ist.

Ob herzwirksame Medikamente gegeben oder abgesetzt werden, hängt von der klinischen Fragestellung ab. Digitalis und Antiarrhythmika werden weiter gegeben. Antiischämische Substanzen (Betarezeptorenblocker, Kalziumantagonisten, Nitrate) müssen mindestens 1 Tag vor der Belastungsuntersuchung abgesetzt werden, wenn eine Ischämie nachzuweisen ist. Sie müssen aber weiter gegeben werden, wenn die Frage nach Myokardvitalität im Vordergrund steht. Bei einer kombinierten Fragestellung wird erst die Belastungsuntersuchung ohne antiischämische Therapie durchgeführt und anschließend, vor der Ruhe- oder Redistributionsuntersuchung dann eine optimale antiischämische Therapie.

Spezielle Verfahren

Modifizierte Untersuchungsprotokolle ergeben sich für unterschiedliche Arten der Myokardstoffwechselszintigraphie mit verschiedenen Radiopharmaka:

▶ Bei der PET mit ^{18}F-Fluorodeoxyglucose (FDG) erfolgt die Untersuchung entsprechend der klinischen Fragestellung (Vitalität) stets in Ruhe. Einige Minuten vor der i. v. Gabe von 200 bis 400 MBq ^{18}F-FDG werden 50 bis 100 g Glucose oral in Flüssigkeit verabreicht. Dadurch wird die Glucoseutilisation im Herzmuskel durch Insulinausschüttung deutlich gesteigert. Die Insulin Clamp Technik oder die Gabe von Acipimox wird von einigen Gruppen bevorzugt. Bei dynamischer Funktionsszintigraphie beginnt die Untersuchung unmittelbar nach Injektion, bei einer statischen Funktionsszintigraphie (Vitalitätsdiagnostik) 30 bis 60 Minuten p. i. Die Akquisitionszeit beträgt 15 bis 30 Minuten.

▶ Mit ^{123}I-MIBG (s. Kap. 16) kann der präsynaptische Katecholaminumsatz regional gemessen werden. Standardisierte Untersuchungsprotokolle liegen bisher nicht vor. Es werden 200 bis 300 MBq ^{123}I-MIBG i. v. injiziert. Die Datenakquisition erfolgt mit SPECT, z. B. 10 Minuten und 4 Stunden p. i.

▶ ^{99m}Tc-markiertes Pyrophosphat oder andere Phosphonate (wie sie zur Skelettszintigraphie benutzt werden; s. Kap. 13) wurden vor längerer Zeit als Radiopharmaka eingesetzt, die sich im geschädigten Myokard anreichern. Dies kann nach Myokarditis oder insbesondere nach Infarkt der Fall sein (Infarktszintigraphie, heute selten).

▶ ^{99m}Tc- und/oder ^{111}In-markierte Mikrosphären (s. Lungenperfusionsszintigraphie; Kap. 9.1) wurden insbesondere für wissenschaftliche Fragestellungen früher eingesetzt, um nach intrakoronarer Injektion (ggf. verschiedene Nuklide in die rechte und linke Koronararterie) die Mikrozirkulation selektiv darzustellen.

▶ ^{111}In-Antimyosin-Antikörper wurden angewandt, um Myokardinfarkte, Abstoßungsreaktionen nach Herztransplantation oder eine Myokarditis nachzuweisen. Die Methode wurde vorwiegend für wissenschaftliche Fragen eingesetzt und hat sich klinisch nicht etabliert.

▶ ^{123}I-markierte Fettsäuren für SPECT oder ^{11}C- bzw. ^{18}F-markierte Fettsäuren für PET wurden als Parameter für den Metabolismus verwendet. Für einen routinemäßigen klinischen Einsatz haben sie sich jedoch bisher nicht durchsetzen können.

Auswertung

Bei SPECT-Akquisition, d. h. für die üblichen Routineuntersuchungen mit ^{201}Tl-Chlorid oder ^{99m}Tc-Isonitrilen, ist ein quantitativer Vergleich verschiedener Myokardareale möglich. Dieser beschränkt sich zunächst auf den Vergleich verschiedener Myokardabschnitte (z. B. Vorderwand mit Hinterwand oder Vergleich von Segmenten im Vergleich zu dem Segment mit der höchsten Aktivitätsanreicherung = 100%). Verschiedentlich wurden hierfür auch Normalkollektive benutzt. Ein zusätzlicher quantitativer Vergleich zwischen Belastungsuntersuchung und Ruhe- bzw. Redistributionsuntersuchung ist für die Myokardszintigraphie mit ^{201}Tl-Chlorid möglich, nicht jedoch für ^{99m}Tc-Isonitrile. Durch diese letztere Möglichkeit des regionalen Vergleichs zwischen Belastungs- und (Ruhe-) Redistributionsszintigraphie bei ^{201}Tl-Chlorid ist es möglich, geringe Ischämien, die nicht als größerer Speicherdefekt zu erkennen sind, nachzuweisen, vorhandene Ischämien ggf. in den Randgebieten ausgedehnter zu erkennen, als im Szintigramm sichtbar, und zusätzliche Globalischämien des linken Ventrikels, die ohne regionale Speicherdefekte einhergehen, festzustellen. Letzteres ist mit der ^{99m}Tc-Isonitril-Szintigraphie nicht möglich.

Dieser Vorteil des quantitativen Vergleichs zwischen Ruhe-/Redistributions- und Belastungsuntersuchung bei der Verwendung von ^{201}Tl-Chlorid wird bei den ^{99m}Tc-Isonitrilen durch eine weit bessere Impulsratenstatistik und damit bessere Bildqualität ausgeglichen. Derzeit werden beide Methoden nebeneinander benutzt, jedoch werden die mit ^{99m}Tc-markierten Isonitrile zunehmend bevorzugt.

Da mit SPECT zahlreiche Tomoszintigramme gewonnen werden (s. Abb. 8.1), z. B. in einem Datensatz 100 Tomoszintigramme und mehr, ist eine Datenreduktion sinnvoll. Die dreidimensionalen Tomogramme können in eine zweidimensionale Darstellung zurückgeführt werden. Diese Darstellung in Polarkoordinaten nennt man auch **Bull's Eye** (**Abb. 8.4** und **Abb. 8.5**). Auch eine quantitative Redistributions- bzw. Wash-out-Analyse kann bei SPECT mit der Bull's-Eye-Darstellung in einfacher Weise erfolgen.

Speicherdefekte, die bei der Myokardszintigraphie nur bei Belastung auftreten, nicht jedoch in Ruhe, können als reversibel im Sinne einer **Ischämie** angesehen werden. Speicherdefekte, die in Ruhe auftreten, werden als muskulärer Defekt bzw. als **Infarkt ohne Restvitalität** gedeutet. Speicherminderungen in Ruhe, die weniger als 50% der Anreicherung in normalen Myokardarealen betragen, werden als avital bezeichnet. Redistributions-(Ruhe-) Szintigraphien mit ^{201}Tl können jedoch auch Defekte bei prolongierter Ischämie aufweisen, d. h. ohne Infarkt. Hier ist dann eine Ruheszintigraphie zusätzlich erforderlich.

In einem begrenzten Prozentsatz der Fälle (Ruheischämie, prolongierte Ischämien) liefert nur die ^{18}F-FDG-PET-Untersuchung ausreichende Ergebnisse hinsichtlich einer Restvitalität im Infarktgebiet, zusätzlich etwa in 10 bis 15% der Fälle.

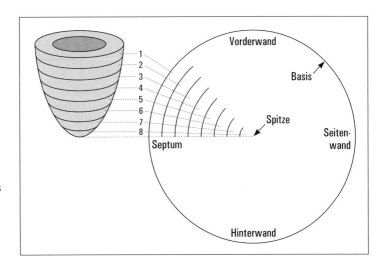

Abb. 8.4 Prinzip der Bull's-Eye-Darstellung des Myokards bei SPECT. Die unterschiedlichen Tomoszintigramme werden (größenverzerrt) in 1 Ebene projiziert.

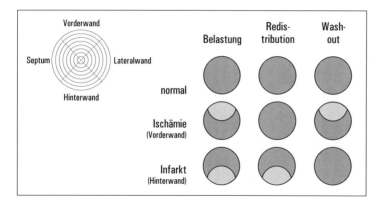

Abb. 8.5 Verschiedene SPECT-Befunde mit der Bull's-Eye-Darstellung. Der Wash-out kann anstelle des Szintigramms auch als Zahlenmatrix angegeben werden. Durch Vergleich mit Normalwerten können hiermit ein **Ischämie-Index** bzw. ein **Vitalitäts-Index** bestimmt werden.

Wegen der größeren Wanddicke des linken Ventrikels (etwa 8–10 mm) im Vergleich zum rechten Ventrikel (etwa 1–2 mm) stellt sich überwiegend oder ausschließlich der linke Ventrikel ellipsoid oder hufeisenförmig dar. Eine Speicherminderung im Bereich der Herzbasis und in der oberen Septumhälfte ist physiologisch, ggf. auch eine umschriebene Speicherminderung im Herzspitzenbereich wegen der dort geringeren Muskelmasse. Eine erhöhte Anreicherung in der Wand des rechten Ventrikels, insbesondere im Ruhe- oder Redistributionsszintigramm, deutet auf eine rechtsventrikuläre Hypertrophie hin. Eine erhöhte Lungenspeicherung bei der ^{201}Tl-Szintigraphie nach Belastung ist ein Hinweis auf eine **Lungenstauung** (Linksherzinsuffizienz) und kann auch quantifiziert werden.

Myokardszintigramme können auch EKG-getriggert aufgenommen werden (s. Kap. 8.5: Radionuklidventrikulographie/RNV). Hiermit ist dann gleichzeitig eine Bestimmung von volumenabgeleiteten Funktionsparametern (z. B. linksventrikuläre Ejektionsfraktion = LVEF) im Rahmen der Myokardszintigraphie in einer Untersuchungssitzung möglich.

Diskrepanzen zwischen den Ergebnissen der Myokardszintigraphie (Erfassung der Mikrozirkulation, ggf. unter Belastungsbedingungen) und der Koronarangiographie (Erfassung der Koronarmorphologie von Gefäßen bis zu etwa 0,1 mm Durchmesser) kommen nicht selten vor. Hierbei ist zu unterscheiden zwischen wirklich falsch positiven oder falsch negativen Befunden, die aufgrund methodischer Unzulänglichkeiten entstehen, und solchen Diskrepanzen, die pathophysiologisch erklärbar sind („falsch" negative und „falsch" positive Befunde). Hier handelt es sich um das in der Nuklearmedizin allgegenwärtige Problem, dass Morphologie und Funktion/Perfusion/Stoffwechsel nicht immer streng miteinander korreliert sind.

Falsch positive Befunde
- Falsche Interpretation der Szintigramme infolge Nichtbeachtens einer physiologisch verminderten Aktivitätsanreicherung im Bereich der Herzbasis und -spitze
- Strahlenabsorption durch Zwerchfell (Speicherminderung in Hinterwand) oder Mamma (Speicherminderung in Vorderwand oder Septum)

Falsch negative Befunde
- zu kleine ischämische Areale
- Überlagerung mit anderen Myokardabschnitten
- Überlagerung mit extrakardialer Aktivität (Galle, Darm)

„Falsch" positive Befunde
- Linksschenkelblock
- Mikroangiopathie
- Kardiomyopathie
- Koronarspasmen

- endotheliale Dysfunktion
- kleinnarbige oder infiltrative Herzerkrankungen (multiple, fleckförmig inhomogene Defekte, z. B. bei Sarkoidose, Sklerodermie, Diabetes mellitus)
- asymmetrische Hypertrophie des Ventrikels
- arterielle Hypertonie
- Diabetes mellitus

„Falsch" negative Befunde
- unzureichende Belastung (fehlende Ischämie)
- nicht abgesetzte antianginöse Medikation (guter Therapieeffekt)
- hämodynamisch nicht signifikante Koronarstenosen
- angiographische Überschätzung des Stenosegrades
- gute funktionelle Kollateralisation
- Koronarspasmus bei der Angiographie
- Muskelbrücken ohne hämodynamische Relevanz

8.4 Indikationen zur Myokardszintigraphie

Die Myokardszintigraphie ist grundsätzlich (insbesondere auch bei klinisch-wissenschaftlichen Fragestellungen) bei zahlreichen Herzkrankheiten anwendbar. In der täglichen Routine beschränken sich diese Anwendungen aber überwiegend auf verschiedene Fragestellungen bei der **koronaren Herzkrankheit** (KHK).

Bei der KHK wird die Myokardszintigraphie in drei Bereichen eingesetzt:
- zur Frage, ob eine KHK vorliegt, d. h., ob eine Koronarangiographie erforderlich ist oder diese dem Patienten erspart werden kann,
- als Ergänzung zur Koronarangiographie zur weiteren Abklärung der Mikrozirkulation bzw. der hämodynamischen Signifikanz von Koronarstenosen und von Koronarkollateralen, zur Erfassung der Vitalität von Myokard nach Infarkt (wichtig für Therapiemaßnahmen),
- zur nichtinvasiven Therapie- und Verlaufskontrolle.

Die Frage, ob eine KHK vorliegt und ob daher eine weiterführende invasive Diagnostik (Koronarangiographie) indiziert ist, wird im Rahmen der **Vorfelddiagnostik** vor allem von niedergelassenen Internisten, Kardiologen und von Krankenhäusern ohne kardiologische Spezialabteilung gestellt, häufig aber auch von Kardiologen mit direktem Zugriff zur Koronarangiographie. Hier soll entschieden werden, ob eine Koronarangiographie indiziert ist oder nicht. Nach Wertung aller Angaben und Befunde einschließlich Belastungsergometrie, Langzeit-EKG, Echokardiographie, ggf. Dobutamin-Belastungsechokardiographie und schließlich Myokardszintigraphie muss entschieden werden, ob eine Überweisung in eine kardiologische Spezialabteilung bzw. eine Koronarangiographie erfolgen soll.

Bei den meisten Patienten mit Herzbeschwerden sind Anamnese und ein Teil der Untersuchungen ausreichend, um diese Entscheidung zu treffen. So ist z. B. bei einem 50-jährigen männlichen Patienten mit typischer Angina pectoris und eindeutigen Ischämiezeichen im Belastungs-EKG die Prävalenz (A-priori-Wahrscheinlichkeit) einer KHK mit über 90% so hoch, dass eine Myokardszintigraphie zur Indikationsstellung zu einer Koronarangiographie nicht hinzugezogen werden muss (s. Kap. 5.3). Umgekehrt ist die Myokardszintigraphie auch als Screening-(Vorfeld)-Methode bei Patienten mit geringem KHK-Risiko meist nicht indiziert, z. B. bei jungen Patienten mit nichtanginösen Thoraxschmerzen und negativem Belastungs-EKG (Prävalenz unter 10%). Eine Indikation ergibt sich dagegen bei diagnostischen Problempatienten: Dies sind Patienten mit einer mittleren Prävalenz einer KHK (Prävalenz z. B. zwischen 20 und 70%; s. Kap. 5.3). Eine mittlere Prävalenz der KHK liegt oft bei atypischen Symptomen vor, bei jüngeren Frauen mit pathologischem Belastungs-EKG, bei nicht aussagefähigem Belastungs-EKG, z. B. infolge Schenkelblock, WPW-Syndrom, Digitalis-EKG usw.

Auch bei Patienten mit höherer Prävalenz ergibt sich häufiger eine Indikation zur Myokardszintigraphie: wenn sie noch nicht bereit sind, sich einer Koronarangiographie zu unterziehen. Hier kann das pathologische Myokardszintigramm dazu beitragen, die Patienten zur Zustimmung zu bewegen. Auch kann eine Myokardszintigraphie indiziert sein, wenn eingreifende therapeutische Maßnahmen (Operation, Angioplastie) wegen verschiedener Begleitumstände nicht in Betracht kommen, das Ausmaß von Ischämien und Vitalität bei evtl. durchgemachten Infarkten jedoch dokumentiert werden soll.

Eine Indikation besteht auch nach bekanntem abgelaufenem Myokardinfarkt. Hier kann die Myokardszintigraphie Hinweise auf zusätzliche Ischämien bzw. auf eine Mehrgefäßerkrankung liefern, bei denen wegen des höheren Risikos bzw. der schlechteren Prognose eine Koronarangiographie mit der Frage nach therapeutischen Konsequenzen angezeigt ist.

In kardiologischen Spezialabteilungen ergeben sich aber auch häufig dann Indikationen zur Myokardszintigraphie, wenn eine Koronarangiographie bereits durchgeführt wurde. Sie dient der Ergänzung des morphologischen Koronarbefundes hinsichtlich der Mikrozirkulation und der Vitalität:
- bei typischer Angina pectoris mit pathologischem Belastungs-EKG, jedoch normalem Koronarangiographiebefund (Frage der Mikroangiopathie),
- bei koronarangiographisch grenzwertigen Koronarstenosen und uncharakteristischer Symptomatik zur Frage der hämodynamischen Signifikanz und damit ggf. therapeutischen Konsequenzen,
- zur Klärung der Relevanz von Muskelbrücken, die die Kranzgefäße einengen können,
- zur Untersuchung der hämodynamischen Wirksamkeit von Kollateralen des Koronarkreislaufs auf die Mikrozirkulation,
- zur Klärung der Auswirkung von Koronarmissbildungen auf die Mikrozirkulation,
- zur Feststellung der führenden Läsion bei Mehrgefäßerkrankungen *(culprit lesion)*,
- zur Feststellung von Restvitalität in Myokardarealen nach abgelaufenem Infarkt vor einer geplanten Bypassoperation oder Angioplastie.

Patienten, die im Infarktgebiet keine Restvitalität mehr aufweisen, profitieren nicht von revaskularisierenden Maßnahmen in diesem Gebiet. Diese Maßnahmen stellen dann ein vermeidbares oder überflüssiges Risiko dar, abgesehen von den Kosten.

Schließlich bietet die Myokardszintigraphie die Möglichkeit, eine Therapie bei KHK zu objektivieren bzw. bei Zweifel an ihrer Wirksamkeit oder bei Wiederauftreten von Symptomen ggf. zur Indikation einer erneuten Koronarangiographie beizutragen, z. B. nach:
- antianginöser medikamentöser Behandlung,
- perkutaner transluminaler Koronarangioplastie (PTCA) stenosierter Kranzgefäße,
- Stent-Implantation,
- Bypassoperation,
- Rekanalisation verschlossener Infarktgefäße durch thrombolytische Medikamente.

Bei der KHK ist das Ergebnis der Myokardszintigraphie signifikant korreliert mit der **Prognose** hinsichtlich des Überlebens des Patienten. So haben verschiedene umfangreiche Studien ergeben, dass bei normalem oder nur gering pathologischem Myokardszintigramm die Prognose hinsichtlich akuter Koronarereignisse („cardiac events", z. B. Infarkt) oder des Überlebens nicht signifikant verschieden ist von Gesunden der gleichen Altersgruppe, weitgehend unabhängig vom morphologischen Koronarbefund.

Andererseits weisen Patienten mit deutlich pathologischem Myokardszintigramm eine hohe Rate an akuten kardialen Ereignissen und kardialen Todesfällen auf, ebenfalls weitgehend unabhängig vom morphologischen Koronarbefund. Die Myokardszintigraphie liefert somit einen wichtigen **Prognoseindex** in dieser Hinsicht. Über die Logistik des Einsatzes (erst Myokardszintigraphie oder erst Koronarangiographie bei asymptomatischen oder oligosymptomatischen Patienten mit erhöhtem Risikoprofil) besteht aber keine Einigkeit. Das Vorgehen hängt hier von den Erfahrungen des Kardiologen und dem Wunsch des Patienten (nach entsprechender Aufklärung) ab.

Die Myokardszintigraphie erfordert eine enge Kooperation mit Kardiologen und Herzchirurgen. Die Interpretation der Ergebnisse ist oftmals nicht einfach und verlangt neben einer richtigen Durchführung der Untersuchung pathophysiologische und kardiologische Kenntnisse. Ischämien sind nicht immer durch morphologisch fassbare Koronararterienveränderungen erklärbar (z.B. Koronarspasmen, Mikroangiopathie). Ein fehlender Ischämienachweis trotz KHK ist bei zu niedriger Ergometerbelastung zu erwarten und auch bei einer wirkungsvollen antianginösen Medikation, die nicht ausreichend lange vor einer Myokardszintigraphie abgesetzt wurde.

Aus dem Gesagten hinsichtlich der Mechanismen (Mikrozirkulation, Perfusion, Kollateralen, Vitalität, *stunned and hibernating myocardium* usw.) wird offensichtlich, dass ein komplexer funktioneller Parameter, der zudem unter verschiedenen Bedingungen (Ruhe, physikalische oder pharmakologische Belastung) gewonnen werden kann, nicht immer mit einem einzigen morphologischen Parameter (Koronarmorphologie) korrelieren kann. Diskrepanzen können also auftreten und besitzen, wenn sie nicht durch Fehlinterpretationen oder technische Fehler bedingt sind, oftmals eine pathophysiologische bzw. klinische Bedeutung. Gerade die szintigraphische Myokarddiagnostik erfordert eine besondere Fachkenntnis des Nuklearmediziners einerseits und auch entsprechende methodische und pathophysiologische Kenntnisse des kooperierenden Kardiologen, um Missverständnisse bei der Interpretation und eine Disqualifikation der bei optimalem Einsatz sehr hilfreichen Methode der Myokardszintigraphie zu vermeiden. Gemeinsame Besprechungen der Befunde sind unerlässlich.

Zusammenfassung

Die Myokardszintigraphie ist eine klinisch relevante, häufig benutzte Untersuchungsmethode. Bezüglich der Durchführung der Untersuchung, der Untersuchungstechnik und der eingesetzten Radiopharmaka liegen unterschiedliche Untersuchungsprotokolle vor. Die Myokardszintigraphie kann bei optimalem Einsatz zahlreiche Fragen klären helfen. Dies betrifft einerseits die Myokardszintigraphie als nichtinvasive Methode, um diagnostische Problempatienten entweder der weiteren Diagnostik (Koronarangiographie) zuzuführen oder sie ihnen zu ersparen. Andererseits betrifft dies den ganz andersartigen Charakter dieser Untersuchung im Vergleich zu anderen Untersuchungsverfahren einschließlich Koronarangiographie; nämlich dann, wenn Mikrozirkulation oder Vitalität des Myokards in Ergänzung zur Koronarmorphologie und zum Kontraktionsverhalten der Ventrikelwand erfasst werden sollen. Außerdem hat das Ergebnis der Myokardszintigraphie eine starke prognostische Aussagekraft. Damit hat die Myokardszintigraphie häufig einen eigenen Stellenwert innerhalb des Spektrums aller angewandten kardiologischen Verfahren einschließlich der invasiven Diagnostik. Ein besonderer Vorteil ist die Möglichkeit, Belastungs- und Ruheuntersuchungen zu kombinieren und der Einsatz spezieller Stoffwechseluntersuchungen.

8.5 Radionuklidventrikulographie

Prinzip
Die radioaktive Markierung des Blutes erfolgt entweder durch Gabe von markiertem Humanserumalbumin (HSA) oder besser von körpereigenen Erythrozyten (RBC). Nach intravenöser (i. v.) Injektion können große Gefäße und auch die Herzkammern (kardialer Blutpool) auch in ihrer Bewegung dargestellt werden.

Es kommen zwei unterschiedliche Verfahren der Radionuklidventrikulographie (RNV) zur Anwendung, ggf. auch kombiniert:

▶ RNV bei der ersten Tracerpassage (First-pass-RNV). Hierbei wird die Aktivität schlagartig als Bolus in eine möglichst zentral gelegene Vene injiziert. Innerhalb von 15 bis 30 Sekunden kommt es zur Passage des rechten Herzens, der Lunge sowie des linken Herzens. Die Registrierung der Impulsraten über dem Herzen ergibt eine doppelgipfelige Zeitaktivitätskurve. Bei ausreichender Zeitauflösung finden sich innerhalb der beiden Gipfel zyklische Schwankungen, die den Herzkontraktionen entsprechen (**Abb. 8.6**). Hieraus lassen sich die ventrikulären Ejektionsfraktionen und andere volumen- und zeitabgeleitete

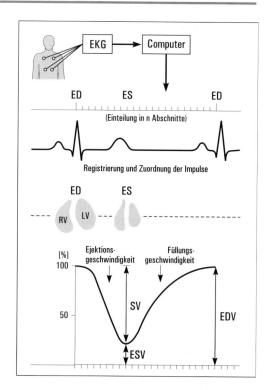

Abb. 8.7 Prinzip der Äquilibrium-Radionuklidventrikulographie. ED = Enddiastole; ES = Endsystole; RV = rechter Ventrikel; LV = linker Ventrikel; EDV = enddiastolisches Volumen; ESV = endsystolisches Volumen; SV = Schlagvolumen

Funktionsparameter der Herzkammern bestimmen.

▶ RNV nach Gleichverteilung des Tracers (Äquilibrium-RNV, RNV im Steady state, multiple gated blood pool acquisition = MUGA, gated blood pool = GBP). Nach Gleichverteilung (Äquilibrium) des i. v. applizierten Tracers erfolgt EKG-gesteuert (ECG-gated, EKG-getriggert) die Registrierung von Herzbinnenraumszintigrammen unter gleichzeitiger Zuordnung zu den im Computer gespeicherten verschiedenen Abschnitten des Herzzyklus (**Abb. 8.7**).

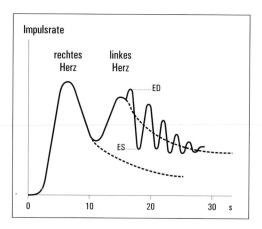

Abb. 8.6 Prinzip der First-pass-Radionuklidventrikulographie. ED = Enddiastole; ES= Endsystole

Radioaktive Markierung des Blutes
Am einfachsten ist die Blutmarkierung mit ^{99m}Tc-Humanserumalbumin (HSA). Vorteil-

hafter ist aber die Markierung von Eigenerythrozyten (RBC = red blood cells).

Bei der RBC-Markierung mit ^{99m}Tc existieren verschiedene Verfahren unterschiedlicher Qualität und unterschiedlichen Aufwandes:

▶ **In-vivo-Markierung:** Hierbei wird das inaktive Sn^{2-} dem Patienten i. v. appliziert und etwa 15 bis 30 Minuten später wird ^{99m}Tc-Pertechnetat injiziert. Die Markierungsausbeute ist mit etwa 80 % schlechter als bei den nachfolgenden Verfahren, und die Stabilität ist geringer.
▶ **In-vitro-Markierung:** Entnahme von etwa 20 ml Blut des Patienten, dann im Labor Zusatz von Sn^{2-} und anschließend Markierung mit ^{99m}Tc. Danach Reinjektion am Patienten und Beginn der Untersuchung 4 bis 5 Minuten später. Der Aufwand gegenüber der In-vivo-Markierung ist größer, von Vorteil sind aber der hohe Markierungsgrad (über 98 %) und die gute Stabilität der markierten RBC.
▶ Eine **kombinierte In-vivo-/In-vitro-Markierung** stellt einen Kompromiss hinsichtlich Aufwand und Qualität der markierten RBC dar. Der Markierungsgrad kann durch eine Qualitätskontrolle im Labor (z. B. Papier- oder Dünnschicht-Chromatographie) überprüft werden.

^{99m}Tc-markierte Eigenerythrozyten werden auch bei anderen Untersuchungsverfahren verwandt (z. B. Gefäßszintigraphie, Blutungsquellennachweis). Gerade im letzteren Fall ist eine hohe Markierungsausbeute von 98 % erforderlich. Das Auftreten von freiem ^{99m}Tc-Pertechnetat kann auch durch bestimmte szintigraphische Kontrollaufnahmen erkannt werden: z. B. Anreicherung von freiem ^{99m}Tc-Pertechnetat in Schilddrüse oder Magen.

Auch die **Myokardszintigraphie** mit ^{99m}Tc-Isonitrilen gestattet, wenn bei der SPECT-Akquisition eine EKG-Triggerung erfolgt, die Auswertung der gleichen Parameter wie bei der RNV.

Geräte

Verwendet wird eine Gammakamera mit Rechner. Die rechnergestützte Auswertung ist unabdingbarer Teil dieser Untersuchung. Ähnlich wie bei der Myokardszintigraphie ist eine entsprechende Ausrüstung für Belastungsuntersuchungen erforderlich.

Die Anwendung von SPECT ist auch bei der RNV möglich. Gegenüber den heute üblichen tomographischen Verfahren mit Ultraschall, Multi-Slice-Spiral-CT oder Kernspintomographie ist dieses aufwendige Verfahren aber meist unterlegen.

Bei der Myokardszintigraphie wird SPECT angewandt.

Auswertung

Die Auswertung erfolgt rechnergestützt. Hierbei ist für die Richtigkeit und Genauigkeit der Ergebnisse die richtige Erfassung der interessierenden Regionen (ROI), d. h. die richtige Konturfindung der Herzkammern in Endsystole, Enddiastole und in den übrigen Herzphasen, von Bedeutung. Aus diesen ROIs werden die Zeitaktivitätskurven erstellt, aus denen die ventrikulären Funktionsparameter bestimmt werden (**Abb. 8.6** und **Abb. 8.7**). Für die Bestimmung von ventrikulären Ejektionsfraktionen reicht eine Zeitauflösung von 16 pro Herzzyklus aus, für eine differenziertere Auswertung können höhere Werte erforderlich sein.

Die Konturfindung des rechten und linken Ventrikels in Enddiastole und Endsystole, ggf. auch während der übrigen Abschnitte der Herzaktion, erfolgt entweder manuell oder vollautomatisch durch den Computer oder in einem kombinierten Verfahren.

Aus den Zeitaktivitätskurven lassen sich nach Untergrundkorrektur und ggf. nach interner Eichung (Kalibrierung) von Impulsraten zahlreiche Parameter der Herzfunktion quantitativ bestimmen: globale und regionale Ejektionsfraktionen des rechten und linken Ventrikels, Darstellung des Ausmaßes der Wandbewegung und ihre zeitliche Zuordnung, Regurgitations- und Shuntfraktionen, absolute Herzvolumina (enddiastolisches und endsystolisches Volumen der Herzkammern, Schlagvolumen, Herzzeitvolumen), ferner Zeit- und Geschwindigkeitsparameter, z. B. maximale Ejektionsgeschwindigkeit sowie frühe bzw. maximale diastolische Füllungsgeschwindigkeit der Ventrikel u. a.

Praktische Durchführung

Eine besondere Vorbereitung ist nicht erforderlich. Abhängig von der klinischen Fragestellung sind herzwirksame Medikamente ähnlich wie bei der Myokardszintigraphie ggf. vorher abzusetzen.

Zunächst erfolgt die Blutmarkierung des Patienten. Bei Verwendung von ^{99m}Tc-HSA dauert dies nur wenige Minuten, bei In-vitro-Markierung von RBC etwa ½ Stunde. Meist wird eine Aktivität von 500–700 MBq ^{99m}Tc benutzt.

Ein repräsentativer Herzzyklus wird bei der Äquilibrium-RNV in LAO-30°- bis 45°-Sicht vorgenommen, was bei jedem Patienten individuell so eingestellt wird, dass das Septum orthogonal getroffen wird und sich der linke Ventrikel abgrenzen lässt. Die Akquisition dauert 5 bis 10 Minuten, ggf. ist sie etwas kürzer. Bei der First-pass-RNV wird eine RAO-Sicht bevorzugt.

Untersuchungen können in Ruhe, bei der Äquilibrium-RNV auch bei praktisch beliebig vielen Belastungsstufen oder verschiedenen Belastungsbedingungen oder Medikationen vorgenommen werden. Eine Standarduntersuchung der Äquilibrium-RNV einschließlich Markierung, Messung in Ruhe und bei Belastung dauert etwa 1 Stunde, hiervon ½ Stunde Wartezeit zur Blutmarkierung. Da die Strahlenexposition des Patienten von der Höhe der applizierten Aktivität abhängig ist, nicht jedoch von der Anzahl der Aufnahmen, können zahlreiche Untersuchungen, z. B. bei verschiedenen Belastungsstufen oder nach Medikation, vorgenommen werden. Bei der First-pass-RNV sind bei Verwendung von ^{99m}Tc allenfalls zwei bis drei Untersuchungen hintereinander mit wiederholten Injektionen möglich.

Ergebnisse

First-pass- und Äquilibrium-RNV liefern Ergebnisse hinsichtlich eines funktionellen Teilaspekts der Herzkammern. Von zentraler Bedeutung sind die ventrikulären Ejektionsfraktionen, Ejektions- und Füllungsgeschwindigkeiten und die regionale Wandmotilität. Diese Ergebnisse können allerdings mit anderen Verfahren ebenfalls gewonnen werden, die, verglichen mit der RNV, Vor- und Nachteile besitzen:
- Echokardiographie
- Angiokardiographie
- Digitale Subtraktionsangiographie (DSA)
- Computertomographie (CT), insbesondere Spiral-CT
- Kernspintomographie

Die genannten Verfahren haben gegenüber der RNV teilweise den Vorteil, dass sie vom Anwender, d. h. vom Kardiologen, selbst angewandt werden; damit ist keine Überweisung zu Nuklearmedizinern nötig. Dies betrifft die Echokardiographie und die Angiokardiographie. Andere Untersuchungen, wie z. B. die Spiral-CT und Kernspintomographie, bieten im Vergleich zur RNV umfangreichere und bessere morphologische Informationen. Letzteres trifft auch für die Echokardiographie zu, insbesondere die transösophageale Echokardiographie, die allerdings wiederum halbinvasiven Charakter besitzt und zudem zeitaufwendig ist.

Indikationen

Während die RNV früher zahlreiche Einsatzgebiete hatte, wird sie heute nur noch gelegentlich bei bestimmten Indikationen eingesetzt. Vorteile hat die RNV gegenüber allen anderen Methoden nach wie vor wegen ihrer hohen Messgenauigkeit und Reproduzierbarkeit von Ergebnissen gerade auch bei eingeschränkter linksventrikulärer Funktion, und wegen der Möglichkeit, regelmäßig verwert-

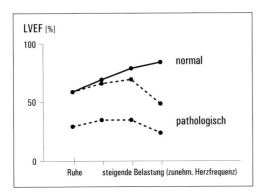

Abb. 8.8 Verhalten der linksventrikulären Ejektionsfraktion (LVEF) beim Herzgesunden und bei KHK

bare Belastungsuntersuchungen vorzunehmen (**Abb. 8.8**).

Hieraus ergeben sich Indikationen insbesondere zur Verlaufs- und Therapiekontrolle bei unterschiedlichen Herzerkrankungen (z. B. KHK, nach Infarkt, dilatative Kardiomyopathie u. a.), wenn einerseits Belastungsuntersuchungen regelmäßig durchgeführt oder lückenlos ausgewertet werden sollen und andererseits eine genaue Quantifizierung bei vermuteter höhergradiger Einschränkung der linksventrikulären Funktion erforderlich ist. Häufig sind diese Bedingungen bei der Therapieevaluierung von Herzerkrankungen gegeben.

Ansonsten ist die Echokardiographie als primäre Methode der Wahl zur bildgebenden Herzdiagnostik anzusehen, ggf. transösophageal. Bei komplexen morphologischen bzw. morphologisch-funktionellen Fragestellungen wird häufig die Spiral-CT oder v. a. die Kernspintomographie als Methode der 1. Wahl anzusehen sein.

Abschließend soll noch eine wichtige, primär nicht kardiologische Indikation zur RNV erwähnt werden: die Verlaufskontrolle unter **kardiotoxischen Zytostatika** bei malignen Tumoren. Hier kommt es nach individuell unterschiedlichen Dosen z. B. von Adriablastin zu einer Kardiomyopathie, die für den Patienten therapielimitierend ist und frühzeitig erkannt

werden muss. Hierzu ist die RNV wegen der guten Reproduzierbarkeit und hohen Genauigkeit gut geeignet, besser als die Echokardiographie. Bei einem Abfall der linksventrikulären Ejektionsfraktion (LVEF) von mehr als 20 % bei normalem Ausgangswert ist mit einer beginnenden irreversiblen kardiotoxischen Wirkung zu rechnen und das Zytostatikum muss abgesetzt oder gewechselt werden.

Zusammenfassung

Die Radionuklidventrikulographie (RNV) ist eine klinisch noch gelegentlich angewandte nuklearmedizinische Untersuchung zur Erfassung eines Teilaspekts der Herzkammerfunktion. Sie wurde inzwischen insbesondere durch Echokardiographie und Kernspintomographie weitgehend verdrängt. Dennoch besitzt die RNV gegenüber diesen Verfahren weiterhin den Vorteil der routinemäßigen Anwendung automatischer Computerauswertung und damit einer hohen Reproduzierbarkeit der Ergebnisse, auch bei Belastungsuntersuchungen. Damit ist die RNV weiterhin die Methode der Wahl, wenn auf einfache und nichtinvasive Weise eine quantitative Erfassung der Funktion der Herzkammern in der Therapie- und Verlaufskontrolle erfolgen soll, insbesondere wenn das Belastungsverhalten von Interesse ist und wenn höhergradige Einschränkungen der linksventrikulären Funktionen vorliegen oder erwartet werden.

Bei der Myokard-SPECT mit ^{99m}Tc-Isonitrilen können die bei der RNV erhaltenen Funktionsparameter in einer Sitzung gleichzeitig erhalten werden.

8.6 Gefäßszintigraphie

Große Gefäße, Arterien und Venen, können sequenz- und funktionsszintigraphisch dargestellt werden. Dies erfolgte früher z. B. mit ^{99m}Tc-markierten Eigenerythrozyten (s. Kap. 8.5).

Heute sind diese Verfahren durch Angio-CT und insbesondere Angio-KST praktisch vollständig verdrängt worden, werden aber im Rahmen z. B. der Skelett-, Entzündungs- oder Tumorszintigraphie ohne zusätzliche Gabe von Aktivität und ohne zusätzliche Strahlenexposition (s. Kap. 5.2.3) häufig angewandt.

Versuche, Thrombosen nachzuweisen, erfolgten früher unter Anwendung von radioaktiv markiertem Fibrinogen. Dieses Thema ist auch heute noch interessant, z. B. zum Nachweis von Thrombosen oder von Plaques in Koronararterien unter Anwendung von ^{111}In-markierten Thrombozyten oder von ^{99m}Tc-markiertem Plasminogen. Die Ergebnisse waren aber bisher unzureichend und eine klinische Anwendung ist noch nicht absehbar.

Mikrozirkulation

Eine qualitative bzw. semiquantitative Erfassung der Mikrozirkulation ist mithilfe von ^{201}Tl-Chlorid über den Mechanismus der Na$^+$-K$^+$-ATPase-Systems (Energiestoffwechsel) möglich (s. Kap. 8.3: Myokardszintigraphie). Nach Belastung kommt es bei seitenunterschiedlicher Perfusion zu einer Mindereinlagerung des Radiopharmakons in der Muskulatur der betroffenen Extremität.

Eine quantitative Messung ist auch nach Injektion eines radioaktiven Edelgases, z. B. von ^{133}Xe, in die Muskulatur einer Extremität möglich. Nach Injektion werden Auswaschkurven registriert und hieraus die Durchblutung in ml/min × 100 g Gewebe berechnet. Diese Untersuchung ist sowohl in Ruhe als auch nach Belastung möglich. Aussagen zur Gefäßmorphologie, deren Kenntnis insbesondere für chirurgische oder angioplastische Eingriffe entscheidend ist, liefern nuklearmedizinische Verfahren aber nicht. Die Untersuchung ist eher für pathophysiologische Studien interessant, im klinischen Alltag hat sie sich nicht durchsetzen können.

Abdominelle Blutungsquellen

Nach i. v. Injektion von ^{99m}Tc-Eigenerythrozyten ist die Darstellung okkulter abdomineller Blutungsquellen möglich.

Der Patient erhält 740 MBq (20 mCi) mit ^{99m}Tc in vitro markierte Eigenerythrozyten. Eine gute Markierungsausbeute muss hierbei gewährleistet sein. Nicht an Erythrozyten gebundenes Technetium darf nicht vorliegen, da freies Pertechnat auch über den Magen-Darm-Kanal ausgeschieden wird und so eine Blutungsquelle vortäuschen könnte. Nach i. v. Injektion werden nach 10 und 30 Minuten, später 1- bis 3-stündlich mit der Gammakamera Aufnahmen vom Abdomen angefertigt, ggf. auch mit SPECT. Diese Untersuchung kann sich bis über 24 Stunden erstrecken.

Neben den großen Gefäßstrukturen sowie Leber und Milz, ggf. auch Nieren, ist im Falle einer abdominellen Blutung eine pathologische Aktivitätsanreicherung im Darm zu erkennen sowie ein Transport mit dem Darminhalt zu beobachten.

Die Untersuchung kann okkulte bzw. intermittierende abdominelle Blutungsquellen (Blutungsquellen im endoskopisch erreichbaren oberen und unteren Verdauungstrakt sind meist schon ausgeschlossen) mit einer Nachweiswahrscheinlichkeit von über 90 % aufdecken, sofern die Blutung zum Zeitpunkt der Untersuchung mehr als 0,05 bis 0,1 ml/min beträgt. Damit ist die Untersuchung bei dieser Frage empfindlicher als die selektive Röntgenkontrastmittel-Arteriographie. Anstelle von ^{99m}Tc-Erythrozyten kann auch ^{99m}Tc-Sn-Kolloid benutzt werden, jedoch wie bei der Angiographie nur bei aktueller Blutung (Extravasation im First pass) (s. Kap. 12.4).

Die szintigraphische Suche nach einer abdominellen Blutungsquelle ist eine nicht sehr häufige, klinisch aber hochrelevante Methode mit meist unmittelbaren Konsequenzen für den Patienten: Operation nach Lokalisation des Blutungsherdes.

Nachweis eines Meckel-Divertikels

Insbesondere bei Kindern ist ein persistierendes Meckel-Divertikel gelegentlich der Grund abdomineller Beschwerden und von Blutungen. Es besteht die Möglichkeit, das Meckel-Divertikel szintigraphisch darzustellen.

Etwa die Hälfte der Meckel-Divertikel enthält Magenschleimhaut. ^{99m}Tc-Pertechnat wird von serösen und mukösen Drüsen (Speicheldrüsen, aber auch Magen-Darm-Drüsen) aktiv sezerniert. Eine bandförmige Darstellung etwa 30 bis 60 Minuten nach i. v. Injektion von altersabhängig 37 bis 185 MBq ^{99m}Tc (1–5 mCi) liefert in diesen Fällen den Nachweis. Bei aktuellen Blutungen können auch markierte Erythrozyten benutzt werden.

8 Herz-Kreislauf-System

Kasuistik

Stress	Ruhe I	Ruhe II	
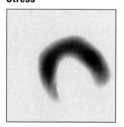	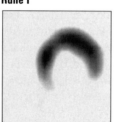	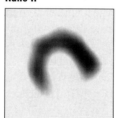	Kurzachsenschnitte
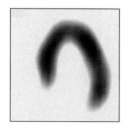	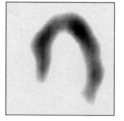	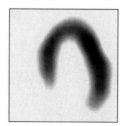	vertikale Längsachsenschnitte
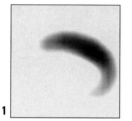	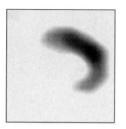	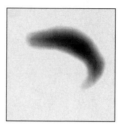	horizontale Längsachsenschnitte

1

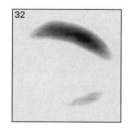	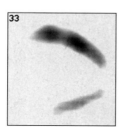	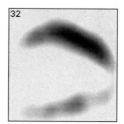	horizontale Längsachsenschnitte

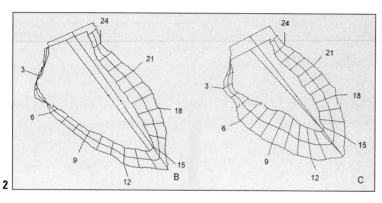

2

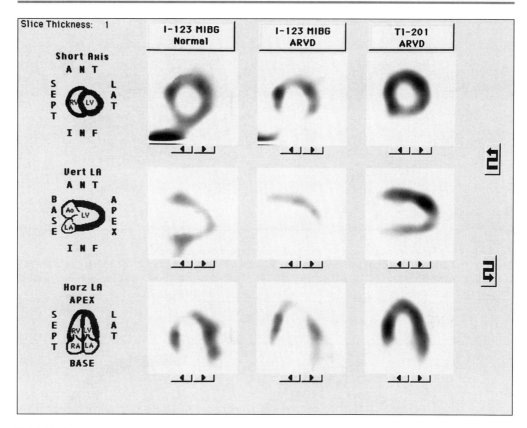

Fall 3 Rhythmologie
23-jähriger männlicher Patient mit Rhythmusstörungen bei arrhythmogener rechtsventrikulärer Dysplasie (ARVD). Die sympathische Innervation (mittlere Reihe; ^{123}I-MIBG, Noradrenalin-Analogon) ist inferoseptal im Vergleich zu einer Kontrollperson (linke Reihe) vermindert. Die Perfusion (rechte Reihe) ist bei dem Patienten völlig ungestört.

Fall 1 Infarkt 54-jähriger Patient nach einem transmuralen Infarkt. Unter Stress- und Ruhebedingungen, ohne (Ruhe I) und mit (Ruhe II) optimaler kardiospezifischer Medikation, keine Anreicherung der Fluss- (^{99m}Tc-MIBI, ^{201}Tl) und des Metabolismusmarkers ^{201}Tl.

Fall 2 78-jähriger Patient mit Abbruch der RCA. Unter Stress- (^{99m}Tc-MIBI) und Ruhebedingungen (^{201}TL, Ruhe I) Minderperfusion im Bereich der Hinterwand. Die Ruheaufnahme mit optimaler kardiospezifischer Medikation (Ruhe II) zeigt vitales Gewebe an. Nach einer Bypass-Operation wird im Lävokardiogramm (untere Reihe) die Verbesserung der Wandbeweglichkeit deutlich.

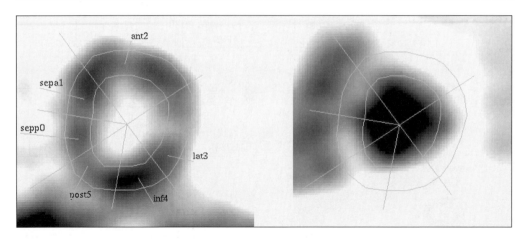

Fall 4 ^{15}O-H$_2$O-Positronen-Emissionstomographie des linken Ventrikels
Mit der ^{15}O-H$_2$O PET kann der myokardiale Blutfluss (MBF) quantitativ bestimmt werden. Der Normwert des MBF beträgt 1,25 ± 0,22 ml/min/g. Die statistische Methode der Faktoranalyse erlaubt die Abgrenzung der Myokardwand (links) vom Herzbinnenraum (rechts).

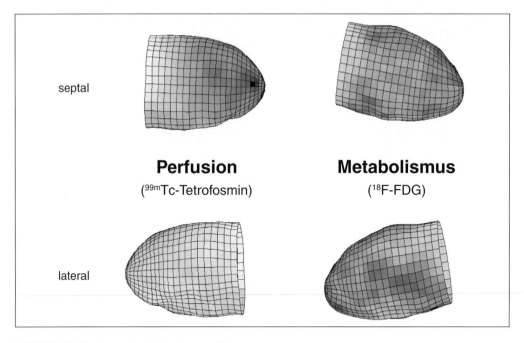

Perfusion
(^{99m}Tc-Tetrofosmin)

Metabolismus
(^{18}F-FDG)

Fall 5 ^{18}F-FDG-Positronen-Emissionstomographie
Vitalitätsnachweis bei einem 67-jährigen Patienten mit Abbruch des RCx. Auch unter Ruhebedingungen und optimaler kardiospezifischer Medikation zeigt sich im Bereich der Lateralwand keine Aufnahme des Flussmarkers ^{99m}Tc-Tetrofosmin (links). Das Myokard ist jedoch nicht irreversibel geschädigt, sondern befindet sich „im Winterschlaf" (hibernating myocardium), wie die Szintigraphie der Glucoseaufnahme mit ^{18}F-FDG zeigt (rechts). Die negative und positive Vorhersagewahrscheinlichkeit (NPV, PPV) für eine Wiederaufnahme der Pumpfunktion nach Revaskularisation liegt bei dem Patienten mit dieser Fragestellung etwa bei 85%.

Fall 6 Infarktszintigraphie ▶
Mit der ^{111}In-Antimyosin-Szintigraphie werden geschädigte Myokardzellen dargestellt. Dieses hatte eine gewisse Bedeutung bei der „positiven" Darstellung des Infarkts, aber auch bei der nichtinvasiven Diagnostik der Abstoßungsreaktion nach Herztransplantation. Die relative Anreicherung im Myokard wird im Vergleich zur pulmonalen Speicherung bestimmt.
Szintigraphie des Thorax: **A**: unauffällig, **B**: ausgeprägte Abstoßung (hohe Anreicherung in der Leber und in den Nieren)

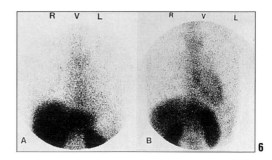

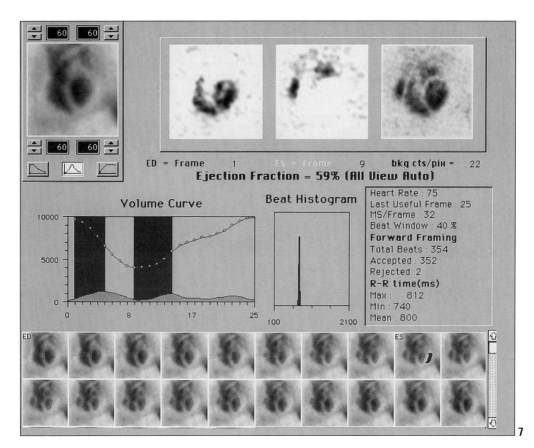

Fall 7 Radionuklidventrikulographie
Bei der im Gleichgewicht durchgeführten Radionuklidventrikulographie mit körpereigenen ^{99m}Tc-markierten Erythrozyten (RNV) werden globale und regionale Auswurffraktionen und Parameter des Kontraktionsablaufs unter Ruhe- und definierten Belastungsbedingungen bestimmt. Die Methode ist insbesondere dann gefragt, wenn die komplementäre und kompetitive Belastungsechokardiographie „nicht diagnostisch" ist. Eine klassische Indikation ist die Verlaufskontrolle beim Einsatz kardiotoxischer Pharmaka.

Gefäßszintigraphie

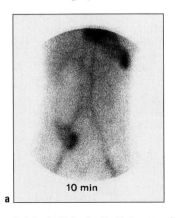
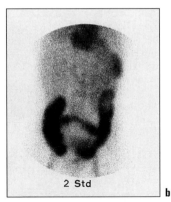

Fall 8a+b Abdominelle Blutungsquelle
Lokalisation einer Blutungsquelle bei einer 18-jährigen Patientin mit der Darstellung extravasaler ^{99m}Tc-markierter Eigenerythrozyten, die unmittelbar nach der Applikation in Projektion auf den Zökalpol sichtbar sind und im Verlauf der weiteren Untersuchung intraluminär weitertransportiert werden.

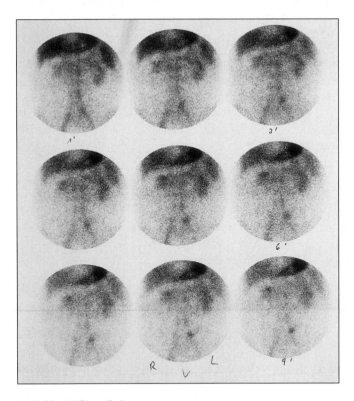

Fall 9 Meckel-Divertikel
Darstellung ektoper Magenschleimhaut (^{99m}Tc-Pertechnetat) bei einem 10-jährigen Knaben mit unklaren gastrointestinalen Beschwerden unterhalb der Bifurkation links nach i.v. Applikation.

Achtung: Keine Blockade der Schilddrüse, weil damit auch die Magenschleimhaut blockiert wird! Die Sensitivität der Meckel-Szintigraphie wird mit etwa 80% angegeben.

9 Lunge

Mit nuklearmedizinischen Techniken lassen sich Durchblutung (Perfusion) und Belüftung (Ventilation) der Lungen sowie die mukoziliäre Clearance erfassen. Die Ventilation beschreibt den Gasaustausch in den Atemwegen bzw. in den Alveolen. Die Perfusion der Lunge ist mit derjenigen des großen Kreislaufs identisch. Belüftung und Durchblutung sind dabei physiologisch gekoppelt: In nicht oder schlecht ventilierten Lungenabschnitten wird durch einen alveolovaskulären Reflex (Euler-Liljestrand) auch die Lungenperfusion vermindert, um die Menge des venösen Blutes ohne Oxigenierung gering zu halten. Das eigentliche Lungengewebe wird jedoch nicht durch die Lungenarterien, sondern durch die Vasa privata versorgt, durch die auch Entzündungen und Tumoren überwiegend unterhalten werden. Schwebepartikel aus der Atemluft werden bei intaktem Flimmerepithel in Bronchien und Trachea durch den mukoziliären Transport aus den Atemwegen entfernt.

Die Lungenperfusionsszintigraphie zum Nachweis oder Ausschluss einer akuten Lungenembolie zählt zu den wenigen etablierten nuklearmedizinischen Notfallindikationen. Nach Möglichkeit sollte die Lungenventilationsszintigraphie immer in Kombination mit der Lungenperfusionsszintigraphie durchgeführt werden, sie ist aber nicht obligat. Die Bestimmung der mukoziliären Clearance hat dagegen in der klinischen Routine keine große Bedeutung und wird üblicherweise nur in pulmonologischen Spezialabteilungen durchgeführt. Die nuklearmedizinischen Verfahren zur Entzündungssuche und zum Tumornachweis im Bereich der Lunge werden in den Kapiteln 15 und 16 abgehandelt.

9.1 Perfusions- und Ventilations-/Inhalationsszintigraphie

Lungenembolien stellen die häufigste akute Lungenerkrankung im Erwachsenenalter dar. Sie sind mit bis zu 30% der klinisch auffälligen, nicht behandelten Lungenembolien eine der häufigsten Todesursachen, auch auf der Intensivstation. „Kleinere" Lungenembolien sind klinisch häufig stumm, wobei die klinische Verdachtsdiagnose andererseits nur in 25 bis 40% der Fälle bestätigt werden kann. Eine rechtzeitige Therapie kann die Letalität senken, birgt aber durch die Anwendung von Antikoagulanzien und Thrombolytika auch Risiken. In der Regel wird eine Lungenembolie erst dann hämodynamisch wirksam, wenn mehr als 25% der Endstrombahn verlegt sind. Klinische Zeichen wie ein plötzlicher, stechender Thoraxschmerz sind unspezifisch und können stark variieren.

Die morphologisch orientierten bildgebenden Verfahren zeigen bei einer Lungenembolie im frühen Stadium einen unauffälligen Befund (Thoraxröntgen), oder sie sind invasiv (Angiographie, Spiral-Computertomographie mit Kontrastmittel) und aufwendig (Magnetresonanztomographie, MRT). Eine sichere positive Darstellung des Embolus ist meist nicht möglich. Andere Diagnoseverfahren können die Folgeerscheinungen einer verminderten Lungenperfusion nachweisen: EKG, Echokardiographie oder Rechtsherzkatheter können die pulmonale Hypertonie mit den Zeichen der Rechtsherzbelastung erkennen, erlauben aber auch nur indirekte Rückschlüsse auf das Vorliegen einer Lungenembolie. Der regionale Perfusionsausfall als unmittelbare Folge einer Lungenembolie kann mit der Perfusionsszintigraphie leicht sichtbar gemacht und nach Lokalisation und Größe beurteilt werden.

Prinzip

Bei der **Ventilations-** bzw. **Inhalationsszintigraphie** wird die Radioaktivität über die Atemluft zugeführt und deren Verteilung in der Lunge während des Einatmens (Gase) oder nach Einatmen (Aerosole, verdampfte Kohlepartikel) szintigraphisch dokumentiert. Die chemisch inerten Edelgase werden wieder abgeatmet, was sich als „Wash-out" messen und diagnostisch nutzen lässt. Die Begriffe *Ventilation* (= regionaler Volumenfluß) und *Inhalation* werden in der Praxis synonym verwendet. Im Folgenden gilt daher die Ventilationsszintigraphie als umfassende Bezeichnung.

Die **Perfusionsszintigraphie** beruht auf dem Prinzip der Kapillarblockade. ^{99m}Tc-markierte, denaturierte Eiweißpartikel verteilen sich nach i. v. Applikation entsprechend der regionalen Blutverteilung im kleinen Kreislauf und verstopfen bei entsprechender Größe (15–40 µm) die Kapillaren (Durchmesser 10–15 µm). Die regionale Aktivitätsverteilung ist somit ein Abbild der relativen Perfusion. Bei korrekter Dosierung (weniger als 1 mg = 100 000–200 000 Partikel makroaggregiertes Albumin oder Mikrosphären) wird nur ein kleiner Teil (etwa 0,01 % = jede 10 000ste Kapillare) vorübergehend verschlossen, so dass diese passagere Mikroembolisierung hämodynamisch nicht wirksam ist. Die biologische Halbwertszeit (HWZ) des proteolytischen Abbaus der Eiweißpartikel beträgt 2 bis 3 Stunden. Im Falle einer Einengung oder eines Verschlusses einer Lungenarterie erreichen nur wenige oder keine Partikel das nachfolgende Stromgebiet, was zu einer Minderbelegung bzw. fehlenden Belegung des entsprechenden Lungenabschnitts führt. Bei erweiterten Lungengefäßen oder einem Rechts-links-Shunt lassen sich dagegen die radioaktiven Partikel perfusionsabhängig im Körper (z. B. Nieren oder Gehirn) nachweisen. Die Shuntgröße lässt dann sich mit der Perfusionsszintigraphie berechnen.

Radiopharmaka

Die Ventilationsszintigraphie kann mit radioaktiven Edelgasen (Krypton: ^{81m}Kr; Xenon: ^{127}Xe oder ^{133}Xe) oder, wie heute am meisten gebräuchlich, mit ^{99m}Tc-markierten radioaktiven Aerosolen oder verdampften Kohlepartikeln erfolgen. Die radioaktiven Edelgase bieten zwar einen idealen methodischen Ansatz zur Szintigraphie der Lungenbelüftung, sind aber in der Anwendung aufwendig und teuer. Die Xenonisotope müssen wegen der relativ langen HWZ in geschlossenen Spirometersystemen verwendet werden mit einer sog. Xenon-Falle zur Aufnahme der abgeatmeten Radioaktivität. Xenon-127 hat jedoch den Vorteil, dass es wegen der höheren Gammaenergie als ^{99m}Tc im Bedarfsfall auch nach einer Perfusionsstudie mit ^{99m}Tc-MAA durchgeführt werden kann. ^{81m}Kr mit einer günstigen Gammaenergie von 191 keV und einer sehr kurzen HWZ von 13 Sekunden kann zwar in einem offenen System verwendet werden, ist aber als Generatornuklid mit relativ kurzer HWZ der Muttersubstanz nur eingeschränkt verfügbar und entsprechend teuer.

Am häufigsten werden ^{99m}Tc-markierte Aerosole oder verdampfte Kohlepartikel für die Ventilation eingesetzt, die nach kurzer Vorbereitungszeit über Ultraschallvernebler oder Verdampfer zur Verfügung stehen. Die Ausbeute der Systeme bezüglich der Aktivitätsdeposition in der Lunge ist mit 1 bis 20 % relativ gering, so dass primär hohe Radioaktivitäten von 400 bis 2 000 MBq eingesetzt werden müssen, um eine gewünschte deponierte Aktivität in der Lunge von 10 bis 20 MBq zu erzielen. Die geringe Effizienz bedingt auch, dass bei der kombinierten Ventilations-/Perfusionsszintigraphie die Ventilation zuerst durchzuführen ist. Bei Aerosolen sollte die Partikelgröße im Mittel 2 µm nicht überschreiten, damit die Partikel nicht bereits in größeren Bronchioli deponiert werden. Markierte Kohlepartikel haben den Vorteil einer sehr geringen Partikelgröße von < 0,01 µm und entsprechen damit am ehesten den Edelgasen in ihrer Verteilung, werden aber auch mit einer biologischen HWZ von 2 bis 20 Minuten schneller resorbiert.

Für die Perfusionsszintigraphie werden 100 000 bis 200 000 markierte Albuminpartikel (makroaggregiertes Albumin = MAA) definierter Größe (15–40 µm = etwas größer als die Lungenkapillaren) verwendet, die als fertiger Trockenkit kommerziell geliefert werden. Die Markierung erfolgt mit ^{99m}Tc (100–200 MBq), so dass das gebrauchsfertige Radiopharmakon in einer nuklearmedizinischen Abteilung jederzeit kurzfristig verfügbar ist. Kinder erhalten entsprechend reduzierte Aktivitäten. Bei Verdacht auf einen Rechts-links-Shunt sollte zudem die Anzahl der Partikel unter 20 000 liegen, um die Möglichkeit von Nebenwirkungen durch Mikroembolisationen im großen Kreislauf (z. B. im Gehirn) gering zu halten.

Durchführung der Untersuchungen
Zum kombinierten Einsatz von Ventilationsszintigraphie und Perfusionsszintigraphie wird zunächst die Ventilationsstudie wegen der geringen deponierten Aktivität durchgeführt und dann durch die Perfusionsstudie mit höherer Aktivität (beides ^{99m}Tc) überlagert. Vor der Ventilation sollte der Patient husten und einige Male tief einatmen, um Schleimpröpfe zu lösen und die Lunge zu entfalten. Nach dem Einatmen des Aerosols über 1 bis 3 Minuten beseitigt das Trinken und Mundausspülen mit Wasser störende Aktivität in Mund und Ösophagus.

Die i. v. Injektion der markierten Albuminpartikel für die Perfusionsszintigraphie erfolgt langsam, über mehrere tiefe Atemzüge und in der Regel im Liegen, da die regionale Lungenperfusion lageabhängig ist. Bei Injektion in aufrechter Position sind aufgrund der Schwerkraft normalerweise die kaudalen Lungenabschnitte stärker perfundiert. Dieser Effekt ist allerdings bei erhöhtem Druck im kleinen Kreislauf aufgehoben, was sich ggf. auch diagnostisch nutzen lässt. Die eigentlichen szintigraphischen Aufnahmen können im Liegen oder Sitzen erfolgen, die Lagerung des Patienten ist zu diesem Zeitpunkt ohne Bedeutung, da die Partikel bereits fixiert sind. Die Aufnahmen sollten zur besseren Vergleichbarkeit immer in der gleichen Position wie bei der Ventilation durchgeführt werden.

Planare Szintigramme werden, soweit möglich, in bis zu sechs Sichten aufgenommen: ventral, dorsal, links- und rechts-seitlich sowie jeweils von schräg dorsal in einem Winkel um 45^0, um alle Segmente beurteilen zu können. Schräge Sichten von ventral können ebenfalls hilfreich sein. Bei kleinen oder multiplen Perfusionsdefekten hat sich auch die SPECT (Single-Photon-Emissionstomographie) mit einer Mehrkopfkamera bewährt, komplexe Befunde lassen sich häufig gut in einer 3-D-Darstellung beurteilen. Die Aufnahmen können jeweils unmittelbar nach Beendigung der Ventilation bzw. nach der Injektion des Tracers begonnen werden. Die Akquisitionszeit der einzelnen Aufnahmen richtet sich nach Counts (200–400 kcts) bzw. Zeit (3–5 min) pro Sicht. Die Zählraten der Perfusionsaufnahmen sollten dabei etwa im Verhältnis 5:1 zu den Zählraten der Ventilation stehen, um eine sichere Überlagerung zu gewährleisten.

Ergebnisse
Bei einem **Normalbefund** stellen sich sowohl in der Ventilationsstudie als auch in der Perfusionsuntersuchung beide Lungen in allen Sichten mit einer gleichmäßigen homogenen Aktivitätsverteilung in allen Lungenabschnitten dar. Die Besonderheit der Perfusionsszintigraphie gegenüber anderen Verfahren zur Diagnostik einer Lungenembolie liegt in einem hohen negativen prädiktiven Wert (Voraussagewert) von > 95 %. Damit ist bei einem Normalbefund in einer qualitativ guten Aufnahmetechnik eine Lungenembolie praktisch auszuschließen.

Tab. 9.1 Ursachen regionaler Perfusionsstörungen (Auswahl)

- Embolie
- Tumor, Metastasen
- Fremdkörper
- Arteriitis
- Gefäßmissbildungen
- Pneumonie
- Mediastinale Lymphknoten
- Atelektase
- Trauma
- Atemwegsobstruktion
- Parenchymverdrängung
- Artefakt: Herzschrittmacher

Ein positiver Befund, d. h. verminderte oder fehlende Perfusion, ist dagegen zunächst vieldeutig und nicht beweisend für eine **Lungenembolie**. Die Ursachen für nicht emboliebedingte Perfusionsdefekte können vielfältig sein **(Tab. 9.1)**. Viele davon sind im Röntgenbild sichtbar, so dass nach Möglichkeit die Beurteilung nur in Verbindung mit einem aktuellen Röntgenbild erfolgen sollte. Allerdings können **Atemwegsobstruktionen**, die gerade im Alter zunehmen, auch damit nicht zuverlässig erkannt werden. Die Spezifität bei der Frage nach einer akuten Lungenembolie lässt sich dagegen durch die kombinierte Anwendung von Ventilationsszintigraphie und Perfusionsszintigraphie, wie oben beschrieben, wesentlich steigern: Eine Perfusionsstörung ist in der Regel als Lungenembolie zu interpretieren, wenn in der entsprechenden Region eine unauffällige Ventilation vorliegt. Ein solcher Befund wird als *mismatch* von Perfusion und Ventilation bezeichnet. Weitere Hinweise sind typische, segment- oder lappenförmige Defekte und multiple Ausfälle.

Sekundäre Perfusionsstörungen als Folge einer Belüftungsstörung zeigen dagegen im Szintigramm eine verminderte Perfusion und eine verminderte Ventilation. Dieser sog. *match*-Befund entsteht z. B. bei Obstruktion oder Bronchuskompression durch den alveolovaskulären Reflex (Euler-Liljestrand-Reflex), der die Perfusion in minderventilierten Arealen zur besseren Aufrechterhaltung der Sauerstoffversorgung des Körpers reduziert.

Bei Befunden mit einem Perfusions-Ventilations-Mismatch kann auch nach prospektiv erhobenen Kriterien die Wahrscheinlichkeit für das Vorliegen einer akuten Lungenembolie abgeschätzt werden **(Tab. 9.2)**.

Je nachdem, in welche Wahrscheinlichkeitskategorie der Befund einzuordnen ist, reicht der Voraussagewert von 0 bis >90%. Nicht zuletzt müssen bei der Diagnostik der akuten Lungenembolie neben den szintigraphischen Befunden immer auch klinische und andere Befunde berücksichtigt werden, wie z. B. der Nachweis von tiefen Beinvenenthrombosen.

9.2 Quantitative Messungen

Berechnung der Shuntgröße eines Rechts-links-Shunt

Die Perfusionsszintigraphie bietet die Möglichkeit des Nachweises und der prozentualen Volumenberechnung eines Rechts-links-Shunt, der intrapulmonal bei der Osler-Renu-Weber-Krankheit, der Waldenström-Krankheit, bei av-Angiomen und kardial bei angeborenen Vitien mit Shuntumkehr auftreten kann. Ein solcher liegt bei perfusionsabhängigem Aktivitätsnachweis im Körper vor. Die Berechnung in Prozent vom Herzzeitvolumen erfolgt durch Messung der Zählrate im Ganzkörper (ohne Lungen) im Verhältnis zur Gesamtzählrate. Dies ist aber nur bei einer einzeitigen Ganzkörpermessung möglich und meist nur bei Kleinkindern praktikabel. Alternativ erfolgt die Berechnung über Messung der Zählraten (ROI-Technik) über Nieren und/oder Gehirn als *pars pro toto* und unter Annahme weitgehend konstanter Perfusionsanteile von 25% (Nieren) bzw. 20% (Gehirn)

Tab. 9.2 Kriterien zur Beurteilung der Perfusions-/Ventilations-Szintigraphie bei V. a. Lungenembolie

Wahrscheinlichkeit eines pathologischen Befundes	Befund (Auswahl)	Embolieinzidenz (%)
hoch	zwei oder mehr segmenttypische Defekte, Mismatch, normales Thoraxröntgen	> 90
mittel	1–2 Perfusionsdefekte, Mismatch-Ventilation	20–50
niedrig	Perfusionsdefekt < Thoraxröntgenbefund oder Match-Befund Perfusion/Ventilation, kleine Perfusionsdefekte, normales Thoraxröntgenbild	10
sehr niedrig	„inhomogene" Perfusion, nicht (sub-)segmental, normales Thoraxröntgenbild	5
Normalbefund	kein Perfusionsdefekt	0

des Herzzeitvolumens. Die Berechnung des Shunt kann dann wie folgt durchgeführt werden (im Beispiel für die Niere):

$$\frac{4 \times \text{Zählrate der Nieren}}{(4 \times \text{Zählrate der Nieren}) + (\text{Zählrate Lunge})} \times 100 = \text{Shunt (in\%)}$$

Voraussage der postoperativen Lungenfunktion

Die Perfusionsszintigraphie, ggf. auch die Ventilationsszintigraphie, eignet sich zur Voraussage der postoperativen Lungenfunktion vor einer geplanten Pneumektomie (z. B. bei Bronchialkarzinom). Die regionale Verteilung (Seitenvergleich, Lungenlappen bzw. Ober-, Mittel-, Unterlappen) lässt sich hierfür durch die Anwendung der ROI-Technik quantitativ bestimmen und mit Richtwerten vergleichen.

Pulmonale Hypertonie

Eine pulmonale Hypertonie lässt sich mittels Perfusionsszintigraphie durch die Aufhebung oder Umkehr der schwerkraftbedingten kraniokaudalen Perfusionsdifferenz erkennen und über die ROI-Technik auch quantitativ erfassen. Hierzu ist allerdings die Injektion des Radiopharmakons in aufrechter Position Voraussetzung.

9.3 Mukoziliäre Clearance

Zur Messung der mukoziliären Clearance inhaliert der Patient zunächst, analog zur Ventilationsuntersuchung, ein Aerosol mit ^{99m}Tc-markierten, nicht resorbierbaren Nanokolloiden, wie z. B. Zinnkolloid oder Schwefelkolloid. Die mukoziliäre Eliminationsrate ist z. B. bei Bronchitiden (Raucher) und Bronchialkarzinom um 50 bis 80 % vermindert. Weitere Indikationen zur Messung der mukoziliären Clearance sind die Mukoviszidose sowie Dyskinesiesyndrome der bronchialen Zilien bei Asthma bronchiale und z. B. dem Situs-inversus-Kartagener-Syndrom. Die Strahlenexposition entspricht in etwa einer Ventilationsszintigraphie mit Aerosol. Nebenwirkungen sind nicht bekannt.

Zusammenfassung

Die Lungenszintigraphie (Perfusion, Ventilation) ist eine in Kliniken häufig angewandte Untersuchung, auch in der Notfalldiagnostik. Indikationen bestehen insbesondere bei der Diagnostik der Lungenembolie und bei der präoperativen regionalen Funktionsbeurteilung beim Bronchialkarzinom.

Kasuistik

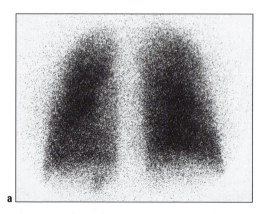
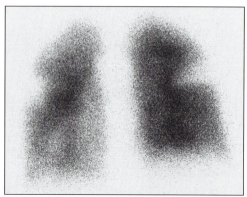

Fall 1a+b Lungenembolie
31-jährige Frau post partum mit den Symptomen einer Lungenembolie (Luftnot, Pleuraschmerz und Angstgefühl). Segment- und keilförmige Defekte beider Lungen in der Perfusionsszintigraphie (**b**) mit markierten makroaggregierten Albuminpartikeln (^{99m}Tc-MAA). Das Ausmaß der Embolien wird deutlich im Vergleich zur Ventilation mit ^{99m}Tc-markierten Kohlepartikeln (**a**) (VQ mismatch).

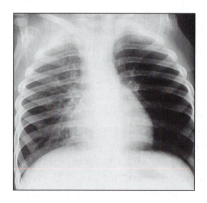
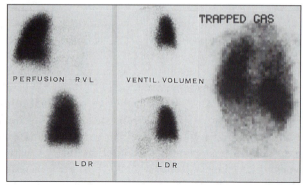

Fall 2 Obstruktive Lungenerkrankung
5-jähriges Mädchen mit rezidivierenden Hustenanfällen. Der radiologische V. a. Obstruktion des Hauptbronchus links bestätigt sich in der funktionellen Ventilations- (^{133}Xe) / Perfusions- (^{99m}Tc-MAA) Untersuchung.
Alveolovaskulärer Reflex (Euler-Liljestrand): Vollständig aufgehobene Perfusion (Mitte) und Ventilation (rechts) (V/Q match). Die minderbelüftete linke Lunge zeigt eine relative Mehrbelegung im *wash out* (trapping). Gleichzeitig wird der verzögerte Auswaschvorgang des Edelgases aus der Leber deutlich.
Diagnose: Peanuts disease

10 Zentralnervensystem

Das Gehirn des Menschen ist ein Organ, das für die Steuerung einfacher lebenserhaltender Basisfunktionen zuständig ist und gleichzeitig das komplexe menschliche Verhalten determiniert. Auch kleinste Defekte bestimmter Hirnabschnitte oder funktioneller Systeme können mit schweren Krankheitsbildern einhergehen und für den Betroffenen eine dauerhafte Behinderung bedeuten.

Aufgrund seiner geschützten Lage in der Schädelkalotte und wegen seiner Empfindlichkeit ist es einer direkten Diagnostik nur in Ausnahmefällen zugänglich. Durch die ausgeprägte regionale Spezialisierung innerhalb des Gehirns und die Möglichkeit, die Hirnfunktion mittels einer klinisch-neurologischen und neuropsychologischen Untersuchung systematisch zu prüfen, gelingt es dem erfahrenen Kliniker jedoch, klinische Symptome bestimmten Hirnregionen zuzuordnen. Eine weitere Eingrenzung der möglichen Ursachen einer Erkrankung wird erreicht, wenn der Verlauf der Erkrankung, das Alter des Patienten und die Begleitumstände Berücksichtigung finden.

Bildgebende Verfahren sind in diesem Zusammenhang meist zur Bestätigung einer klinischen Verdachtsdiagnose oder für die Differenzialdiagnose von Bedeutung. Weitere Einsatzgebiete sind die Beurteilung des Verlaufes einer Erkrankung oder die Abschätzung der individuellen Prognose. Gelegentlich wird die Bildgebung auch herangezogen, um psychogene Störungen von organisch fassbaren Hirnerkrankungen zu unterscheiden.

Für die strukturelle Bildgebung hat sich im Zentralnervensystem die Magnetresonanztomographie (MRT) klar gegenüber der kranialen Computertomographie (CCT) durchgesetzt. Die MRT erlaubt aufgrund ihres überlegenen Weichteilkontrastes eine bessere Differenzierung kortikaler und subkortikaler Strukturen. Sie ist für die meisten Krankheitsprozesse wesentlich sensitiver. Durch geeignete Wahl der Messsequenzen gelingt mit der MRT sogar die Abbildung von Diffusionsstörungen, die bei akuten Erkrankungen einer Schädigung der Struktur vorausgehen. Dieses Verfahren wird beispielsweise in der Frühdiagnose des Schlaganfalles eingesetzt.

Eine genaue Kenntnis der klinischen und morphologischen Befunde ist die Voraussetzung für den gezielten und erfolgreichen Einsatz nuklearmedizinischer Verfahren. Geeignete Tracer ermöglichen die Darstellung der Gehirndurchblutung, des Stoffwechsels und der synaptischen Funktion des Nervensystems. Da Funktionsstörungen des Gehirns oft früher auftreten als morphologisch fassbare Strukturveränderungen, können diese Verfahren oft in der Frühdiagnostik neurologischer Erkrankungen eingesetzt werden. Bei gezielter Fragestellung können Veränderungen spezifischer biochemischer Marker eine differenzialdiagnostische Unterscheidung herbeiführen.

10.1 Technische Verfahren

Die Darstellung des Gehirns erfolgt fast ausnahmslos in der Schnittbildtechnik, d. h. unter Verwendung der Positronen-Emissionstomographie (PET) und der Einzelphotonen-Emissionstomographie (SPECT). Eine planare Darstellung ist nur noch bei der Hirntoddiagnostik und der Liquorszintigraphie teilweise gerechtfertigt. Die Überlagerung unterschiedlicher Strukturen und die geringe Größe der Zielstrukturen machen eine räumliche Darstellung erforderlich. So beträgt die Dicke des Kortexbandes nur etwa 4 mm, der Nucleus caudatus hat eine Dicke von etwa 1 cm.

Die räumliche Auflösung der SPECT beträgt etwa 1 cm, die Auflösung moderner PET-Scanner erreicht im Routinebetrieb etwa 0,5 cm. Diese Werte bedeuten allerdings nicht, dass die genannten Strukturen nicht dargestellt werden können. Eine genaue räumliche Abgrenzung unterschiedlicher Hirnwindungen ist allerdings nur schwer möglich.

Vorteile des PET-Scanners gegenüber SPECT sind eine bessere räumliche Auflösung, die Möglichkeit, Aktivitätskonzentrationen im Gewebe zu quantifizieren und die Vielzahl möglicher Tracer, die sich mit den Positronen-emittierenden Isotopen ^{11}C, ^{18}F, ^{13}N und ^{15}O markieren lassen. Nachteile sind die geringere Verfügbarkeit und ein hoher technischer und teilweise auch finanzieller Aufwand der Methode.

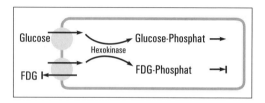

Abb. 10.1 Unterschied zwischen natürlicher Glucose und fluormarkierter Desoxyglucose (FDG) (s. auch Abb. 3.2, S. 22)

10.2 Glucosestoffwechsel

Prinzip

Mit der ^{18}F-markierten Desoxyglucose (FDG) steht ein Molekül zur Verfügung, das eine quantitative Messung des regionalen zerebralen Glucosestoffwechsels ermöglicht. FDG wird zunächst ähnlich wie der natürliche Traubenzucker über einen Transporter in die Zelle aufgenommen. In der Zelle erfolgt dann eine Phosphorylierung über das Enzym Hexokinase. Die phosphorylierte Desoxyglucose wird dann allerdings nicht weiter abgebaut, kann jedoch die Zelle auch nicht mehr verlassen (**Abb. 10.1**). Es kommt somit zu einer Akkumulation des Moleküls in der Zelle, deren Intensität eng mit dem Glucoseverbrauch gekoppelt ist. Dieser auch als „trapping" bezeichnete Mechanismus ermöglicht es erst, den Glucoseverbrauch auch bildlich darzustellen.

Das Gehirn deckt seinen Energiebedarf fast ausschließlich mit Glucose, etwa 20% oral zugeführten Traubenzuckers werden im Gehirn verstoffwechselt. Neben einem Grundumsatz ist die regionale Aufnahme der markierten Glucose auch von der Aktivität von Neuronengruppen abhängig. So kann eine motorischer Aktivität nach Injektion des FDG zu einer Aktivierung der Zentralregion führen. Die Untersuchung mit geöffneten Augen geht mit einer höheren Glucoseaufnahme in den visuellen Kortex einher.

Durchführung

Wichtig ist die Einhaltung standardisierter Untersuchungsbedingungen, wie beispielsweise ein leicht abgedunkelter Raum und eine entspannte Rückenlage des Patienten. Die Glucoseaufnahme des Gehirns erfolgt unabhängig von Insulin (s. auch Kap. 8.3, S. 158), die Patienten sollten daher nüchtern untersucht werden. In Abhängigkeit des verwendeten Messsystems werden 80 bis 185 MBq FDG injiziert. Die Messung beginnt eine halbe Stunde nach Injektion. Eine Schwächungskorrektur sollte anhand einer Transmissionsmessung erfolgen.

Auswertung

Nach Rekonstruktion der Bilder werden die Aufnahmen in der Regel parallel zu einer gedachten Linie zwischen der Commissura anterior und der Commissura posterior (ACPC-Linie) geschnitten. Diese Schnittebene entspricht weitgehend der in der Neuroradiologie üblichen Orbitomeatal-Linie. Eine Ausnahme bildet die Untersuchung von Patienten mit Temporallappen-Epilepsie, bei der entlang der Achse des Temporallappens axiale und koronale Schnitte zur Bildanalyse verwendet werden. Bei der visuellen Auswertung werden Asymmetrien oder regionale Minderungen des Stoffwechsels beschrieben. Die Spezifität der Untersuchung beruht einzig auf der Verteilung der betroffenen Regionen. So zeigen extrapyramidal-motorische Erkrankungen Störungen des Glucosestoffwechsels der Basalganglien, demenzielle Syndrome führen zu Stoffwechselstörungen der betroffenen Kortexabschnitte.

Neben der visuellen Begutachtung stehen auch quantitative Auswerteverfahren zur Verfügung, die nach Normalisierung der individuellen Anatomie den regionalen Glucosestoffwechsel eines Patienten statistisch mit einem Normkollektiv vergleichen. Es werden dann nur noch Regionen mit signifikant verminderten (oder gesteigertem) Stoffwechsel hervorgehoben.

Anwendung

Grundsätzlich kann jede Erkrankung, die mit einer neuronalen Funktionsstörung einhergeht oder die zum neuronalen Zelltod führt, mit der FDG-PET untersucht werden. Die Untersuchung wird z. B. bei neurodegenerativen Erkrankungen, vor allem bei der Demenz und bei der Abklärung von Epilepsien, eingesetzt. Auch bei der biologischen Bewertung von Hirntumoren kommt die FDG-PET zum Einsatz.

10.3 Hirnperfusion

Prinzip

Die Messung der regionalen zerebralen Gehirndurchblutung erfolgt in der klinischen Routine meist mit der SPECT. Verwendet werden hierzu Technetium-markierte lipophile Substanzen, die die Blut-Hirn-Schranke frei passieren können. Diese Substanzen werden während einer Passage des Kapillarbettes in der Regel zu über 90% im Hirngewebe retiniert. In den Nervenzellen werden die Perfusionsmarker von der lipophilen in eine hydrophile Form überführt. Dieser Schritt verhindert eine Rückdiffusion im weiteren Zeitverlauf. Die hydrophile Form verbleibt in der Zelle, es kommt somit zu einer Akkumulation im Gewebe. Die Intensität der Anreicherung hängt einzig von der Perfusion ab, da die Diffusion in das Gewebe keiner Sättigung unterliegt.

Kommerziell stehen zwei Substanzen zur Verfügung: Zum einen das ^{99m}Tc-markierte Hexamethylpropylenaminooxin (HMPAO) und das ebenfalls ^{99m}Tc-markierte Ethylcysteinat-Dimer (ECD). Die intrazelluläre Umwandlung des ECD in eine hydrophile Form, die ja Voraussetzung für eine Akkumulation in der Zelle ist, ist in **Abbildung 10.2** gezeigt. Für diesen Prozess sind wahrscheinlich intrazelluläre Esterasen verantwortlich. Die Ak-

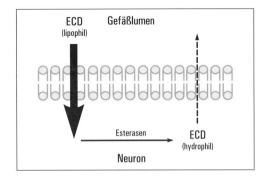

Abb. 10.2 Perfusionsdarstellung mit ECD. Die lipophile Substanz wird intrazerebral gut aufgenommen, durch Esterasen hydrolysiert und kann als hydrophiles Produkt die Zelle nicht mehr verlassen.

tivität dieser Enzyme ist wiederum an einen intakten Energiestoffwechsel der Zelle gebunden. Aus diesem Grunde ist das ECD für die Darstellung der Perfusion abgestorbenen Gewebes nicht geeignet. Im Gegensatz zu HMPAO kann mit ECD beispielsweise die reaktive Hyperperfusion im Frühstadium eines Schlaganfalls (Luxusperfusion) nicht abgebildet werden. Für die Darstellung der Gewebevitalität ist dies andererseits von Vorteil. Ein weiterer Vorteil des ECD ist die längere Haltbarkeit nach Präparation. Diese ermöglicht Untersuchungen noch mehrere Stunden nach der Markierung.

Durchführung
Die regionale Perfusion des Gehirns ist in hohem Maße abhängig von der Gehirnaktivität. Deshalb ist die Einhaltung konstanter Untersuchungsbedingungen von entscheidender Bedeutung. Die Patienten sollten sich zunächst vor Injektion für wenigstens 15 Minuten an die Untersuchungssituation gewöhnen. Die i. v. Injektion erfolgt am liegenden Patienten, üblicherweise in einem leicht abgedunkelten Raum. Während der Injektion wird mit dem Patienten nicht gesprochen, Voraussetzung ist, dass zuvor der Ablauf der Untersuchung dem Patienten eingehend erläutert wurde. Nach Injektion sollte der Patient wenigstens 10 Minuten liegen bleiben, eine wesentliche Änderung der Nuklidverteilung ist danach nicht mehr zu erwarten. Die Messung erfolgt üblicherweise etwa 30 Minuten nach Applikation. Für die Untersuchung sollten hochauflösende Mehrkopf-SPECT-Systeme verwendet werden.

Auch mit der PET kann die Perfusion gemessen werden. Hierzu wird Wasser injiziert, das mit dem extrem kurzlebigen ^{15}O markiert ist (HWZ: 2 Minuten). Durch Einsatz physiologischer Modelle ist eine absolute Quantifizierung der Durchblutung möglich. Wegen des raschen Zerfalls sind wiederholte Messungen innerhalb weniger Minuten möglich. Dies wird genutzt, um globale oder regionale Perfusionsänderungen zu erfassen. Besonders bei der Kartierung der Hirnfunktion wurde dieses Verfahren in Hunderten von Publikationen eingesetzt. Wegen der Kurzlebigkeit der Substanz kann die Untersuchung nur in der Nachbarschaft eines Zyklotrons erfolgen. Eine allgemeine klinische Verwendung ist daher nicht möglich.

Auswertung
Die Auswertung erfolgt parallel zu der oben beschriebenen Analyse des zerebralen Glucosestoffwechsels auf axialen und koronalen Schnittbildern, die parallel zur ACPC-Linie angefertigt werden. Normal ist eine homogene Darstellung des Kortexbandes mit umschriebenen Maxima in der Sehrinde sowie in den Basalganglien. Die Perfusion von Groß- und Kleinhirnrinde liegt auf etwa gleichem Niveau. Die Perfusion der weißen Substanz liegt wesentlich darunter, eine Unterscheidung von weißer Substanz und den liquorführenden Räumen, die naturgemäß nicht perfundiert sind, ist anhand der Bilder selten möglich. Eine schematische Darstellung der Perfusion ist in **Abbildung 10.3** gezeigt. Durch die begrenzte Auflösung gelingt eine Differenzierung einzelner Gyri in der Regel nicht. Aufgrund der standardisierten Schnittführung ist eine Zuordnung der Anatomie, wie im Schema gezeigt, jedoch fast ausnahmslos möglich.

Anwendung
Die Untersuchung wird naturgemäß bei zerebrovaskulären Erkrankungen eingesetzt. Auch Funktionsstörungen bei neurodegenerativen Erkrankungen führen allerdings sekundär zu einer Einschränkung der Perfusion. In der Regel gilt hierbei der Grundsatz, dass Stoffwechsel (FDG-PET) und Perfusion miteinander gekoppelt sind. Aus diesem Grunde werden Perfusions-SPECT-Untersuchungen beispielsweise auch zur Diagnose der Alzheimer-Krankheit eingesetzt.

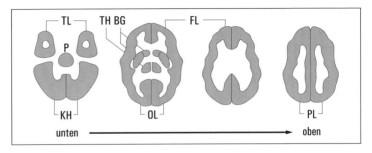

Abb. 10.3 Schematische Darstellung des Ergebnisses einer Perfusions-SPECT-Untersuchung (vier repräsentative Schnitte). BG = Basalganglien, P = Pons, KH = Kleinhirn, TH = Thalamus, OL = Occipitallappen, TL = Temporallappen, FL = Frontallappen, PL = Parietallappen

10.4 Darstellung der synaptischen Transmission

Die Informationsübertragung im Zentralnervensystem erfolgt teils innerhalb der Axone anhand elektrischer Potentiale. Die Verbindungsstelle zweier Nervenzellen, die Synapse, kann jedoch von den elektrischen Ladungen nicht passiert werden. Die Informationsübertragung geschieht hier durch eine Liganden-Rezeptor-Interaktion: Präsynaptisch wird bei Eintreffen eines Aktionspotentials ein Neurotransmitter freigesetzt, der nach Diffusion über den engen synaptischen Spalt postsynaptisch mit einem Rezeptor in Interaktion tritt und dort entweder die Membranleitfähigkeit verändert oder metabolische Veränderungen innerhalb des Zielneurons auslöst.

Man unterscheidet primär erregende (exzitatorische) von inhibitorischen Neurotransmittern. Wichtigster Vertreter der exzitatorischen Transmitter ist das Glutamat, als herausragender inhibitorischer Transmitter ist die Gammaaminobuttersäure mit ihren Rezeptoren des Untertyps A (GABA$_A$) zu nennen.

Eine Reihe von Erkrankungen gehen mit spezifischen Störungen der synaptischen Neurotransmission einher. Beispielhaft ist hier die Parkinson-Krankheit, der ein Mangel an Dopamin zugrunde liegt. Zusätzlich zu den postsynaptischen Rezeptoren weisen manche Synapsen auch präsynaptische Rezeptoren auf, die beispielsweise zur Begrenzung der Neurotransmitterausschüttung rekrutiert werden können.

Prinzip

Die synaptische Neurotransmission im Gehirn kann mit Hilfe radioaktiv markierter Rezeptorliganden dargestellt werden. Gemeinsames Prinzip dieser Untersuchungen ist, dass ein Ligand des Rezeptors markiert wird und intravenös (i. v.) appliziert wird. In der Regel wird hier nicht der natürliche Ligand des Rezeptors verwendet, da dieser bei venöser Gabe zu rasch abgebaut wird. Meist werden Rezeptorantagonisten verwendet, die zudem auch eine höhere Affinität zu den Rezeptoren aufweisen.

Eine ausreichende Lipophilie ist Voraussetzung für die Aufnahme des Tracers in das Zentralnervensystem, da ansonsten die Blut-Hirn-Schranke nicht überquert werden kann. Diese Lipophilie hat andererseits den Nachteil, dass zunächst eine perfusionsabhängige Anreicherung der meisten Rezeptorliganden beobachtet wird. Aus diesem Grunde ist es von entscheidender Bedeutung, das Messprotokoll an die Anreicherung des Liganden anzupassen. In den meisten Fällen bedeutet dies, dass eine ausreichende Äquilibrationszeit zwischen Applikation des Markers und der eigentlichen Aufnahme vergehen muss. Hierdurch liegt der Zeitabstand zwischen Injektion und Messung oft bei einigen Stunden.

Die Anreicherungsintensität hängt überwiegend von der Dichte und Affinität der regional vorhandenen Neurorezeptoren ab. Dies erklärt auch physiologische Anreicherungsunterschiede zwischen verschiedenen Rezeptorliganden. So werden Substanzen, die das dopaminerge System markieren, überwiegend in den Basalganglien angereichert, während so genannte Benzodiazepin-Rezeptorliganden fast ausschließlich kortikal aufgenommen und in den Basalganglien nur gering gespeichert werden.

Zusätzlich zu der Darstellung des postsynaptischen Rezeptors ist auch in einigen Fällen eine Darstellung des präsynaptischen Anteils möglich. Dies ist im Falle der dopaminergen Synapse von Bedeutung. Hier wird der präsynaptisch aufgenommene Vorläufer des Neurotransmitters Dopamin, das Levodopa, i.v. injiziert. Dieses kann mit Fluor-18 markiert werden, ohne dass hierdurch eine Störung der präsynaptischen Aufnahme herbeigeführt würde. Die Anreicherungsintensität des ^{18}F-Fluordopa ist hierbei ein Indikator für die Funktion des präsynaptischen Anteiles der dopaminergen Synapse.

Ein weiterer Mechanismus, über den die präsynaptische Funktion gezielt untersucht werden kann, ist die Wiederaufnahme von sezerniertem Neurotransmitter. Einige Neurone sind in der Lage, ausgeschütteten Neurotransmitter in einer Art „Recycling" präsynaptisch wieder in Speichervesikel zurückzuführen. Diesem präsynaptischen Re-Uptake liegt eine spezifische Bindung des Neurotransmitters zugrunde. Solche Wiederaufnahmemechanismen sind beispielsweise bei dopaminergen und serotonergen Synapsen bekannt. Werden dem Patienten radioaktiv markierte Substanzen injiziert, die spezifisch an solche Wiederaufnahmestellen binden, so kann ebenfalls die Funktion des präsynaptischen Neurons untersucht werden. Bei der dopaminergen Synapse werden beispielsweise kokainähnliche Stoffe zu diesem Zwecke verwendet

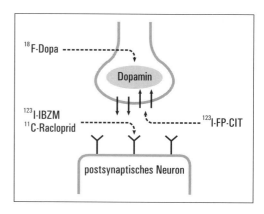

Abb. 10.4 Schema der dopaminergen Synapse im Corpus striatum. In den dopaminergen Axonen der Substantia nigra wird aus DOPA Dopamin synthetisiert und in den synaptischen Spalt abgegeben, wo es sich an postsynaptische Dopaminrezeptoren bindet. Über einen aktiven Wiederaufnahmemechanismus wird es in das präsynaptische Axon zurücktransportiert. Wie im Text beschrieben, werden die dargestellten Radiopharmaka in diese Vorgänge der Neurotransmission eingeschleust.

(z. B. ^{123}I-Ioflupane). Wie auch bei der Rezeptorszintigraphie liegen die injizierten Aktivitäten aufgrund der geringen Substanzmengen (Tracerprinzip) unterhalb einer Substanzmenge, die zu klinisch messbaren pharmakologischen Effekten führt.

Als Beispiel der Untersuchung der synaptischen Transmission sind in **Abbildung 10.4** eine dopaminerge Synapse gezeigt und die Möglichkeiten, jeweils den prä- und postsynaptischen Anteil gezielt zu untersuchen.

Durchführung

Die Untersuchungsprotokolle hängen stark von dem untersuchten Transmittersystem und der gewählten Methode ab. Besonderes Augenmerk ist auf die Vorbehandlung der Patienten zu richten. Häufig werden Medikamente eingenommen, die auf synaptischer Ebene wirksam sind. Hier sind beispielhaft die Dopaminrezeptoragonisten zu nennen. Diese sollen möglichst eine Woche vor einer Untersuchung der Dopaminrezeptoren abgesetzt werden.

Anwendung

Die dopaminerge Neurotransmission wird insbesondere bei den extrapyramidal-motorischen Erkrankungen untersucht (s. Abschnitt Basalganglienerkrankungen). Die Darstellung kortikaler Rezeptoren wie der Benzodiazepinrezeptoren findet Einsatz bei der Untersuchung von Epilepsiepatienten. Weitere Liganden stehen für die serotonerge Synapse, für Opiatrezeptoren, für die Neurotransmission durch Acetylcholin und für viele andere Systeme zur Verfügung. Diese haben allerdings bislang keinen Eingang in die klinische Routine gefunden.

10.5 Aminosäureaufnahme

Prinzip

Radioaktiv markierte Aminosäuren werden seit den 80er Jahren zur Diagnostik von Tumoren eingesetzt. Da Tumoren eine hohe Wachstumsfraktion aufweisen, ist mit einer erhöhten Proteinsynthese und damit einem erhöhten Aminosäurebedarf zu rechnen. Breite Anwendung haben die Aminosäuren ^{11}C-Methionin und ^{123}I-α-Methyl-Tyrosin (IMT) gefunden, auch wenn beide Substanzen nicht kommerziell zur Verfügung stehen.

Entscheidend für die Anreicherung beider Aminosäuren ist nicht der Einbau in Proteine, sondern der transmembranöse Transport, der über spezifische Carrier erfolgt. ^{11}C-Methionin wird nach zellulärer Aufnahme in Proteine eingebaut. IMT hingegen geht aufgrund der veränderten Struktur nach Iodmarkierung nicht mehr in die Proteinsynthese ein. Aus diesem Grunde verlässt IMT die Zelle wieder und ist für die Anfertigung von Spätaufnahmen nicht geeignet.

Durchführung

Die Patienten müssen nüchtern untersucht werden, da ein hoher Blutspiegel natürlicher Aminosäuren die Aufnahme der markierten Substrate kompetitiv behindert. Tomographische Aufnahmen mit PET oder SPECT werden meist 5 bis 15 Minuten nach Injektion begonnen. Die verwendeten Aufnahme- und Kameraparameter hängen stark von den verwendeten Geräten ab und sind noch nicht vereinheitlicht.

Auswertung

Eine fokale Anreicherung, deren Intensität die kortikale Aufnahme der Aminosäuren deutlich übersteigt, ist verdächtig auf das Vorliegen eines Hirntumors oder seines Rezidives.

Anwendung

Der Einsatz der Bildgebung mit Aminosäuren ist bislang nur für hirneigene Tumoren hinreichend validiert. In den letzten Jahren werden zunehmend Untersuchungen auch zu extrazerebralen soliden Tumoren berichtet. Insbesondere bei den Kopf-Hals-Tumoren kann die Aminosäureuntersuchung hilfreich sein.

10.6 Zerebrovaskuläre Erkrankungen

Übersicht

Eine vollständige Unterbrechung der Blutversorgung des Gehirns führt bereits nach wenigen Minuten zur irreversiblen Gewebsschädigung mit nachfolgender Nekrosebildung. Eine solche Durchblutungsstörung kann als Folge unterschiedlicher Mechanismen eintreten. So kann im Falle einer **kardialen Emboliequelle** thrombotisches Material über die arterielle Gefäßversorgung bis in Endäste des Gehirns transportiert werden und dort einen ischämischen Infarkt hervorrufen. Stenosen oder Verschlüsse der großen hirnversorgenden Gefäße können durch eine Minderung des Perfusionsdruckes unter ein kritisches Niveau zu Infarkten führen. Wesentlich häufiger entsteht ein Infarkt – beispielsweise bei einer Karotisstenose – jedoch durch eine **arterioar-**

terielle Embolie: In aufgerauten, arteriosklerotischen Plaques der Arterie können sich Thromben auflagern, die wiederum im Falle einer Ablösung die zerebralen Endäste, meist die Arteria cerebri media, embolisch verschließen.

Eine **Arteriosklerose** der zerebralen Endäste führt auch ohne zusätzliche Embolie zur Minderdurchblutung bis hin zum Infarkt. Darüber hinaus kommt es im Rahmen der so genannten **zerebralen Mikroangiopathie** zum Verschluss kleinster Gefäße, die zu räumlich begrenzten Infarkten führen können (Ausdehnung häufig weniger als 1 cm). Diese werden auch als lakunäre Infarkte bezeichnet. Trotz der geringen räumlichen Ausdehnung können diese lakunären Infarkte eine erheblich klinisch-neurologische Symptomatik verursachen, wenn sie in „strategisch" wichtigen Regionen auftreten. So kann ein lakunärer Infarkt in der Capsula interna zu einer schweren Halbseitenlähmung führen, da in dieser Struktur die Pyramidenbahn dicht gebündelt verläuft.

Bei Eintreffen der Patienten in der Klinik ist das primär anämische Hirnareal in der Regel irreversibel geschädigt. Meist ist dieses jedoch von einer kritisch minderperfundierten Zone umgeben, die im weiteren Verlauf ebenfalls der Nekrose anheim fallen kann, die aber durch eine geeignete Therapie oder im Spontanverlauf erhalten werden kann (sog. Penumbra).

Ziel der Therapie des Schlaganfallpatienten ist die Minimierung des Infarktareales und die Vermeidung weiterer Ereignisse. Aufgrund der extremen Hypoxieempfindlichkeit des Zentralnervensystems muss eine solche Therapie innerhalb der ersten Stunden nach Eintreten des klinischen Ereignisses erfolgen.

Einsatz nuklearmedizinischer Verfahren
Nachweis der hämodynamischen Wirksamkeit einer Stenose
Nicht jede Stenose der hirnversorgenden Gefäße muss zu einer Durchblutungsstörung oder zum Hirninfarkt führen. **(Abb. 10.5)**. Ei-

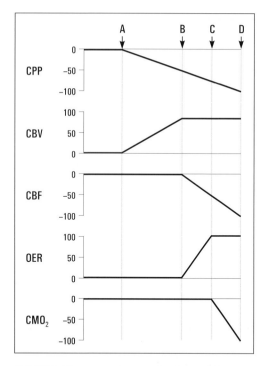

Abb. 10.5 Kompensationsmechanismen (A–D = Beginn jeweils eines neuen Kompensationsmechanismus) der zerebralen Perfusion. CPP = zerebraler Perfusionsdruck; CBV = zerebrales Blutvolumen; CBF = zerebrale Perfusion; OER = zerebrale Sauerstoffextraktionsrate; CMO_2 = zerebraler Sauerstoffverbrauch

nerseits kann eine Minderung des Perfusionsdruckes oberhalb einer Stenose durch Erweiterung der Arteriolen im präkapillären Gebiet kompensiert werden, zum anderen ist das Gehirn durch den Circulus arteriosus Willisii mit einem präformierten Kollateralkreislauf ausgestattet. Diese Mechanismen können so effizient sein, dass ein vollständiger Verschluss der Arteria carotis interna für den Patienten unbemerkt verläuft. Voraussetzung ist, dass es während des Verschlusses nicht zu einer arterioarteriellen Embolie kommt und dass die Arteriae communicantes anterior und posteriores hinreichend kräftig ausgebildet sind, um eine Mitversorgung durch die kontralaterale Arteria carotis interna und aus

10.6 Zerebrovaskuläre Erkrankungen

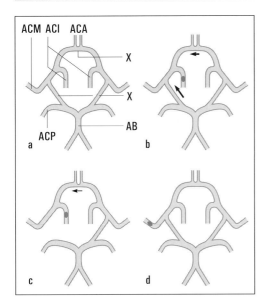

Abb. 10.6 a Schematische Darstellung des Circulus arteriosus Willisii. Die Arteria cerebri posterior (ACP) wird aus der A. basilaris (AB) gespeist, die A. carotis interna (ACI) teilt sich in die A. cerebri media (ACM) und die A. cerebri anterior (ACA) auf. Kollateralversorgung besteht über die Arteriae communicantes posteriores sowie über die Arteria communicans anterior (X).
b Vollständiger Verschluss der Arteria carotis interna mit ausreichender Kollateralversorgung über die A. cerebri anterior und die gleichseitige A. communicans posterior.
c Verschluss der Arteria carotis interna mit hämodynamischer Wirksamkeit bei fehlender Anlage der A. communicans posterior ipsilateral und hypoplastischer A. communicans anterior.
d Hämodynamisch wirksamer Verschluss der Arteria cerebri media, jenseits der Kompensationsmöglichkeiten über den Circulus arteriosus Willisii.

dem Basilaris-Stromgebiet zu gewährleisten **(Abb. 10.6)**.

Somit stellt sich bei höhergradigen Stenosen oder Verschlüssen stets die Frage, ob diese hämodynamisch relevant sind. Zur Beantwortung dieser Frage reicht die Messung der Hirnperfusion unter Basisbedingungen meist nicht aus. Zeigt sich schon bei dieser Messung allerdings eine erhebliche Perfusionsminderung im betroffenen Versorgungsgebiet, so muss von einer hämodynamischen Relevanz der Stenose ausgegangen werden.

Ist die Perfusion in der Basisuntersuchung weitgehend symmetrisch, so muss analog zur Belastungsmyokardszintigraphie die zerebrale Perfusionsreserve geprüft werden. Hierzu wird die Messung der Hirndurchblutung nach Gabe eines Vasodilatators (z. B. des Carboanhydrasehemmers Acetazolamid) wiederholt. Diese Substanz führt zu einer Relaxation der präkapillären Widerstandsgefäße und somit zu einer Durchblutungssteigerung.

Liegt aufgrund einer kritischen Minderung des Perfusionsdruckes bereits eine vollständige Dilatation der Widerstandsgefäße vor, so können diese naturgemäß durch den zusätzlichen Reiz nicht noch weiter dilatiert werden. Somit kommt es nur in nicht betroffenen Gefäßabschnitten zu einer Durchblutungssteigerung. Da die Durchblutung in dem kritisch minderperfundierten Gefäßterritorium nicht weiter ansteigt, erscheint dieses Territorium bei Normalisierung der Bilder auf die gesunde Hemisphäre niedriger perfundiert. Die Durchblutungsuntersuchung unter Basis- und Hyperämiebedingungen kann somit eingesetzt werden, um die Indikation zu einer operativen Revaskularisation zu erhärten.

Eine Symptom-unabhängige Revaskularisation jeder Stenose der hirnversorgenden Arterien wurde zwischenzeitlich verlassen. In großen Studien wurde gezeigt, dass diese für den Patienten nicht zu einer Verbesserung der Prognose führt. Das Operationsrisiko kann die initiale Prognose sogar verschlechtern.

Nachweis der akuten Ischämie

Auch wenn ein Durchblutungsausfall im Gehirn innerhalb weniger Minuten zu klinischer Symptomatik und zum irreversiblen Zelltod führt, ist diese Nekrose mit Hilfe der CCT in der Regel erst nach einigen Stunden sicher nachzuweisen. In dieser Situation kann die Messung der Hirndurchblutung mit der SPECT zur Frühdiagnose eines Infarktes herangezogen werden. Es wurde gezeigt, dass mit dem Technetium-99m-ECD nicht nur eine Infarkt-verursachende Minderdurchblutung nachgewiesen, sondern auch die Ausdehnung des zu erwartenden Infarktareals abgeschätzt werden kann.

Hierzu ist zu bemerken, dass nach einem embolischen Arterienverschluss im Gehirn häufig eine spontane Lyse mit Revaskularisation eintritt. Somit kann trotz persistierender Symptomatik und trotz Untergangs von Neuronen zum Zeitpunkt der Untersuchung die Durchblutung wieder erholt oder sogar reflektorisch gesteigert sein (Luxusperfusion). Da die Bindung des ^{99m}Tc-ECD intrazerebral aber an die Aufrechterhaltung des Energiestoffwechsels gebunden ist, kommt es nicht zu der perfusionsabhängigen Retention des Radiopharmakons. Die Luxusperfusion als solche kann demnach mit ECD nicht dargestellt werden. Es wurde jedoch gezeigt, dass Defekte, die in der Frühphase nach Schlaganfall mit ECD gefunden werden, später auch tatsächlich dem nekrotisch untergegangenen Gewebe entsprechen.

Die frühzeitige Darstellung der Infarktausdehnung ist beispielsweise von Bedeutung, wenn ein vollständiger Perfusionsausfall des Versorgungsgebietes der Arteria cerebri media vorliegt. Durch eine Schwellung des nekrotischen Gewebes kann es zu einer Erhöhung des intrazerebralen Druckes mit anschließender Einklemmung kommen, die für den Patienten vital bedrohlich wird. In diesen Fällen können Maßnahmen zur Entlastung des intrazerebralen Druckes für den Patienten lebensrettend sein. Die frühzeitige Indikation zu einer solchen Maßnahme kann durch die ECD-SPECT gestellt werden.

Mit neueren kernspintomographischen Techniken (diffusionsgewichtete Bildgebung, perfusionsgewichtete Bildgebung) ist auch eine Darstellung minderdurchbluteter oder hypoxisch geschädigter Hirnareale möglich. Der differenzialdiagnostische Einsatz der unterschiedlichen Verfahren hängt vor allem von der Verfügbarkeit ab.

Neben dem Infarktareal selbst kann eine funktionelle Störung abhängiger Gebiete mit Perfusionsmessungen, aber auch mit der PET dargestellt werden. So zeigt die kontralaterale Kleinhirnhemisphäre nach einem Mediainfarkt eine Minderung von Perfusion und Stoffwechsel, die nicht durch eine eingeschränkte Blutversorgung, sondern durch einen geringeren Bedarf erklärt ist. Dieses Phänomen wird als Diaschisis bezeichnet. Morphologisch ist das betroffene Gebiet unauffällig.

Andere ischämische Erkrankungen

Zur Beurteilung der zerebralen Mikroangiopathie sind nuklearmedizinische Verfahren der Perfusionsmessung nur bedingt geeignet, da die Infarktgebiete meist sehr umschrieben sind und häufig die weiße Substanz betreffen. Diese ist aufgrund ihres niedrigen Perfusionsniveaus nur eingeschränkt beurteilbar. Kommt es bei Patienten mit zerebraler Mikroangiopathie jedoch zur Ausbildung einer Demenz, so korreliert das Ausmaß der Demenz eher mit kortikalen Minderungen von Glucosestoffwechsel und Perfusion als mit der Intensität der Marklagerveränderungen. Die Frage einer Mitbeteiligung von Hirngefäßen im Rahmen systemischer Vaskulitiden (z. B. Systemischer Lupus erythematodes, SLE) kann gelegentlich durch entsprechende Defekte von Perfusion und Glucosestoffwechsel beantwortet werden.

10.7 Hirntoddiagnostik

Die Hirntoddiagnostik stellt einen Sonderfall der Perfusionsdiagnostik des Zentralen Nervensystems dar. Pathophysiologische Voraussetzung ist, dass es mit dem Absterben des Gehirns zu einer ausgeprägten Hirnschwellung kommt. Da die feste Begrenzung des knöchernen Schädels eine Ausdehnung des Gehirns unmöglich macht, entsteht eine intrakranielle Drucksteigerung, die mit Erreichen des arteriellen Systemdruckes zu einem vollständigen Perfusionsausfall führt. Dieser Perfusionsausfall kann mit unterschiedlichen Methoden nachgewiesen werden, wobei der szintigraphischen Diagnostik aufgrund einer hohen Sicherheit, einer geringen Invasivität und der praktisch fehlenden Nebenwirkungen hier ein besonderer Stellenwert zukommt.

Für die Feststellung des Hirntodes wurde durch die Bundesärztekammer eine Richtlinie erlassen. Primär wird ein irreversibler Funktionsverlust des Gehirns klinisch festgestellt. Es gibt jedoch Situationen, in denen die klinischen Kriterien für nicht ausreichend sicher gehalten werden, wie die prolongierte Hypothermie oder bestimmte Intoxikationen.

Gelegentlich kann der Ausfall einer elektrophysiologischen Hirnaktivität im EEG weiterführen; auch dies stößt jedoch an Grenzen. Die Angiographie aller hirnversorgenden Arterien ist bei ausreichendem Systemdruck ein sicheres Verfahren zur Feststellung des Hirntodes. Wegen der Invasivität der Untersuchung ist diese allerdings nur bei möglichen therapeutischen Konsequenzen vertretbar. In dieser Situation wird die Perfusionsmessung mit geeigneten Markern angefordert.

Praktische Durchführung

Aufgrund der besonderen Konsequenzen des Untersuchungsergebnisses ist eine ausreichende Erfahrung mit der Methode wichtig. Auch sind bestimmte Maßnahmen zur Qualitätssicherung unumgänglich. So muss die gelungene Markierung des Perfusionsmarkers HMPAO oder ECD mit Technetium entsprechend den Vorschriften des Herstellers analytisch überprüft werden.

Vor Injektion sollte ein ausreichender arterieller Systemdruck sichergestellt werden. In der Regel erfolgt bei den intensivpflichtigen Patienten ohnehin eine arterielle Blutdruckmessung.

Nach Injektion wird zunächst eine Radionuklidangiographie angefertigt. Das bedeutet, dass mit einer dynamischen Messung die arterielle intrazerebrale Einstromphase dokumentiert wird, die bei Hirntod nicht nachweisbar ist. Selbst wenn die Markierung misslungen wäre, kommt es unmittelbar nach Injektion zu einer intravaskulären Anreicherung des Radiopharmakons, die sich als kurzes „Aufleuchten" des Gehirns darstellen würde. Zusätzlich sind die großen venösen Blutleiter des Gehirns in diesem Falle zu sehen.

Nach dieser dynamischen Akquisitionsphase folgt eine planare Darstellung des Gehirns von ventral, rechts und links lateral. Stellt sich hierbei sowohl supra- als auch infratentoriell keinerlei intrazerebrale Aktivität dar (= Hirntod), kann auf die Durchführung einer tomographischen Messung (SPECT) verzichtet werden.

In einem letzten Schritt wird noch einmal die physiologische Ganzkörperverteilung des Radiopharmakons durch eine Aufnahme des oberen Abdomens sichergestellt. Im Falle freien Pertechnetats in der injizierten Lösung stellt sich die Magenschleimhaut dar. Die Schilddrüse liegt bei der Darstellung der Hirnperfusion ohnehin im Messfeld, auch hier sollte freies Pertechnetat zu einer Anreicherung führen. Zu beachten ist hierbei eine mögliche Iodkontamination, z. B. nach Röntgenkontrastmittel.

Ein vollständiger Ausfall der zerebralen Perfusion kann ohne Zweifel attestiert werden, wenn alle Kriterien unzweifelhaft erfüllt sind. Bislang ist kein einziger Fall berichtet, bei dem nach korrektem Vorgehen ein Perfusionsausfall gefunden worden wäre, ohne dass tatsächlich ein Hirntod vorgelegen hätte.

Eine erhaltene Hirnperfusion wird jedoch in sehr seltenen Fällen auch dann gefunden, wenn das Gehirn irreversibel geschädigt ist. Dies tritt insbesondere bei kleinen Kindern auf (fehlende Entwicklung von Hirndruck aufgrund der Flexibilität der Kalotte) und bei offenen Hirnverletzungen. Da in diesem Falle als einzige Konsequenz die intensivmedizinischen Maßnahmen fortgesetzt werden, kann diese Einschränkung in Kauf genommen werde.

10.8 Epilepsie

Übersicht

Epilepsien sind durch anfallsartig auftretende Störungen gekennzeichnet, die durch abnorme Entladungen von Neuronengruppen oder des gesamten Gehirns verursacht sind. Man unterscheidet generalisierte Anfälle, bei denen die pathologische Erregung keiner bestimmten Hirnregion zugeordnet werden kann, von fokalen Anfällen. Die Symptomatik fokaler Anfälle hängt vom Ort der Anfallsaktivität ab. Neben rein motorischen oder sensiblen Anfällen, die bei klarem Bewusstsein erlebt werden können und die sich beispielsweise als klonische Bewegung nur eines Armes äußern, gibt es auch Anfälle, die mit einer Bewusstseinstrübung einhergehen. Diese bezeichnet man als komplex-fokale Anfälle; sie werden meist im Temporallappen oder Frontallappen generiert.

Die Diagnose einer Epilepsie wird klinisch und anhand des EEG gestellt. Für die Primärdiagnostik spielt die bildgebende Diagnostik bislang keine wesentliche Rolle. Besteht jedoch der Verdacht auf eine Epilepsie, ist eine Kernspintomographie mit Gabe eines Kontrastmittels erforderlich. Diese dient dem Ausschluss einer zugrunde liegenden Strukturveränderung, beispielsweise eines Tumors oder einer Gliose.

Gelegentlich sind Anfallsleiden einer medikamentösen Therapie nicht zugänglich. Für den Betroffenen bedeutet dies, dass es durch eine fortgesetzte Anfallsaktivität zu einer allmählichen Hirnschädigung kommen kann. Zusätzlich führen die Anfälle zu einer erheblichen psychosozialen Beeinträchtigung. So dürfen Kraftfahrzeuge und größere Maschinen nicht mehr geführt werden. Hinzu kommen Verletzungen, die sich die Patienten während eines Anfalles zuziehen. In diesen refraktären Fällen erweist sich häufig die operative Entfernung des Anfallsherdes als letzte therapeutische Möglichkeit. Zur Optimierung der operativen Anfallstherapie einerseits und zur Vermeidung überflüssiger Operationen andererseits ist die unzweideutige Identifikation des anfallsauslösenden Herdes eine wichtige Aufgabe der funktionellen Bildgebung mit PET und SPECT.

Einsatz nuklearmedizinischer Verfahren

Primär stehen für diese Indikation die FDG-PET und die Perfusions-SPECT zur Verfügung. Obwohl ein Anfallsherd durch eine pathologische Entladungsaktivität gekennzeichnet ist, zeigen Patienten mit einer Epilepsie zwischen den Anfällen (interiktal) meist eine Verminderung von Stoffwechsel und Perfusion im Anfallsherd. Diese betrifft meist auch den umgebenden, nicht epileptogenen Kortex. So kommt es bei einem Anfallsfokus im Bereich des Hippokampus häufig zu einer Stoffwechselminderung des ganzen betroffenen Temporallappens und häufig sogar des gleichseitigen Thalamus.

FDG-PET und die interiktale Perfusions-SPECT zeigen ihre höchste Sensitivität bei Epilepsien des Temporallappens, etwas weniger gut sind die Ergebnisse bei Frontallappenepilepsien, Anfallsherde außerhalb der beiden genannten Regionen sind häufig der funktionellen Bildgebung nicht zugänglich. Die Darstellung des Stoffwechsels ist bei dieser Fragestellung sensitiver als die der Perfusion. Der Nachweis einer ipsilateralen Stoffwechselminderung hat einen hohen prädiktiven Wert für eine postoperative Anfallsfreiheit nach Entfernung des Anfallsherdes. Je niedriger der Stoffwechsel des betroffenen Temporallappens ist, desto bedeutender ist auch dessen funktionelle Störung. Somit ist der durch eine Operation drohende Funktionsverlust um so niedriger, je gestörter der Stoffwechsel des Schläfenlappens vor der Operation gewesen ist. Die ebenfalls stoffwechselgeminderte Umgebung des Anfallsherdes kann sich nach einer Operation wieder erholen. So handelt es sich bei der Stoffwechselminderung tatsächlich um eine funktionelle Störung.

Die etwas geringere Empfindlichkeit der Perfusions-SPECT kann ausgeglichen wer-

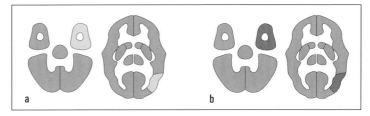

Abb. 10.7 Darstellung der Hirnperfusion eines Patienten mit Temporallappenepilepsie. Zwischen den Anfällen (interiktal) Perfusionsminderung im betroffenen Temporallappen (**a**). Während des Anfalls (iktal) ausgeprägte Perfusionssteigerung (**b**).

den, wenn zusätzlich zu der interiktalen Untersuchung eine Darstellung der Hirndurchblutung während des Anfalls gelingt. Dies ist nur möglich bei Patienten mit sehr häufigen Anfällen, die unter einer Video-EEG-Überwachung stehen. Diesen Patienten muss mit dem ersten Auftreten anfallstypischer Potenziale das Radiopharmakon unmittelbar injiziert werden. Während des Anfalls kommt es im anfallsauslösenden Herd zu einer erheblichen Steigerung der Perfusion, die zur Anfallsortung verwendet werden kann (**Abb. 10.7**).

Die SPECT-Untersuchung selbst erfolgt erst nach dem Anfall.

Neben den genannten Untersuchungen wurde auch die Darstellung unterschiedlicher Neurorezeptoren zur Lokalisation von Anfällen versucht. In der klinischen Routine bewährt hat sich der Einsatz eines Benzodiazepin-Rezeptor-Antagonisten (^{123}I-Iomazenil). Benzodiazepine wirken über den GABA$_A$-Rezeptor anfallsunterdrückend und werden in der Akutbehandlung von Anfällen eingesetzt. Bei der Untersuchung mit Iomazenil zeigt sich eine verminderte Rezeptorbindung im anfallsauslösenden Herd, die teilweise durch einen dort gelegenen Neuronenverlust erklärt ist. Die Sensitivität der Untersuchung liegt etwas höher als die der interiktalen Perfusions-SPECT, aber etwas unterhalb der Empfindlichkeit der FDG-PET. Eine Reihe weiterer Rezeptorliganden wurde auf den möglichen Einsatz zur Fokuslokalisation hin untersucht. Diese haben jedoch noch keinen Eingang in die klinische Routine gefunden.

10.9 Demenz

Übersicht

Bei der Demenz kommt es in Abhängigkeit von der Ätiologie zu einem fortschreitenden Abbau kognitiver Funktionen. Diese betreffen häufig das Gedächtnis, wobei lange zurückliegende Ereignisse in der Regel besser erinnert werden als neu gelernte. Es können aber auch andere neuropsychologische Symptome auftreten, so z. B. Störungen der räumlichen Orientierung und Schwierigkeiten bei der Verrichtung komplexer Handlungsabläufe.

Demenzen können infolge vieler Schädigungen des Zentralnervensystems auftreten. Hier sind zerebrovaskuläre Erkrankungen wie die zerebrale Mikroangiopathie und infektiöse Erkrankungen wie die Creutzfeldt-Jakob-Krankheit zu nennen. Auch Tumoren oder toxische Agenzien können zu einer Demenz führen.

Nach epidemiologischen Schätzungen leiden über 1 Million Menschen in Deutschland an einer demenziellen Erkrankung, sie betrifft etwa 6% der über 65-Jährigen. In etwa zwei Dritteln dieser Fälle liegt die Alzheimer-Krankheit vor. Dies ist eine progrediente neurodegenerative Erkrankung. In einigen Fällen führen genetische Faktoren zu einem erhöhten Erkrankungsrisiko. Auch exogene Faktoren werden als Ursache diskutiert. Mutmaßlich durch zunehmende Amyloidablagerungen im Gehirn kommt es zu einem allmählichen Zelluntergang, der insbesondere den Assozia-

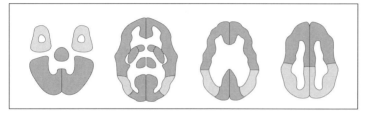

Abb. 10.8 Schematische Darstellung der typischen Perfusionsminderungen bei der Alzheimer-Krankheit (temporoparietaler Assoziationskortex). Auch der Frontallappen ist in wechselnder Ausprägung mit betroffen.

tionskortex betrifft und demgegenüber primär sensomotorische Gehirnareale weitgehend ausspart.

Die Diagnose einer Alzheimer-Krankheit ist zunächst eine klinisch-neuropsychologische. Die strukturelle Bildgebung (CCT, MRT) hat in der Alzheimer-Diagnostik nur zum Ausschluss symptomatischer Demenzformen eine Bedeutung. Schwierigkeiten kann die Abgrenzung einer frühen Alzheimer-Krankheit gegen eine Pseudodemenz bereiten, die gelegentlich bei depressiven Patienten auftritt. Auch die bewusst wahrgenommenen Funktionsdefizite von Alzheimerpatienten können eine reaktive Depression auslösen, wodurch die klinische Abgrenzung erschwert wird. Aufgrund der unterschiedlichen Therapieansätze kommt hier der funktionellen Diagnostik eine besondere Bedeutung zu.

Einsatz nuklearmedizinischer Verfahren

Für die Diagnostik der Alzheimer-Krankheit kann in erster Linie die FDG-PET herangezogen werden. Steht diese nicht zur Verfügung, ist eine Darstellung der Hirnperfusion mit den entsprechenden Markern möglich. Diese Verfahren sind der FDG-PET allerdings unterlegen.

Die FDG-PET zeigt bei Patienten mit der Alzheimer-Krankheit oft schon in Frühstadien ausgeprägte Minderungen des Glucosestoffwechsels. Die Verteilung dieser Defekte ist hierbei charakteristisch. Eine Abgrenzung der Alzheimer-Krankheit gegen die depressive Pseudodemenz gelingt in den meisten Fällen.

Eine Unterscheidung der Alzheimer-Demenz von anderen Demenzformen ist jedoch nicht immer möglich. Bei der Alzheimer-Krankheit finden sich meist symmetrische, teils jedoch auch asymmetrische Stoffwechselminderungen im temporoparietalen Assoziationskortex (**Abb. 10.8**). Der frontale Assoziationskortex ist in wechselnder Ausprägung ebenfalls beteiligt. Charakteristisch ist der erhaltene Stoffwechsel im sensomotorischen Kortex der Zentralregion, die bei der Bildanalyse deutlich hervorsticht, sowie des visuellen Kortex, der sich scharf gegen die umgebenden temporoparietalen Defekte abgrenzt. Auch das Kleinhirn und die Basalganglien bleiben zumindest in frühen Stadien von der Stoffwechselminderung verschont.

Der Nachweis des typischen Stoffwechseldefektes kann herangezogen werden, um die klinische Diagnose einer möglichen Alzheimer-Krankheit in die einer wahrscheinlichen Alzheimer-Krankheit zu überführen. Die Darstellung des Glucosestoffwechsels des Gehirns kann auch bei Patienten mit milden kognitiven Defiziten eingesetzt werden. Bei dieser Patientengruppe besteht ein erhöhtes Risiko für eine Alzheimer-Krankheit; sie tritt jedoch nicht bei allen Patienten ein. Zeigen sich zusätzlich die beschriebenen Stoffwechseldefekte, so ist das Risiko einer Alzheimer-Krankheit erhöht. Es wurde sogar gezeigt, dass bei hirngesunden älteren Patienten schon Stoffwechseldefekte gefunden werden können, die dem subjektiv wahrgenommenen geistigen Abbau vorausgehen. Solche Patienten haben ein erhöhtes Risiko, später milde kognitive Defizite oder sogar eine Alzheimer-Krankheit zu entwickeln. Die FDG-PET stellt somit das sensitivste Verfahren zur Diagnose der Alzheimer-Krankheit dar.

Andere Demenzformen

Die klassische **Frontallappen-Demenz (Pick-Krankheit)** tritt in etwas jüngerem Lebensalter auf, führt zunächst eher zu Persönlichkeitsveränderungen, während die typische Demenz erst in späterem Stadium hinzutritt. Bei dieser Erkrankung findet sich ein frontaler Hypometabolismus, auch der Temporallappen ist beteiligt.

Zwischenzeitlich wird im englischen Sprachraum der Begriff der **frontotemporalen Demenz** favorisiert. Hierunter wird eine Gruppe von Erkrankungen zusammengefasst, die wie die Pick-Krankheit zunächst die Funktion des Frontallappens beeinträchtigen und somit zu Verhaltensauffälligkeiten führen, bei denen jedoch nicht immer die typische Frontallappenatrophie oder die neuropathologischen Veränderungen der Pick-Krankheit zu finden sind. Aufgrund der klinischen Manifestation ist eine Verwechslung mit der Alzheimer-Krankheit seltener zu befürchten, die Abgrenzung gegen psychiatrische Erkrankungen kann demgegenüber schwierig sein.

Die **Lewy-Körperchen-Demenz** kann ein ähnliches Stoffwechselmuster wie die Alzheimer-Demenz zeigen. Allerdings soll es zu einer Mitbeteiligung des Okzipitallappens kommen, die diagnostisch wegweisend sein kann. Demenzen, die im Rahmen anderer neurodegenerativer Erkrankungen, wie beispielsweise den **Multisystematrophien**, auftreten, werden meist nach ihrer zusätzlichen Symptomatik bereits klinisch von der klassischen Alzheimer-Demenz abgegrenzt. Zusätzlich finden sich in Abhängigkeit der betroffenen Strukturen Stoffwechselveränderungen, beispielsweise der Basalganglien oder des Kleinhirns. Eine genauere Betrachtung dieser Erkrankungsgruppe findet sich im folgenden Abschnitt 10.10: Basalganglienerkrankungen.

10.10 Basalganglienerkrankungen

Übersicht

Die Planung und Ausführung von Bewegungen ist zunächst eine Aufgabe der Großhirnrinde. Für eine Harmonisierung und Optimierung der Bewegungsabläufe sind jedoch auch tiefer gelegene Kerngebiete zuständig, die als extrapyramidales System zusammengefasst werden. Dieses System besteht aus dem Nucleus caudatus, dem Linsenkern, dem Nucl. subthalamicus, dem Nucl. ruber und der Substantia nigra.

Störungen dieses Systems führen zu einer Beeinträchtigung des Bewegungsablaufes. Je nach Ort und Art der Schädigung können eine Bewegungsarmut (Akinese), ein erhöhter Muskeltonus (Rigor), aber auch überschießende, störende Bewegungen (Chorea, Ballismus u. ä.) auftreten. Die Differenzierung der unterschiedlichen Basalganglienerkrankungen hat Bedeutung für die Therapie, aber auch für die Vorhersage des individuellen Verlaufes.

Viele Basalganglienerkrankungen gehen mit einem Parkinsonismus einher. Dieser Symptomenkomplex umfasst die Trias Rigor, Tremor und Akinese, wobei einzelne Symptome zunächst führen können. Die häufigste Ursache des Parkinsonismus ist die Parkinson-Krankheit. Ein Parkinsonismus kann aber auch in Folge anderer neurodegenerativer Erkrankungen auftreten. Werden weitere funktionelle Systeme mit betroffen, so wird hier der Sammelbegriff Multisystematrophien (MSA) verwendet. Die Unterscheidung der möglichen Basalganglienerkrankungen erfolgt zunächst klinisch. Das Zusammentreffen bestimmter Symptomenkomplexe führt in vielen Fällen zu einer ätiologischen Einordnung. So weist das gleichzeitige Auftreten einer vertikalen Blickparese auf eine progressive supranukleäre Lähmung als Ursache eines Parkinsonismus hin.

Einsatz nuklearmedizinischer Verfahren

Für die Untersuchung der Basalganglien stehen einerseits unspezifische Verfahren zum indirekten Nachweis der funktionellen Störung zur Verfügung. Mit Perfusionsmarkern, insbesondere aber mit der FDG-PET, kann eine funktionelle Störung der Basalganglien frühzeitig dargestellt werden. Stoffwechselveränderungen werden dabei schon vor Eintreten einer morphologisch fassbaren Atrophie, manchmal sogar schon vor Auftreten der ersten klinischen Symptome gefunden. Dies ist besonders gut bei Patienten mit der Chorea Huntington untersucht, bei der Risikopatienten aufgrund des autosomal dominanten Erbganges klar definiert werden können.

Zur Frühdiagnostik der Erkrankung wird die PET allerdings nicht mehr verwendet, da der zugrunde liegende Gendefekt charakterisiert wurde und eine definitive Diagnose bereits in der Kindheit möglich ist. Für eine Beurteilung des Verlaufes ist die PET jedoch hilfreich.

Bei der Abgrenzung einer Parkinson-Krankheit gegen die MSA hat sich der Einsatz von Tracern zur Darstellung des dopaminergen Systems durchgesetzt, da diese eine hohe Sensitivität aufweisen und eine pathophysiologische Differenzierung erlauben. Die MSA zeigen eine Degeneration im Striatum, also im Nucl. caudatus und im Putamen. Diese führt zu einer Schädigung der dopaminergen Neurotransmission sowohl im präsynaptischen als auch im postsynaptischen Anteil. Demgegenüber ist die Parkinson-Krankheit durch eine Degeneration der Substantia nigra gekennzeichnet. Diese sendet dopaminerge Axone überwiegend in das Putamen. Dopaminrezeptorliganden stellen den postsynaptischen Anteil der Neurotransmission dar. Da dieser bei der Parkinson-Krankheit erhalten ist, wird eine normale Anreicherung der Tracer im Striatum beobachtet. Bei der MSA zeigt sich demgegenüber eine deutliche Verminderung der striatalen Speicherung der Rezeptorliganden.

Die Bildgebung mit Substanzen, die spezifisch den präsynaptischen Anteil der dopaminergen Transmission darstellen, zeigt dann bei beiden Erkrankungen Defekte, wobei sich bei der Parkinson-Krankheit insbesondere das Putamen vermindert darstellt (**Abb. 10.9**).

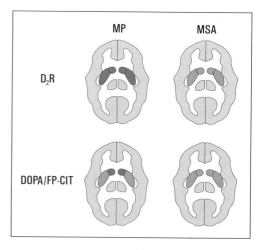

Abb. 10.9 Befunde bei Morbus Parkinson (MP) und Multisystematrophie (MSA).
Oben: Normale Dopaminrezeptordarstellung, die physiologischerweise in den Basalganglien am stärksten ausgeprägt ist bei der Parkinson-Krankheit. Deutlich verminderte Rezeptordarstellung bei Multisystematrophie.
Unten: Die Darstellung des präsynaptischen Anteils der dopaminergen Synapse zeigt bei der Parkinson-Krankheit eine deutliche Verminderung insbesondere im Putamen, bei der Multisystematrophie meist eine gleichmäßige Verminderung der präsynaptischen Funktion. D_2R = D_2-Rezeptoren; DOPA/FP-CIT = Darstellung des präsynaptischen Anteils (s. Abb. 10.4).

10.11 Neoplastische Erkrankungen

Übersicht

Unter dem Oberbegriff „Hirntumor" wird eine Vielzahl gutartiger und bösartiger Neoplasien des zentralen Nervensystems zusammengefasst. Neben den primären Hirntumoren werden auch zerebrale Metastasen solider Tumoren und die zentralen Manifestationen eines malignen Lymphoms unter diesem Begriff subsumiert.

Unter den hirneigenen Tumoren kommt den Gliomen eine besondere Bedeutung zu. Diese machen etwa die Hälfte aller zerebralen Raumforderungen aus. Sie sind gekennzeichnet durch ein infiltrierendes Wachstum, das eine vollständige operative Entfernung in der Regel unmöglich macht. In niedrigen Stadien können solche Hirntumoren dennoch für Jahre überlebt werden; im entdifferenzierten Stadium, dem Glioblastom, liegt nach dem Zeitpunkt der Erstdiagnose die Überlebenszeit im Mittel bei weniger als 12 Monaten.

Neben den genannten bilden auch die Meningeome eine relativ häufige Entität. Diese stellen in der morphologischen Bildgebung, insbesondere in der Kernspintomographie, keine diagnostische Herausforderung dar, da sie meist durch ihren Bezug zu den Meningen gekennzeichnet sind, relativ gut abgegrenzt sind und eine sehr homogene Kontrastmittelaufnahme zeigen.

Einsatz nuklearmedizinischer Verfahren
Diagnostische Herausforderungen bei der Differenzierung von Hirntumoren sind die Art-Diagnostik, der nichtinvasive Nachweis von Malignität sowie insbesondere die frühzeitige Erkennung von Tumorrezidiven und die Abgrenzung eines Rezidives gegen eine aktive Vernarbung (Radionekrose). Auch die Unterscheidung eines neoplastischen Hirntumors gegen entzündliche Läsionen kann diagnostisch schwierig sein. Dieses Problem tritt besonders häufig bei immunsupprimierten Patienten auf (HIV, Hochdosis-Chemotherapie).

FDG-PET
In der Ausbreitungsdiagnostik nichtzerebraler Tumoren spielt die FDG-PET eine herausragende Rolle. Der Einsatz der FDG-PET zur Abgrenzung von Hirntumoren ist demgegenüber aufgrund des physiologisch hohen Glucosestoffwechsels der grauen Substanz eingeschränkt. So ist die FDG-PET nicht geeignet, zerebrale Metastasen eines peripheren Tumors nachzuweisen oder auszuschließen, auch wenn dies in Einzelfällen gelingt. Auch ist eine Abgrenzung des Tumors von normalem Hirngewebe häufig schwierig. Niedriggradige Gliome können in der FDG-PET sogar als Stoffwechseldefekte imponieren. Eine Abgrenzung solcher Tumoren gegen nichtneoplastische Hirnerkrankungen ist mit der FDG-PET nicht möglich.

Das Potenzial der FDG-PET liegt jedoch in der engen Korrelation zwischen der Intensität des Glucosestoffwechsels eines Tumors und seiner Aggressivität. In der Regel zeigen Tumoren höheren Malignitätsgrades (WHO III°/IV°) einen Glucosestoffwechsel, der das Niveau der grauen Substanz erreicht oder sogar überschreitet. Die Interpretation der PET-Bilder setzt eine Kenntnis des CT- oder MRT-Befundes voraus. Die Intensität der Aufnahme von FDG in einen Tumor kann aber auch bei histologisch gleich bewerteten Tumoren solche mit besserer und schlechterer Prognose unterscheiden. Bis auf Ausnahmen gilt: Je intensiver der Stoffwechsel eines Tumors, desto schlechter auch seine Prognose.

Die histologische Klassifizierung eines Tumors beruht häufig auf Biopsien. Gliome weisen jedoch meist eine heterogene Differenzierung auf. Für das histopathologische Grading und den weiteren Verlauf ist stets der Tumoranteil mit der niedrigsten Differenzierung entscheidend. Stoffwechselaktive Tumoranteile in der FDG-PET zeigen in der Regel die höchste Malignität. Die Untersuchung kann demnach zur Steuerung einer Biopsie verwendet werden, insbesondere zur Vermeidung eines „sample error".

Auch in der Rezidivdiagnostik, insbesondere, wenn eine Strahlentherapie erfolgte, ist die FDG-PET geeignet, nichtneoplastische Therapiefolgen (Radionekrosen) gegen ein Tumorrezidiv abzugrenzen. Diese Unterscheidung kann Schwierigkeiten bereiten, da sowohl Rezidive als auch Radionekrosen im gleichen Zeitfenster nach Therapie auftreten und da in beiden Fällen kontrastmittelaufnehmende, größenprogrediente Raumforderungen mit der MRT und der CCT dargestellt werden können.

Aminosäuren
Gegenüber der FDG-PET zeichnet sich die Aminosäure-SPECT oder Aminosäure-PET durch eine wesentlich bessere Tumorabgrenzung aus. Durch individuelle Korrelation von Aminosäureaufnahme und Histopathologie konnte gezeigt werden, dass zumindest die Abgrenzung solider Tumoranteile mit diesen Verfahren auch dann gelingen kann, wenn die Blut-Hirn-Schranke noch intakt ist. Dies ist ein Vorteil der radioaktiv markierten Aminosäuren gegen unspezifische tumoraffine Radiopharmaka wie z. B. das ^{201}Tl-Thallium-Chlorid und die Technetium-markierten Substanzen MIBI und Tetrofosmin.

Die Aminosäure-SPECT findet demnach Einsatz zur Abgrenzung zumindest solider Tumoranteile und kann demnach bei der Operations- bzw. Bestrahlungsplanung verwendet werden. Die Aminosäureaufnahme ist ebenfalls geeignet, um Rezidive hirneigener Tumoren gegen Radionekrosen abzugrenzen. Die Sensitivität zum Nachweis eines Rezidives ist dabei besser als die der FDG-PET. Auch bei der Differenzialdiagnose einer unklaren Raumforderung kann die Aminosäure-SPECT einen Beitrag leisten. Eine deutliche Aminosäureaufnahme in einen nicht kontrastmittelaufnehmenden Tumor erhärtet den Verdacht auf das Vorliegen eines neuroepithelialen Tumors.

Weitere Substanzen
Weitere unspezifisch tumoraffine Radiopharmaka wie das ^{201}Tl-Thallium-Chlorid sowie die Technetium-markierten Perfusionsmarker MIBI und Tetrofosmin stehen bei der Differenzierung von Hirntumoren ebenfalls zur Verfügung. Meist werden diese Stoffe nur im Falle einer Störung der Blut-Hirn-Schranke von Tumoren aufgenommen. Auch wenn das differenzielle Aufnahmeverhalten (z. B. Thallium versus IMT) durchaus artdiagnostische Hinweise ergeben kann, ist dennoch der zusätzliche Nutzen des Einsatzes dieser Substanzen zu einer im Allgemeinen bereits vorliegenden Kernspindiagnostik unter Einsatz von Gadolinium-haltigem Kontrastmittel noch nicht abschließend geklärt.

Sonderfall: Immunsupprimierte Patienten
Für die Unterscheidung einer opportunistischen Infektion beispielsweise im Rahmen einer HIV-Erkrankung oder eines zerebralen Lymphoms, das bei HIV-Patienten ebenfalls gehäuft auftritt, kann in erster Linie die FDG-PET eingesetzt werden. Lymphome gehören zu den wenigen Tumoren, deren Stoffwechsel regelhaft die Aktivität des normalen Kortex übersteigt. Zeigt bei dieser Patientengruppe eine Kontrastmittel-aufnehmende Läsion ein solches Stoffwechselverhalten, so liegt mit hoher Wahrscheinlichkeit ein zerebrales Lymphom vor.

Die bei HIV-Patienten häufig auftretende Toxoplasmose zeigt bei der Glucosestoffwechseluntersuchung in der Regel eine Stoffwechselminderung der betroffenen Region. Auch ^{201}Tl-Thallium-Chlorid wird für diese Indikation eingesetzt.

10.12 Varia

Psychiatrie
Bei den unterschiedlichen psychiatrischen Erkrankungen haben nuklearmedizinische Verfahren in der Diagnostik und Differenzialdiagnostik eine untergeordnete Bedeutung. Mit Hilfe von Perfusionsmessungen und Messungen des Glucosestoffwechsels wurden funktionelle Störungen bei Patienten mit psychiatrischen Erkrankungen beschrieben. Diese Untersuchungen ermöglichen auch eine Korrelation bestimmter Symptome mit betroffenen Hirnregionen. Die Stoffwechsel- und Perfusionsveränderungen sind jedoch nicht so

spezifisch und ausgeprägt, dass sie für eine diagnostische Zuordnung ausreichen. Nur bei der Abgrenzung einer depressiven Pseudodemenz gegen eine demenzielle Erkrankung kann die FDG-PET herangezogen werden (s. Kap. 10.9: Demenz).

Multiple Sklerose
Entzündliche Erkrankungen des Zentralnervensystems entziehen sich der nuklearmedizinischen Diagnostik. Bei der Multiplen Sklerose treten entzündliche Plaques in der weißen Substanz des Zentralnervensystems auf. Diese entzieht sich aufgrund ihres geringen Stoffwechsel- und Durchblutungsniveaus den bislang beschriebenen Markern. Experimentell werden neuronale Entzündungsmarker für diese Fragestellung eingesetzt. Diese Untersuchungen stehen jedoch noch nicht vor ihrer klinischen Anwendung.

Multiple Chemical Sensitivity
Hirnuntersuchungen mit FDG-PET oder der Perfusions-SPECT wurden von einigen Autoren zum Nachweis zentralnervöser Veränderungen bei dem „Multiple Chemical Sensitivity"-Syndrom empfohlen. Dieses Syndrom ist nicht pathologisch-anatomisch definiert; es ist dadurch gekennzeichnet, dass die Exposition chemischer Substanzen unterhalb deren Toxizitätsgrenze unter anderem zu unspezifischen zentralnervösen Symptomen führt. Einige Patienten, die unter diesem Syndrom leiden, sollen in der funktionellen Bildgebung Stoffwechsel- und Perfusionsveränderungen zeigen, die gelegentlich zur Verifizierung der Diagnose herangezogen werden.

Nach einer Stellungnahme der Arbeitsgemeinschaft Neuronuklearmedizin der Deutschen Gesellschaft für Nuklearmedizin ist die Literatur zu diesem Thema nicht ausreichend. Auch ist ein pathognomonisches Muster nicht berichtet. Letztlich ist auch der ursächliche Zusammenhang von Stoffwechselveränderungen und Exposition offensichtlich nicht hinreichend belegt. Somit können derartige Untersuchungen zum jetzigen Zeitpunkt für den Beweis eines MCS nicht empfohlen werden.

Liquorszintigraphie
Für die Darstellung der Liquordynamik und der liquorführenden Räume wird 111-Indium-markiertes DTPA intrathekal appliziert. Nach vorherigem Ausschluss einer Hirndruckerhöhung wird in üblicher Weise über eine Lumbalpunktion eine Nadel in den Spinalkanal vorgeschoben. Unter sterilen Bedingungen wird der Tracer lumbal appliziert. Anschließend werden planare Szintigramme und SPECT-Aufnahmen bis zu 48 Stunden nach Injektion angefertigt.

Normalerweise ist bereits 4 Stunden nach Applikation eine Darstellung des gesamten spinalen Liquorraumes sowie beginnend der basalen Zisternen möglich. Entsprechend der Resorption des Liquors in den Pacchionischen Granulationen verteilt sich die Aktivität innerhalb der folgenden 2 Tage von der Schädelbasis über die Hemisphären. Ein Rückfluss in die Ventrikel, die ja Ort der Liquorbildung sind, wird physiologisch nicht beobachtet.

Mit den Fortschritten der Schnittbildverfahren ist das Indikationsspektrum für diese Untersuchung deutlich rückläufig. Meist erfolgt die Untersuchung zum Ausschluss und für die Lokalisation einer Liquorfistel. Eine solche wird beispielsweise posttraumatisch oder postoperativ im Bereich der Schädelbasis gefunden. Zum Nachweis eines Liquoraustrittes ist hierbei eine Nasentamponade erforderlich. Diese muss regelmäßig gewechselt werden. Da auch physiologisch nach Resorption des Tracers eine variable Aktivitätsmenge in die Tamponade gelangen kann, ist die gleichzeitige Entnahme von Blutproben notwendig. Die Aktivität in den Tupfern wird nach Gewichtskorrektur mit der Aktivität im Serum verglichen. Nur bei deutlich höheren Werten in den Tupfern ist eine Rhinoliquorrhö belegt.

Die planaren Aufnahmen und insbesondere die SPECT dienen dem Nachweis der

Austrittsstelle. Im Falle eines raschen Verschluckens der Aktivität nach Austritt kann die Lokalisation der Austrittsstelle allerdings auch misslingen.

Auch zur Frage der gleichmäßigen Verteilung einer Substanz innerhalb des Liquors kann die Liquorszintigraphie hilfreich sein. Dies ist beispielsweise bei der intrathekalen Chemotherapie von Bedeutung.

Bei dem so genannten Normaldruck-Hydrocephalus, der mit der Symptomtrias Demenz, Gangstörung und Harninkontinenz klinisch auffällig wird, kann die Liquorszintigraphie zum Nachweis einer pathologischen Liquordynamik angefertigt werden. Typischerweise wird in diesem Falle ein pathologischer Rückfluss der intrathekal applizierten Aktivität in die Seitenventrikel gefunden.

Kasuistik

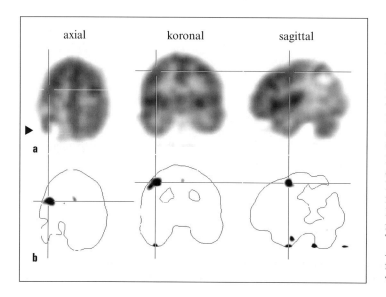

Fall 1
Patient mit zentral nekrotisch zerfallendem Glioblastom mit stoffwechselaktivem Randsaum (▶). Oben: FDG-PET. Unten: Perfusionssteigerung durch Bewegen der linken Hand. Der hiermit identifizierte Motorkortex der Hand liegt in unmittelbarer Nachbarschaft zum Tumor. Das aktivierte Areal konnte bei der Operation gezielt geschont werden.

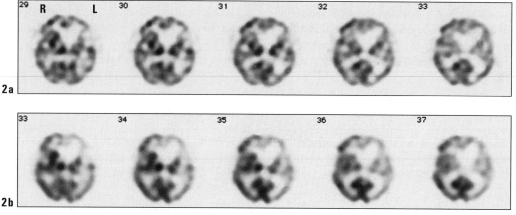

Fall 2

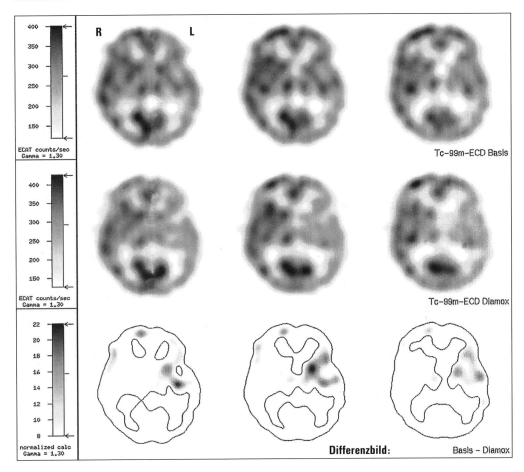

Fall 3

61-jähriger Patient mit armbetonter Hemiparese rechts bei linkshirnigem Mediainfarkt.
Das szintigraphische Bild ist vereinbar mit dem Vorliegen eines kleinen Infarktareals temporoparietal. Perfusionsminderung unter Ruhebedingungen in den angrenzenden Hirnabschnitten. DD: partieller Neuronenverlust. Nach Diamox®-Gabe fehlende Aktivierung linkshirnig im Bereich des mittleren Mediastromgebiets; weniger intensiv betroffen ist das Versorgungsgebiet der anterioren/terminalen Äste. Somit ist nach szintigraphischen Kriterien eine deutlich eingeschränkte zerebrovaskuläre Reservekapazität im mittleren Stromgebiet der A. cerebri media feststellbar.
Unten: Subtraktions-SPECT

Fall 2a+b Zerebrovaskuläre Erkrankung

72-jähriger Patient; Z. n. linkshirnigem Infarkt und Verschluss der A. carotis interna links.
Perfusionsszintigraphie (^{99m}Tc-HMPAO) unter Basisbedingungen (oben): Ausgepägte Minderperfusion der Basalganglien und des unmittelbar benachbarten Kortex links. Diskrete Minderanreicherung des temporalen, parietalen und frontalen Kortex sowie des Thalamus links.
Nach Azetazolamid (Diamox®: Carboanhydrasehemmer → metabolische Alkalose): Ausgeprägte Minderperfusion der Basalganglien, des Thalamus und der vorgenannten Anteile des Kortex links. Deutliche Einschränkung der Perfusionsreserve im gesamten Versorgungsgebiet der Aa. cerebri media und cerebri anterior links.
Nicht dargestellt ist die reaktive Minderperfusion des Cerebellum rechts (zerebelläre Diaschisis).

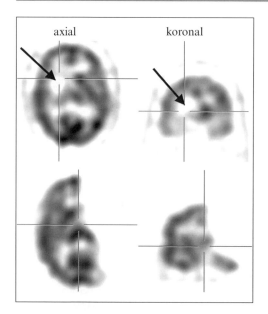

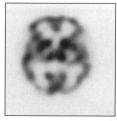 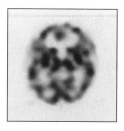

Fall 5 HIV-Enzephalopathie
Bei entzündlichen Hirnerkrankungen, wie bei diesem 34-jährigen Patienten mit HIV-Enzephalopathie, wird ein abnormes Perfusionsmuster (^{99m}Tc-HMPAO, ^{99m}Tc-ECD) beobachtet.

Fall 4
Zwei Patienten mit akut aufgetretener schwerer Halbseitenlähmung. Die ECD-SPECT wenige Stunden nach Auftreten der Symptome zeigt einen umschriebenen striatokapsulären Infarkt (oben, Pfeile) und im zweiten Fall einen ausgedehnten vollständigen Infarkt der A. cerebri media und anterior (unten). Nur im zweiten Fall muss mit einer lebensbedrohenden Hirnschwellung gerechnet werden („maligner Mediainfarkt").

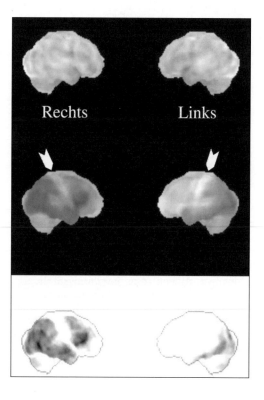

Fall 6 ▶
Automatisierte Stoffwechselanalyse bei schwerer Demenz. Gezeigt sind Aufsichten auf das Gehirn von rechts und links. Homogener normaler Stoffwechsel (oben) im Vergleich zu schwerer Demenz (Mitte), automatische Erkennung der Stoffwechseldefekte (schwarz, unten). Rechts betonte Stoffwechseldefekte temporoparietal und frontal, erhaltener Stoffwechsel in der Zentralregion (Pfeilspitzen). (Analysesprogramm: 3D-SSP NEUROSTAT, S. Minoshima, Seattle)

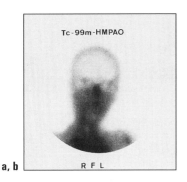 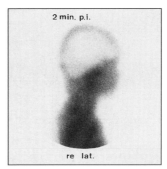 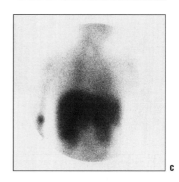

Fall 7a-c Hirntod

4-jähriges Mädchen. Nach Ertrinken erfolglose Wiederbelebung quoad vitam. Bei der zerebralen Perfusionsszintigraphie muss die Nichtfüllung des intrakraniellen infra- und supratentoriellen Raums gegenüber der Normalaktivität des extrakraniellen Gebiets dokumentiert werden. Hierfür sind Radiopharmaka wie das ^{99m}Tc-Hexamethylpropylenaminoxim (HMPAO) validiert worden.

Das früher zur Beurteilung eingesetzte ^{99m}Tc-Pertechnetat, mit dessen Hilfe sich nur die großen Gefäße, nicht aber die Gewebsdurchblutung darstellen lässt, ist nicht mehr zu verwenden.

Nach Bolusinjektion des lipophilen Tracers (^{99m}Tc-HMPAO, ^{99m}Tc-ECD) erfolgt zunächst die Darstellung der großen kraniellen Gefäße von ventral; anschließend werden nach Durchdringung der intakten Blut-Hirn-Schranke durch den dort über viele Stunden in nahezu unveränderter Konzentration „getrappten" hydrophilen Tracer planare statische Szintigraphien zur Erfassung der Gewebsdurchblutung angefertigt. Szintigraphische Kriterien des Hirntods sind die fehlende Darstellung der zerebralen Gefäße und der zerebralen Perfusion. Die planare Szintigraphie kann in verschiedenen Ansichten erfolgen. Beim vollständigen Ausfall von Hirnperfusion und Hirnfunktion und einer fehlenden ^{99m}Tc-HMPAO/^{99m}Tc-ECD-Anreicherung stimmen die Ergebnisse mit anderen technischen Nachweisverfahren (z. B. EEG, evozierte Potenziale) überein. Die Aufnahme des Radiopharmakons wird nicht durch Medikamente oder Stoffwechselstörungen beeinflusst.

Zusätzlich sollte durch Szintigraphien von Thorax und Abdomen die Prüfung der „physiologischen" Verteilung des Radiopharmakons als In-vivo-Qualitätskontrolle vorgenommen werden.

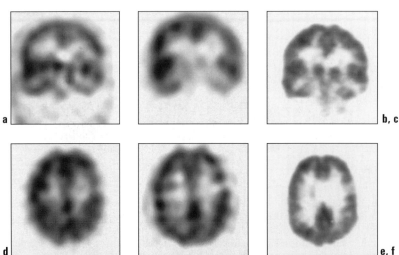

Fall 8a-f Epileptogener Fokus (interiktal)
29-jähriger Patient mit V. a. Anfallsleiden und unauffälliger Morphologie (CT/NMR).
In koronarer (oben) und transversaler IC-Schnittführung (unten): Ausgeprägte Perfusionsminderung (^{99m}Tc-ECD, links) im linken Temporallappen. Weiterhin Perfusionsminderung frontoparietal links. Identischer Befund der GABA$_A$-Rezeptorminderung (^{123}I-Iomazenil, Mitte) und des Glucoseverbrauchs (^{18}F-FDG, rechts), insbesondere im linken basalen Temporallappen ausgedehnte Minderung frontoparietal links.
Epileptogener Focus im linken basalen Temporallappen. Der Befund links frontoparietal entspricht am ehesten einem posttraumatischen Geschehen.

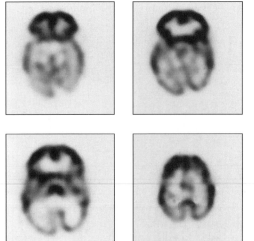

Fall 9 Epileptogener Fokus (iktal)
12-jähriges Mädchen im Status epilepticus. Perfusionserhöhung (^{99m}Tc-ECD) bei frontal betonter Dysrhythmie

Onkologie

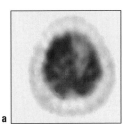 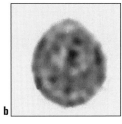 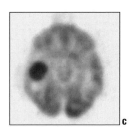 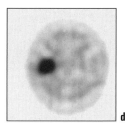

a   b   c   d

Fall 10a-d Primäre Hirntumoren

Der Metabolismus von Hirntumoren lässt sich mit der Aminosäure ^{123}I-Alphamethyltyrosin (^{123}I-IMT, [**b, d**]) und ^{18}F-FDG (**a, c**) darstellen. Die Beurteilung des Malignitätsgrades (Lowgrade- vs. High-grade-Läsionen, Grad II [**a, b**] vs. III [**c, d**], IV) gelingt über Unterschiede der Hexokinasereaktion (^{18}F-FDG).
Die schlechtere Auflösung der ^{123}I-IMT-SPECT gegenüber der ^{18}F-FDG-PET wird durch den bei der Aminosäure höheren Kontrast ausgeglichen.

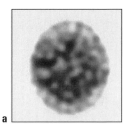 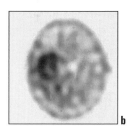

a   b

Fall 11a+b Rezidiv

Nach Primärtherapie von Gliomen können Rezidive mit morphologisch orientierten Schnittbildverfahren (CT/NMR) häufig nicht von Nekrosen unterschieden werden. Dies gelingt mit der ^{201}Tl- (Sensitivität 69%, Spezifität 40%), ^{123}I-Alphamethyltyrosin- (SN 78%, SP 100%) und ^{18}F-FDG-Szintigraphie (SN 77%, SP 71%). Bei dem 54-jährigen Patienten zeigt die IMT-SPECT im Vergleich zum Befund 4 Monate nach der Operation (**a**) 8 Monate später das Rezidiv eines temporalen Glioblastoms (**b**).

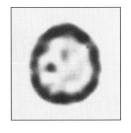 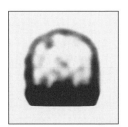 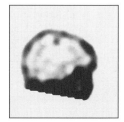

Fall 12 Sekundäre Hirntumoren

Intrazerebrales Lymphom bei einem 33-jährigen Patienten mit HIV-Infektion. Mehranreicherung von ^{201}Tl mit einem T/NT-Quotienten von 1.70.

Neurotransmission

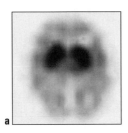
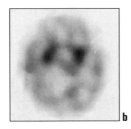

a
b

Fall 13
Mit ^{123}I-IBZM gelingt die Darstellung des D$_2$-Rezeptor-Status. In der Differenzialdiagnose der idiopathischen (**a**) von der symptomatischen Parkinson-Krankheit (**b**) sollte bei der idiopathischen Form das Impulsratenverhältnis > 1.6 sein. Für die symptomatische Parkinson-Krankheit spricht eine Verminderung der D$_2$-Rezeptoren im Striatum, bei dieser Patientin (b) ohne wesentliche Seitendifferenz.

11 Nieren und ableitende Harnwege

Nierenfunktions- und Nierenperfusionsszintigraphie

Zur Nierenszintigraphie sind unterschiedliche Radiopharmaka einsetzbar. Die **statische Nierenszintigraphie** gestattet den Nachweis von Existenz, Lage, Form und Größe der Nieren sowie deren Anomalien und von regionalen Funktionsausfällen infolge vaskulärer oder raumfordernder Prozesse (z. B. Niereninfarkt, Tumoren, Zysten). Zur Bildgebung wird die statische Nierenszintigraphie aber infolge der Überlegenheit der bildgebenden Verfahren Ultraschall, Computertomographie (CT) und Kernspintomographie (NMR) nur noch ausnahmsweise eingesetzt. **Nierenperfusions- und Nierenfunktionsszintigraphie** sind demgegenüber heute häufig benutzte Verfahren. Je nach klinischer Fragestellung (Störung der Perfusion, der tubulären Sekretion, der glomerulären Filtration, des Abflusses) können verschiedene funktionsszintigraphische Untersuchungen mit unterschiedlichen Radiopharmaka vorgenommen werden. Oftmals steht die Bestimmung der seitengetrennten Nieren-Clearance im Vordergrund. Zudem sind Funktionsprüfungen unter pharmakologischer Belastung (Diuretika, Captopril) häufig angewandte Verfahren, um bestimmte Fragen zu klären. Es handelt sich bei der Nierenperfusions- und Nierenfunktionsszintigraphie um ein nichtinvasives Verfahren zur Aufdeckung geringfügiger, einseitiger bzw. pharmakologisch beeinflussbarer Nierenfunktionsstörungen, bei denen die Konzentrationen harnpflichtiger Substanzen im Blut oft noch normal sind. Insbesondere bei urologischen Fragestellungen mit einseitigen Nierenerkrankungen sowie bei arterieller Hypertonie ist die Bestimmung der **seitengetrennten Nierenclearance** bzw. die Captopril-Funktionsszintigraphie häufig von klinischer Relevanz.

Prinzip

Es werden radioaktiv markierte harnpflichtige Substanzen benutzt. Je nach gewünschter Funktionsuntersuchung wird eine Substanz ausgewählt, die tubulär sezerniert (Hippursäure, MAG3,), glomerulär filtriert (DTPA, EDTA) oder tubulär gespeichert wird wie Dimercaptobernsteinsäure (DMSA). Hierbei ist die Benutzung eines mit ^{99m}Tc markierbaren Radiopharmakons von Vorteil, da ^{99m}Tc jederzeit verfügbar ist, bei niedriger Strahlenexposition hohe Impulsraten erreicht werden können und somit die Abbildungsqualität und die quantitativen Daten verbessert werden.

Die klassische Substanz zur Bestimmung des renalen Plasmaflusses ist **Paraaminohippursäure** (PAH). PAH wird nahezu ausschließlich tubulär sezerniert, ist jedoch mit klinisch geeigneten Radionukliden nicht einfach zu markieren. Daher benutzt man anstelle von PAH die Aminosäure in der Orthostellung, die **Orthoiodhippursäure** (OIH), die mit ^{131}I oder ^{123}I einfach markiert werden kann. OIH wird zu 90% tubulär sezerniert und zu 10% glomerulär filtriert.

Mit Radioiod markierte OIH gestattet eine Bestimmung der Ganzkörperclearance, der seitengetrennten Nierenclearance und eine Beurteilung der Ausscheidung (Exkretion). Perfusion und ein vesikoureterorenaler Reflux können hiermit wegen der relativ niedrigen Impulsraten nicht optimal erfasst werden. Hierzu benutzt man heute ein mit ^{99m}Tcmarkierbares Hippurananalogon, das **Mercaptoacetyltriglycyl** (^{99m}Tc-MAG3). Hiermit können die wichtigsten Funktionsuntersuchungen der Niere durchgeführt werden, und zwar bei unterschiedlichen Fragestellungen mit einem einzigen Radiopharmakon (Perfusion, tubuläre Sekretion bzw. regionaler Plasmafluss, Exkretion). ^{99m}Tc-MAG3 wird nahezu vollständig tubulär sezerniert. Wegen seiner vermehrten Plasmabindung ist die Ganzkörperclearance im Vergleich zu OIH jedoch um etwa $\frac{1}{3}$ niedriger.

Radiopharmaka

Zur Funktionsszintigraphie wurden früher 7 bis 10 MBq (0,2–0,3 mCi) ^{131}I-OIH benutzt. Dieses Radiopharmakon wird noch gelegentlich eingesetzt, jedoch nicht zur Messung mit der Gammakamera, sondern bei Einzelsondenmessungen (s. Kap. 4.4). Wegen der niedrigeren Strahlenexposition und günstigeren Gammaenergie wurde später ^{123}I-OIH bevorzugt (40 MBq, 1 mCi). Von Nachteil bei ^{123}I-OIH ist die kurze physikalische Halbwertszeit (13,7 Std.), so dass dieses Radiopharmakon, sofern es nicht täglich benutzt wird, nur an bestimmten Tagen nach Vorbestellung zur Verfügung steht und deshalb für Notfalluntersuchungen nur begrenzt eingesetzt werden kann.

Seit einigen Jahren wird ganz überwiegend das **^{99m}Tc-MAG3** benutzt. Zur kombinierten Perfusions- und Funktionsszintigraphie werden 100 MBq intravenös (i. v.) injiziert, bei Kindern körpergewichtsbezogen entsprechend weniger. ^{99m}Tc-DTPA wird ausschließlich glomerulär filtriert und gelegentlich zur Untersuchung der glomerulären Filtrationsrate oder für Refluxprüfungen eingesetzt.

Bei Verwendung von **OIH** ist ein ggf. vorhandener freier Anteil an ^{131}I- bzw. ^{123}I-Iodid zu berücksichtigen. Abhängig vom Präparat und dessen Lagerungszeit kann er bis zu 1% betragen und zu einer Anreicherung und erhöhten Strahlenexposition der Schilddrüse führen. Daher ist in diesen Fällen eine **Blockade der Schilddrüse** durch vorherige Gabe von Perchlorat erforderlich: z. B. 60 bis 100 Tropfen Irenat ½ bis 1 Stunde vor der Untersuchung.

Die heute nur noch selten durchgeführte **statische Nierenszintigraphie** zur Feststellung von Existenz, Lage, Form, Größe der Nieren bzw. von Anomalien sowie von Speicherdefekten erfolgt mit **^{99m}Tc-DMSA**, das tubulär fixiert und kaum ausgeschieden wird. Wegen der relativ hohen lokalen Strahlenexposition der Nieren wird die zu applizierende Aktivität auf 70 MBq begrenzt, bei Kindern körpergewichtsbezogen entsprechend weniger. Diese Untersuchung eignet sich auch zur Feststellung der Seitenanteile der Nierenfunktion bei höhergradigen Funktionsstörungen, wenn ^{99m}Tc-MAG3 oder OIH nur noch eingeschränkt anwendbar sind.

Die Nierenfunktionsszintigraphie mit OIH oder MAG3 ist oberhalb von Serum-Kreatininwerten von 3 bis 4 mg/dl nicht mehr sinnvoll, da unter diesen Bedingungen differenzierte Aussagen nicht mehr zu erwarten sind.

Die Strahlenexposition ist bei ^{131}I- bzw. ^{123}I-OIH mit einer effektiven Dosis von etwa 0,5 mSv gering (s. Tab. 6.7). Die Gonadenstrahlenexposition von ^{123}I-OIH ist um mehr als den Faktor 10 niedriger als bei einer Röntgenkontrastmittel-Ausscheidungsurographie.

Die Perfusions- und Funktionsszintigraphie mit ^{99m}Tc-MAG3 oder ^{99m}Tc-DTPA ist mit einer effektiven Dosis von 1,5 mSv verbunden. Mehrfachuntersuchungen sind in erster Linie bei Transplantatnieren und bei pharmakologischen Belastungstests erforderlich. Dennoch liegt die Strahlenexposition hierbei weit niedriger als z. B. bei einer Kontrastmittelangiographie.

Geräte

Perfusions- und Funktionsszintigraphie mit ^{123}I- und ^{99m}Tc-markierten Nierenradiopharmaka werden mit der Gammakamera und quantitativer Rechnerauswertung in dorsaler Sicht vorgenommen. Bei Hufeisenniere und Transplantniere erfolgt die Akquisition von ventral.

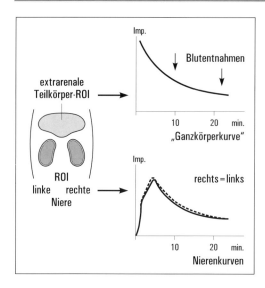

Abb. 11.1 Kamera-Funktionsszintigraphie der Nieren mit Erstellung einer geeichten Ganzkörperkurve und seitengetrennten Nierenkurven

Die seitengetrennte Nierenclearanceuntersuchung mit ^{131}I-OIH wurde früher mit ausschließlich hierfür eingesetzten Einzelsonden-Messplätzen vorgenommen (s. Kap. 4.4). Hierbei werden Messsonden jeweils über den Nieren positioniert und hiervon Zeitaktivitätskurven erhalten (Isotopennephrogramme); ferner wird gleichzeitig eine Ganzkörperkurve mit 1 bis 2 weiteren Messsonden gewonnen (hierbei Abschirmung der Nieren erforderlich). Bei Benutzung dieses Einzelsonden-Nierenmessplatzes können bei Fehlpositionierung der Sonden über den Nieren Fehler auftreten. Andererseits kann die zu applizierende OIH-Aktivität wegen der höheren Empfindlichkeit dieser Messkristalle im Vergleich zur Gammakamera auf etwa 1/5 reduziert werden, was auch die Strahlenexposition vermindert. Der Einzelsonden-Nierenmessplatz wird heute nur noch vereinzelt benutzt.

Mit der zunehmenden Verwendung von ^{99m}Tc-MAG3 wird die nuklearmedizinische Nierenfunktionsdiagnostik praktisch ausschließlich noch mit Gammakamera und Rechner durchgeführt. Mittels ROI-Technik können die Nieren eindeutig lokalisiert werden. Zudem ist noch ein Bohrloch-Szintillationszähler erforderlich, in dem die Blutaktivität (zweimalige Blutentnahme) im Vergleich zu einem Aktivitätsstandard gemessen wird. Hierdurch wird die gleichzeitig registrierte Ganzkörperkurve kalibriert (intern geeicht), um die Ganzkörperclearance in Absolutwerten (ml/min) zu bestimmen.

Auswertung

Bei der **Funktionsszintigraphie** erfolgt eine Quantifizierung der Ganzkörperclearance in Milliliter/Minute (ml/min) durch Registrierung einer Ganzkörperkurve bzw. einer hierfür repräsentativen extrarenalen Teilkörperkurve und Eichung dieser Kurve mit Hilfe von meist zwei dem Patienten entnommenen Blutproben **(Abb. 11.1)**. Aufgrund der über den Nieren registrierten Zeitaktivitätskurven (Nephrogramme) wird die prozentuale Seitenverteilung der Nierenclearance berechnet **(Abb. 11.2)**. Hieraus lässt sich dann die Clearanceleistung der Einzelnieren in ml/min bestimmen. Üblicherweise erfolgt noch eine Normierung auf 1,73 m^2 Körperoberfläche getrennt für das männliche und weibliche Geschlecht (unterschiedlicher Verteilungsraum).

Daneben wird die Ausscheidungsphase beurteilt. Zur Kurvenanalyse wird das Nephrogramm in unterschiedliche Abschnitte zerlegt und kann dann hinsichtlich verschiedener charakteristischer Zeitwerte analysiert werden: z. B. Zeit bis zum Kurvenmaximum, Halbwertszeit des Abfalls nach dem Maximum u. a. (Abb. 11.2). Beim Vorliegen von Störungen kommt es zu typischen Veränderungen der Kurven **(Abb. 11.3)**.

Sowohl beim Messplatz mit Einzelsonden als auch bei Benutzung von Gammakameras werden die Daten vom Rechner weitgehend automatisch ausgewertet. Zur Bestimmung der **Ganzkörperclearance** müssen die Impulsraten der vollen und leeren Injektionsspritze sowie von ein oder zwei Blutproben (Entnahme etwa 10–12 und/oder 20–25 Minuten nach Injektion) im Bohrloch-Kristall gemes-

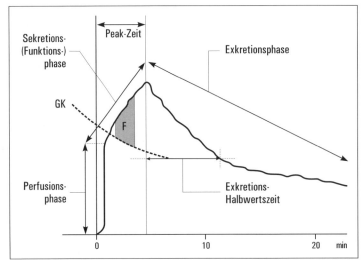

Abb. 11.2 Zerlegung der Nierenkurve (Isotopennephrogramm) in verschiedene Funktionsabschnitte. GK = Ganzkörperkurve; F = Fläche zwischen Sekretionsphase im Nephrogramm und Ganzkörperkurve, die zur Bestimmung der relativen seitengetrennten Funktionsanteile der Nieren benutzt wird

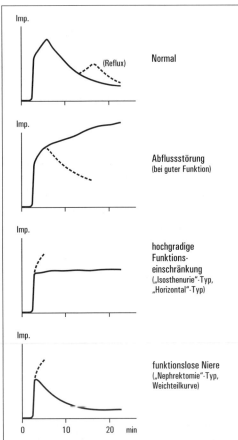

Abb. 11.3 Verschiedene charakteristische Verläufe der Nierenfunktionskurve bei unterschiedlichen Störungen

sen werden. Bei der Kameraszintigraphie erfolgt zusätzlich eine manuelle oder durch den Rechner gesteuerte Festlegung der ROIs beider Nieren und einer repräsentativen Teilkörperregion zur Erstellung einer Ganzkörperkurve bzw. extrarenalen Restkörperkurve. Die absolute Clearance in ml/min ist alters- und geschlechtsabhängig **(Abb. 11.4)**. Innerhalb der ersten 2 bis 3 Lebensjahre ist die Clearance pro Körperoberfläche aber physiologischerweise etwa nur halb so hoch wie beim Erwachsenen, beim Neugeborenen liegen verlässliche Normwerte nicht vor. Üblicherweise liegt das Verhältnis der seitengetrennten Nierenclearance rechts : links bei 50 : 50 mit einer Abweichung von bis zu ± 5%. Eine Seitenverteilung von 45 : 55 liegt somit im Normbereich, Seitendifferenzen von 40 : 60 sind grenzwertig, größere Abweichungen pathologisch.

In der **Exkretionsphase** kommt es zu einem Abfall, wobei die HWZ nach dem Kurvenmaximum zwischen 5 und 15 Minuten liegen kann. Bei Untersuchungen im Liegen ist die Exkretions-HWZ länger als im Sitzen. Wichtiger als die absolute Exkretions-HWZ ist eine Seitendifferenz, die 4 bis 5 Minuten nicht übersteigen sollte. Dies trifft auch für pharmakologische Belastungsstudien (z. B. Captopril-Test) zu.

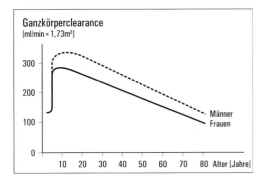

Abb. 11.4 Unterer Normbereich der Ganzkörperclearance für MAG3, alters- und geschlechtsabhängig.

Bei einem deutlich verzögerten oder fehlenden Abfluss in der Exkretionsphase wird etwa 20 bis 30 Minuten nach Beginn der Untersuchung eine **forcierte Diurese** durch i. v. Gabe von Furosemid (20–40 mg Lasix®, bei Kindern 0,5 mg/kg Körpergewicht) eingeleitet. Dieser Furosemid-Belastungstest dient der Differenzierung, ob eine Abflussverzögerung einer organisch fixierten relevanten **Obstruktion** oder lediglich einem verzögerten Abfluss („funktionelle Obstruktion") entspricht. Kommt es nach Lasix®-Gabe innerhalb von 10 Minuten nicht zu einem Abfall der Kurve um über 50%, so liegt eine überwiegend organisch fixierte Abflussbehinderung (Obstruktion) vor **(Abb. 11.5)**.

Für **Refluxuntersuchungen** im Bereich der ableitenden Harnwege wird meist ^{99m}Tc-MAG3, ggf. ^{99m}Tc-DTPA, benutzt. Im Anschluss an die Perfusions-/Funktionsszintigraphie und nach Entleerung der Nierenbecken erfolgt eine weitere Sequenz-Funktionsszintigraphie unter unterschiedlichen Bedingungen wie Kompression der Blase und während Miktion. Ein krankhafter Reflux in die Ureteren bzw. in das Nierenbecken ist auf den szintigraphischen Bildern erkennbar und/oder durch Zeitaktivitätskurven (Impulsratenmessung) zusätzlich quantitativ zu erhärten (s. Abb. 11.3).

Bei der **Nierenperfusionsszintigraphie** mit ^{99m}Tc-DTPA oder besser mit ^{99m}Tc-MAG3 erfolgt die Aufnahme ebenfalls mit Gammakamera und Rechner mit einer zeitlichen Auflösung im Sekundenbereich in dorsaler Sicht. Die Beurteilung erfolgt überlicherweise zunächst visuell. Daneben existieren verschiedene Möglichkeiten, die Perfusion im Seitenvergleich zu quantifizieren: die Erstellung eines Perfusionsindex, Steilheit des Kurvenanstiegs, Impulsratenmaximum der Kurven, die zeitliche Verschiebung des Kurvenmaximums, Abfall der Kurve (Verzögerung des Transit). Eine allgemein verbindliche Auswertemethodik und allgemein gültige Normalwerte für dieses Auswerteverfahren haben sich jedoch nicht durchsetzen können. Eine Quantifizierung ist insbesondere bei der **Transplantatniere** zweckmäßig, da hiermit in der Verlaufskontrolle frühzeitig pathologische Veränderungen erkannt werden können. Die Untersuchung erfolgt in diesem Fall in ventraler Sicht. Ein quantitativer Perfusionsindex kann bei wiederholter Untersuchung im Verlauf anzeigen, ob eine Perfusionsverschlechterung vorliegt.

Bei **Nierenarterienstenosen** kommt es häufig zu charakteristischen Veränderungen: Einschränkung der Nierenfunktion, Abflachung

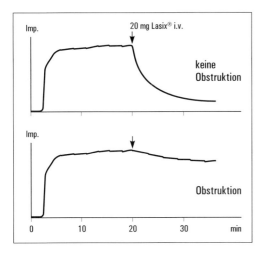

Abb. 11.5 Nierenfunktionskurve bei Abflussstörung und forcierter Diurese

der Sekretionsphase, niedrigeres Kurvenmaximum, Verzögerung der Maximums, Verzögerung der Exkretions-HWZ (insgesamt sog. Transitverzögerung des Radiopharmakons).

Bei funktionell wirksamen Nierenarterienstenosen bewirkt die renale Ischämie eine Erhöhung der Reninproduktion, die zu einer erhöhten Umwandlung von Angiotensinogen in Angiotensin I führt, welches durch Angiotensin-Converting-Enzym (ACE) in Angiotensin II überführt wird. Angiotensin II führt als Vasokonstriktor und Aktivator der Aldosteronausschüttung zur Blutdruckerhöhung. Hierdurch wird die hämodynamisch wirksame Nierenarterienstenose noch kompensiert.

Durch Captopril-Szintigraphie kann dieser Kompensationsmechanismus demaskiert werden. Hierbei wird eine Nierenperfusions- und -funktionsszintigraphie nach Gabe von (z. B. 50 mg) Captopril als ACE-Hemmer vorgenommen. Eine zuvor noch normale Funktionskurve kann unter Captopril bei funktionell relevanter Nierenarterienstenose dann pathologisch ausfallen (Verminderung der Nierenfunktion, Verzögerung des Transit des Radiopharmakons).

Praktische Durchführung

Eine besondere Vorbereitung des Patienten (z. B. nüchtern) zur Nierenperfusions- bzw. Nierenfunktionsszintigraphie ist nicht erforderlich. Eine Gabe von nierengängigen Röntgenkontrastmitteln sollte mindestens 48 Stunden zurückliegen, da hierdurch Ergebnisse verfälscht werden können. Innerhalb von 30 Minuten vor der eigentlichen Untersuchung wird der Patient „hydriert" (10–15 ml Flüssigkeit pro kg Körpergewicht), um eine gute Ausscheidung zu erreichen.

Die **kombinierte Perfusions-/Funktionsszintigraphie** der Nieren wird im Liegen oder im Sitzen durchgeführt, bei Verdacht auf lageabhängige Funktionsstörungen (z. B. Senkniere) auch in beiden Körperpositionen. Je nach Abflussverhältnissen können diese Untersuchungen dann kurz hintereinander oder an unterschiedlichen Tagen vorgenommen werden. Die Untersuchung dauert etwa 25 bis 30 Minuten, nach Lasix®-Gabe ggf. weitere 10 bis 15 Minuten, und erfordert zusätzlich zur i. v. Injektion des Tracers zwei venöse Blutentnahmen zur Aktivitätsbestimmung. Hierbei dürfen Injektions- und Entnahmestelle nicht identisch sein. Während der Untersuchung darf sich der Patient nicht bewegen. Kleinkinder müssen sediert werden, ggf. liegen sie direkt auf dem vor Urinkontamination geschützten Kollimator.

Die **alleinige Perfusionsszintigraphie** erfolgt ohne besondere Vorbereitungen und dauert nur wenige Minuten. Die **statische Nierenszintigraphie** mit ^{99m}Tc-DMSA erfordert nach Injektion eine Wartezeit von 1 bis 3 Stunden, damit genügend Aktivität in den Nieren angereichert wird. Die anschließende Szintigraphie in mehreren Sichten dauert 5 bis 10 Minuten.

Wird während einer Funktionsszintigraphie eine Stauung festgestellt, so wird die Untersuchung für weitere 10 bis 15 Minuten fortgeführt, nachdem Furosemid (Lasix®) zur Erzeugung einer forcierten Diurese i. v. gegeben wurde. Hierdurch ist eine Differenzierung zwischen verzögertem Abfluss bei erweitertem Nierenbecken („funktionelle Obstruktion") und organisch fixierter Obstruktion möglich (s. Abb. 11.5).

Ergebnisse

Mit der Funktionsszintigraphie mit ^{123}I-OIH bzw. meist mit ^{99m}Tc-MAG3 werden die Ganzkörperclearance in ml/min/1,73 m^2 Körperoberfläche und die prozentualen Seitenanteile beider Nieren an der Gesamtfunktion gemessen. Der Normbereich ist geschlechts- und altersabhängig (s. Abb. 11.4). Ein Einsatz dieser Methode ist insbesondere beim Verdacht auf überwiegend einseitige Nierenerkrankungen indiziert. Neben der Bestimmung von Ganzkörperclearance und seitengetrennter Clearance sind bestimmte charakteristische pathologische Kurventypen des Nephrogramms zu beachten (s. Abb. 11.3). Bei der

Captopril-Szintigraphie müssen bestimmte Parameter, die eine Funktionsbeeinträchtigung bzw. eine Verzögerung des Transit des Radiopharmakons in den Nieren anzeigen, bewertet werden (Impulsrate des Kurvenmaximums, Zeitpunkt des Kurvenmaximums, Abfall der Kurve, ggf. im Vergleich vor und nach Captopril-Gabe sowie im Seitenvergleich).

Funktions- und Perfusionsszintigraphie sind sensitiv zur Aufdeckung von Perfusions- und Funktionsstörungen. Hinsichtlich der Genese von Störungen sind die Ergebnisse aber naturgemäß unspezifisch. Andererseits können durch pharmakologische Belastungstests zwischen einer funktionellen Obstruktion und einer organisch fixierten Obstruktion unterschieden und ein in Gang gesetzer Renin-Angiotensin-Mechanismus kann beim Vorliegen einer arteriellen Hypertonie nachgewiesen werden.

Indikationen

Arterielle Hypertonie: Perfusions-/Funktionsszintigraphie zum Nachweis von Funktionsstörungen infolge einer Nierenarterienstenose (ggf. vor und nach Gabe des Angiotensin-II-Inhibitors Captopril). Bei einseitiger Nierenarterienstenose kommt es (ggf. nach Captopril) zu einer signifikanten Seitendifferenz von Nierenperfusion und -funktion. Auffälligerweise werden angiographisch (z. B. durch digitale Subtraktionsangiographie) Nierenarterienstenosen nicht selten bei normalem Perfusions- und Funktionsszintigramm gefunden. Die Prävalenz der renovaskulären Hypertonie ist mit 2 bis 4% niedrig. Nierenarterienstenosen sind dagegen weit häufiger und haben offensichtlich nicht immer eine funktionelle Relevanz. In prospektiven Studien hatte die Captopril-Funktionsszintigraphie eine höhere prädiktive Aussagefähigkeit hinsichtlich der Beseitigung einer renovaskulären Hypertonie nach Beseitigung der Nierenarterienstenose als die Röntgenkontrastmittelangiographie.

Harnstauung: Eine akute oder chronische Obstruktion kann zahlreiche Ursachen haben: Steine, Entzündungen, kongenitale Stenosen, Kompression durch Tumoren, Metastasen u. a. Hier sind für den Urologen (ggf. prä- und postoperativ) die folgenden Fragen von Interesse: Feststellung des funktionellen Grades einer Abflussbehinderung und Differenzierung zwischen organischer Fixierung einer Obstruktion und „funktioneller Obstruktion". Feststellung der verbliebenen Restfunktion einer gestauten Niere vor Operation, wenn z. B. eine Nephrektomie infrage kommt. Eine Restfunktion von mehr als 20 bis 25% spricht für eine organerhaltende Operation.

Transplantatniere: Perfusions-/Funktionsszintigraphie mit Bestimmung eines quantitativen Perfusionsindex in der Verlaufskontrolle. Differenzialdiagnose zwischen Abstoßungsreaktion, akuter tubulärer Nekrose und vaskulären Komplikationen. Nachweis von Hämatomen, Urinleckagen, Lymphozele (gemeinsam mit Ultraschall).

Dystopes Nierengewebe und Aplasie: Gelegentlich sind einseitige Aplasien schwer nachweisbar, dystope Nieren mit bildgebenden Verfahren nicht sicher identifizierbar. Bei ausreichender Restfunktion erfolgt ein szintigraphischer Nachweis mit ^{99m}Tc-MAG3, bei geringer Restfunktion mit ^{99m}Tc-DMSA. Funktionsbeurteilung auch von Einzelabschnitten bei dystopen und dysplastischen Nieren, z. B. bei Beckenniere, Hufeisenniere, Doppelniere. Ferner Nachweis von lageabhängigen Perfusions- und Funktionsstörungen, z. B. bei „Wanderniere", „Senkniere"; Untersuchung im Liegen und im Sitzen und Vergleich der Ergebnisse.

Nierentumoren: Überprüfung, ob nach geplanter Nephrektomie, z. B. bei Tumoren, die verbleibende gesunde Niere die Restfunktion übernehmen kann. Gegebenenfalls Abschätzung des Effekts einer organerhaltenden Operation (Funktionskurven einzelner Nierenabschnitte). Der Nachweis und die Differenzialdiagnose von raumfordernden Nierenprozessen selbst ist keine Indikation zur Nierenszintigraphie.

Schrumpfnieren: Öfter einseitig, Bestimmung der Restfunktion mit der Nierenfunktionsszintigraphie. Feststellung der Funktion der anderen (gesunden?) Niere bei ggf. geplanter Nephrektomie (z. B. bei Hypertonie).

Lebendnierenspende: Überprüfung vor der Entnahme, ob die Funktion beider Nieren vollständig ungestört ist.

Nephrotoxische Zytostase: Kontrolle im Verlauf einer Chemotherapie.

Zusammenfassung

Die Nierenperfusions- und Nierenfunktionsszintigraphie ist eine relativ häufig angewandte Funktionsuntersuchung von beträchtlicher klinischer Bedeutung. Im Vergleich zu den bildgebenden Verfahren wie Sonographie, Computertomographie und Kernspintomographie sowie Angiographie einschließlich digitaler Subtraktionsangiographie ist sie komplementär einzusetzen, da sie ergänzende funktionelle, nicht morphologische Informationen bietet. Hierbei können auch pharmakologische Belastungstests (Furosemid, ACE-Hemmer) differenzialdiagnostisch mit Gewinn eingesetzt werden. Die Ergebnisse der Nierenperfusions- und Nierenfunktionsszintigraphie sind zwar hinsichtlich der Genese von Störungen unspezifisch. Sie gestattet aber die seitengetrennte Erfassung von Nierenperfusion, -funktion und -exkretion und ist damit zur frühzeitigen Erkennung von insbesondere einseitigen Nierenfunktionsstörungen und zur quantitativen Verlaufs- und Therapiekontrolle sowie zur Therapieevaluation geeignet. Vor operativen Niereneingriffen ist ihre Durchführung oft hilfreich, um das optimale operative Vorgehen besser zu planen.

Die geringe Strahlenexposition gibt der Funktionsszintigraphie der Nieren insbesondere auch in der Pädiatrie einen hohen Stellenwert.

Kasuistik

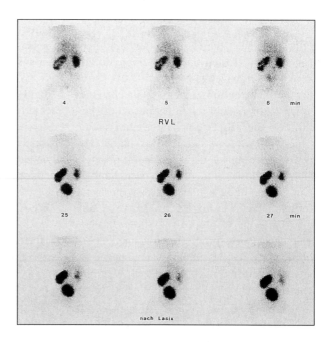

Fall 1

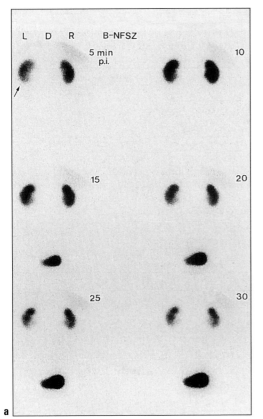 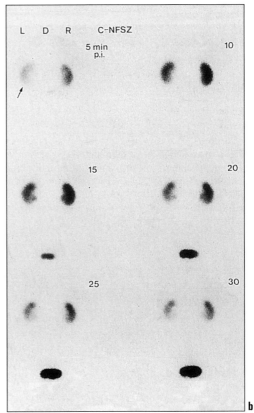

Fall 2 Hypertonie (Nierenarterienstenose)
Neben dem „Goldstandard" digitale Subtraktionsangiographie (DSA) steht für die Abklärung der renovaskulären Hypertonie, insbesondere im Grenzbereich der Stenosen zwischen 50 bis 70%, die Nierenfunktionsszintigraphie unter Basisbedingungen (**a**) und nach Gabe eines ACE-Hemmers (Angiotensin converting enzyme, z. B. Captopril®) zur Verfügung (**b**). Aus einer Verminderung der glomerulären Filtrationsrate (GFR) resultiert die Retention tubulär sezernierter Radiopharmaka (^{123}I-Hippuran, hier ^{99m}Tc-MAG3). Verminderung der Perfusion und Funktion der linken Niere unter Captopril.

Fall 1 Abflussstörungen
Abflussstörungen ohne Funktionseinschränkungen rechtfertigen bei älteren Kindern ein abwartendes Verhalten mit Verlaufskontrollen. Mit der Nierenfunktionsszintigraphie (^{123}I-Hippuran, hier: ^{99m}Tc-MAG3) können die Funktionsanteile insbesondere der betroffenen Nieren (hier: links 45%, rechts 55%) und die Abflussverhältnisse beurteilt werden. Die Frage „Ektasie oder Obstruktion" wird mit dem Furosemid-Belastungstest (Lasix®) beantwortet (untere Reihe).
Bei diesem 3-jährigen Knaben mit relevanter Obstruktion links ergab die operative Therapie einen deutlich verbesserten Harnfluss und eine weitere Normalisierung der Funktion.

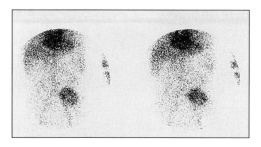 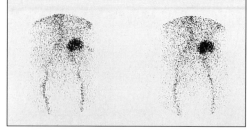

Fall 3 Transplantatniere / Niereninfarkt

Die Beurteilung der Perfusion und glomerulären Partialfunktion (^{99m}Tc-DTPA) ist von großem Wert in der Verlaufskontrolle nach Nierentransplantation; allerdings nur dann, wenn die Interobserver-Varianz vernachlässigt werden kann. Bei diesem Patienten zeigt sich in der Perfusionsphase 2 Wochen nach der Transplantation ein Infarkt des kaudalen Nierenpols.

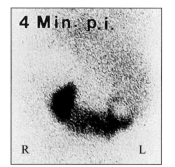 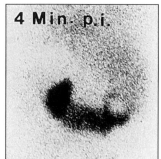 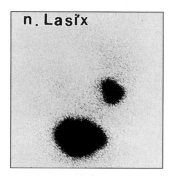

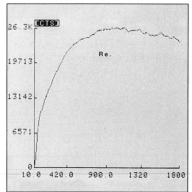

Fall 4 Anomalien

Missbildungen der Nieren werden mit ^{99m}Tc-DMSA dargestellt, da eine SPECT-Untersuchung diagnostisch häufig wertvoll ist. Falls gleichzeitig Funktion und Abflussverhältnisse relevant sind, wird die Untersuchung mit ^{99m}Tc-MAG3 oder ^{123}I-Hippuran durchgeführt. Hier: doppelte Nierenanlage rechts und Hufeisenniere bei einem 6-jährigen Knaben.

12 Gastrointestinaltrakt

12.1 Speicheldrüsen

Pertechnetat wird analog zu Iodid aktiv in den Epithelien der Ausführungsgänge aufgenommen. Dieser Mechanismus ermöglicht die Darstellung der Speicheldrüsen und die Bestimmung ihrer Funktion. Die Aufnahme der Radioaktivität liegt in der Größenordnung von 0,5 % (40–80 MBq $^{99m}TcO_4^-$) der applizierten Aktivität je Speicheldrüse, wobei das Maximum nach etwa 20 Minuten erreicht wird. Mit Hilfe der ROI-Technik lassen sich integrale Funktionskurven über die Glandulae parotideae und submandibulares, in der Regel nicht über die Glandulae sublinguales und palatinae (max. 90 Minuten) erstellen. Die Exkretion kann durch Zitronensaft oder über eine Reizung des Parasympathikus beschleunigt werden, die Aufnahme wird durch Perchlorat vermindert.

Im Rahmen einer perkutanen Bestrahlung oder einer hochdosierten Radioiodtherapie können Schädigungen der Speicheldrüsen auftreten. Mittels der neuen Substanz Amiofostin können gesunde Zellen der Speicheldrüsen vor strahlentherapeutischen Schäden geschützt werden.

Anhand der Funktionskurven sind entzündliche und obstruktive Erkrankungen gegeneinander abgrenzbar. Beim Vorliegen einer **Obstruktion** (Entzündung, Stein, Tumor) zeigt sich eine regelrechte Akkumulation des Radiopharmakons ohne Abnahme der Aktivität nach Stimulation mit Zitronensäure (**Abb. 12.1**). Die **akute Entzündung** ist gekennzeichnet durch eine frühe Akkumulation als Ausdruck einer erhöhten Perfusion sowie eine abgeschwächte Stimulusantwort. **Chronische Entzündungen**, wie beim Sjögren-Syndrom sowie nach ionisierenden Strahlen (auch hoch dosierte Radioiodtherapie; Herddosis > 60 Gy), weisen eine verminderte oder sogar völlig fehlende Konzentrationsleistung auf. Weiterhin hat die Speicheldrüsenszintigraphie einen Stellenwert bei der **Verlaufskontrolle** vor und nach Operation.

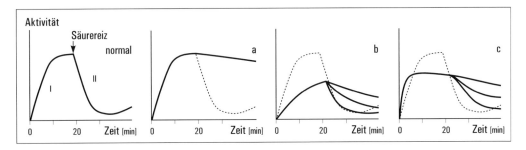

Abb. 12.1 Zeit-Radioaktivitäts-Verlauf über einer Speicheldrüse, ermittelt mit der ROI-Technik.
I = Durchblutung und Sekretion; II = Exkretion
a: Sialolithiasis: Exkretion vermindert (II)
b: Chronische Entzündung: Sekretion vermindert (I), Exkretion normal oder vermindert (II)
c: Akute Entzündung: Perfusion erhöht, Sekretion vermindert (I), Exkretion normal oder vermindert (II)

Die Sialoszintigraphie ist eine einfache, nichtinvasive, kostengünstige Untersuchungsmethode zur Überprüfung der Speicheldrüsenfunktion insbesondere bei chronisch entzündlichen Erkrankungen, die häufig lange Zeit ein normales Sialogramm aufweisen. Bei der Primärdiagnostik von **Speicheldrüsentumoren** kommt der Sonographie und den röntgenologischen Schnittbildverfahren ein höherer Stellenwert zu als der Szintigraphie.

12.2 Ösophagus und gastroösophagealer Reflux

Mit Hilfe der Ösophagus-Sequenz- und Funktionsszintigraphie lassen sich in Ergänzung zur morphologisch exakten Röntgendiagnostik mit bariumhaltigem Kontrastmittel und zur Endoskopie Transportstörungen der Speiseröhre und die Kardiafunktion (gastroösophagealer Reflux) physiologisch und quantitativ beurteilen.

Die Testmahlzeiten werden dem nüchternen Patienten in Rückenlage oder im Sitzen in flüssiger (10–15 ml Wasser mit einem Strohhalm) oder fester Form (1 Esslöffel Haferschleim, Rührei) verabreicht (40 MBq ^{99m}Tc-Schwefelkolloid/-DTPA). Die Gammakamera wird so positioniert, dass der gesamte Ösophagus und der Magen im Blickfeld sind. Direkt nach Applikation und einem einzigen Schluck erfolgen die analoge und digitale Akquisition. Aufgrund der bekannten intraindividuellen Variabilität bei einzelnen Schlucken wird häufig die Mehrfachschlucktechnik (multiple swallow) angewandt, die eine höhere Treffsicherheit zeigt als die Einfachschlucktechnik. Der Patient wird dabei in der Regel angehalten, 4 bis 6 mal im Abstand von 30 Sekunden hintereinander einen Schluck der Testmahlzeit zu nehmen. Mit Hilfe der ROI-Technik werden die Passage der Testmahlzeit durch den Ösophagus und ihr Verhalten im Magen in Form von ggf. segmentalen Zeit-Aktivitäts-Kurven aufgenommen (proximales, mittleres und distales Drittel des Ösophagus).

Dadurch sind verschiedene Parameter evaluierbar: prozentuale Entleerung nach 12 Sekunden, Mean Time, Transitzeit, mittlere Transitzeit, T_{max}, Fourieranalyse. Die Trennschärfe der Parameter nimmt in der o. g. Reihenfolge ab. Die Datenanalyse in einem komprimierten Funktionsbild (condensed image) erlaubt die Darstellung des gesamten Schluckaktes zeitlich und örtlich differenziert in einem Bild. Die Diskrimination zwischen normalen und pathologischen Befunden gelingt mit der Ösophagusszintigraphie nahezu gleichwertig wie mit dem „Goldstandard" **Manometrie**. Die statistische Sicherheit wird angegeben für die Flüssigkeit: Sensitivität 85%, Spezifität 90%, und die Festspeise: Sensitivität 95%, Spezifität 95%.

Der relative ösophageale Transit [OE-T_t (%)] kann mit einem Index beschrieben werden:

$$\text{OE-}T_t\,(\%) = \frac{\text{Cts}\,(\text{OE}_{max}) - \text{Cts}\,(\text{OE}_t)}{\text{Cts}\,(\text{OE}_{max})} \times 100$$

Die normale Passagezeit liegt unter 15 Sekunden, etwa 10% der Aktivität verbleiben zunächst physiologisch im unteren Ösophagusdrittel.

Bei der **Ösophagusstriktur** oder der aganglionären **Achalasie** zeigt sich eine deutlich herabgesetzte Peristaltik in den unteren Ösophagusdritteln und eine schwache Relaxation des unteren Ösophagussphinkters, bedingt durch die nervale Degeneration in diesem Bereich. Über 50% der applizierten Aktivität verbleibt meist auch nach mehreren Schluckakten im Ösophagus.

Die **Sklerodermie** zeichnet sich durch eine extreme Fibrosierung auch im Ösophagusbereich aus, die zu einer fehlenden oder unkoordinierten spastischen Peristaltik führt. Im Gegensatz zur **Achalasie** beobachtet man allerdings eine Entleerung der Speise in den Magen, wenn sich der Patient aufsetzt. Patienten mit diffusem **Ösophagospasmus** zeigen vorwiegend zu Beginn der Untersuchung vorübergehend Entleerungswerte unterhalb der Norm.

Ein **gastroösophagealer Reflux** lässt sich zuverlässig mit der 24-h-pH-Metrie nachweisen. Der Ösophagusmanometrie und dem Säureclearancetest kommen in dieser Fragestellung weniger Bedeutung zu. Die Röntgenuntersuchung mit Kontrastmittel hat nur eine Sensitivität von ca. 60% und stellt für den Patienten eine nicht unerhebliche Strahlenexposition dar.

Im Anschluss an eine Ösophagusszintigraphie kann eine Studie zur quantitativen Bestimmung des gastroösophagealen Refluxes durchgeführt werden. Mit der Refluxfunktionsszintigraphie wird eine ähnliche Treffsicherheit wie bei der pH-Metrie erreicht. Nach Gabe eines flüssigen Tracers wird unter abdomineller Druckerhöhung die ösophageale Aktivität im Vergleich zur verbleibenden Magenaktivität bestimmt (Refluxindex), nachdem die Aktivität vollständig den Ösophagus verlassen hat. Bei Erkrankungen mit einem verlängerten ösophagealen Transit ist wegen der zwischenzeitlichen Entleerung des Magens oder einer Änderung des Fundusdrucks eine Refluxfunktionsszintigraphie nicht sinnvoll.

Eine **Insuffizienz des unteren Ösophagussphinkters** geht mit einer deutlichen Erhöhung des Refluxindex einher. Der intraabdominelle Druck (p) wird durch eine Druckmanschette oder behelfsmäßig (Valsalva-Manöver) durch den Untersucher kontrolliert schrittweise in Abständen (30 s) erhöht, allerdings höchstens bis zu einer Aktivitätszunahme im distalen Ösophagusbereich. Dies spricht dann für einen gastroösophagealen Reflux. Neben einer qualitativen Bewertung kann ein Refluxquotient (RQ) aus Untergrund-korrigierter (BG) Ösophagus- und Funduszählrate berechnet werden.

Der Refluxquotient (-index) kann angegeben werden als:

$$RQ_p\ (\%) = \frac{Cts\ (Oe_p) - Cts\ (BG_p)}{Cts\ (Fundus_p) - Cts\ (BG_p)} \times 100$$

Hierbei werden Quotienten <5% als noch normal angesehen. Bei Kindern (<2 Jahre) wird der Reflux in das untere Ösophagusdrittel im Rahmen der Abklärung unklarer respiratorischer Erkrankungen relativ häufig beobachtet und gilt noch nicht als pathologisch. Die Trefferquote der Methode liegt >85% und ist somit der Endoskopie und dem radiologischen Verfahren überlegen. Lediglich die Langzeit-pH-Messung zeigt bessere Resultate.

Indikationen zur Ösophagus-Funktionsszintigraphie bestehen in der **Abgrenzung ösophagealer und kardialer Symptomatik** (atypische Angina pectoris), dem **Verdacht auf Refluxkrankheiten** mit und ohne **Ösophagitis**, der Dokumentation und Verlaufskontrolle im Rahmen der **Antireflux- und Ulkuschirurgie** sowie der Ausdehnung des Organbefalls bei **Kollagenosen**.

12.3 Magen

Nuklearmedizinische Funktionsuntersuchungen sind der Goldstandard zur Untersuchung und Quantifizierung der Magenmotilität und Magenentleerung. Sie werden besonders bei Patienten mit **verzögerter Magenentleerung** oder zu **rascher Magenpassage** (Dumping-Syndrom bzw. Diarrhöen) eingesetzt. Wichtige Indikationen sind die **Gastroparese** bei langjährigem Diabetes mellitus, aber auch **Vagotomie, Pyloroplastik** und **Gastrinome** (Zollinger-Ellison-Syndrom). Die Untersuchung kann zweizeitig für eine flüssige und eine feste Phase durchgeführt werden.

Der Patient sollte vor der Untersuchung nüchtern sein, Nikotin- und Alkoholkarenz eingehalten und keine Pharmaka eingenommen haben, die die Magenmotilität beeinflussen.

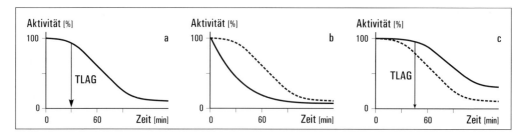

Abb. 12.2 Zeit-Radioaktivitätsverlauf über dem Magen, ermittelt mit ROI-Technik
a: Normale Magenentleerung fester Nahrung: Es zeigt sich ein biphasischer Verlauf mit initialer LAG-(Verzögerungs-)Phase (ca. 30 min) und anschließender monoexponentieller Entleerungsphase.
TLAG: Zeitverzögerung
b: Normale Magenentleerung flüssiger Nahrung: Es zeigt sich eine monoexponentielle Entleerung. Für feste Nahrung ist dies ein pathologischer Befund wie beim Dumpingsyndrom.
c: Verzögerte Magenentleerung fester Nahrung: Es zeigt sich eine verlängerte LAG-Phase und eine verzögerte Entleerungsphase (z. B. Patienten mit diabetischer Gastroparese).

Bei der flüssigen Testmahlzeit werden dem nüchternen Patienten verdünnt etwa 50 bis 200 ml (Saft; Wasser; 20–40 MBq ^{99m}Tc-DTPA) verabreicht. Beim sitzenden oder stehenden Patienten wird zunächst eine schnelle Sequenz akquiriert. Später werden bis zu 4 Stunden statische Aufnahmen angefertigt. ROIs werden über Magen, Fundus, Antrum und evtl. Dünndarm gelegt. Bei längeren Messzeiten müssen die Zeit-Aktivitäts-Kurven zerfallskorrigiert werden.

Bei der Untersuchung mit einer festen Testmahlzeit müssen Trägermahlzeit und Nuklid so gewählt werden, dass sie eine stabile Verbindung eingehen. Wegen der einfachen Präparation wird meist ein Rührei mit 20 bis 40 MBq ^{99m}Tc-Schwefelkolloid markiert. Eine feste Verbindung des Tracers mit dem Eiweiß wird dabei nur durch Erhitzen erreicht. Wenn eine feste und eine flüssige Testmahlzeit in einer Sitzung untersucht werden sollen, erfolgt die Markierung der flüssigen Phase mit ^{111}In-DTPA. Physiologischer ist es, gemischte Mahlzeiten mit einem genau definierten Kaloriengehalt zu verwenden. Ein Beispiel für eine solche Mahlzeit: 1 Rührei, 2 Scheiben Weißbrot, 150 ml Wasser (230 kcal).

Eine verzögerte Magenentleerung liegt dann vor, wenn nach 4 Stunden mehr als 12 % der aufgenommenen Nahrung noch im Magen sind. Der 2-Stunden-Wert ist zur Erfassung einer beschleunigten Magenentleerung geeignet **(Abb. 12.2)**. Bei kontinuierlicher Datenakquisition können andere Parameter wie die Halbwertszeit (HWZ) bestimmt werden. Diese beträgt für Flüssigkeiten 30 Minuten und für das Hühnerei 90 bis 120 Minuten. Der Stellenwert der Methode ist mit Einschränkungen zu betrachten, da die absoluten Zahlen inter- und intraindividuell stark variieren und von einer Reihe von Faktoren abhängen, wie Gesamtvolumen, Osmolarität und Zusammensetzung (fest/flüssig; Kohlenhydrate/Fettgehalt) der Testmahlzeit, aber auch von psychologischen Komponenten.

Bei Flüssigkeiten erfolgt die Magenentleerung monoexponentiell. Bei festen Speisen beobachtet man einen sigmoidalen Verlauf. Die initiale LAG-(Verzögerungs-)Phase beschreibt einerseits die Umverteilung der Nahrung vom Fundus in das Antrum, andererseits die Zeit, in der die Nahrung im Antrum zerkleinert und zermahlen wird. Es folgt eine annähernd lineare Phase der Entleerung, an die sich eine langsamere Phase anschließt, wenn die Nahrung fast vollständig aus dem Magen entleert ist. Während die Magenentleerung beim **Dumpingsyndrom** und bei **floriden Ulzera** beschleunigt ist, findet sich eine verzögerte Entleerung bei der **Denervierung des Antrums**, narbigen **Anastomosenstenosen**, organischer **Pylorus- oder Duodenalstenose** oder auch beim chronischen **Ulcus duodeni und ventriculi** sowie bei **psychogenen Entleerungsstörungen**. Einen besonderen Wert hat die Messung der Magenentleerung bei Patienten mit dyspeptischen Beschwerden im Rahmen einer **Gastroparese**, die meist diabetisch bedingt ist, aber auch idiopathisch sein kann. Auch zur Therapiekontrolle unter medikamentöser Behandlung ist die Magenszintigraphie geeignet. In der postoperativen Kontrolle, z. B. nach selektiver **proximaler Vagotomie** mit oder ohne Pyloroplastik, wird eine zunehmende Normalisierung der Magenentleerung während des ersten Jahres beschrieben.

Anwendungen der Fourier-Analyse zur Darstellung der Magenperistaltik ergeben für die klinische Beurteilung der Magenfunktionsstörungen weitere und wesentliche Informationen, die über die o. g. Parameter wie Transitzeiten hinausgehen. Pathologische Bewegungsmuster werden auch nach kleinen Operationen und bei Patienten mit **Diabetes mellitus** beschrieben. Die Bestimmung der Funktionsreserve kann nach Gabe von Prokinetika erfolgen.

12.4 Leber – Milz

Die Bedeutung nuklearmedizinischer Verfahren für die Detektion und Differenzialdiagnose hepatischer Raumforderungen hat sich durch die Etablierung radiologischer Schnittbildverfahren (Sonographie, Computertomographie [CT], Magnetresonanztomographie [NMR]) geändert: die statische **Leberszintigraphie** ist als Suchmethode für **Lebermetastasen bedeutungslos** geworden. Die Wertigkeit nuklearmedizinischer Verfahren besteht darin, morphologisch detektierte **Raumforderungen** differenzialdiagnostisch einzugrenzen.

Hierzu werden unterschiedliche, der jeweiligen Verdachtsdiagnose angepaßte Tracerprinzipien und Akquisitionstechniken eingesetzt. In Ergänzung zur hepatischen Tumordiagnostik können nuklearmedizinische Methoden auch Aussagen zu diffusen oder lokalisierten **Schädigungen** des **Leberparenchyms**, zu den portalvenösen und arteriellen **Perfusionsverhältnissen** oder zu **Störungen** im **Gallenwegssystem** liefern.

Für die **Milzszintigraphie** besteht weiterhin eine Reihe von Indikationen: **Nebenmilzen, Milzdystopie, akzessorische Milzen** und **replantiertes Milzgewebe**.

Das physiologische Prinzip der Leber-Milz-Szintigraphie beruht auf der Phagozytose ^{99m}Tc-markierter Kolloidpartikel (50–100 MBq), die durch das retikuloendotheliale System (RES) von Leber und Milz phagozytiert werden. Milzgewebe läßt sich am besten durch die Sphärozytensequestrierung wärmealterierter autologer, ^{99m}Tc-markierter Erythrozyten nachweisen. Durch den Einsatz der SPECT-Technik kommen auch kleinere, funktionslose Läsionen wie Infarkte zur Darstellung.

12.4.1 Pathophysiologie, Radiopharmaka und Geräte

Die drei Anreicherungsmechanismen, die zur Funktionsdiagnostik der Leber am häufigsten genutzt werden, beruhen in der Speicherfähigkeit der Kupffer-Sternzellen des RES für Kolloide, zum zweiten in Umbau und Exkretion von Iminodiacetatverbindungen durch die Hepatozyten und schließlich in der Darstellbarkeit des Blutpools mit markierten Eigenerythrozyten **(Tab. 12.1, Tab. 12.2)**.

▶ Beim häufig benutzten ^{99m}Tc-markierten Schwefelkolloid (100 MBq) werden 85% der Aktivität in der Leber, 10% in der Milz und 5% im Knochenmark deponiert; sie führen zu einer homogenen Leberdarstellung. 20 Minuten nach intravenöser

Tab. 12.1 Physiologische Basis und positives Anreicherungsverhalten verschiedener Radiopharmaka bei sekundären fokalen Lebererkrankungen. RIS: Radioimmunszintigraphie; MoAK: Monoklonale Antikörper

Physiologie		Pharmakon
spezifisch	Monoklonale Antikörper (RIS)	^{99m}Tc-/^{111}In-/$^{123/131}$I-MoAK
	Differenziertes Schilddrüsenkarzinom	^{131}I
	Chromaffines Gewebe	$^{123/131}$I-MIBG
	Entzündung	^{99m}Tc-/^{123}I-Granulozyten
	Rezeptoren	^{111}In-Somatostatin
	Blutpool	^{99m}Tc-Erythrozyten
	Hepatozyten	^{99m}Tc-Lidocain-Derivate
unspezifisch	Transferrin-/Lysosomen-Bindung (?)	^{67}Ga-Citrat
	Perfusion	^{99m}Tc-HMPAO
	Phosphonat-Anreicherung	^{99m}Tc-MDP
	Glucosetransport/Phosphorylierung	^{18}F-FDG

(i. v.) Injektion werden planare Aufnahmen der Leber von ventral, dorsal, rechts lateral und links lateral angefertigt. Fakultative Schrägaufnahmen ergänzen diese Projektionen. Die erste Aufnahme wird von ventral akquiriert. Bei geplanter Single-Photonen-Emissionscomputertomographie (SPECT) sollten 180 bis 200 MBq appliziert werden. Raumforderungen zerstören das RES und bedingen Speicherdefekte in der Kolloidszintigraphie. Diese **Defekte** lassen keinen pathognomonischen Rückschluss auf die zugrunde liegende Ursache zu und sind demgemäß **unspezifisch**. In seltenen Fällen bleibt innerhalb einer Raumforderung die Phagozytosefähigkeit erhalten, was bei der fokal nodulären Hyperplasie beobachtet werden kann.

Die Milzszintigraphie wird in Kap. 14 (Hämatologie und retikulohistiozytäres System, RHS) beschrieben.

▶ Mit ^{99m}Tc-markierten Iminodiacetatverbindungen (IDA, HIDA, DISIDA usw. 75–370 MBq) lassen sich globale und regionale hepatobiliäre Funktionsleistungen erfassen und bildlich darstellen. Die Substanzen werden über einen aktiven Mechanismus in die Hepatozyten aufgenom-

Tab. 12.2 Differenzialdiagnostik der Lebertumoren mit der Chole- und Blutpoolszintigraphie. FNH: fokale noduläre Hyperplasie; HCC/HCA: hepatozelluläres Karzinom/Adenom

	Perfusion	Choleszintigraphie		Blutpoolszintigraphie	
		Uptake	Trapping	Filling-in	Blutpool
Hämangiom	normal	ø	ø	möglich	+++
FNH	hyper	normal	+++	ø	normal
HCC/HCA	varia	hypo	möglich	ø	varia
Metastase	misch	ø	ø	ø	normal

men und biliär ausgeschieden. Bilirubin kompetiert um die Aufnahme in den Hepatozyten. Hohe Bilirubinspiegel verhindern somit nicht grundsätzlich die szintigraphische Leberdarstellung, erfordern aber die Applikation höherer Aktivitäten und eine längere Datenakquisition (Bilirubin < 5 mg%: 75–100 MBq, Bilirubin 5–10 mg%: ca. 200 MBq, Bilirubin > 10 mg%: ca. 370 MBq). Der Patient ist nüchtern. Je nach Lokalisation der Raumforderung wird die Studie von ventral oder dorsal akquiriert. Nach bolusförmiger Injektion des Radiopharmakons werden über 2 Minuten Perfusionsaufnahmen, dann bis zu 30 Minuten post injectionem (p. i.) Sequenzaufnahmen der Parenchymphase und schließlich statische Spätaufnahmen in mindestens vier Projektionen angefertigt. Lebergewebe zerstörende oder verdrängende Raumforderungen wie Metastasen, Zysten, Hämangiome o. ä. führen in Analogie zu der Kolloidszintigraphie zu unspezifischen Speicherdefekten. Andererseits können hepatozytär entstehende Raumforderungen wie das **Adenom**, die **fokal noduläre Hyperplasie** oder auch das **hepatozelluläre Karzinom** in unterschiedlichem Maß zu Mehranreicherungen in den einzelnen Phasen der Funktionsszintigraphie führen. Die rasche Kinetik des Radiopharmakons führt zu guten Kontrastdifferenzen zwischen Leberparenchym und Gallenwegen, was für die Bewertung des „metabolischen Trapping" in Lebertumoren hilfreich ist.

Neben dem Indikationsgebiet im Bereich hepatischer Raumforderungen können mit der hepatobiliären Funktionsszintigraphie Einschränkungen in der Funktionsfähigkeit des Leberparenchyms – oft schon vor Änderungen der Laborkonstellation – nachgewiesen und die **Gallenwegsmorphologie, -abflussverhältnisse, -leckagen, entzündliche Gallengangsverschlüsse**, ein **duodenogastraler Reflux** oder auch **Lebertransplantate** beurteilt werden.

▶ Als dritte Methode ist die Darstellung des Blutpools mit ^{99m}Tc-markierten Eigenerythrozyten (750 MBq ^{99m}TcO$_4^-$) zu nennen. Die Indikation zur Blutpoolszintigraphie ist insbesondere beim Verdacht auf **Leberhämangiome** gegeben. Nach bolusförmiger Injektion werden dynamische Perfusionsstudien, statische Frühaufnahmen und statische Spätaufnahmen in mehreren Projektionen akquiriert.

Neben diesen drei gebräuchlichsten Verfahren gibt es weitere Möglichkeiten, pathophysiologische Vorgänge im Lebergewebe oder in Lebertumoren auf spezifische oder unspezifische Weise szintigraphisch darzustellen.

Mit monoklonalen murinen Antikörpern, die gegen das Oberflächenantigen NCA 95 von neutrophilen Granulozyten gerichtet sind, lassen sich intrahepatische **Abszesse** erkennen und so von anderen Raumforderungen differenzieren. Alternativ ist die Erkennung hepatischer Infektionsherde auch mit der Separation und extrakorporaler Markierung autologer Leukozyten mit ^{111}In-Oxin oder ^{99m}Tc-HMPAO möglich.

Mit ^{111}In-markierten Somatostatinanaloga lassen sich **Somatostatinrezeptor-positive Lebermetastasen**, die vorwiegend bei endokrin aktiven Tumoren des Gastrointestinaltrakts vorkommen, spezifisch darstellen.

$^{123/131}$I-MIBG ist ein spezifischer Marker für Tumoren des **chromaffinen Gewebes** und deren **Lebermetastasen**.

Unspezifisch und sensitiv gelingt die Detektion von Leberherden auch mit der ^{18}F-FDG-PET. Mit Hilfe von Mehrkompartmentmodellen kann anhand der Bestimmung der Phosphorylierungsrate eine Differenzierung zwischen benignem und malignem Gewebe vorgenommen werden. Von besonderem Interesse sind auch die **Response-Kontrolle** von **Lebermetastasen** über die quantitative Messung des Glucosemetabolismus und Verteilungsstudien radioaktiv markierter Zytostatika in Lebermetastasen (s. Tab. 12.1).

SPECT: Die Tomographie ist insbesondere bei der Diagnostik von Raumforderungen ein essentieller Bestandteil der nuklearmedizinischen Leberdiagnostik. Sowohl bei der statischen Leberszintigraphie, der hepatobiliären Funktionsszintigraphie und der Blutpoolszintigraphie als auch bei den speziellen szintigraphischen Tumordetektionsverfahren werden Sensitivität, Detektierbarkeit und anatomische Zuordnung verbessert. Hochauflösende Mehrkopfsysteme erlauben bei günstiger Lage des Herdes zu den Nachbarstrukturen und günstiger Tumor/Background-Aktivität die Detektion von bis zu 0,5 cm kleinen Läsionen.

12.4.2 Raumforderungen

Die Verdachtsdiagnose bzw. die Untersuchungsindikation bestimmen die Auswahl oder Reihenfolge nuklearmedizinischer Untersuchungsverfahren. So ist beispielsweise bei Verdacht auf ein Hämangiom primär die Blutpoolszintigraphie, bei Verdacht auf eine fokal noduläre Hyperplasie primär die Leberfunktionsszintigraphie indiziert. Deswegen sind klinische Konstellation und Ergebnisse der radiologischen Schnittbildverfahren für die nuklearmedizinische Indikationsstellung und die Befundinterpretation von besonderer Wichtigkeit.

Metastasen: Ultraschall, CT und KST haben die statische Leberszintigraphie als Methode zur Metastasendetektion weitgehend abgelöst. Dies ist darin begründbar, dass die Leberszintigraphie ein unspezifisches und für kleine Läsionen auch wenig sensitives Verfahren mit nur mäßiger Ortsauflösung ist. Eine Artdiagnose von Speicherdefekten ist nicht möglich. Diffuse Leberparenchymerkrankungen wie Fettleber, Hepatitis, Leberzirrhose oder Speicherkrankheiten können *per se* die Kolloidspeicherung mindern und so die Detektion minderspeichernder Metastasen verhindern. Auf der anderen Seite erlauben die radiologischen Schnittbildverfahren bei sehr guter räumlicher Auflösung die Detektion kleinerer Herde mit hoher Sensitivität; die gewebliche Charakterisierung, also die Spezifität, ist hier größer, die Beurteilbarkeit der Umgebungsstrukturen ist gegeben, diffuse Leberparenchymerkrankungen beeinflussen die Treffsicherheit unwesentlich, die Untersuchungszeiten haben sich verkürzt.

Die Leberkolloidszintigraphie ist bei der Suche nach Metastasen nur noch dann indiziert, wenn die anderen Verfahren untersuchungstechnisch nicht adäquat durchführbar oder auswertbar sind.

Lebermetastasen verursachen typischerweise Speicherdefekte im Kolloidszintigramm. Herde, die kleiner als 2 cm sind, können planar – insbesondere bei zentraler Lage – kaum detektiert werden. Die Sensitivität schwankt in Abhängigkeit von Primärtumor, Lage und Größe der Metastasen und den Bewertungskriterien zwischen ca. 60 bis 90%. Die SPECT erhöht die Sensitivität deutlich, nicht aber die Spezifität.

Abhängig vom Grad der Vaskularisation können die Metastasen in der Leberfunktionsszintigraphie oder der Blutpoolszintigraphie eine Perfusionssteigerung zeigen. In der Parenchym- und Exkretionsphase findet sich in der Leberfunktionsszintigraphie ein unspezifischer kalter Defekt. In der Blutpoolszintigraphie ist meist ein normaler Blutpool zu beobachten. Allerdings gibt es Ausnahmen, die eine Abgrenzung insbesondere zum Hämangiom, aber auch zu anderen lebereigenen Tumoren erschweren.

Szintigraphische Tumordetektionsverfahren, wie die Anti-CEA-Immunszintigraphie, die Somatostatinrezeptorszintigraphie, die MIBG-Szintigraphie oder auch die ^{131}I-Szintigraphie usw. sind in der Lage, neben dem Primärtumor auch dessen Lebermetastasen spezifisch darzustellen. Allerdings führt der physiologische Metabolismus der Tracer durch die Leber häufig zu einem schlechteren Tumor/Hintergrund-Kontrast als in anderen Körperregionen.

Maligner Primärtumor: Das **hepatozelluläre Leberzellkarzinom** (HCC) ist der häufigste maligne Lebertumor. Hepatitis, Zirrhose und lebertoxische Substanzen sind Prädispositionsfaktoren. Der Tumor kann fokal, multifokal oder diffus infiltrierend wachsen und zeigt demgemäße Speicherdefekte in der Kolloidszintigraphie. Deren Bewertung wird dadurch erschwert, dass das HCC häufig auf dem Boden einer Zirrhose entsteht, die ihrerseits durch die knotige Regeneration zu Speicherdefekten führt.

Auch in der Leberfunktionsszintigraphie findet sich typischerweise eine verminderte, inhomogene oder aufgehobene Speicherung in der Parenchymphase. Lassen sich bereits speichernde Fernmetastasen nachweisen, so ist der Befund eindeutig. Offensichtlich besteht ein Zusammenhang zwischen dem Differenzierungsgrad des Karzinoms und der Anreicherungsintensität des IDA-Derivats. Somit sind zwischen dem Bild eines Defekts in der Parenchym- und Exkretionsphase bis zum Bild einer normalen Speicherung in der Parenchymphase und eines Trapping in der Spätphase beliebige Variationen möglich, die im Einzelfall keine Differenzialdiagnose zur fokalen nodulären Hyperplasie (FNH) und zum Adenom gestatten.

Benigner Tumor: Benigne Lebertumoren werden häufig inzidentell im Rahmen von Routine- oder Staging-Untersuchungen entdeckt. Hämangiome, Adenome und die FNH sind die häufigsten Befunde; meist sind sie asymptomatisch. Die Hauptproblematik liegt in der Abgrenzung zu malignen Läsionen, insbesondere zu Metastasen oder dem hepatozellulären Karzinom (HCC).

Kavernöse **Hämangiome** sind die häufigsten benignen Lebertumoren mit autoptisch gesicherten Inzidenzen von 1% bis zu 7%. Über 90% der Hämangiome sind solitär und im Durchmesser kleiner als 4 cm. Sie werden meist zufällig entdeckt, sind in der Regel asymptomatisch und erfordern meist keine weitere Therapie. Größere Hämangiome können durch Thrombose oder Infarkt bzw. durch den raumfordernden Effekt Schmerzen verursachen. Selten treten Spontanrupturen oder Gefäßstieltorsionen auf. Bei sehr großem Shuntvolumen kann eine Herzinsuffizienz ausgelöst werden.

Ein wesentliches diagnostisches Problem liegt in der Abgrenzung gegenüber anderen Lebertumoren, insbesondere gegenüber Metastasen. Führt eine Läsion in der Leberfunktionsszintigraphie zu einer Anreicherung, so ist ein Hämangiom ausgeschlossen. Infolge der kavernösen Transformation zeigt sich in der Blutpoolszintigraphie ein verminderter, allenfalls normaler Fluß, während die Blutpoolaktivität und der Kontrast zum gesunden Lebergewebe im zeitlichen Verlauf zunehmen. Dieses sog. *fill in* läuft bei kleinen Hämangiomen infolge der geringeren Stase schneller ab als bei großen Hämangiomen. Aufgrund des zögerlichen *fill in* sind hier Spätaufnahmen obligat und die sensitivere SPECT erst etwa ab 2 Stunden p.i. sinnvoll. Die SPECT ist im Vergleich zur planaren Szintigraphie besser in der Lage kleine, multiple oder zentrale Hämangiome bzw. auch den Gefäßen, dem Herzen oder den Nieren benachbarte Hämangiome zu detektieren. Mit einem hochauflösenden Dreikopfsystem erreichte die Sensitivität 100% bei Hämangiomen ≥1,4 cm Durchmesser.

Hepatozelluläre Adenome sind benigne Lebertumoren, deren Entstehung und Wachstum häufig bei Frauen mit oraler Kontrazeption beobachtet werden. Sie bestehen aus atypischen, strangförmig angeordneten Hepatozyten. Gallengänge, Portalfelder und Kupfer-Zellen fehlen, sodass in der Kolloidszintigraphie kalte Läsionen beobachtet werden. Auch die meisten Fälle, bei denen histologisch RES nachweisbar ist, bleiben „kalt", was auf eine verminderte phagozytäre Aktivität bzw. auf einen alterierten Blutfluß durch Infarkt oder Thrombose zurückgeführt wird. Ganz selten finden sich kolloidspeichernde Adenome.

Dem histologischen Aufbau folgend zeigt

die Leberfunktionsszintigraphie typischerweise einen normalen Fluss und eine reduzierte oder fehlende Anreicherung in der Parenchym- und Exkretionsphase. Damit ist oft die Differenzialdiagnose zur FNH, nicht aber zum HCC gegeben. Das HCC ist nur dann zu sichern, wenn speichernde Fernmetastasen sichtbar werden. Ansonsten ist auf eine histologische Klärung nicht zu verzichten.

Auch die **fokale noduläre Hyperplasie** (FNH) betrifft häufiger Frauen; die Ätiologie ist aber ungeklärt. Es handelt sich um einen gutartigen pseudotumorösen gelappten Regeneratknoten, der Hepatozyten und RES enthält, hypervaskularisiert ist und eine zentrale Narbe haben kann. Die Gallengänge sind erhalten, aber rarefiziert.

Da die Phagozytosefähigkeit des RES bestehen bleibt, kann in der Kolloidszintigraphie eine erhaltene Speicherung beobachtet werden. „Kalte" Läsionen sind eher selten. Die erhaltene Kolloidspeicherung ist charakteristisch, die gelegentlich verstärkte Kolloidspeicherung sogar pathognomonisch für die FNH; sie erleichtert die Abgrenzung zu anderen Raumforderungen, deren RES zerstört ist, wie Metastasen, Hämangiome, Adenome, oder auch zum HCC.

Auch in der Leberfunktionsszintigraphie ist das Speicherverhalten der FNH ein Spiegel des histologischen Aufbaus: Die Raumforderung zeigt typischerweise eine Hypervaskularität, eine erhaltene (geringe bis normale) Anreicherung in der Parenchymphase als Ausdruck der erhaltenen Hepatozytenfunktion und eine verzögerte Exkretion (trapping) als Ausdruck der rarefizierten Gallengänge. Etwa 80 bis 85% der Patienten weisen diese „klassische Konstellation" auf. Umgekehrt zeigen nur <2% der gesicherten hepatozellulären Karzinome dieses typische Speicherverhalten. Das Speicherverhalten und die Homogenitätsbewertung sind die wesentlichen Parameter dieser Beurteilung, aber auch hier gibt es Fälle in einer Grauzone, die nicht näher klassifizierbar sind. Im Zweifel ist die Diagnose letztlich nur histologisch zu klären.

12.4.3 Choleszintigraphie und duodenogastraler Reflux

Mit der Leberfunktionsszintigraphie (Choleszintigraphie; ^{99m}Tc-markierte Iminodiacetat-Lidocain-Derivate; HIDA; PIPIDA) lässt sich die regionale und globale hepatobiliäre Funktion (HBF) darstellen. Sie erlaubt auch bei einem erhöhten Bilirubinspiegel eine Aussage über die Leberfunktion und das Gallengangssystem. Die Aufnahme der gallepflichtigen Substanz erfolgt über einen aktiven Transportmechanismus, die Ausscheidung durch die Hepatozyten über das Gallengangssystem in das Duodenum. Globale und regionale Parameter lassen sich gewinnen über Perfusion, Funktion (Raffungsmaximum und Clearance des Leberparenchyms) und intrahepatischen Transport (Erscheinungszeiten in Ductus choledochus, Gallenblase und Duodenum, ggf. Gallenreizmahlzeit). Die hepatobiliäre Funktionsszintigraphie stellt eine Ergänzung zum Ultraschall und zu den radiologischen Verfahren dar.

Die Indikationen ergeben sich aus dem physiologischen Anreicherungsverhalten der Lidocainderivate. Insbesondere bei der Beurteilung der extrahepatischen Gallenwege müssen anatomische Variationen berücksichtigt werden. Die Leberfunktionsszintigraphie kann bereits pathologisch verändert sein, ohne dass laborchemische Veränderungen vorliegen.

Ein **Leberparenchymschaden** geht mit einer Verminderung der Clearance einher und bedeutet eine verzögerte Elimination der Radioaktivität aus der Leber. Indikationen bestehen in der Verlaufskontrolle bei hepatospezifischer konservativer Therapie, z. B. mit Ursodeoxycholsäure (UDCA), aber auch bei lebertoxischer Medikation, wie mit Zytostatika, oder bei akutem Leberversagen.

Bei familiären Hyperbilirubinämiesyndromen wie dem **Dubin-Johnson-Syndrom** oder dem **Rotor-Syndrom** kann die Leberfunktionsszintigraphie hilfreich sein (intensive charakteristische diffuse Mehrspeicherung der

Leber mit verzögerter und verminderter Gallenblasendarstellung).

Sollte ein **Gallenwegsverschluss** vorliegen, so ist auch nach 24 Stunden p.i. keine Aktivität im Duodenum nachweisbar, und die Aktivität wird im Leberparenchym retiniert. Beim inkompletten Verschluss kommt es zu einer verzögerten Ausscheidung in das Duodenum. Im Säuglingsalter kann die Differenzialdiagnose **Gallengangsatresie** oder **hämolytischer Icterus neonatorum** erschwert werden, weil durch eine schnelle renale Exkretion nicht genügend Aktivität von den Leberzellen aufgenommen werden kann.

Eine fehlende Aktivitätsanreicherung in der Gallenblase lässt sich beim **Verschluss des Ductus cysticus** oder bei **akuter Cholezystitis** beobachten, wobei die Sensitivität und Spezifität der HBF zur Diagnosesicherung bei zuletzt genannter Erkrankung höher als beim Ultraschall angegeben werden (Sensitivität: 98% vs. 81%, Spezifität: 90% vs. 60%). Die Leberfunktionsszintigraphie kann demnach neben dem Ultraschall zur Diagnosesicherung einer akuten Cholezystitis herangezogen werden. Die Diagnose einer akuten, nicht verkalkenden Cholezystitis durch den alleinigen Ultraschall ist oft schwierig.

Bei einer **chronischen Cholezystitis** ist die Gallenblasenerscheinungszeit verspätet. Liegt ein größerer Gallenstein vor, so kann er sich indirekt durch einen photopenischen Defekt darstellen. In der angelsächsischen Literatur wird das Postcholezystektomiesyndrom als Indikation zur Leberfunktionsszintigraphie diskutiert. Weiterhin lassen sich erweiterte hepatische Gallengänge nachweisen (intrahepatisch beim **Karoli-Syndrom**). Bei Gallengangssteinen kann die Leberfunktionsszintigraphie dem Ultraschall überlegen sein, ebenso bei **Galleleckagen** (z.B. nach Operation, Punktion oder Trauma; extrahepatische und intestinale Nachweisgrenze 0,5 ml/min). Hier ist die Szintigraphie dem Ultraschall im Hinblick auf die Spezifität überlegen.

Die Beurteilung der Integrität extrahepatischer Gallengänge bedeutet insbesondere seit der laparoskopischen Cholezytektomie eine Indikation zur Leberfunktionsszintigraphie. Eine Gallenblasen-Kolon-Fistel ist einfach und nichtinvasiv zu diagnostizieren.

Eine Besonderheit stellt die Kontrolle von **Lebertransplantaten** dar. Neben der Leberperfusion wird auch die hepatobiliäre Leberfunktionsszintigraphie angewandt, um Aussagen zu Abstoßung, Gallengangsobstruktionen oder Galleleckagen zu machen.

Duodenogastraler Reflux: Refluxbeschwerden können durch Gallensäuren verstärkt oder bei Achlorhydrie als direkte Folge des Gallerefluxes auftreten. Mit gallenpflichtigen Radiopharmaka kann dieser Pathomechanismus aufgeklärt werden. So lässt sich mit der hepatobiliären Funktionsszintigraphie auch das Vorliegen eines duodenogastralen oder sogar duodenoösophagealen Refluxes nachweisen (200 MBq ^{99m}Tc-IDA-Derivat, 6 Stunden nüchterner Patient, Gallenblasenprovokation durch standardisierte Reiz[Fett]-mahlzeit, Biloptin oder Cholezystokinin i.v., späte Darstellung des Ösophagus und Magens durch orales ^{99m}Tc-DTPA: *anatomical landmarking*). Durch die biliäre Sekretion gelangt das ^{99m}Tc-markierte Lidocainderivat in das Duodenum. Ein galliger Rückfluss in den Magen oder sogar in den Ösophagus kann dargestellt werden. Neben der qualitativen Beurteilung bietet der Quotient der untergrundkorrigierten Impulsraten des Magens mit der Gesamtaktivität von Magen und Intestinum die Möglichkeit der Quantifizierung. Die Nachweisempfindlichkeit wird mit 1% der IDA-Aktivität angegeben. Einschränkend seien allerdings die geringe Reproduzierbarkeit (75%) und die intraindividuelle Variabilität vermerkt. Der duodenale Refluxquotient (-index) kann in Analogie zum gastroösophagealen Reflux angegeben werden.

Die Relevanz des duodenogastrischen Refluxes wird bei **Magen- oder Duodenalulzera**, nach der **Magenchirurgie**, bei unterschiedlichen **Rekonstruktionsverfahren** und bei verschiedenen postoperativen Syndromen gesehen. Ein positiver Reflux ist allerdings häufig auch bei Normalpersonen nachweisbar. Ein galliger ösophagealer Reflux ist jedoch immer als pathologisch einzustufen. Häufig erkennt man den Reflux bereits während der Sequenzszintigraphie.

12.4.4 Perfusion

Die semiquantitative Bestimmung der portalvenösen und arteriellen **Leberperfusion** und auch die Messung der Tumorarterialisation werden durch die Leberperfusionsszintigraphie ermöglicht. Nach i. v. Bolusinjektion (geringes Volumen) von (^{99m}Tc-DTPA; 400 MBq) kommt es bei normalen Durchblutungsverhältnissen nach dem arteriellen Einstrom (A. hepatica; erster Aktivitätsanstieg im Parenchym der Leber) zu einem zweiten Aktivitätsanstieg (V. portae) (biphasische Zeit-Aktivitäts-Kurve). Die Perfusionsaufnahmen der Leber werden verglichen mit Zeit-Aktivitäts-Kurven über rein arteriell perfundierten Organen wie Milz oder Nieren.

Normalerweise entfallen 30 bis 40% der Gesamtperfusion auf die arterielle Phase. Beim **Pfortaderhochdruck** steigt sie auf 60% oder bei hohem Grad der Dekompensation auf 90 bis 100% an. Eine rein arterielle Kurve liegt bei **Pfortaderthrombosen** vor. Bei **Metastasen** und **malignen Lebertumoren** kann ebenfalls ein portalvenöser Einstrom fehlen, weil nur eine arterielle Versorgung vorliegt.

Bei der Einführung der **TIPS** (transjugulärer intrahepatischer portosystemischer Shunt) als Therapie der portalen Hypertension und ihrer Komplikationen hat sich die Leberperfusionsszintigraphie in der Verlaufskontrolle als sinnvoll erwiesen.

12.5 Pankreas

Bis zur Einführung der Sonographie und Transmissionscomputertomographie hatte die Pankreasszintigraphie Bedeutung in der Diagnostik unklarer Bauchbeschwerden, insbesondere der Differenzialdiagnostik der Pankreatitis gegenüber Raumforderungen (Karzinom, Zyste). Mit dem Aminosäurederivat ^{75}Se-Methionin, bei dem der Schwefel durch Selen ersetzt wird, kann der Aminosäureumsatz in den exokrinen Azinuszellen dargestellt werden. Die gleichzeitige Aufnahme des Tracer in Leber und Milz wurde durch eine Subtraktionsszintigraphie des RES-Systems (^{99m}Tc-Kolloid) korrigiert.

Mit der Verwendung des Positronenstrahlers ^{18}F-FDG (Glucose) und der Positronen-Emissionstomographie (PET) hat die Differenzialdiagnostik **Pankreatitis** vs. **Pankreaskarzinom** eine wertvolle, den morphologisch orientierten Schnittbildverfahren häufig überlegene Ergänzung erfahren. Die entsprechenden Sensitivitäten und Spezifitäten bei der Differenzierung zwischen einem Pankreaskarzinom und einer chronischen Pankreatitis betragen etwa 90% für die ^{18}F-FDG PET, verglichen mit 80% für die CT.

Insbesondere sekundäre Komplikationen der Pankreatitis wie **Abszesse**, Pseudozysten oder **intraabdominelle Sepsis** können mit markierten Leukozyten (^{111}In-Oxin-/^{99m}Tc-HMPAO-Leukozyten) dargestellt werden. Der klinische Wert besteht besteht allerdings nicht in der Diagnose, sondern in der Beurteilung von Schwere und Prognose der Erkrankung. Die unkomplizierte Pankreatitis stellt sich in der Leukozytenszintigraphie nicht positiv dar.

12.6 Resorptionstests

Der quantitative Nachweis der Eisenresorption und gastrointestinaler Blutungen gelingt mit Ganzkörpermessungen nach i.v. Applikation von ^{59}Fe-II-Citrat (1 MBq, HWZ_{phys} = 45 d). Die Messungen können mehrere Wochen lang wiederholt werden, der normale Verlust beträgt bei nicht menstruierenden Frauen und bei Männern < 1 ml/d, bei menstruierenden Frauen < 2 ml/d. Die Resorption, die auch mit dem $^{57/58}$Co-Cl$_2$-Ausscheidungstest bestimmt werden kann, liegt bei Gesunden unter 25%. Einzelheiten zur Eisenkinetik (s. Kap. 14) und zum diagnostischen Vorgehen bei akuten Blutungen (s. Kap. 8) werden in den entsprechenden Hauptkapiteln besprochen.

Vitamin-B$_{12}$-Resorption (Schilling-Test): Eine **Malabsorption** von Vitamin B$_{12}$ kann sich in einer **perniziösen Anämie** (Megaloblasten, Makrozyten), **funikulären Myelose** oder bei verschiedenen **Malabsorptionssyndromen** manifestieren, wie z.B. der **Crohn-Krankheit** oder einer Zerstörung der jejunalen Mukosa. Bei manifester Malabsorption sind die Serumwerte für B$_{12}$ erniedrigt, oder vom oral verabreichten ^{58}Co-Vitamin-B$_{12}$ (30 kBq, in 100 ml Wasser, Patient nüchtern) werden weniger als 40% resorbiert (z.B. Messung im Ganzkörperzähler).

Mit dem Schilling-Test (Urinexkretionstest) gelingt ein indirekter Nachweis der Resorption: Nach oraler Gabe von ^{58}Co-Vitamin-B$_{12}$ (15 MBq) wird 2 Stunden später eine sog. Ausschwemminjektion verabreicht (1000 μg nichtaktives Vitamin B$_{12}$ i.m.). Diese Menge verdrängt kompetitiv das radioaktive B$_{12}$ von den Transportproteinen und aus den Speichern (z.B. Leber), sodass es über die Nieren ausgeschieden und im Urin nachweisbar wird. Mehr als 10% der verabreichten Radioaktivität im Sammelurin über 24 Stunden entsprechen der Norm. Weniger als 10% kommen sowohl bei *Malabsorption* als auch bei **Intrinsic-Faktor-Mangel** vor. Zur Differenzierung wird der Test mit oral zugeführtem Intrinsic-Faktor (I.F.) wiederholt. Steigt dann die Wiederfindung im Urin deutlich an, ist ein I.F.-Mangel die Ursache, wie z.B. bei der perniziösen Anämie. Die Untersuchung kann auch simultan durchgeführt werden: ^{58}Co-Vitamin-B$_{12}$ wird zusammen mit an I.F. gebundenem ^{57}Co-Vitamin-B$_{12}$ verabreicht. Die Radioaktivitäten werden im 24-Stunden-Urin getrennt bestimmt (Bohrlochmessungen).

Die Wiederfindung im 24-Stunden-Urin (> 800 ml) beträgt normalerweise für ^{57}Co und ^{58}Co je 10 bis 30%, ein Wert < 5% ist pathologisch. Ein Quotient ^{57}Co/^{58}Co zwischen 0.7 und 1.2 ist bei normaler Ausscheidung unauffällig. Quotienten > 1.2 lassen auf einen Mangel an I.F. schließen. Patienten mit perniziöser Anämie (Ausscheidung: ^{57}Co > 9%, ^{58}Co < 10%) zeigen häufig Verhältnisse > 1.7, selten zwischen 1.3 und 1.7. Bei Patienten mit **atrophischer Gastritis, partieller oder totaler Gastrektomie** oder anderen I.F.-bezogenen Erkrankungen ist das Verhältnis ^{57}Co/^{58}Co > 1.2 (Ausscheidung: ^{57}Co > 12%, ^{58}Co < 12%). Ein Quotient < 0.7 sollte nicht auftreten. Für ^{57}Co/^{58}Co zwischen 0.7 und 1.2 und einer Ausscheidung beider Isotope von jeweils < 7% kann auf grundsätzliche Absorptionsstörungen geschlossen werden, die nicht durch einen I.F.-Mangel verursacht werden.

Häufige Fehlerquellen bestehen in der unvollständigen Urinsammlung (< 800 ml), eingeschränkter Nierenfunktion, fehlendem Depot an inaktivem Vitamin B$_{12}$ oder dem zu späten Absetzen medikamentöser Gaben von Vitamin B$_{12}$ (1–2 Wochen vor der Untersuchung). Bei Nierenfunktionsstörungen ist die Ausscheidung häufig erniedrigt.

Selen-75-Homotaurocholsäure-Test (SeHCAT): Der Homotaurocholsäure-Retentionstest dient zum Nachweis einer **chologenen Diarrhö, Malabsorption von Gallensäuren**, wie z.B. nach operativer Entfernung des terminalen Ileums, oder bei entzündlichen Prozessen

(V. auf Crohn-Krankheit) (> 500 kBq ^{75}Se-SeHCAT oral, nüchtern). Nach einer Strahlentherapie, aber insbesondere bei der **Crohn-Krankheit** kann präoperativ die Dünndarmbeteiligung im Hinblick auf notwendige Resektionen nachgewiesen und quantifiziert werden. Die Indikationsstellung zur spezifischen Therapie mit Cholestyramin oder Aluminiumhydroxid beinhaltet einen weiteren diagnostischen Gewinn. Physiologische Basis ist die Rückresorption in die Galle, über die Gallenblaseaktivität gemessen. 6 Stunden nach oraler Gabe sollten mehr als 80% der resorbierten Aktivität in der Gallenblase akkumuliert sein. Für Bilanzmessungen mit dem Ganzkörperzähler oder der nichtkollimierten Gammakamera bedeuten 15% Retention nach 7 Tagen einen Normalbefund, weniger als 8% ein Gallensäureverlustsyndrom.

Exhalationstest: Die Bestimmung von metabolisiertem und exhalierten $^{14}CO_2$ nach aktiver intestinaler Resorption durch die Mukosa des Dünndarms liefert Informationen über ^{14}C-markierte Substrate, wie Gallensäuren (Choleglycin), Harnstoff, Galactose oder Triolein.

Harnstoffatemtest (HAT): Der Harnstoffatemtest (HAT) ist eine Therapie- und Verlaufskontrolluntersuchung von **Helicobacter-pylori**(Hp)-assoziierter **Gastritis** und **Ulcera duodeni**. Es gelingt mit ^{14}C-HAT zwischen Hp-infizierten und Patienten mit gastraler Mischflorabesiedlung zu unterscheiden. Nüchterne Patienten erhalten eine Kapsel ^{14}C-HAT (40 kBq) in einer magenlöslichen Gelatinekapsel mit 20 ml Wasser oral. Über 30 Minuten gesammelte Atemproben (Hyaminhydroxid) werden in einem ß-Szintillationszähler gemessen, aufsummiert und das Ergebnis (% ausgeatmeter Aktivität/mmol CO_2) berechnet. Norm: < 0,005%, Hp: > 0,07%.

Der ^{13}C-Harnstoff-Atemtest mit dem nichtradioaktiven Kohlenstoffatom ^{13}C stellt heute eine weitere Methode zur Diagnostik einer Hp-Besiedlung des oberen Gastrointestinaltrakts dar.

Proteinverlust; exsudative Enteropathie: Eiweißverlustsyndrome u. a. bei Dünndarmerkrankungen, Crohn-Krankheit oder Herzinsuffizienz können über die Bilanzierung der Ausscheidung nach i. v. Applikation von $^{131/125}$I-PVP (5–7 MBq; Polyvinylpyrolidin) oder sicherer ohne Nebenwirkungen von ^{51}Cr-Chlorid oder ^{51}Cr-HSA (3–4 MBq) über die Bestimmung der Aktivität in den Fäzes über 6 Tage quantitativ bestimmt werden. Beim Gesunden finden sich innerhalb von 4 Tagen weniger als 2% der Aktivität in den Fäzes. Meßtechnische Probleme entstehen durch Verunreinigungen/Beimischungen von Urin.

Andere Resorptionsmessungen

Der **Kupfermetabolismus** kann insbesondere bei **Speicherkrankheiten** (z. B. Wilson-Krankheit) mit $^{64/67}$Cu-Chlorid quantifiziert und dargestellt werden.

Die **Kalziumkinetik** und -resorption wird mit $^{45/47}$Ca-Chlorid nach oraler Gabe oder i. v. Applikation untersucht. Indikationen stellen der Verdacht auf Malabsorption, -digestion, Zustand nach Magenresektion, Rachitis, Niereninsuffizienz und Nebenwirkungen bei Medikamenten dar (Vitamin D, Parathormon, Antibiotika, Kortikosteroide). Eine erhöhte Kalziumresorption wird z. B. bei Milch-Alkali-Syndrom, Sarkoidose, Hyperparathyreoidismus und idiopathischer Hyperkalzurie beobachtet.

Zur Messung der **Fettresorption** kann ^{131}I-Triolein oder ^{131}I-Ölsäure verwendet werden.

Zusammenfassung

Die Speicheldrüsenszintigraphie kann frühzeitig und quantitativ die Funktion der Sekretion und Exkretion insbesondere nach radiotherapeutischen Eingriffen darstellen. Mit Hilfe der Ösophagus- und Magenszintigraphie lassen sich in Ergänzung zur morphologisch exakten Röntgendiagnostik und zur Endoskopie Transport- und Motilitätsstörungen physiologisch und quantitativ beurteilen. Raumforderungen der Leber und Störungen des Gallenflusses lassen sich spezifisch mit der Leberfunktionsszintigraphie beurteilen. Verschiedene Resorptionstests (Schilling, Harnstoffatem) stehen mit geringster Strahlenexposition zur Verfügung.

Kasuistik

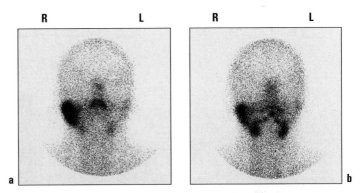

Fall 1 Speicheldrüsenszintigraphie
Eingeschränkte Speicheldrüsenfunktion (^{99m}Tc-Pertechnetat) bei einer 42-jährigen Patientin nach hochdosierter Radioiodtherapie wegen eines differenzierten Schilddrüsenkarzinoms. Fehlende Anreicherung durch die Gl. parotis links (**a**), fehlende Ausscheidung durch die Gl. parotis rechts, auch nach Stimulation durch Zitronensaft wegen einer Entzündung (**b**). Die Funktion (Aufnahme und stimulierte Sekretion) der Gll. submandibulares ist noch grenzwertig unauffällig.

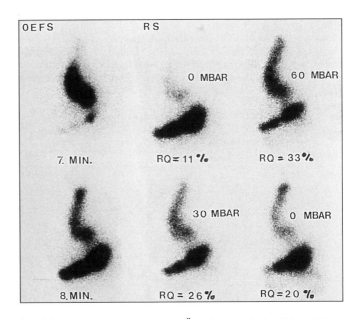

Fall 2 In der Refluxszintigraphie zeigt sich unter abdomineller Druckerhöhung eine pathologische Darstellung des Ösophagus mit deutlich erhöhten Refluxquotienten (RQ).

Hepatobiliäre Funktionsszintigraphie

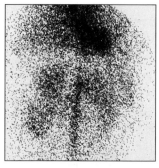 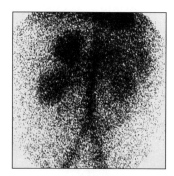 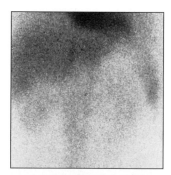

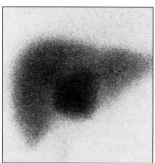 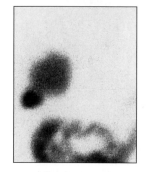 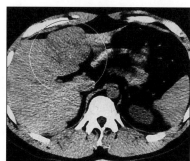

Fall 3 Fokal noduläre Hyperplasie
Bei der Abklärung einer Leberläsion muss man zuerst an ein Leberhämangiom denken, den häufigsten gutartigen Lebertumor. In der 2-Phasen-Szintigraphie mit körpereigenen ^{99m}Tc-markierten Erythrozyten zeigt sich in diesem Fall allerdings eine nicht charakteristische Hyperperfusion (oben Mitte), und es fehlt das für Hämangiome typische „Pooling" (oben rechts). Der abgestufte Einsatz der Choleszintigraphie (^{99m}Tc-HIDA) bestätigt die Hyperperfusion der Läsion (oben links), beweist intakte Hepatozyten (unten links) und zeigt eine verzögerte Ausscheidung der markierten Gallensäure aus dem Tumor (trapping) (unten Mitte) aufgrund der rarefizierten Gallenwege in der fokal nodulären Hyperplasie (FNH).
Differenzialdiagnostisch ist bei dieser Trias auch an die selteneren Adenome und das hepatozelluläre Karzinom (HCC) zu denken.

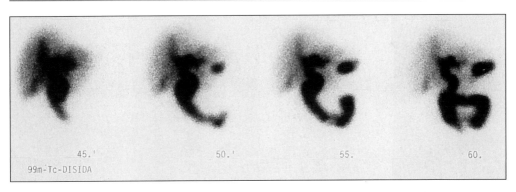

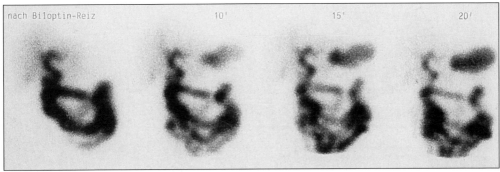

Fall 4 Duodenogastraler Reflux
Nach Billroth-I-Operation wird mit der Cholesszintigraphie (^{99m}Tc-DISIDA) ein duodenogastraler Reflux nachgewiesen.

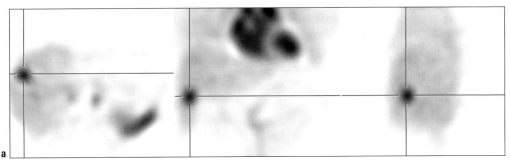

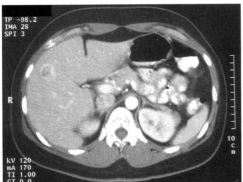

Fall 5a, b Blutpoolszintigraphie
36-jähriger Patient mit einem solitären Hämangiom im rechten Leberlappen: Szintigraphie mit körpereigenen ^{99m}Tc-markierten Erythrozyten. Diagnostischer Zugewinn und höhere Sensitivität durch die überlagerungsfreie SPECT-Technik (**a**, transversale, koronale und sagittale Schnitte) in Korrelation zur CT (**b**).
Differenzialdiagnostisch sind insbesondere Metastasen zur Vermeidung falsch positiver Ergebnisse auszuschließen.

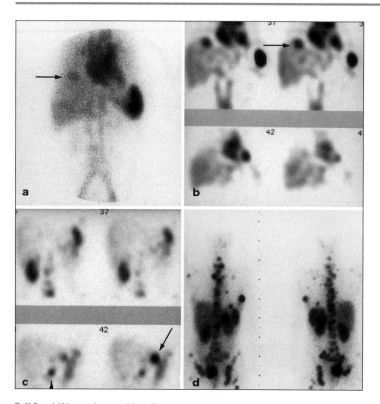

Fall 6a–d Hämangiom und Insulinom

55-jähriger Patient mit Raumforderungen in der Leber und rezidivierenden Hypoglykämien. In der planaren Blutpoolszintigraphie (**a**) zeigt sich eine vermehrte Anreicherung in einem Hämangiom im rechten Leberlappen apikal. Die SPECT-Technik erlaubt eine bessere Demarkierung des Tumors (**b**). Eine zusätzlich durchgeführte ^{111}In-Octreotid-Szintigraphie zeigt in der SPECT zwei weitere Leberläsionen eines neuroendokrinen Tumors (**c**). In der Ganzkörper-Szintigraphie (**d**, links RVL, rechts LDR) findet sich eine ausgedehnte ossäre und pulmonale Metastasierung dieses Tumors. Der histopathologische Befund ergab ein metastasiertes Insulinom. (Aus: Nuklearmedizinische Diagnostik von Raumforderungen der Leber. Der Internist 1997; 38: 917–23)

13 Skelett und Gelenke

13.1 Skelettszintigraphie

Das Skelettsystem ist einem ständigen knöchernen Umbau (Osteoblasten, Osteoklasten) unterworfen. Die klassische Methode zur Untersuchung des Skeletts ist die Röntgendiagnostik, die mit hoher morphologischer Auflösung pathologische Veränderungen der Knochenstruktur zu erkennen vermag. Stoffwechselveränderungen im Knochen sind dagegen primär nicht röntgenologisch, sondern nur mithilfe nuklearmedizinischer Untersuchungen nachweisbar. Insbesondere lassen sich regional pathologisch erhöhte Knochenumbauprozesse mit der Skelettszintigraphie darstellen. Beide Verfahren, Röntgendiagnostik und Skelettszintigraphie, sind somit nicht als konkurrierende Verfahren anzusehen, sondern sie ergänzen sich in sinnvoller Weise bei verschiedenen klinischen Fragestellungen, wobei neben der Computertomographie (CT) neuerdings auch die Kernspintomographie (MRT) einbezogen werden muss.

Prinzip

Das osteotrope Radiopharmakon wird am Skelett in Abhängigkeit vom regionalen Knochenstoffwechsel angereichert. Hierbei können verschiedene Bausteine der Knochensubstanz benutzt werden. Kalziumradionuklide sind in ihren physikalischen Eigenschaften ungeeignet, Kalziumanaloga wie z.B. Strontium (^{89}Sr, ^{85m}Sr) wurden früher benutzt, waren aber wegen ihrer ungünstigen physikalischen Eigenschaften nur begrenzt einsetzbar. Fluor (^{18}F) wird als Apatitbestandteil ebenfalls angewandt, ist aber nicht allgemein verfügbar (Zyklotronprodukt). Dagegen können Phosphonate mit ^{99m}Tc markiert und so für die Skelettszintigraphie jederzeit verfügbar gemacht werden. Nach intravenöser (i.v.) Injektion kommt es zu einer oberflächlichen Adsorption am Knochen.

Das Ausmaß der Anreicherung an der Knochenoberfläche ist abhängig von
- der Dicke des Knochens,
- der regionalen Durchblutung,
- dem Knochenumbau (osteoblastische Aktivität).

Damit ist die Aktivitätsverteilung bereits innerhalb des normalen Skeletts nicht homogen. Eine physiologisch erhöhte Aktivitätsanreicherung findet sich in mechanisch vermehrt beanspruchten und dickeren Skelettabschnitten, z.B. den Iliosakralgelenken oder den Knien (**Abb. 13.1**). Die bei Kindern noch offenen Epiphysenfugen speichern ebenfalls vermehrt Aktivität.

Der typisch krankhafte skelettszintigraphische Befund betrifft den Nachweis eines oder multipler Anreicherungsherde (hot spots) im Skelett, z.B. bei multiplen Skelettmetastasen (**Abb. 13.2**).

Nur etwa 50% des applizierten ^{99m}Tc-Phosphonats werden am Knochen adsorbiert, die übrigen 50% über die Nieren ausgeschieden. Eine schlechte Skelettdarstellung findet sich infolge erhöhter Untergrundaktivität bei Niereninsuffizienz, erhöhter Photonenabsorption bei Adipositas und bei vermindertem Knochenstoffwechsel bei alten Menschen. Wegen der renalen Ausscheidung werden gleichzeitig auch die Nieren sowie die Harnblase dargestellt.

Außerdem werden mit ^{99m}Tc-markierte Phosphonate gelegentlich auch in (mikro-)

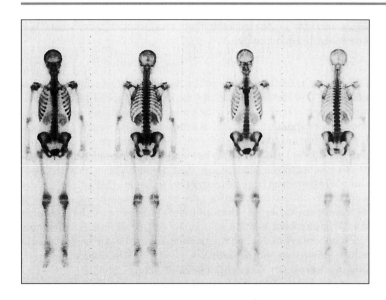

Abb. 13.1 Normales Ganzkörper-Skelettszintigramm in ventraler und dorsaler Sicht mit jeweils zwei unterschiedlichen Intensitätsdarstellungen

verkalkten und nekrotischen extraossären Prozessen angereichert: z. B. Myositis ossificans, alte Operationsnarben, Rhabdomyolyse, akuter Myokardinfarkt, Lebermetastasen, Karzinome, Abszesse, auch in Mastopathien sowie physiologischerweise in den Mammae junger Frauen.

Radiopharmaka

Heute werden zur Skelettszintigraphie mit ^{99m}Tc markierte Phosphonate benutzt, z. B. Methylendiphosphonat (MDP) oder Dicarboxidiphosphonat (DPD). Die Phosphonate werden als Trockenkit kommerziell fertig geliefert. ^{99m}Tc-Pertechnetat wird nach Elution aus dem Generator nach Bedarf zugesetzt; es führt unmittelbar zum gebrauchsfertigen, injektionsbereiten Radiopharmakon. Die Substanz ist also in einer nuklearmedizinischen Abteilung immer verfügbar, eine Skelettszintigraphie jederzeit durchführbar.

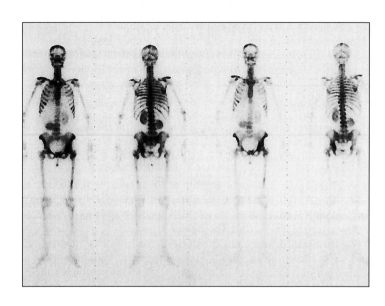

Abb. 13.2 Ganzkörper-Skelettszintigramm mit multiplen Herden (s. auch Abb. 13.1). Skelettmetastasen bei einer Patientin mit Mammakarzinom.

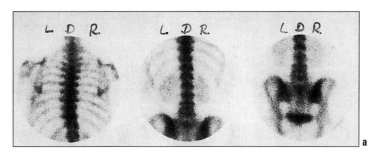
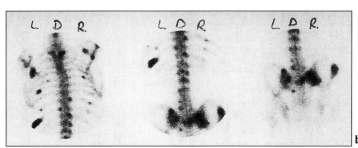

Abb. 13.3
a Einzelaufnahmen des Skeletts, Normalbefund (Ausschnitt)
b Multiple Herde bei metastasierendem Prostatakarzinom (Ausschnitt)

Die applizierte Aktivität beträgt 550 bis 750 MBq (15–20 mCi) oder gewichtsbezogen etwa 10 MBq/kg Körpergewicht, bei Kindern etwa 5 bis 7 MBq/kg Körpergewicht.

Die effektive Dosis beträgt 4 bis 5 mSv, die Strahlenexposition der Knochenoberfläche um 40 bis 50 mGy, des Knochenmarks und der Gonaden etwa 5 mSv (s. Tab. 6.8). Bei Kindern ist die erhöhte Strahlenexposition der Epiphysenfugen (10–50 mGy) insbesondere bei Wiederholungsuntersuchungen in der Verlaufskontrolle benigner Skeletterkrankungen (z. B. bei Entzündungen) zu berücksichtigen (strenge Indikation).

Geräte

Benutzt wird zweckmäßigerweise eine Doppelkopf-Gammakamera mit Ganzkörperzusatz, die es gestattet, den gesamten Patienten in einem Untersuchungsgang mit einer einzigen Übersichtsaufnahme in zwei Sichten von ventral und dorsal szintigraphisch abzubilden (s. **Abb. 13.1** und **13.2**). Möglich ist auch die Anfertigung von zahlreichen Einzelaufnahmen mit einer konventionellen Großfeld-Gammakamera (**Abb. 13.3**). Bei speziellen Fragestellungen werden zusätzliche Aufnahmen der betroffenen Region angefertigt. Entweder geschieht dies unter Verwendung von hoch auflösenden Spezialkollimatoren (z. B. Pinhole-Kollimator) oder der Single-Photon-Emissionstomographie (SPECT), die eine überlagerungsfreie tomographische Darstellung z. B. zur Erfassung der Wirbelgelenke gestattet. Eine quantitative Datenerfassung mit dem Computer ist nicht regelmäßig erforderlich, nur bei speziellen Fragestellungen, z. B. bei primären Knochentumoren.

Die Skelettszintigraphie wird bei differenzierten Fragestellungen als Mehrphasenszintigraphie eingesetzt (s. Kap. 5.2.2, Abb. 5.4 sowie **Abb. 13.4**). Bei der Mehrphasenszintigraphie wird unmittelbar nach der ohnehin erforderlichen Injektion des Radiopharmakons die Perfusion eines klinisch „verdächtigen" Gebiets erfasst (Angioszintigraphie, Perfusionsszintigraphie). Anschließend wird nach etwa 5 Minuten noch eine Blutpool-(Weichteil-)Szintigraphie von verschiedenen klinisch „verdächtigen" Arealen angefertigt. Diese zusätzlichen Untersuchungen der Mehrphasenszintigraphie liefern Hinweise auf die arterielle Vaskularisation und einen vergrößerten venösen Blutpool krankhafter Knochen-, Ge-

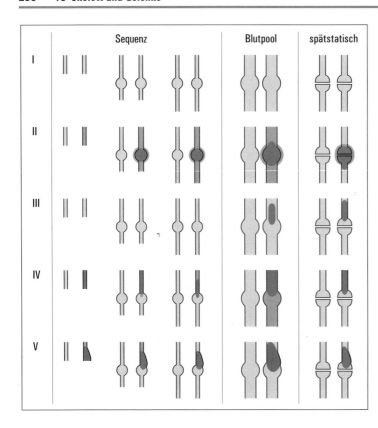

Abb. 13.4 Schematische Darstellung unterschiedlicher charakteristischer Befunde bei der Mehrphasen-Skelettszintigraphie der Knie
I = Normalbefund; **II** = Perfusion, Blutpool und Umbau erhöht: Gonarthritis links; **III** = Blutpool und Umbau im linken Femur distal erhöht, Perfusion normal: chronische Osteomyelitis von geringer Florididät; **IV** = Perfusion, Blutpool und Umbau im linken Femur stark erhöht: akute floride Osteomyelitis; **V** = Tumor mit stark erhöhter Perfusion, stark erhöhtem Blutpool und Knochenumbau: Osteosarkom

lenk- oder Weichteilprozesse, was bei der Differenzialdiagnose von Knochentumoren (maligne/benigne) und bei der Beurteilung der Florididät von entzündlichen Prozessen des Knochens (akute/chronische Osteomyelitis) oder der Gelenke (Arthritis/Arthrose) von Bedeutung ist.

Eine tomographische Untersuchung, die ebenfalls im Rahmen der ohnehin durchzuführenden Untersuchung ohne zusätzliche Strahlenexposition und nur mit zeitlichem Mehraufwand durchgeführt werden kann, dient dazu, Gebiete, die planar häufig schwer zu beurteilen sind, überlagerungsfrei besser darzustellen: beispielsweise Hüftgelenke, Schädelbasis, Gesichtsschädel, Wirbelsäule. Die SPECT-Untersuchung erfolgt gezielt im Anschluss an die übliche statische Übersichts-Ganzkörperszintigraphie. Die Ganzkörperszintigraphie ist auch bei primär lokal begrenzten Fragestellungen Standard.

Auswertung

Die Auswertung erfolgt visuell-qualitativ anhand der szintigraphischen Bilder. Im Anschluss an eine Mehrphasenszintigraphie können ROIs über pathologischen Abschnitten definiert und Zeit-/Aktivitätskurven bzw. Impulsraten mit korrespondierenden gesunden Skelettabschnitten verglichen werden (Seitenvergleich). Im (spät)statischen Szintigramm ist die quantitative Auswertung nicht regelmäßig erforderlich. Bei bestimmten Fragestellungen, z. B. zur Verlaufskontrolle beim Osteosarkom, ist dagegen die quantitative Auswertung der Mehrphasenszintigraphie obligat (sog. COSS-Schema).

Praktische Durchführung

Besondere Vorbereitungen sind nicht zu treffen; der Patient muss nicht nüchtern sein. Der Patient erhält ^{99m}Tc-Phosphonat i. v., Nebenreaktionen oder Allergien sind nicht zu erwarten. Die Injektionsstelle muss dokumentiert werden, da Paravasate zu Fehlinterpretationen führen können. Anschließend bzw. im Anschluss an eine Perfusions- oder Blutpoolszintigraphie beginnt die Wartezeit, während der es zur Anreicherung des Radiopharmakons am Skelett und gleichzeitig zur Verminderung im Blut und im Extrazellulärraum und zur Ausscheidung über die Nieren kommt. Diese Wartezeit beträgt beim Erwachsenen 2 bis 3 Stunden. Sie kann vom Patienten anderweitig genutzt werden, z. B. zum Spazierengehen, Kaffeetrinken usw. In der ersten Hälfte der Wartezeit soll der Patient nichts trinken, um eine gute Anreicherung des Radiopharmakons am Skelett zu gewährleisten. Anschließend soll der Patient bis zur Untersuchung viel trinken (z. B. eine Flasche Wasser o. ä.), um die bis dahin nicht am Skelett gebundene Aktivität vermehrt über die Nieren auszuscheiden und so den Skelett-Weichteil-Kontrast zu verbessern.

Nach 2 bis 3 Stunden wird mit der Skelettszintigraphie begonnen. Hierbei wird in der Regel das Gesamtskelett lückenlos aufgenommen, auch bei lokal begrenzten Fragestellungen. Dies erhöht nicht die Strahlenexposition des Patienten und schöpft ein Maximum an vorhandener Information aus, z. B. das Erkennen weiterer unbekannter Skelettherde.

Bei der Perfusionsszintigraphie muss der zu untersuchende Skelettabschnitt aufgrund der klinischen Verdachtsdiagnose vorher bekannt sein (z. B. Schmerzen bei V. a. Osteomyelitis), da sie nur von einer einzigen vorher festgelegten Region durchgeführt werden kann. Eine Blutpool- oder Weichteilszintigraphie, die nach etwa 3 bis 5 Minuten beginnt (Zeit pro Aufnahme etwa 1 Minute), kann dagegen z. B. bei Verdacht auf Polyarthritis von zahlreichen Regionen erfolgen. Die Untersuchungsdauer nach Wartezeit und Beginn der (spätstatischen) Szintigraphie beträgt etwa zwischen 20 und 40 Minuten und ist vom Untersuchungsumfang und vom benutzten Gerät abhängig. Eine anschließende gezielte SPECT von einer Region dauert weitere 20 bis 30 Minuten. So muss der Patient insgesamt mit einer Untersuchungsdauer einschließlich Wartezeit von 3 bis 5 Stunden rechnen.

Ergebnisse

Bei Erkrankungen des Skelettsystems kann die Skelettszintigraphie entweder primär als **Suchmethode** (z. B. Skelettmetastasen) oder bei **diagnostischen Problemfällen** (z. B. Floridität einer Osteomyelitis) gezielt eingesetzt werden. Bei der Interpretation insbesondere gemeinsam mit Röntgen- oder CT-Aufnahmen ist zu beachten, dass ein pathologisch erhöhter Knochenumbauprozess szintigraphisch bereits nachweisbar sein kann, wenn röntgenologisch morphologische Veränderungen noch vollständig fehlen, da Osteolysen radiologisch erst ab einem Entkalkungsgrad von mehr als 30 bis 40% nachweisbar sind. Szintigraphisch nachgewiesene Skelettherde müssen bei der anschließenden gezielten Röntgendiagnostik nicht immer ein pathologisches morphologisches Korrelat aufweisen.

Diffuse Stoffwechselveränderungen des Skeletts bei systemischen Erkrankungen ohne lokale Herdbefunde, z. B. beim primären Hyperparathyreoidismus, sind demgegenüber mit der üblichen qualitativen Skelettszintigraphie kaum erfassbar. Dies ist mit speziellen Ganzkörperzählern möglich, mit denen die nach 24 oder 48 Stunden retinierte Aktivität des Radiopharmakons quantitativ gemessen werden kann. Es handelt sich hierbei allerdings um eine spezielle Untersuchung, die nicht überall angeboten wird.

Gelegentlich führen pathologische Knochenprozesse auch nicht zu einer erhöhten, sondern zu einer verminderten Umbauaktivität. Im Szintigramm erkennt man dann keine Anreicherung (hot spot), sondern einen Speicherdefekt (cold spot). Wird aufgrund des Krankheitsbildes oder der Übersichts-Ganzkörperszintigramme ein solcher kalter Herd vermutet, sind spezielle übersteuerte Aufnahmen am besten mit EDV-Speicherung empfehlenswert (**Abb. 13.5**). **Minderspeichernde Herde** finden sich relativ selten, und dann bei rein osteolytischen Knochenprozessen, d. h., wenn in den Randzonen der Krankheitsherde keine reaktiv erhöhten Knochenumbauprozesse ablaufen. Dies ist z. B. für das **Plasmozytom** charakteristisch. Dieser Tumor produziert einen osteoblastenhemmenden Faktor, der eine pathologische Aktivitätsanreicherung in etwa 60 bis 80% aller seiner Herdbildungen im Skelett verhindert. Reine Osteolysen kommen aber auch bei Skelettmetastasen vor, dann meist parallel neben anderen osteoblastischen Herden. Dies wird selten beim Mammakarzinom und beim undifferenzierten Bronchialkarzinom beobachtet (in etwa 5–10% der Metastasen), häufiger beim follikulären Schilddrüsenkarzinom und Nierenzellkarzinom.

Die **Mehrphasenszintigraphie** liefert zusätzlich Hinweise auf die arterielle Perfusion und die Größe des venösen Blutpools eines pathologischen Knochen-, Weichteil- oder Gelenkprozesses. Hier gilt die Regel, dass bei Knochentumoren eine hohe Intensität in allen drei Phasen für Malignität spricht (z. B. Osteosarkom, s. Abb. 13.4), eine geringe oder fehlende Anreicherung für einen benignen Prozess. Ausnahmen kommen allerdings vor.

Der Nachteil der Skelettszintigraphie ist bei ihrer außerordentlich **hohen Sensitivität** für erhöhte Knochenumbauprozesse ihre **geringe Spezifität**. Der Knochen kann funktionell auf unterschiedliche Krankheiten und Schäden nur unspezifisch, mehr oder weniger monoton, reagieren, d. h. mit normaler, gesteigerter oder verminderter Umbauaktivität. Ähnliches gilt zwar auch für das röntgenologisch-morphologische Erscheinungsbild (Osteosklerose, Osteoplasie, Osteolyse), jedoch besitzen das Röntgenbild und spezielle CT-Untersuchungen eine wesentlich höhere morphologische Auflösung, und mit Röntgenverfahren wurde zudem inzwischen über 100 Jahre lang systematisch Erfahrung gesammelt. Die Szintigraphie weist gegenüber der Röntgendiagnostik bei der Früherken-

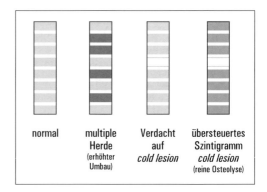

Abb. 13.5 Schematische Darstellung von Wirbelsäulenherden im Skelettszintigramm einschließlich einer *cold lesion* (s. Text)

nung von Knochenprozessen, bei der Feststellung der Stoffwechselaktivität und der Perfusion Vorteile auf. Dies bedeutet, dass insbesondere der skelettszintigraphische Normalbefund eine hohe Aussagefähigkeit hinsichtlich des Ausschlusses einer Erkrankung besitzt (Ausnahme osteolytische Prozesse, z. B. beim Plasmozytom).

Indikationen

Im folgenden werden wichtige klinische Einsatzbereiche der Skelettszintigraphie näher betrachtet. Diese Aufzählung muss jedoch unvollständig sein, da die Skelettszintigraphie, abhängig von der klinischen Fragestellung und anderen Untersuchungsbefunden, bei allen Skelett- oder Gelenkerkrankungen wichtige diagnostische bzw. differenzialdiagnostische Hinweise liefern kann.

Primäre Knochentumoren: Bei primären Knochentumoren wird die Skelettszintigraphie meist mit gezielter Fragestellung durchgeführt. Wegen lokaler Beschwerden wurde häufig bereits ein Röntgenbild angefertigt, das den Verdacht auf einen Knochentumor ergab, oder es handelt sich um einen röntgenologischen Zufallsbefund.

Die Skelettszintigraphie kann durch den Nachweis einer erhöhten arteriellen Perfusion, eines vergrößerten venösen Blutpools und einer stark erhöhten Stoffwechselaktivität den Hinweis auf Malignität unterstützen oder entkräften. Dies betrifft vorwiegend das Osteosarkom, das typischerweise eine stark erhöhte Aktivitätsanreicherung in allen drei Phasen zeigt (s. Abb. 13.4). Beim Ewing- und Chondrosarkom sind insbesondere die Befunde der Spätphase diskreter, die bei anderen Sarkomen (Fibro-, Angio-, Liposarkom) sind unterschiedlich. Die Szintigraphie dient der Lokalisation und Ausdehnung, dem Vaskularisationsgrad, mit Einschränkung der Feststellung der Dignität (maligne/benigne), sowie dem Nachweis oder Ausschluss weiterer Skelettherde, ferner dem Nachweis des Ansprechens auf eine Chemotherapie (Responder, Non-Responder).

Benigne Tumoren, z. B. Osteofibrome oder gutartige Knochenzysten, weisen dagegen eine nur geringe oder sogar verminderte Anreicherung in den drei Phasen auf. Ausnahmen kommen allerdings vor. So ist zu beachten, dass einige benigne Knochentumoren oder *tumor-like lesions* szintigraphisch starke Aktivitätsanreicherungen aufweisen wie maligne Tumoren, z. B. Osteoidosteom, fibröse Dysplasie, Osteogenesis imperfecta, Paget-Krankheit. Dies gilt auch für floride Entzündungen des Knochens und der Gelenke.

Weitere Indikationen betreffen den Nachweis einer Wachstumsaktivität bei kartilaginären Exostosen und einer Skelettbeteiligung bei Histiocytosis X.

Sekundäre Knochentumoren: Die Metastasensuche ist auch heute noch die häufigste Indikation zur Skelettszintigraphie. Sie wird bei dieser Fragestellung oft als Suchmethode (Screening) eingesetzt. Sie ist in der Lage, Skelettmetastasen mit hoher Sensitivität nachzuweisen, auch wenn Beschwerden und Laborwertveränderungen noch fehlen (s. Abb. 13.2 und 13.3). Auch der Röntgenbefund ist trotz szintigraphischen Nachweises von Skelettmetastasen häufig noch negativ. Beim **Mammakarzinom** sind Skelettmetastasen szintigraphisch oft mehrere Monate früher als röntgenologisch nachweisbar, beim **Prostatakarzinom** oft sogar Jahre früher. Weitere Tumoren mit einer hohen Prävalenz von Skelettmetastasen sind das **Bronchialkarzinom**, das **Nierenkarzinom**, **gastrointestinale Karzinome**, das **follikuläre Schilddrüsenkarzinom** und **maligne Melanome**.

Die Häufigkeit von Skelettmetastasen beispielsweise beim Mamma- und Prostatakarzinom ist von der lokalen Tumorausdehnung und vom regionalen Lymphknotenbefall abhängig. Im Tumorstadium I und II wird mit einer Metastasenhäufigkeit von 3 bis 10%, im Tumorstadium III mit 20 bis 30% oder mehr gerechnet. Die Skelettszintigraphie sollte bei allen Karzinomen mit bevorzugter Skelettmetastasierung als Routine-Nachsorgeuntersuchung angesehen werden, wenn ein gewisses Tumorstadium erreicht ist (**Abb. 13.6, 13.7; Tab. 13.1**). Ob dies im Stadium II oder III der Fall ist, wird kontrovers diskutiert.

Wenn bei einem Patienten mit bekanntem malignem Tumor Knochenschmerzen neu auftreten, pathologische Laborwerte beobachtet werden (z. B. Anstieg von Tumormarkern oder der alkalischen Phosphatase) oder fragliche oder pathologische Röntgenbefunde erhoben werden, ist bei allen Tumorarten eine Skelettszintigraphie indiziert.

In der Verlaufs- und Therapiekontrolle von nachgewiesenen Skelettmetastasen ist die

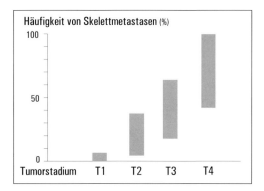

Abb. 13.6 Häufigkeit von Skelettmetastasen beim Mamma- und Prostatakarzinom, abhängig vom Tumorstadium

Tab. 13.1 Indikationen zur Skelettszintigraphie in der Onkologie

Karzinome mit bevorzugtem Skelettbefall
• bei größeren Tumoren (ab T2) • bei regionalen Lymphknotenmetastasen (ab N1) • zur Therapiekontrolle bei bekannten Skelettmetastasen

Sonstige Karzinome, Sarkome, maligne Lymphome
• bei pathologischem Röntgenbefund • bei lokalen Knochenschmerzen • bei extraossären Fernmetastasen

Osteosarkom
• vor Therapiebeginn und im Verlauf (Mehrphasenszintigraphie mit quantitativer Auswertung zur Verlaufskontrolle)

Skelettszintigraphie ebenfalls zuverlässig einzusetzen, um eine Progredienz oder Remission anhand der Aktivität und Anzahl der Skelettherde festzustellen. In seltenen Fällen kann es unter Chemotherapie zu reparativen Vorgängen und damit zu vorübergehenden Mehranreicherungen in Skelettmetastasen kommen, ohne dass dies eine Progredienz bedeutet („Flare"-Phänomen).

Bei Mundbodenkarzinomen ergibt sich präoperativ häufig die Frage, ob der Unterkieferknochen infiltriert ist. Hier liefert die Skelettszintigraphie Auskunft, wobei entzündliche Zahnherde berücksichtigt (Zahn-Röntgenaufnahme) und stets die SPECT-Technik angewandt werden muss.

Bei **malignen Lymphomen**, die bevorzugt lokalisiert auftreten, wie z. B. bei der Hodgkin-Krankheit, hat die Skelettszintigraphie ebenfalls einen festen Platz im Nachsorgeprogramm. Hier bedeutet ein pathologischer Befund die Einstufung in das Stadium IV, was weitreichende therapeutische Konsequenzen hat. Da bei malignen Lymphomen ein „Knochenbefall" längere Zeit auf das Knochenmark beschränkt sein kann, ohne den Knochen selbst zu tangieren, kann hier die Skelettszintigraphie mit einer Knochenmarkszintigraphie verbunden werden.

Entzündliche Skelett- und Gelenkerkrankungen: Bei entzündlichen Erkrankungen des Skeletts (akute und chronische Osteomyelitis) oder der Gelenke (chronische Polyarthritis, Infektarthritis, Arthritis urica, Arthritis psoriatica u. a.) sind eine erhöhte Umbauaktivität im spätstatischen Szintigramm sowie eine erhöhte arterielle Perfusion und venöse Blut-

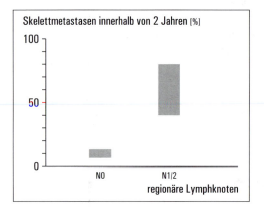

Abb. 13.7 Häufigkeit von Skelettmetastasen beim Mammakarzinom innerhalb von 2 Jahren, abhängig vom Lymphknotenbefall

poolphase in der Mehrphasenszintigraphie als Zeichen einer Floridität des entzündlichen Prozesses zu werten. Die erhöhte Aktivität kann im ersten Fall die Knochen, im zweiten Fall die Gelenkkapsel und umgebende Weichteile betreffen (s. Abb. 13.4). Damit gestattet die Skelett-Mehrphasenszintigraphie den Nachweis entzündlicher Erkrankungen des Skeletts oder der Gelenke sowie eine Feststellung der Ausdehnung (Befall verschiedener Gelenke) und der entzündlichen Aktivität.

Die akute Osteomyelitis kann szintigraphisch bereits nachgewiesen werden, wenn sie radiologisch noch negativ ist. Eine akute Osteomyelitis kann insbesondere beim Erwachsenen z. B. bei unklaren Fieberzuständen bei normalem Skelettszintigramm mit großer Wahrscheinlichkeit ausgeschlossen werden. Für Neugeborene trifft dies nur mit Einschränkung zu. Hier sind Osteomyelitisherde häufig eng umschrieben im Metaphysen-Epiphysen-Bereich lokalisiert. Durch Einsatz hochauflösender Untersuchungstechnik und der 3-Phasen-Szintigraphie ist aber auch hier die Nachweiswahrscheinlichkeit (ggf. Speicherdefekt) hoch. Bei chronischer Osteomyelitis findet sich eine erhöhte Anreicherung im spätstatischen Szintigramm, deren Ausmaß von der Knochenneubildung und von der Floridität des Prozesses abhängt. Die Intensität der Perfusions- und Blutpoolphase zeigt eine Beziehung zur entzündlichen Aktivität (s. Abb. 13.4). Ähnliches gilt für entzündliche Gelenkerkrankungen, wobei der Übergang zu aktivierten Arthrosen aber fließend ist.

Auch für die Verlaufs- und Therapiekontrolle entzündlicher Knochen- und Gelenkerkrankungen ist die Mehrphasen-Skelettszintigraphie gut geeignet. Gegebenenfalls wird man bei entzündlichen Skeletterkrankungen die Skelettszintigraphie mit einer nachfolgenden Entzündungs-(Leukozyten-)Szintigraphie verbinden (s. Kap. 15).

Osteonekrose: Osteonekrosen sind wahrscheinlich die Folge von Durchblutungsstörungen. Die Ursache ist oft nicht endgültig geklärt; bei Erwachsenen spielt eine vorangegangene Cortisonmedikation öfter eine Rolle.

Die **Perthes-Calvé-Legg-Krankheit** des Kindes und die Hüftkopfnekrose des Erwachsenen sind im Frühstadium röntgenologisch negativ. Zu diesem Zeitpunkt findet sich im Szintigramm eine verminderte arterielle Perfusion, ein verminderter venöser Blutpool und im spätstatischen Szintigramm eine verminderte Aktivitätsspeicherung im Hüftkopf. Letztere ist durch Aufnahmen mit vergrößernden und hoch auflösenden Spezialkollimatoren (Pinhole-Kollimator) oder durch SPECT-Untersuchung besonders gut zu erfassen. In späteren Erkrankungsstadien (Fragmentations- und Reparationsstadium) kann dann eine erhöhte Aktivitätsanreicherung auftreten, die die erhöhte Durchbauung des Knochens widerspiegelt.

Insbesondere bei der Perthes-Calvé-Legg-Krankheit ist, auch in der Verlaufskontrolle, wegen der höheren Sensitivität und Spezifität gegenüber Röntgendiagnostik und Szintigraphie und wegen der zugleich fehlenden Strahlenexposition heute die Kernspintomographie vorzuziehen.

Postoperative Fragestellungen: Häufig ergibt sich bei operativ versorgten Frakturen die Frage nach einer Entzündung. Hier ist die Mehrphasen-Skelettszintigraphie von hoher Aussagefähigkeit, wobei allerdings relativ frisch, d. h. innerhalb der letzten Monate, versorgte Frakturen (z. B. Nägel, Schrauben) bereits infolge der Operation erhöhte Umbauprozesse bedingen und so eine Differenzialdiagnose gegenüber einer Entzündung im Operationsbereich schwierig sein kann. Hier hilft die anschließende Entzündungsszintigraphie (Kap. 15) weiter. Bei autologen **Knochenimplantaten** (z. B. Unterkiefer) gestattet die Mehrphasen-Skelettszintigraphie den Nachweis der **Vitalität**. Die verminderte Perfusion und Blutpoolphase sowie eine fehlende oder verminderte Aktivitätsanreicherung im spätstatischen Szintigramm weisen auf fehlende Vitalität und die drohende Nekrose hin.

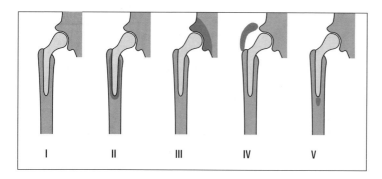

Abb. 13.8 Schematische Darstellung unterschiedlicher Befunde nach Implantation einer Hüfttotalendoprothese
I = Normalbefund; **II** = diffuse und intensive Anreicherung im Schaftbereich, Hinweis auf Infektion oder Lockerung; **III** = intensive Anreicherung im Bereich der Pfanne, Verdacht auf Pfannenlockerung; **IV** = Anreicherung periartikulär, Verdacht auf periartikuläre Ossifikationen. Diese sind röntgenologisch deutlicher nachweisbar und stehen mit einer Lockerung nicht im Zusammenhang. **V** = Diskrete Anreicherung im Bereich der Prothesenschaftspitze. Dieser Befund ist mehrdeutig und kann insbesondere bei zementfreien Prothesen als physiologisch angesehen werden. Bei zementierten Prothesen ist ein solcher Befund verdächtig auf eine beginnende Lockerung.
Im übrigen hängen die zu beobachtenden normalen und pathologischen Befunde davon ab, ob es sich um zementierte oder nichtzementierte Prothesen handelt, vom Prothesentyp und vom Operationsverfahren sowie vom Zeitpunkt der Operation.

Ein wichtiges Einsatzgebiet der Szintigraphie ist die postoperative Verlaufskontrolle bei **Endoprothesen** der Hüft- und der Kniegelenke. Bei persistierenden oder neu aufgetretenen Beschwerden besteht der Verdacht auf Lockerung oder Infektion, der röntgenologisch oft zunächst noch nicht zu erhärten ist. Hier kann das normale Szintigramm bei negativem Röntgenbefund eine Infektion oder Lockerung weitgehend ausschließen. Eine nähere ätiologische Differenzierung ist dagegen aufgrund eines positiven skelettszintigraphischen Befundes nicht möglich. Auch sind unterschiedliche normale und pathologische Verteilungsmuster im Prothesenbereich möglich, abhängig von der Art der Prothese und der Operationstechnik **(Abb. 13.8)**. Die zusätzliche Leukozytenszintigraphie kann bei der Differenzialdiagnose einer Entzündung weiterhelfen. Ein spezielles Verfahren stellt die intraartikuläre Gabe von ^{99m}Tc-Kolloiden dar. Bei Schaftlockerung findet sich ein Übertritt der Aktivität vom Gelenk in den Spaltbereich zwischen Prothese und Knochen.

Traumatische Veränderungen: Die Erkennung traumatischer Knochenveränderungen **(Frakturen)** ist nach wie vor eine Domäne der Röntgendiagnostik. Szintigraphische Verfahren werden hier nur ausnahmsweise eingesetzt. Dieses betrifft pathologische Zustände, bei denen die Röntgendiagnostik ähnlich wie bei Metastasen oder Entzündungen erst später einen pathologischen Befund liefert, beispielsweise bei Stressfrakturen (z. B. Marschfraktur bei Soldaten im Fußwurzelbereich). Außerdem kann die Szintigraphie eine diagnostische Hilfe liefern bei V. a. Frakturen in röntgenologisch schlecht beurteilbaren Skelettabschnitten, wie z. B. Handwurzelknochen, Fußwurzelknochen, Steißbein, Kreuzbein, Rippen. Bei normalem Szintigramm und ausreichender Latenzzeit von 12 bis 14 Tagen ist eine Fraktur nahezu sicher auszuschließen, sofern der Patient nicht sehr alt ist und es sich nicht um eine Schädelfraktur handelt.

Bei positivem Herdbefund im Szintigramm ist eine traumatische Genese nicht bewiesen, sondern es kommen auch andere Ursachen in Betracht (geringe Spezifität der

Szintigraphie). Auch ist bei der Beurteilung traumatisch bedingter Herde im Skelettszintigramm zu beachten, dass Anreicherungen bereits bei Periostverletzungen auftreten können, ohne dass Frakturen vorliegen müssen.

Eine **frische Fraktur oder Knochenverletzung** führt bei unter 60- bis 70-jährigen innerhalb von 2 bis 10 Tagen zu einer fokal erhöhten Aktivitätsanreicherung. Je peripherer ein traumatischer Herd gelegen ist, desto früher tritt der szintigraphisch erkennbare reaktive Knochenumbau ein; je zentraler das Trauma, desto länger die Latenzzeit. Sie beträgt für Hände und Füße etwa 2 Tage, für die Wirbelsäule etwa 6 bis 10 Tage. Schädelfrakturen führen dagegen meist nicht zu einem erhöhten Knochenumbau. Oberflächlich gelegene Aktivitätsanreicherungen in der Kalotte sind dennoch häufiger traumatisch bedingt und die Folge oberflächlicher Periostverletzungen.

Die Intensität traumatisch bedingter Aktivitätsanreicherungen nimmt einige Wochen lang nach dem Trauma kontinuierlich zu. Anschließend vermindert sich die Umbauaktivität wieder, um nach $\frac{1}{2}$ bis 1 Jahr zu verschwinden. Selten können posttraumatische Aktivitätsanreicherungen aber auch bis zu mehreren Jahren oder sogar Jahrzehnten persistieren, insbesondere bei überschießender Kallusbildung oder beim Vorliegen hypertrophischer Pseudarthrosen.

Besteht der Verdacht auf eine relativ frische Fraktur, was gelegentlich versicherungsrechtliche Konsequenzen hat, so kann die Szintigraphie zur Klärung eingesetzt werden. Eine Anreicherung ist nachweisbar, wenn das traumatische Ereignis wenigstens 12 bis 14 Tage zurückliegt. Ist dann der Befund negativ, liegt kein frisches Trauma vor. Ist der Befund positiv, so ist eine Kontrolluntersuchung nach etwa 2 bis 4 Wochen erforderlich. Im Falle eines frischen Traumas findet sich eine Zunahme der Aktivitätsanreicherung. Diese quantitativen Verlaufsuntersuchungen müssen dann aber unter Einhaltung von Standardbedingungen (z. B. konstante Wartezeit zwischen Injektion und spätstatischer Szintigraphie) durchgeführt werden. Die Auswertung erfolgt durch Bestimmung der Impulsrate in den entsprechenden Regionen (ROI-Technik).

Eine weitere Indikation im Bereich der Traumatologie ist die Skelettszintigraphie bei misshandelten Kindern **(battered child)**. Diese Kinder weisen äußerlich oft keine oder nur geringe Traumafolgen auf, und auch die Röntgendiagnostik verläuft hinsichtlich Frakturen häufig negativ und ist zudem mit einer höheren Strahlenexposition verbunden. Auch hier muss die Latenzzeit zwischen Trauma und dem Auftreten traumatischer Veränderungen im Szintigramm beachtet werden. Differenzialdiagnostisch sind Skelettläsionen anderer Genese zu beachten: akzidentelle Traumen, Rachitis, Osteogenesis imperfecta.

Auch beim **Sudeck-Syndrom** kann die Szintigraphie insbesondere im Frühstadium Hinweise auf die Erkrankung liefern. Im frühen Stadium des Sudeck-Syndroms findet sich bei der Mehrphasenszintigraphie in der ganzen betroffenen Extremität eine diffus stark erhöhte Perfusion (im Vergleich zur Gegenseite) und ein vergrößerter Blutpool mit diffus vermehrtem Knochenumbau, in späten Stadien tritt durch Atrophie das Gegenteil ein, eine verminderte Anreicherung.

Fehlermöglichkeiten

Fehlermöglichkeiten ergeben sich infolge von Artefakten und Fehlinterpretationen.

Artefakte können Speicherdefekte (cold spots) sein, hervorgerufen durch Metallgegenstände am oder im Körper, die die Gammastrahlung absorbieren. Erkennbar sind sie meist schon durch die Lokalisation und die scharfe Begrenzung. *Cold spots* können vorgetäuscht werden durch Amulette, Gürtelschnallen, Münzen, Schrittmacher, Hosenträgerclips. *Hot spots* können durch Kontaminationen (Verschleppung durch den Tupfer an der Injektionsstelle, Urinkontaminationen) bedingt sein. Insbesondere bei Aufnahmen im Beckenbereich ist dann das Ausziehen der

Unterwäsche, Hautreinigung, ggf. eine zusätzliche Szintigraphie im Sitzen erforderlich. Auf Weichteilanreicherungen wurde oben schon eingegangen. Eine häufige Fehlerquelle sind Heparininjektionen in den Weichteilen des Oberschenkels, die ggf. durch Seitenaufnahmen als nicht dem Knochen zugehörig erkannt werden können.

Außerdem ergeben sich Fehlermöglichkeiten aus der geringen Spezifität, der hohen Sensitivität und einer Fehlinterpretation (Überinterpretation) von Skelettherden, die in ihrer Genese immer unspezifisch sind. So wurde z. B. anhand von gezielten Biopsien festgestellt, dass solitäre Herde im Ganzkörper-Skelettszintigramm bei Tumorpatienten nur in etwa 10 bis 40% Metastasen entsprechen. Charakteristisch für **Skelettmetastasen** sind eher multiple Herde. Die Ursachen einzelner Skelettherde sind oftmals durchgemachte Traumen, meist Bagatelltraumen, oder degenerative Prozesse. Charakteristisch sind die Anamnese (Bagatelltrauma) und ggf. eine perlschnurartige Anordnung mehrerer **Rippenherde**, die röntgenologisch negativ sind und bei einer szintigraphischen Kontrolle nach 3 bis 6 Monaten nicht mehr nachweisbar oder in der Intensität deutlich rückläufig sind **(Abb. 13.9)**.

Fehl- und Überinterpretationen betreffen auch oftmals diskrete Herde bei älteren Patienten. **Degenerative Prozesse** sind bei älteren Menschen nahezu immer nachweisbar und führen dann zu mehr oder weniger intensiven Aktivitätsanreicherungen typischer Lokalisation: nämlich randständig vor allem im Bereich der kleinen Wirbelgelenke, der Knie-, Hüft-, Schulter-, Sternoklavikulargelenke, in Händen und Füßen. Intensivere multiple Herde, die mit Metastasen verwechselt werden können, kommen bei ausgeprägter **Osteoporose, Osteomalazie** und bei **Hyperparathyreoidismus** vor.

Lokale Anreicherungen mäßigen Grades im **Nasennebenhöhlen-** und im **Kieferbereich** sind meist die Folge abgelaufener oder florider entzündlicher Veränderungen oder von

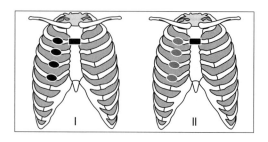

Abb. 13.9 Perlschnurartige Anordnung von pathologischen Rippenherden rechts infolge eines Traumas. Röntgenologischer Normalbefund.
I = Ausgangsbefund 14 Tage nach dem Trauma;
II = szintigraphische Kontrolle 6 Monate später mit deutlich rückläufiger Aktivität der Herde. Zustand nach Autounfall (Gurttrauma, Fahrerseite).

zurückliegenden Operationen oder kürzlich erfolgten Zahnextraktionen. Meist besitzen sie keine klinische Relevanz.

Bei **Hyperparathyreoidismus** und auch bei einer diffusen Skelettmetastasierung (z. B. beim Prostatakarzinom) ist das gesamte Skelett diffus verstärkt mit Aktivität belegt, so dass einzelne Herde oft nicht mehr zu beobachten sind, sondern das Gesamtskelett sich auffallend gut abbildet (sog. **Super-Bone-Scan**; hierbei werden die Nieren meist nicht abgebildet, da das Skelett so viel speichert).

Die hohe Sensitivität der Skelettszintigraphie bei geringer Spezifität führt dazu, dass pathologische Herde anschließend oft einer gezielten Diagnostik mit bildgebenden Verfahren, z. B. Röntgen, CT oder NMR, unterzogen werden müssen, um sie differenzialdiagnostisch näher zuzuordnen.

Aber auch die **Mehrphasenszintigraphie** kann zu einer besseren differenzialdiagnostischen Zuordnung von Herden beitragen. Sie sollte bei lokalen Hinweisen stets eingesetzt werden, da sie nicht zu einer erhöhten Strahlenexposition des Patienten führt.

Ebenso wie bei der Röntgendiagnostik ist vor Durchführung einer Skelettszintigraphie eine gezielte **klinische Fragestellung** erforderlich mit Angaben zu den Beschwerden des Patienten, zu Frakturen und durchgemachten

Bagatelltraumen einschließlich deren Lokalisation, gelegentlich zu den sportlichen Aktivitäten des Patienten (z. B. Golf, Karate) und schließlich zu den differenzialdiagnostisch in Betracht zu ziehenden Krankheitsbildern. Bereits erhobene normale oder pathologische Röntgenbefunde sollten vorgelegt werden, da sie bei gemeinsamer Beurteilung mit dem Skelettszintigramm dessen Aussagefähigkeit nur erhöhen können.

13.2 Knochenmarkszintigraphie

Zahlreiche Erkrankungen des Knochens beginnen primär im Knochenmark. Dies bedeutet, dass die bildliche Darstellung des Knochenmarks einen Knochenmarkbefall entweder früher oder ausgedehnter nachweist als Methoden der Knochendiagnostik (Szintigraphie oder Röntgen). Dies betrifft insbesondere maligne Lymphome mit bevorzugt herdförmigem Knochenmarkbefall, jedoch auch Karzinome und Entzündungen. Die funktionelle Aktivität des blutbildenden Knochenmarks ist schließlich bei hämatologischen Systemerkrankungen (z. B. Polycythaemia vera) charakteristisch verändert. (Siehe auch Kap. 14.3)

Prinzip
Es kommen unterschiedliche Radiopharmaka zum Einsatz:

Mit ^{99m}Tc-markierte Kolloide (Albuminpartikel) werden nach i. v. Injektion vom retikulohistiozytären System (RHS) von Leber, Milz und Knochenmark phagozytiert. Die RHS-Verteilung im Knochenmark entspricht meist der des roten, blutbildenden Marks. Selten findet sich eine Dissoziation (z. B. bei aplastischer Anämie, nach Chemo- oder Strahlentherapie, bei Osteomyelosklerose bzw. -fibrose), so dass ggf. hier eine zusätzliche Knochenmarkszintigraphie nach Gabe von Indium-111-Chlorid möglich ist. ^{111}In wird an Transferrin gebunden und zu den Erythroblasten transportiert. Ein Nachteil der Knochenmarkszintigraphie mit ^{99m}Tc-markierten Kolloiden ist die Tatsache, dass die Anreicherung im RHS von Leber und Milz höher ist als im Knochenmark. Dies führt dazu, dass nahe gelegene Knochenmarkanteile (Teile der Rippen und Brustwirbelsäule) szintigraphisch nicht beurteilbar sind.

Aus diesem Grund wird heute die Markierung von Granulozytenvorstufen mit einem ^{99m}Tc-markierten monoklonalen Antikörper zur Knochenmarkszintigraphie bevorzugt. Die Anreicherung in Leber und Milz ist hierbei gering; deshalb kann das gesamte Knochenmark beurteilt werden. Dieses Radiopharmakon ist aber relativ teuer.

Appliziert werden 550 bis 740 MBq (15–20 mCi) ^{99m}Tc-markiertes Kolloid (Nanocoll) oder gegen Granulozyten gerichtete Antikörper. Die Äquivalentdosis beträgt 6 bis 8 mSv, die des Knochenmarks um 20 mGy.

Geräte
Die Ganzkörperszintigraphie erfolgt wie bei der Skelettszintigraphie mit einer Ganzkörper-Gammakamera in ventraler und dorsaler Sicht. Die Szintigramme werden rechnergesteuert aufgenommen und dann in unterschiedlichen Intensitäten dargestellt.

Auswertung
Die Auswertung erfolgt üblicherweise visuell-qualitativ.

Praktische Durchführung
Besondere Vorbereitungen werden, ähnlich wie bei der Skelettszintigraphie, nicht getroffen. Der Patient erhält das Radiopharmakon (^{99m}Tc-Kolloid oder ^{99m}Tc-Granulozytenantikörper) i. v. Nach einer Wartezeit von 1 Stunde beginnt die Ganzkörperszintigraphie, die etwa 30 bis 60 Minuten dauert, ggf. zusätzlich SPECT einzelner Regionen.

Ergebnisse

Rotes, blutbildendes Knochenmark findet sich beim Kind bis in die peripheren Röhrenknochen, beim Erwachsenen nur im Stammskelett einschließlich etwa ⅓ der proximalen Oberarm- und Oberschenkelknochen. Der zentripetale Rückzug des blutbildenden Knochenmarks erfolgt zwischen dem 12. und 18. Lebensjahr. Speicherdefekte durch Krankheitsherde (Entzündung, Tumor, Bestrahlungsfolge) können nur im aktiven Knochenmark als *cold spots* gesehen werden.

Hämatologische Erkrankungen können zu einer pathologischen zentrifugalen Ausdehnung des aktiven blutbildenden Knochenmarks führen.

Indikationen

Nachweis der funktionellen Knochenmarkaktivität: Bei hämatologischen Erkrankungen mit erhöhter Knochenmarkaktivität, z. B. bei der **Polycythaemia vera**, kommt es zu einer zentrifugalen Ausdehnung des szintigraphisch darstellbaren aktiven blutbildenden Knochenmarks, die bis in die Peripherie der distalen Röhrenknochen reichen kann. Hierbei ist die Anreicherung homogen und kräftig. Bei Schädigungen des Knochenmarks im Stammbereich (z. B. nach **Chemotherapie**, **Strahlentherapie**, **Osteomyelofibrose**) kommt es ebenfalls zu einer zentrifugalen Ausdehnung des aktiven Knochenmarks, jedoch weist das Stammskelett eine verminderte, teilweise lückenhafte Aktivität auf. Auch nach Knochenmarktransplantation kann die Ausdehnung aktiven vitalen Knochenmarks szintigraphisch nachgewiesen werden.

Nachweis von Krankheitsherden: Bei **malignen Lymphomen** mit bevorzugt herdförmigem Knochenmarkbefall zeigt das Knochenmarkszintigramm früher pathologische Ergebnisse als das Skelettszintigramm. Häufig werden bei dieser Krankheitsentität Skelett- und Knochenmarkszintigraphie deshalb in Kombination durchgeführt (1–2 Tage Abstand). Charakteristisch ist bei malignen Lymphomen mit Knochenmarkbefall, z. B. bei der Hodgkin-Krankheit, einerseits eine mäßige bis deutliche zentrifugale Ausdehnung des aktiven Knochenmarks, andererseits das Vorkommen von einzelnen oder multiplen Speicherdefekten durch einzelne Tumorherde.

Insbesondere ist die Knochenmarkszintigraphie (ggf. auch die gezielte Kernspintomographie des Knochenmarks) sinnvoll, wenn beim Verdacht auf einen Knochenmarkbefall die blinde Beckenkammbiopsie negativ ist. Knochenmarkszintigraphie (und/oder Kernspintomographie) können Hinweise liefern, an welcher Stelle eine Biopsie besser gezielt durchgeführt wird.

Auch bei Karzinomen mit bevorzugtem Skelettbefall ist ein ergänzende Knochenmarkszintigraphie häufiger sinnvoll. Bei normalem Skelettszintigramm ist die Wahrscheinlichkeit, dass dennoch Knochenmarkmetastasen vorliegen, eher gering. Bei solitären Herden im Skelettszintigramm, die häufig mehrdeutig sind, kann die Knochenmarkszintigraphie ggf. weitere Herde aufdecken und den Metastasenverdacht erhärten.

13.3 Komplementäre und alternative Verfahren

Bei V. a. eine Skeletterkrankung wird häufig zunächst die Röntgendiagnostik bevorzugt. Es ist aber zu beachten, dass einige Skeletterkrankungen szintigraphisch früher nachzuweisen sind als röntgenologisch. Dies betrifft z. B. Skelettmetastasen. Ein normaler Röntgenbefund schließt Skelettmetastasen nicht aus.

Zudem beginnen Skeletterkrankungen oftmals im Knochenmark, so dass in frühen Stadien auch die Skelettszintigraphie negativ sein kann. Dann kann die zusätzliche Knochenmarkszintigraphie ggf. zu einer früheren Diagnostik führen und die Ausdehnung der Erkrankungen (Staging) besser erkennen.

Hinsichtlich der Auflösung ist die Kernspintomographie, mit der das Knochenmark bildlich gut dargestellt werden kann, der Knochenmarkszintigraphie überlegen. Einschränkungen ergeben sich bei der Kernspintomographie des Knochenmarks hinsichtlich des Untersuchungsaufwands (derzeit sind Ganzkörperdarstellungen mit vertretbarem Zeitaufwand kaum möglich) und hinsichtlich einer eingeschränkten Beurteilbarkeit bestimmter Regionen, z. B. der Rippen. Die Knochenmarkszintigraphie dient ggf. als Suchmethode zur Eingrenzung bestimmter Regionen, die dann gezielt kernspintomographisch untersucht werden können. Auch das Hinzuziehen anderer szintigraphischer Verfahren kann zur näheren Abklärung von Skelettherden sinnvoll sein, z. B. die Entzündungsszintigraphie (s. Kap. 15) oder verschiedene Methoden der Tumorszintigraphie (s. Kap. 16).

Zusammenfassung

Die Skelettszintigraphie ist eine der am häufigsten durchgeführten nuklearmedizinischen Untersuchungen. Sie ist von hoher klinischer Relevanz. Gegenüber der Röntgendiagnostik des Skeletts besitzt sie mehrere Vorteile. Auf kostengünstige Weise kann eine Ganzkörper-Übersichtsaufnahme angefertigt werden, die Erkennung pathologischer Herde (hot spots) ist einfach, sie ist für zahlreiche Skeletterkrankungen sensitiver als die Röntgendiagnostik, und sie fällt im Krankheitsverlauf meist früher pathologisch aus. Aus diesem Grund wird sie häufig als Suchmethode zum Ausschluss von Skelettmetastasen bei Tumorpatienten eingesetzt, zusätzlich in der Verlaufs- und Therapiekontrolle. Bei zahlreichen rheumatologischen, orthopädischen und pädiatrischen Problemen liefert die Mehrphasen-Skelettszintigraphie differenzialdiagnostisch bedeutsame Hinweise hinsichtlich Anzahl, Lokalisation, Ausdehnung und Florididät von krankhaften Knochenprozessen. Hohe Sensitivität und geringe Spezifität der Untersuchung fordern eine zurückhaltende Interpretation krankhafter Ergebnisse und die sorgfältige Einordnung in das klinische Gesamtspektrum.

Gelegentlich ist eine Knochenmarkszintigraphie ergänzend sinnvoll. Sie gestattet eine frühzeitige Erkennung von solchen Krankheitsprozessen, die auf das Knochenmark beschränkt sind und den Knochen selbst noch nicht betroffen haben. Auch gestattet die Knochenmarkszintigraphie die lokale Eingrenzung zur gezielten Abklärung mit der Kernspintomographie. Häufig machen skelettszintigraphische oder knochenmarkszintigraphische Befunde eine zusätzliche gezielte Röntgen-, CT- oder kernspintomographische Diagnostik zur näheren differenzialdiagnostischen Zuordnung erforderlich.

Kasuistik

Normalbefund

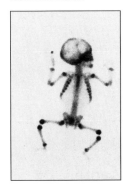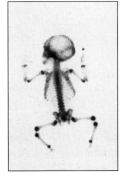

Fall 1 Normalbefund
Kind, $3\frac{1}{2}$ Jahre (^{99m}Tc-MDP)

13 Skelett und Gelenke

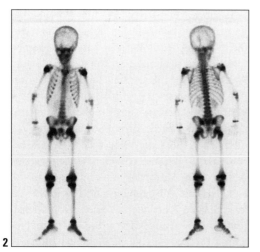

Fall 2 Normalbefund
Kind, 6 Jahre (^{99m}Tc-MDP)

Fall 3 Normalbefund
Junge Frau, 33 Jahre (^{99m}Tc-MDP) ▶

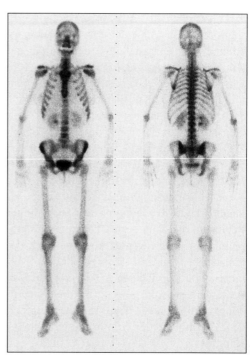

Varianten

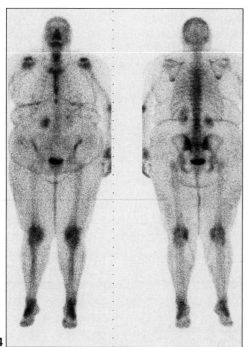

Fall 4 Adipositas permagna
Junge Frau, 36 Jahre (^{99m}Tc-MDP)

Fall 5 Überstrahlungsartefakt
Kein Hinweis auf ossäre Metastasierung bei Aderhautmelanom. Die Schädelkalotte ist wegen lokaler Radiatio (Rutheniumplatte) nicht beurteilbar (^{99m}Tc-MDP). ▶

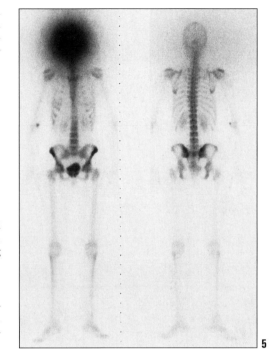

Fall 6 Extraskelettale Anreicherung ▼
Phosphonatanreicherung in Lebermetastasen bei metastasierendem Sigmakarzinom (^{99m}Tc-MDP). Hydronephrose links (fehlende Nierendarstellung links).

Fall 7 Postoperativer Folgezustand ▼
17-jähriger Mann mit Ewing-Sarkom. Z. n. Exartikulation, Beckenteilresektion und Radiatio. Kein Anhalt für ein Lokalrezidiv oder Fernmetastasen (^{99m}Tc-MDP).

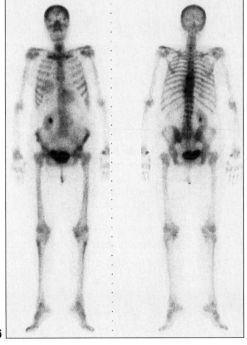

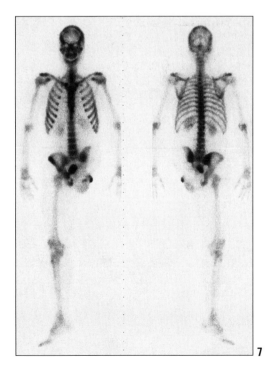

Degenerative Veränderungen, Entzündungen

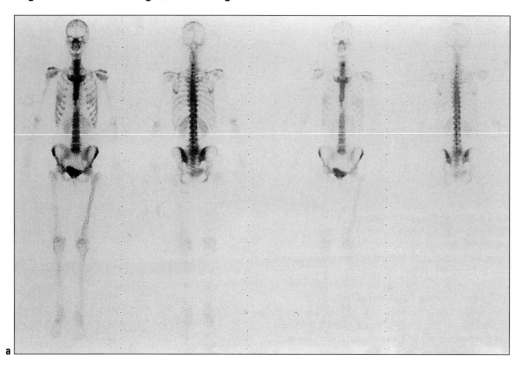

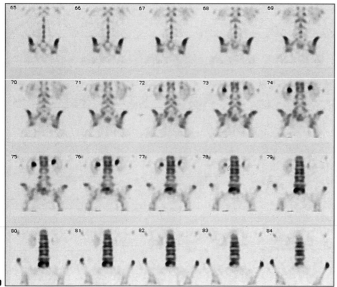

Fall 8a+b Spondylarthrose
44-jährige Patientin mit Spondylarthrose LWK5/SWK1. Die Beteiligung der Gelenke wird in der koronaren Schnittbildtechnik (SPECT) deutlicher als in der planaren Szintigraphie (^{99m}Tc-MDP).

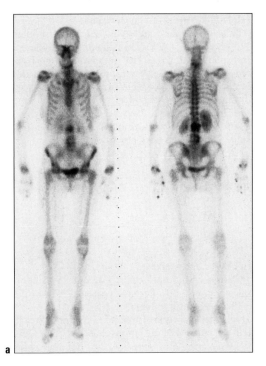
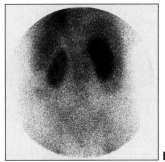
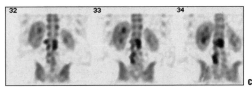

Fall 9a–c Spondylolisthesis
Hier insbesondere Beteiligung von LWK2/3 bei einer 78-jährigen Patientin. Die Weichteilphase (**b**) und die Tomographie (**c**: koronare Schnittführung) führen diagnostisch weiter (^{99m}Tc-MDP).

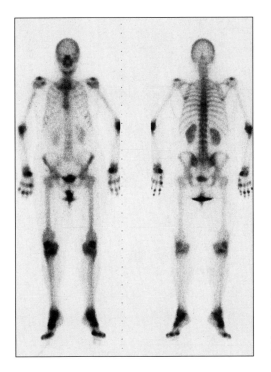

Fall 10 Rheumatoide Arthritis
Rheumatische Beschwerden und Erhöhung der BSG bei einer 65-jährigen Patientin. Nachweis multipler Anreicherungen im Bereich der kleinen und großen Gelenke (^{99m}Tc-MDP).

254   13 Skelett und Gelenke

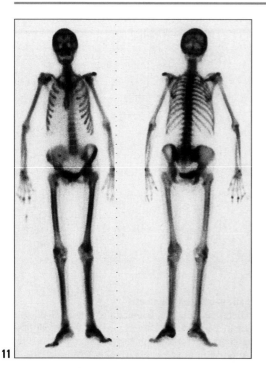

Fall 11 PCP / Hyperparathyreoidismus
Abklärung einer unklaren, deutlich erhöhten BSG bei einer 58-jährigen Patientin. Z. n. Nierentransplantation. Z. n. TEP-Implantation im rechten Knie. Deutliche Mehranreicherungen in den Hand- und Fingergelenken, insbesondere im distalen Interphalangealgelenk von D II und D III rechts. „Superscan" bei Hyperparathyreoidismus oder Hyperkalzämie (^{99m}Tc-MDP) (fehlende Darstellung der Nieren).

Fall 12a–c Osteosarkom
18-jähriger Mann mit einem Osteosarkom im distalen Femur ohne Fernmetastasen (^{99m}Tc-MDP; 3-Phasen-Szintigraphie).
Deutliche Hyperperfusion **(a)**, verstärkte Weichteil- **(b)** und Mineralisationsphase **(c)**. Die Quotienten zeigen im Vergleich zur Referenzregion eine um den Faktor 10 verstärkte Durchblutung und um den Faktor 5 verstärkten Knochenstoffwechsel. ▼

Primäre Knochentumoren: maligne Knochentumoren

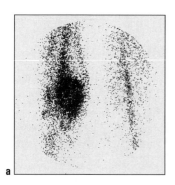
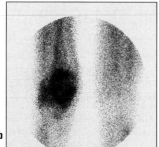
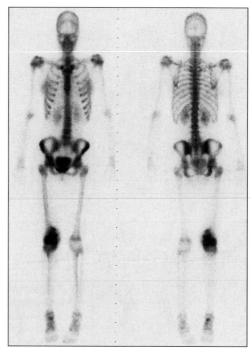

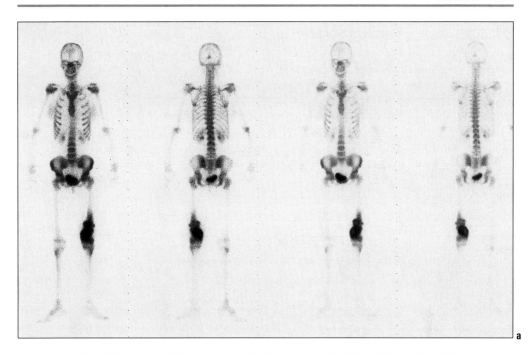

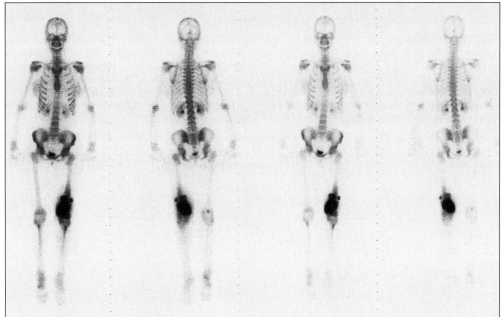

Fall 13a+b Verlaufskontrolle: Osteosarkom
18-jährige Frau mit Osteosarkom im linken distalen Femur (^{99m}Tc-MDP).
Im Vergleich zur Voruntersuchung (**a**) (Mineralisationsphase T/NT = 11,8) zeigt sich kein Ansprechen des Tumors auf die Chemotherapie (T/NT = 11,8) (**b**). Nach szintigraphischen Kriterien: Non-Responder ohne Metastasen (Schwelle für Responder: Abnahme um >40%). Zeitabstand 2 Monate.

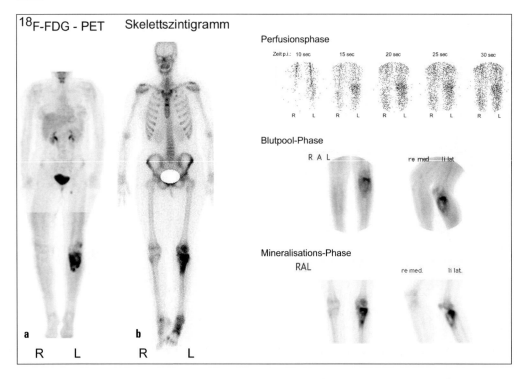

Fall 14 Osteosarkom
16-jährige Patientin mit einem Osteosarkom in der linken Tibia. Staging-Untersuchungen:
(a) ^{18}F-FDG-PET: Intensive, inhomogene Steigerung des Glucosestoffwechsels in der linken proximalen Tibia. Physiologische Tracerakkumulation in den Nierenbecken und der Harnblase.

(b) Skelettszintigraphie (^{99m}Tc-MDP): gesteigerte Phosphonatanreicherung in der linken Tibia in der Perfusions- und Blutpoolphase, bedingt durch eine lokal gesteigerte Durchblutung. Auch in der Mineralisationsphase zeigt sich eine intensive Traceranreicherung durch den gesteigerten Knochenstoffwechsel.

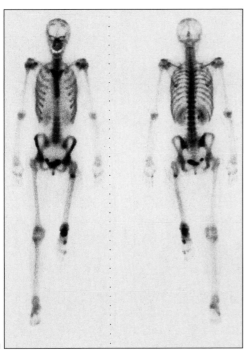
15a

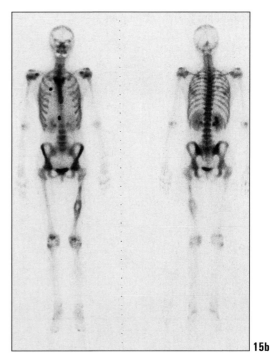
15b

Fall 15a+b Malignes fibröses Histiozytom / Fraktur
23-jähriger Mann; Z. n. Borggreve-Operation bei Histiozytom des linken Oberschenkels (^{99m}Tc-MDP) (**a**).
Die Anreicherung im Fußwurzelskelett ist mit einer Kalkaneusfraktur vereinbar. Der (neu aufgetretene) Herd im Osteotomiebereich ist verdächtig auf ein Lokalrezidiv, zumal der ehemalige Primärtumor am Femur relativ weit nach proximal hinaufragte (**b**).

Benigne Knochentumoren

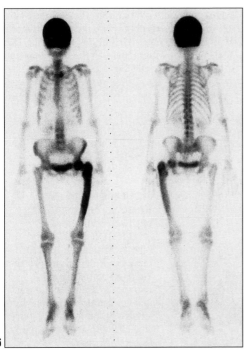
16

Fall 16 Paget-Krankheit
Benigne Knochentumoren haben im Vergleich zur Norm im allgemeinen eine nur mäßig erhöhte Aktivität. Zu den Ausnahmen gehört die Paget-Krankheit (^{99m}Tc-MDP).

Sekundäre Knochentumoren

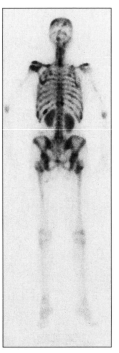
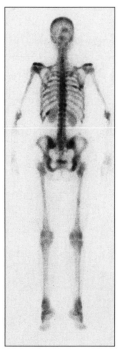
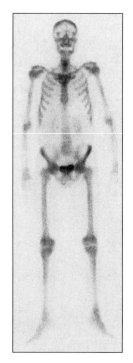
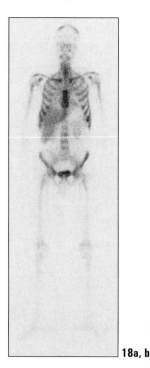

17a, b

18a, b

Fall 17a+b Mammakarzinom ▲
Deutliche Befundbesserung der multiplen Skelettbeteiligung des Mammakarzinoms der 37-jährigen Patientin innerhalb von 13 Monaten (^{99m}Tc-MDP). Z. n. vier Chemotherapiezyklen.

Fall 18 Plasmozytom ▲
Die Skelettszintigraphie (^{99m}Tc-MDP, **a**) ist nicht sensitiv bei der Suche nach Manifestationen des Plasmozytoms. Der 49-jährige Patient zeigt nur einen inhomogenen photopenischen Defekt (cold lesion) im proximalen Drittel des Sternums. Die Knochenmarkszintigraphie (^{99m}Tc-Granulozyten-Ak, **b**) zeigt einen deulichen Markspeicherdefekt.

Osteomyelitis / Entzündung

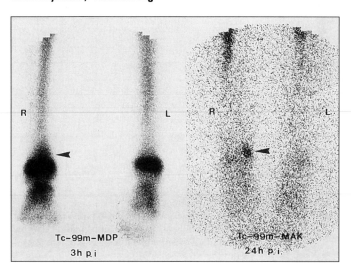

Fall 19 Brodie-Abszess
Knabe mit Brodie-Abszess. Die Skelettszintigraphie (^{99m}Tc-MDP, links) überschätzt Ausmaß und Ausdehnung der Entzündung (^{99m}Tc-NCA-95-Antikörpermarkierte Eigengranulozyten, rechts). Ein unauffälliges Skelettszintigramm schließt auch eine chronische Osteomyelitis fast immer aus.

Kasuistik

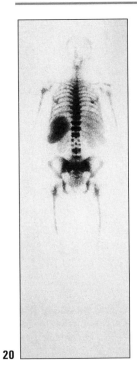 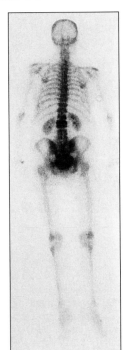 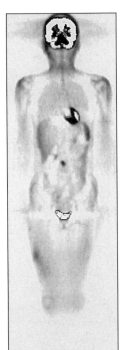 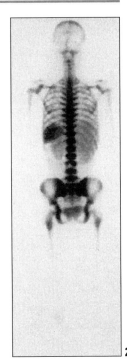

20   21

Weitere Systemerkrankungen / Polytrauma

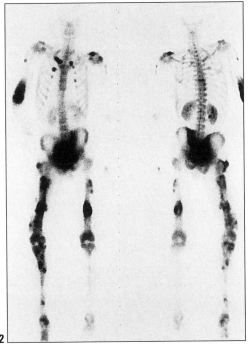

22

Fall 20 Spondylitis ▲
Die Skelettszintigraphie (^{99m}Tc-MDP rechts) ist bei der Fragestellung Spondylitis (LWK2) nicht spezifisch. Im Stammskelett reichern sich auch bei einer Entzündung die markierten Granulozyten (^{99m}Tc-NCA-95-Antikörper) weniger an als in der Umgebung. Ursache ist die Verdrängung des Markraums mit ehemals physiologischer Anreicherung (*cold lesion*, links).

Fall 21 Osteomyelitis nach Schussverletzung ▲
Der Entzündungsprozess in LWK2 resultiert in der Granulozytenszintigraphie wegen einer verdrängten Markspeicherung in einer *cold lesion* (rechts). Mit der ^{18}F-FDG-Ganzkörper-PET zeigt sich der Focus durch Anreicherung des Tracer in den Makrophagen (links).

◀
Fall 22 Myositis ossificans
24-jähriger Mann mit Myositis ossificans (^{99m}Tc-MDP). Z. n. Polytrauma mit multiplen (pathologischen) Frakturen auf dem Boden der Myositis ossificans.

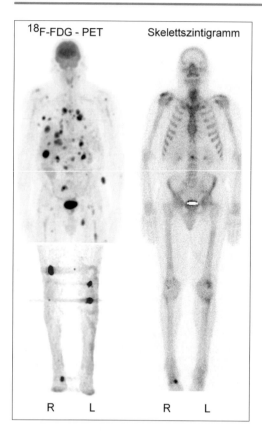

Fall 23 Melanom
60-jähriger Patient mit malignem Melanom. Zur Abklärung von LWS-Beschwerden erfolgte zunächst eine Skelettszintigraphie. Es zeigten sich fokale Läsionen in der oberen LWS, knienah im linken Femur und in der Tibia sowie im rechten Fuß. Die daraufhin durchgeführte ^{18}F-FDG-PET ergab eine ausgeprägte systemische Metastasierung, in der u. a. weitere ossäre Läsionen (z. B. rechter Femur) identifiziert werden konnten.

14 Hämatologie und retikulohistiozytäres System

14.1 Erythrozytäres System

Der Einsatz von Radionukliden in der hämatologischen Nuklearmedizin gehört zu den ältesten Untersuchungen, die auf Pioniere wie J. F. Iliot und G. von Hevesy zurückgehen.

Blut-, Erythrozyten- und Plasmavolumenbestimmung
Die Verteilungsräume der verschiedenen Blutvolumina (Erythrozyten-, Blut- und Plasmavolumen; EV, BV, PV) lassen sich mit dem Verdünnungsprinzip bestimmen:

$$BV = EV + PV = EV \frac{1000}{HK}, = PV \frac{100}{100 - HK},$$

Das Erythrozytenvolumen kann aus dem Teilvolumen/Gesamtblutvolumen errechnet werden. Man setzt voraus, dass zwischen dem Gesamthämatokrit und dem Hämatokrit (HK) des peripheren Blutes ein konstantes Verhältnis (0.91) besteht.

EV: m 35 ± 3 ml/kg KG; w 30 ± 3 ml/kg KG
PV: m 42 ± 3 ml/kg KG; w 36 ± 3 ml/kg KG
BV: m 77 ± 5 ml/kg KG; w 66 ± 5 ml/kg KG

Bei Patienten im Schockzustand, mit Herzinsuffizienz, Ödemen oder Milzvergrößerung ist diese Voraussetzung nur mit Einschränkungen gegeben, ferner ist dann eine verzögerte Gleichgewichtseinstellung zu berücksichtigen. Die markierten Erythrozyten müssen innerhalb von 2 Stunden reinjiziert werden, die Blutentnahmen erfolgen 30 Minuten p.i. Eine Markierungsanleitung mit ^{99m}Tc wird in Kapitel 8 (Herz-Kreislauf-System) beschrieben. Im Gegensatz zum Plasmavolumen wird das Erythrozytenvolumen nicht signifikant von Körperlage, Tageszeit und Nahrungsaufnahme beeinflusst. Soll anschließend die Erythrozytenkinetik bestimmt werden, so muss die Markierung mit dem langlebigen ^{51}Cr erfolgen.

Zu den Indikationen zählen **Dehydratations- (Schock) und Hyperhydratationszustände** (akutes Nierenversagen), aber auch die Differenzierung der **Anämien** gegenüber der Hämodilution und die Abgrenzung der **Pseudoglobulie** (Stress, Coma diabeticum) gegenüber einer echten **Polyglobulie**. Bei der Diagnose der **Polycythaemia vera** sind das Erythrozytenvolumen (EV: m > 36 ml/kg KG; w > 32 ml/kg KG) und eine arterielle O_2-Sättigung > 92 % bei Vorliegen weiterer laborchemischer oder klinischer Parameter von Relevanz.

Als Maß zur Bestimmung des Plasmavolumens hat sich der Verteilungsraum des ^{99m}Tc- (früher $^{131/125}$I-) Humanserum-Albumin (HSA) etabliert.

Erythrozytenkinetik
Die Erythrozyten haben eine mittlere Lebensdauer von 115 Tagen. Die mittlere Überlebenszeit und der Hauptabbauort der altersgemischten Population können mit patienteneigenen, nach entsprechender Vorschrift mit ^{51}Cr-markierten Erythrozyten (1 MBq, $Na_2^{51}CrO_2$ in ACD-Lösung) über die Messung des erythrozytengebundenen Chroms im Blut bestimmt werden. Die Messzeit und Probenentnahme ohne Stauung orientieren sich an der Halbwertszeit (HWZ) und liegen in der Größenordnung von 2 Wochen. Ein Teil des Chroms (5–8 %) diffundiert aus den Erythrozyten innerhalb der ersten 24 Stunden heraus und erzeugt in der logarithmischen

Darstellung einen Frühabfall. Das in der Zelle reduzierte Chromatin ist an die Proteinbindung des Hämoglobins angelagert. Das beim Erythrozytenabbau frei werdende Chrom wird nicht reutilisiert, d. h., es kann die Zelle nicht erneut markieren, und wird renal ausgeschieden. Der Normbereich für die scheinbare, mittlere Erythrozytenhalbwertszeit (MLZ) liegt zwischen 25 und 40 Tagen.

Die scheinbare HWZ wird bei **hämolytischen Anämien** mit 5 bis 20 Tagen verkürzt gefunden. Stärkste Verkürzungen werden bei **erworbenen, autoimmunen hämolytischen Anämien** beobachtet. Weitere Indikationen stellen **hereditäre Sphärozytosen, nächtliche paroxysmale Hämoglobinurie, Infekte, Tumoren** und Erkrankungen aus dem rheumatischen Formenkreis dar, wobei die Lebenszeit allein nicht pathognomonisch ist.

Unter Berücksichtigung des Erythrozytenvolumens (EV) kann zusätzlich die effektive Erythrozytenproduktion (P) errechnet werden: P = EV/MLZ (ml/Tag).

Der Abbauort der Erythrozyten wird über Uptake-Messungen (konstante Messzeiten) über Leber, Milz und Herz (als Maß für den Blutpool) lokalisiert. Bei der **erworbenen hämolytischen Anämie** ist die Milz der Hauptabbauort. Vor einer erwogenen **Splenektomie** muss der Beitrag der Milz an der Erythropoese berücksichtigt werden (s. Ferrokinetik). Bei einer **intravasalen Hämolyse** wird kein organbezogener Abbau beobachtet, ggf. gleichsinnig über Leber und Milz. Die **hereditäre Sphärozytose** (Leber-Milz-Quotient >2) und **hereditäre nichtsphärozytäre hämolytische Anämie** (Anstieg über Leber und Milz) weisen charakteristische Uptake-Muster auf.

Die simultane Anwendung von ^{51}Cr und ^{59}Fe bereitet messtechnisch keine grundsätzlichen Schwierigkeiten, weil sich beide Nuklide in der Energie ihrer Gammaquanten unterscheiden (^{59}Fe = 0,19, 1,10, 1,29 MeV, ^{51}Cr = 0,323 MeV). Im Energiefenster der ^{51}Cr-Photonen wird allerdings die Compton-Strahlung des ^{59}Fe mitgemessen. Daher muss für möglichst alle Messungen ein Korrekturfaktor bestimmt werden.

Die kombinierte ^{51}Cr-/^{59}Fe-Messung ist immer dann zu empfehlen, wenn zur Messung des Blutvolumens, dessen Kenntnis Voraussetzung zur Berechnung relevanter Parameter wie die Fe-Utilisation ist, nicht die ^{99m}Tc-Markierung verwendet wird (Ferrokinetik).

Eisenresorption

Mit dem Eisenisotop ^{59}Fe ist es möglich, die intestinale Eisenresorption zu bestimmen. Die Messung der Ganzkörperretention einer oral applizierten ^{59}Fe^{++}SO$_4$ · 7 H$_2$O-Testdosis (20 kBq, 2,8 mg) mit Vitamin C ist die gebräuchlichste Methode. Die nach intravenöser (i. v.) Injektion interindividuell sehr unterschiedliche Plasmaeisenclearance kann nicht zur Bestimmung der Resorption herangezogen werden.

Die Normwerte streuen erheblich (10–40%). Die Menge des resorbierten Eisens ist von vielen Faktoren, wie der Masse und der chemischen Form des zugeführten Eisens, der Magenfunktion und der Menge des für die Blutbildung verfügbaren Reserveeisens, abhängig.

Die Differenzialdiagnostik der **Eisenmangelanämie** wird durch das Ergebnis der Eisenresorptionsprüfung beeinflusst. Verminderte Eisenresorptionswerte weisen auf eine **Dünndarmerkrankung** hin. Normalwerte der intestinalen Eisenresorption bei bewiesenem Eisenmangel lassen keinen Rückschluss auf die Ursache zu. Es kann sich um eine enterale Funktionsstörung geringen Grades handeln, es kann aber auch eine Verminderung der Eisenkonzentration im Blutserum bei **Infekten, Tumoren** oder **malignen Systemerkrankungen** vorliegen. Die Messung der Eisenbindungskapazität hilft hier weiter. Findet sich eine Steigerung der intestinalen Eisenresorption, so muss in erster Linie an **Blutverluste** gedacht werden. Ein stärkerer Blutverlust während der Untersuchungszeit kann bei tatsächlich gesteigerter Resorption einen Normalbefund vortäuschen.

Für die Diagnostik der **Hämochromatose** kommt der Bestimmung der intestinalen Eisenresorption keine entscheidende Bedeutung zu. Differenzialdiagnostischen Gewinn verspricht die Methode bei Patienten mit **Hypersiderinämie** und **Anämie**. Eine gesteigerte intestinale Eisenresorption weist auf eine **Knochenmarkhyperplasie** und vermehrte ineffektive Erythropoese hin, also auf eine **sideroachrestische** bzw. **sideroblastische** Anämie. Der pathophysiologische Zusammenhang ist bisher unklar.

Eisenausscheidung, Blutverlust

Der Organismus scheidet wegen der Reutilisation nur geringe Eisenmengen aus. Der Eisenverlust ist an der Verminderung der ^{59}Fe-Menge im Körper messbar. Der Grenzwert des Radioeisenverlustes wird bei Männern und nicht menstruierenden Frauen mit 0,09 % pro Tag, bei menstruierenden Frauen mit 0,15 % pro Tag angegeben. Blutverluste von mehr als 3 % des Blutvolumens sind kumulativ innerhalb von 50 Tagen nachweisbar. Bei häufiger Messung in relativ kleinen Zeitabständen können kontinuierliche Verluste und intermittierende **Blutungen** zeitlich eingegrenzt, quantitativ beurteilt und voneinander abgegrenzt werden. In kürzerer Zeit können Blutverluste mit den Fäzes mittels ^{51}Cr-markierter Erythrozyten festgestellt werden.

Eisen-(Ferro-)Kinetik

Aus der Ferrokinetik nach i. v. Applikation von ^{59}Fe-Citrat (1 MBq, 7 Tage vor der Untersuchung kein Eisen) lassen sich Informationen zur Erythropoese gewinnen.

Das ^{59}Fe-Citrat wird zunächst an Transferrin gebunden und verlässt das Plasma mit einer HWZ von etwa 90 Minuten (Plasmaeisenclearance, Normwerte: 85 ± 20 min). Aus der Eisenkonzentration im Plasma, dem Plasmavolumen und der ^{59}Fe-HWZ kann der Plasmaeisenumsatz (PEU, Normwerte: 8 ± 1.5 [mg Fe/d/l Blut]) errechnet werden. Dabei wird vorausgesetzt, dass innerhalb der ersten Stunden kein ^{59}Fe-Reflux in das Plasma stattfindet. Ausgangswerte für Gewicht, Serumeisenspiegel (Fe$_s$), und Eisenbindungskapazität (EBK) und HK müssen vorliegen.

$$\text{PEU [mg/min]} = \text{PV [ml]} \cdot \text{Fe}_s\text{[mg/ml]} \cdot 0.693 / T_{1/2 \text{ Fe-59}} \text{ [m]}$$

Der PEU ist bei Erkrankungen mit vermehrter Erythropoese (**Eisensog**) gesteigert, sofern die Eisenmenge im Plasma ausreicht. Bei **Eisenmangelanämie** wird der PEU normal oder erniedrigt gefunden, die HWZ ist dabei allerdings deutlich verkürzt (40 ± 15 min), wie auch bei der **Polyzythämie**. Bei der **Osteomyelofibrose** kann der PEU in Abhängigkeit vom Stadium der Erkrankung sogar verlängert gefunden werden.

Die Kurve der Erythrozytenaktivität steigt in den ersten Tagen s-förmig an, um dann beim Gesunden ab dem 6. Tag abzuflachen und nach 7 bis 10 Tagen ein Plateau zu erreichen, das über fast 100 Tage unverändert bleibt. Die Kurve steigt um so steiler an, je größer die spezifische Aktivität der Erythrozyten ist, die zu diesem Zeitpunkt den Proliferations- und Reifungsspeicher des Knochenmarks verlassen und dann in den Funktionsspeicher des peripheren Blutes eintreten.

Der Anteil des ^{59}Fe, das sich zu einem bestimmten Zeitpunkt in den Erythrozyten befindet (Fe$_e$), wird als Utilisation definiert (U[%]). Als maximale Utilisationsrate wird der relative Anteil der applizierten Aktivität nach Erreichen eines Plateaus angegeben. Da in die Berechnung das EV eingeht, kann die Bestimmung der Utilisation bei Transfusionen während der Anstiegszeit zu „falsch niedrigen" Utilisationsraten führen:

$$\text{U [\%]} = \text{EV [m/l]} \cdot [^{59}\text{Fe}_e][\text{cts/ml Ery}] / \text{Inj. Volumen [ml]} \cdot \text{Standard [cts/ml]}$$

Die maximale Utilisation ist nach 7 bis 10 Tagen erreicht und liegt bei 75 bis 100 % der injizierten Aktivität. Bei der **hämolytischen Anämie** steigt die Utilisation zunächst an, fällt aber nach wenigen Tagen bereits häufig „knickförmig" wieder ab. Erniedrigt ist die

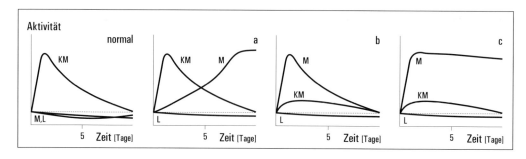

Abb. 14.1 Simultane Außenkörper-Organmessungen von ^{59}Fe über einen Zeitraum von 10 Tagen. KM = Knochenmark, L = Leber, M = Milz
a Erythrozytensequestration in der Milz. Der Impulsanstieg wird nach einer Latenz von 1 bis 2 Tagen beobachtet, weil das Radioeisen zunächst in das Knochenmark wandert und erst dann mit den Erythrozyten im Blut und dann in der Milz erscheint. (Es liegt keine extramedulläre Blutbildung in der Milz vor; bei hämatolytischer Anämie ist eine Splenektomie sinnvoll und möglich.)
b Aplastische Anämie mit Milzerythropoese
c Aplastische Anämie mit Erythrozytensequestration und Erythropoese in der Milz (Addition der ^{59}Fe-Kurven aus a und b). Je nach Ausprägung der Erythropoese ist hier eine Splenektomie kontraindiziert.

Utilisation ebenfalls bei den Formen der **aplastischen** und **hypoplastischen Anämien**. Dagegen steigt die Utilisationskurve beim Eisenmangel auf 90 bis 100% an. Bei verschiedenen Krankheiten mit **extramedullärer Erythropoese** ist die Utilisationsrate normal oder erniedrigt.

Die Analyse der ^{59}Fe-Kinetik im erythropoetischen Knochenmark anhand graphischer Verfahren reicht für die klinische Routinediagnostik aus.

Das Eisen wird aus dem Serum über extravasale/extrazelluläre Verteilungsräume in Darm, Leber und Milz zu 90% primär innerhalb von 4 bis 24 Stunden p.i. vom erythropoetischen System aufgenommen. Die Erythrozyteneinbaurate wird dann durch ultraschallgezielte Oberflächenmessungen über Herz (Blutpool), Milz (Erythrozytensequestration) und Leber (Eisenspeicherorgan) und Sakrummitte (Erythropoese mit wenig Überlagerung durch Blutaktivität) sowie potenziellen Orten zentrifugal verlagerter Blutbildung (z. B. Schädelkalotte, Femora) gemessen.

Eine absolute Quantifizierung ist nicht möglich. Die Organfunktionskurven werden in Relation zum Ausgangswert (30 min p.i.) aufgezeichnet **(Abb. 14.1)**. Eine ^{59}Fe-Anreicherung mit einem Kurvenmaximum innerhalb 12 bis 24 Stunden p.i. und anschließendem Abfall ist unabhängig vom Messort beweisend für eine Erythropoese, wie sie über dem Sakrum normal ist (4–8 Std. p.i.). Maxima über Leber und Milz zeigen zu diesem Zeitpunkt eine **extramedulläre Erythropoese** an. Ein weiteres Ansteigen der Aktivität ist Zeichen der Hämolyse (Sakrum), Eisenspeicherung (Leber) oder ineffektiver Erythropoese (Leber und Milz). Bei **lienaler Hämolyse** ergibt sich nach dem normalen Absinken ein sekundärer Anstieg der Oberflächenaktivität über dem Sakrum.

Die **myeloproliferativen Prozesse** (Hämoblastosen, Myelofibrose-/Osteosklerosesyndrom, Knochenmarkverdrängung durch lymphoproliferative Prozesse und Metastasen) stellen eine weitere Indikationsgruppe dar.

14.2 Thrombozytäres System

Überlebenszeit und Abbauort der patienteneigenen oder Spenderthrombozyten können mit der ^{111}In-, ^{51}Cr- (Na_2-$^{51}CrO_4$) oder ^{99m}Tc-HMPAO-Markierung bestimmt werden. In der Regel werden heute lipophile ^{111}In-Komplexe benutzt, vor allem Oxinat (8-Hydroxyquinolin, weniger häufig Tropolon, Acetylaceton ACAE oder Mercaptopyridin-N-oxid MERC). Die Separation der Thrombozyten erfolgt wie bei der Leukozytenmarkierung).

Bei geringen Thrombozytenzahlen (< 30000 mm^{-3}) muss Spenderblut verwendet werden, da die ^{111}In- oder ^{51}Cr-Aufnahme der Plättchen im Vergleich zu den Erythrozyten relativ gering ist. Diese müssen deshalb vor der Markierung isoliert werden. Nach Infusion der markierten Thrombozyten werden zuerst stündlich und anschließend in 1- bis 2-tägigem Abstand bis zum Erreichen der HWZ Blutproben entnommen. Die ersten Messungen dienen auch zum Abschätzen der Lebensdauer. Bei stark verminderter Lebensdauer erfolgen Blutentnahmen und Messungen in kürzeren Zeitabständen. Gleichzeitig wird die Radioaktivität über Leber, Milz und Herz (als Referenz des Blutpools) gemessen.

Die Lebensdauer der Thrombozyten beträgt 12 Tage (Norm der Mischpopulation 3,5–6 Tage), etwa ein Drittel befindet sich in der Milz. Der Mechanismus der Elimination ist nicht vollständig geklärt. Wir benutzen die Angabe eines Wertes bei 50 bzw. 10% der maximalen an den Thrombozyten gebundenen Aktivität als Maß für die Plättchenlebensdauer.

Differenzialdiagnostisch untersucht werden können eine erniedrigte Thrombozytenproduktion oder auch ein gesteigerter Thrombozytenabbau, der immunologische Ursachen haben, z. B. **ITP** (idiopathische thrombozytopenische Purpura), oder auf konsumptive Ursachen zurückgeführt werden kann. Indikationen sind insbesondere die Differenzialdiagnose vermehrten Abbaus oder einer Bildungsstörung, aber auch die Therapiekontrolle der **Thrombopenie**. Ein Anstieg der Thrombozyten über der Milzregion, seltener über der Leber, ist bei organbevorzugter Plättchensequestration zu beobachten und kann die Indikation zur Splenektomie unterstützen.

14.3 Knochenmark und Milz

Grundlage

Mit der Knochenmarkszintigraphie gelingt in Abhängigkeit vom gewählten Radiopharmakon die Beurteilung der Größe, der Verteilung und des Funktionszustands des erythropoetischen, des retikulohistiozytären (RHS) und des granulopoetischen Anteils des Knochenmarks. Die funktionellen, primär nicht bildgebenden Untersuchungen der klassischen Ferrokinetik werden ergänzt durch die Darstellung des RHS mit markierten Mikrokolloiden und durch eine Immunszintigraphie der granulopoetischen Teilfunktion des Knochenmarks.

Das Knochenmark wird aufgeteilt in einen inaktiven gelben Anteil (50%), der szintigraphisch nicht dargestellt wird, und einen darin umwandelbaren roten (Funktions-)Anteil (50%), der wiederum zu 50% aus Fettzellen besteht.

Beim Neugeborenen enthalten alle Markräume aktives rotes Knochenmark. Beim Erwachsenen ändert sich die Verteilung im Sinne einer zentripetal verlaufenden Fettmarksubstitution. Ab dem 12. bis 15. Lebensjahr findet sich rotes Knochenmark im zentralen Achsenskelett und den proximalen Anteilen von Femora und Humeri. Der aktive Anteil nimmt von etwa 60% in der 1. auf 30% in der 8. Lebensdekade ab. Die individuellen Verteilungsmuster variieren, so dass erst bei erheblichen Abweichungen auf pathologische Zustände geschlossen werden kann.

Die Wahl des Radiopharmakons ist abhängig von der klinischen Fragestellung: systemische vs. fokale Erkrankung, erythropoetisches vs. retikulohistiozytäres vs. granulopoetisches System. (Siehe auch Kap. 13.2)

Radiopharmaka und Untersuchungsgang

Erythropoetisches System: Als goldener Standard für die Darstellung des erythropoetischen Systems gilt die Verwendung des Positronenstrahlers ^{52}Fe. Mit ^{111}In-Chlorid steht ein Analogon zur Verfügung [40 MBq, 24

Stunden, 72 Stunden p. i. $T_{1/2phys}$= 2,8 Tage, E_y= 171 keV (89%), 245 keV (94%)], das nur zu einem geringen Anteil in den Erythrozyten akkumuliert. Nach Komplexbildung mit einem Serumtransferrin wird es mit einer HWZ von 5 Stunden aus dem Plasma eliminiert. Da sich nur 30% des ^{111}In im Knochenmark anreichern (Leber 20%, Nieren 7%, Milz 1%), werden die Szintigramme auch digital gespeichert und nach Bildverarbeitung dargestellt.

Retikulohistiozytäres System (RHS): Wegen der endozytotischen Aufnahme (Phagozytose, Pinozytose, Mikropinozytose) ^{99m}Tc-markierter denaturierter Albuminpartikel gelingt die Darstellung der retikuloendothelialen Anteile des Knochenmarks (^{99m}Tc-HSA-Mikrokolloide und -Millimikrosphären, ^{99m}Tc-Nanokolloide; 400 MBq, 20 min p. i.). 15 bis 20% der injizierten Aktivität werden im Knochenmark akkumuliert. Da 70% der verbleibenden Aktivität in der Leber und 10% in der Milz gespeichert werden, ist eine Bildverarbeitung obligat. 50% der Aktivität wird renal ausgeschieden. Als Artefakte sind Lymphknotenaktivitäten nach paravenöser Applikation zu berücksichtigen. Bei entzündlichen Prozessen wird eine positive Darstellung nach Leckage der Nanokolloide durch Lücken im vaskulären Endothel beschrieben (Entzündungsdiagnostik, s. Kap. 15).

Granulopoetisches System: Beim gesunden Erwachsenen befinden sich etwa 90% des gesamten Granulozytenpools im blutbildenden roten Knochenmark. Der monoklonale, gegen das Granulozytenantigen NCA-95 gerichtete Antikörper Bw 250/183 ermöglicht daher eine spezifische Darstellung selbst kleinerer **markverdrängender Prozesse** als Defekte (s. Kap. 13 und 16). Mit der Zelloberflächenanlagerung (Attachement), mehr an Myelozyten und Metamyelozyten als an Granulozyten, gelingt auch die Darstellung der Milz als Ort extramedullärer Blutbildung. Die Milz ebenso wie die Leber reichert den Antikörper unter physiologischen Bedingungen an. Bei einer Verdrängung der Hämatopoese infolge einer **myeloischen Leukose** ist diese Methode nicht sicher geeignet, da bei chronischen Formen das NCA-Antigen auch von Malignomzellen in signifikantem Ausmaß exprimiert werden kann.

Der ^{18}F-FDG-Szintigraphie (PET) wird eine höhere Sensitivität als für die CT/NMR beim **Lymphknotenstaging** angegeben (s. Kap. 16).

Indikationen zur Knochenmarkszintigraphie
Bei fokalen Erkrankungen erscheint im Szintigramm ein Speicherdefekt als Folge der Zerstörung und Verdrängung normalen Knochenmarks, selten werden Mehranreicherungen bei **pathologischen Frakturen, Sarkomen** oder **Melanomen** als Folge erhöhter Makrophagenaktivität beschrieben. **Knochenmarkmetastasen**, auch Mikrometastasen, werden bei 80% der Patienten mit Karzinomen in Autopsien gefunden. 90% der **Skelettmetastasen** gehen vom Knochenmark aus, so dass bei diesen Fragestellungen die sensitive Knochenmarkszintigraphie nicht nur bei fokalen, sondern insbesondere auch bei **systemischen Erkrankungen** indiziert ist.

Die Expansion des Knochenmarks ist insbesondere bei hämatologischen Erkrankungen und nach der Implantation von Endoprothesen kein „diagnostisches" Kriterium. So wird bei etwa 75% der Patienten mit Metastasen, aber auch bei 50% ohne Metastasen eine Markexpansion beschrieben.

Bei einer Verdrängung des zentralen Knochenmarks wird eine kompensatorische zentrifugale Ausdehnung wie bei den Untersuchungen mit ^{18}F und ^{99m}Tc-MDP beobachtet. So spiegelt die Ausdehnung bei der **Polycythaemia vera** die Ausdehnung der Überaktivität wider, während etwa bei der Osteomyelofibrose mit einem visuellen Gesamtüberblick über die Hämatopoese der Beitrag von Leber/Milz abgeschätzt werden kann. Hier gibt es aber bisher kein Konzept für die „semiquantitative" Abschätzung. Die Knochenmarkszintigraphie kann bei hämatologischen Systemerkrankungen im Rahmen der Lokalisationsdiagnostik zur gezielten Biopsie eingesetzt werden.

Indikationen zur Milzszintigraphie
Die Milzszintigraphie wird in Kapitel 12 (Gastrointestinaltrakt) beschrieben.

Die szintigraphische Lokalisation des Erythrozytenabbaus, der Thrombozytensequestration und der extramedullären Hämatopoese wird in den entsprechenden Unterkapiteln abgehandelt.

14.4 Wasser- und Elektrolythaushalt

Für alle Lebensvorgänge ist die Homöostase, die Regulation des Wasser- und Elektrolythaushalts, von elementarer Bedeutung. Eine physiologische Verteilung von Natrium, Magnesium und Kalium innerhalb der Verteilungsräume ist Voraussetzung für einen ungestörten Ablauf enzymatischer Reaktionen und für ein physiologisches Ruhemembranpotenzial sowie für eine normale Auslösbarkeit und Ausbreitung von Aktionspotenzialen. Vergleichswerte liegen aus Kadaveruntersuchungen und Biopsien vor.

Die Messungen der durch sie so definierten Flüssigkeitsräume und Ionenverteilungen erfolgen mit Tracern nach dem Verdünnungsprinzip ($V_2 = C_1 \cdot V_1/C_2$) oder über das endogene, ubiquitär vorkommende natürliche Kaliumisotop ^{40}K im Organismus mit dem Ganzkörperzähler.

Voraussetzung für die Isotopenverdünnungsmethoden sind die Einstellung eines Gleichgewichtszustands und die Korrektur möglicher Verluste des Indikators. Ein echtes Äquilibrium wird häufig wegen funktioneller Inhomogenität (z.B. feste und flüssige Komponenten, relevante Ausscheidung innerhalb der Messzeit) nicht erreicht. Man spricht dann von der austauschbaren Fraktion des Tracers während dieses Gleichgewichts. Der berechnete Verteilungsraum entspricht einem virtuellen Volumen und muss insbesondere nicht mit dem angenommenen anatomischen Korrelat übereinstimmen.

Ganzkörperwasser

Die Bestimmung des Ganzkörperwassers (TBW) mit tritiertem Wasser THO wurde bereits 1947 eingeführt. Nach Applikation von 4 MBq THO oral oder besser i.v. wird der Verteilungsraum 4 Stunden und 24 Stunden p.i. bestimmt (^3H, $E_\beta = 0.018$ MeV; $T_{1/2phys} = 12.3$ a). Bei Patienten mit Ödemen und Aszites ist die Messzeit länger zu wählen. Die biologische HWZ beträgt bei Gesunden 10 Tage.

Als Normwerte gelten in Abhängigkeit von Alter (A, Jahre) und Geschlecht (w, m):

TBW (ml/kg KG) = $600 - 1.5 \cdot A$ (w),
TBW (ml/kg KG) = $625 - 0.5 \cdot A$ (m).

Aus dem Ganzkörperwasser lassen sich die physiologischen Größen Körpertrocken- oder Magergewicht (Gewicht − TBW) und fettfreies Trockengewicht (Lean Body Mass, LBM) ableiten: Fett [%] = 100 − (Wasseranteil [%] · 0,73).

Extra- und Intrazellulärraum

Das Ganzkörperwasser ist auf mehrere Kompartmente verteilt, den intra- und extrazellulären Anteil (ICW; ECW). Die Hauptkomponenten des letzteren bilden interstitielles Wasser (120 ml/kg KG) und Blutplasma (45 ml/kg KG), aber auch Bindegewebe (45 ml/kg KG), Knochen (45 ml/kg KG) und transzelluläres Wasser (15 ml/kg KG). Bisher ist kein Tracer bekannt, der in seiner Verteilung dem anatomisch abgrenzbaren Extrazellulärraum entspricht. Die Bestimmung des Zeitpunkts (p.i.) hängt von der klinischen Bedeutung ab, wenn z.B. auch unter pathologischen Bedingungen der extrazelluläre Wasseranteil schneller als der intrazelluläre abnimmt.

Als Tracer wird in der Regel hier ^{82}Br verwendet, das einen um 2 bis 7 % größeren Verteilungsraum als der Chloridraum aufweist, für den es wegen der ungünstigen kernphysikalischen Eigenschaften seiner möglichen Isotope keinen geeigneten Tracer gibt. Aus den Verteilungsräumen von Ganzkörperwasser (TBW) und Extrazellulärraum errechnen sich Werte, die ein Maß für den Intrazellulärraum (ICW) sind.

Ganzkörperkalium

Das zu 98 % intrazellulär akkumulierte Ganzkörperkalium (TBK) ist neben seiner ionalen Funktion ein Maß für den anabolen Zustand eines Körpers. Größen wie die sog. Lean Body Mass (LBM), Total Fat, Adipose Tissue und Adipose Free Mass stehen bei Normalpersonen in direkter Korrelation zu Ganzkörperkalium und Ganzkörperwasser.

Die alleinige Bestimmung der extrazellulären Kaliumkonzentration erlaubt – auch unter Berücksichtigung des Säure-Basen-Status – keine Abschätzung des Kaliumbestands. Die Bestimmung der austauschbaren Kaliummenge mit den Isotopen ^{42}K oder ^{43}K ist eine Alternative zur Abschätzung des Ganzkörperkaliums, das bei Normalen zu 90 bis 99 % „austauschbar" ist. Bei pathologischen Zuständen sind die Äquilibrierungszeiten dieser Verdünnungsmethode allerdings verlängert (> 3 Tage) und die methodischen Randbedingungen zur Einhaltung eines Steady State so einengend (Unterbrechung der Kaliumsubstitution), dass diese Methode bei vielen Krankheitsbildern nicht eingesetzt werden kann.

Hochempfindliche Ganzkörperzähler erlauben es, die quantitativ geringe Aktivität (3000–5000 Bq, E_γ = 1.46 MeV) des ubiquitär, vor allem in der Muskelmasse vorkommenden ^{40}K-Isotops aus dem konstanten Kaliumisotopengemisch eines Organismus zu erfassen und bei geeigneter Kalibrierung daraus das Ganzkörperkalium zu berechnen. Natürliches Kalium besteht zu 93,3 % aus ^{39}K, zu 0,12 % aus ^{40}K und 6,7 % aus ^{41}K. Die mit Ganzkörperzählern und NaI(Tl)-Detektoren minimal nachweisbare Kaliummenge beträgt etwa 200 mmol, bei einem normalen Gesamtkörperkalium von etwa 3600 mmol. Dieses nichtinvasive Verfahren ist zudem nicht strahlenbelastend.

Anwendungsbeispiele für die Bestimmung des Ganzkörperkaliums sind kaliumarme Diät und forcierte Diurese, Erbrechen und Diarrhö, chronische Nephropathien, primärer Aldosteronismus, idiopathische Arrhythmien, das Bartter-Syndrom und eine langfristige Therapie mit Nebennierensteroiden. Bei Herzinsuffizienz und Leberzirrhose, aber auch bei floriden entzündlichen Darmerkrankungen und Maldigestionssyndromen (Crohn-Krankheit) ist das TBK häufig auf 60 bis 70 % der Norm erniedrigt, ohne dass dies am Serum-Kalium erkannt werden kann.

14.5 Lymphsystem

Mit Hilfe der Lymphszintigraphie sollen in erster Linie die Lymphabflussverhältnisse in der Umgebung maligner Tumoren sichtbar gemacht werden. Auf diese Weise können präoperativ die möglichen Metastasierungswege der jeweiligen Tumoren dargestellt werden. Zur Lymphszintigraphie werden in der Regel kolloidale Partikel, z. B. denaturiertes Albumin, verwendet. Wegen ihrer Größe von 20 bis 30 nm werden diese Partikel von den Lymphabflussbahnen abtransportiert und im retikuloendothelialen System (RES) der Lymphknoten retiniert und phagozytiert. Die kolloidalen Partikel werden mit 0,5 bis 1 mCi ^{99m}Tc markiert und intra- oder subkutan, meist in mehreren kleinen Portionen, in das den Tumor umgebende Gewebe injiziert. Eine direkte Injektion in den Tumor sollte dabei vermieden werden, um nicht eine Fortschleppung von Tumorzellen zu riskieren.

Das Verfahren der indirekten interstitiellen Injektion der Lymphszintigraphie bietet Vorteile gegenüber demjenigen der Lymphangiographie und Lymphadenographie mit Kontrastmittel. Das radiologische Verfahren zur Darstellung der Lymphabflusswege und der Lymphknotenstationen zeichnet sich zwar durch bessere Detailerkennbarkeit aus. Es ist aber aufwendiger und invasiver, da die Lymphgefäße direkt kanüliert werden müssen. Die Nodi lymphatici iliacae internae und mammariae internae können nur szintigraphisch nach interstitieller Injektion des Tracers in das umgebende Bindegewebe dargestellt werden.

▶ **Lymphödem.** Neben dem Einsatz in der Diagnostik der Lymphabflusswege maligner Tumoren wird die Lymphszintigraphie auch zur Beurteilung eines primären oder sekundären Lymphödems eingesetzt. Im Falle einer Verletzung der Lymphgefäße oder einer Klappeninsuffizienz kommt es zu einem diffusen Austritt von Lymphflüssigkeit in das umgebende Gewebe (dermal backflow). Als Hinweis auf eine proximale Lymphabflussbehinderung lassen sich Kollateralen zwischen den distalen Lymphbahnen nachweisen. Man injiziert 20 bis 40 MBq eines ^{99m}Tc-markierten Mikrokolloids s.c. in den ersten oder zweiten Interdigitalraum der Hände bzw. Füße. Durch Mobilisation der Extremitäten lässt sich der Abtransport des Tracers beschleunigen. Während der ersten 2 Stunden nach der Injektion werden planare Szintigramme der Extremität angefertigt, weitere Aufnahmen nach einem Belastungstest (z. B. 20 Minuten Treppensteigen).

Nach Injektion des radioaktiv markierten Kolloids in die Umgebung eines Tumors werden direkt im Anschluss Aufnahmen angefertigt, um die primären Lymphbahnen darzustellen. Präoperativ kann es notwendig werden, diese auf der Haut des Patienten einzuzeichnen. Statische Spätaufnahmen, meist nach 3 und 6 Stunden, dienen der Erfassung der Lymphknotenstationen, deren Kenntnis für die Operationsplanung notwendig ist, da sie u. U. mit dem Primärtumor entfernt werden müssen. Kleine Metastasen in Lymphknoten lassen sich szintigraphisch allerdings oft nur schwer erkennen. Die Lymphknoten können bei frischer Tumorinvasion vermehrt den Tracer anreichern. Sind die Lymphknoten dagegen durch den Tumor oder seine Metastasen in ihrer Struktur zerstört, fällt ein Ausfall der Kolloidanreicherung in dieser Region auf. Häufig finden sich auch Variationen der zuführenden Lymphgefäße. Differenzialdiagnostisch sind bei abnormer Anreicherung des Radiokolloids Normvarianten wie z. B. lokal fehlende Lymphbahnen und Lymphknoten zu berücksichtigen.

Entzündlich oder durch Strahlentherapie veränderte Lymphknoten zeigen auch ein geändertes Speichermuster und eine reduzierte Kolloidanreicherung. Nach einer Bestrahlungstherapie kann allerdings einige Monate später eine Regeneration der Lymphabflusswege beobachtet werden.

▶ Beim **malignen Melanom** der Haut ist die präoperative Darstellung der drainierenden Lymphgefäße und der regionalen Lymphknoten, besonders des primären Lymphknotens oder der primären Lymphknotengruppe, die als erste Filterstation in die Lymphabflusswege des Tumors eingeschaltet sind (sog. Sentinel-Lymphknoten), für die Operationsplanung von Bedeutung. Wenn überhaupt eine lymphogene Aussaat eingetreten ist, dann wird diese zuverlässig über die Untersuchung des primären Lymphknotens/der primären Lymphknotengruppe erfasst. Präoperativ sollte daher dieser **Sentinel-Lymphknoten** („Wächter") szintigraphisch dargestellt werden, um den operativen Eingriff der Lymphadenektomie gezielt von der Histologie dieses Lymphknotens abhängig zu machen **(Abb. 14.2)**. Die Sicherheit des Nachweises des Sentinel-Lymphknotens wird durch die Anwendung einer intraoperativen Gammasonde weiter erhöht (s. Kap. 16, S. 284). Unnötige radikale

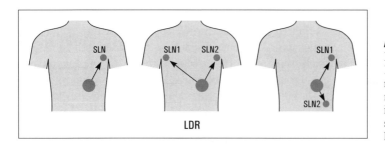

Abb. 14.2 Schematische Darstellung möglicher Lymphabflusswege eines malignen Melanoms thorakodorsal in axilläre bzw. inguinale Lymphknotenstationen. SLN = sentinel lymph node

Lymphadenektomien können so verhindert werden. Für viele Patienten in einem frühen Tumorstadium bedeutet eine gezielte Entfernung der primären Lymphknoten, dass die Heilungschance trotz bereits eingetretener lymphogener Metastasierung gewahrt bleibt.

▸ Auch für das **Mammakarzinom** ist eine frühe lymphogene Metastasierung typisch. Die SLN-Biopsie ist daher insbesondere für Patienten mit einem operablen Mammakarzinom und klinisch negativer Axilla von besonderer prognostischer Bedeutung. Es konnte gezeigt werden, dass mithilfe der SLN-Szintigraphie 93% der Patienten mit metastasierten axillären Lymphknoten zuverlässig erfasst werden können. Hierzu werden 15 MBq ^{99m}Tc-Nanokolloid intradermal über den Tumor injiziert und anschließend dynamische Aufnahmen bis zur Darstellung des SLN in der Axilla akquiriert. Intraoperativ lässt sich dann der SLN mit einer Gammasonde detektieren. Im Falle eines positiven Befundes der histologischen Schnellschnittuntersuchung erfolgt anschließend die radikale axilläre Lymphadenektomie. 20 bis 30% aller operablen Karzinome haben Lymphknotenmetastasen der Nodi lymphatici mammariae internae, die ausschließlich szintigraphisch und nicht lymphographisch dargestellt werden können. Das Radiokolloid wird für die szintigraphische Untersuchung s.c. direkt lateral des Xiphoids in die Sehne des M. rectus posterior injiziert, zunächst auf der Seite des Tumors mit anschließender Akquisition nach 3 Stunden, und dann auf der kontralateralen Seite, wo wiederum 3 Stunden später eine Aufnahme angefertigt wird. Gerade beim Mammakarzinom ist es wichtig, beide Körperseiten zu untersuchen, da Verbindungen der Lymphknotenketten zur jeweils kontralateralen Seite möglich sind.

▸ Bei **Tumoren im kleinen Becken** wie der Zervix, der Vagina, der Prostata, der Harnblase und des Rektums erfolgt häufig eine lymphogene Aussaat in die Lymphknoten entlang der Vasae iliacae internae. Auch diese Lymphknotengruppe lässt sich nicht lymphographisch, sondern nur lymphszintigraphisch darstellen. Das Radiokolloid muss dazu beidseits tief in die Fossae ischiorectales injiziert werden.

Zusammenfassung

Unter den Untersuchungen des erythrozytären und thrombozytären Systems bei hämatologischen Erkrankungen bieten nuklearmedizinische Verfahren einmalige physiologische und pathophysiologische Aussagen. Dazu zählen auch Analysen des Wasser- und Elektrolythaushaltes. Kinetik und Darstellung des Lymphsystems haben insbesondere beim Lymphödem und bei malignen Erkrankungen (Sentinel-Lymphknoten) einen hohen klinischen Stellenwert. Funktionelle Aussagen und Darstellung des Knochenmarks und der Milz lassen sich mit der spezifischen Szintigraphie gewinnen.

Kasuistik

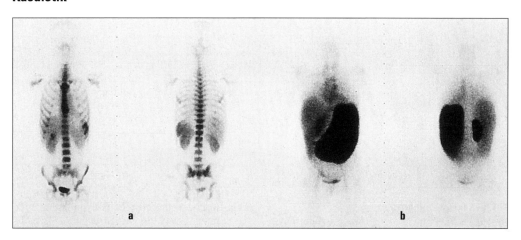

Fall 1 Osteomyelofibrose
Fehlendes blutbildendes Knochenmark (^{99m}Tc-NCA-95-Antikörper) bei primärer Osteomyelofibrose (**b**) und stark vergrößerter Milz 4 Stunden p.i. im Vergleich zur Normalverteilung (**a**). Eine geplante Milzbestrahlung war aufgrund dieses Befundes nicht indiziert.

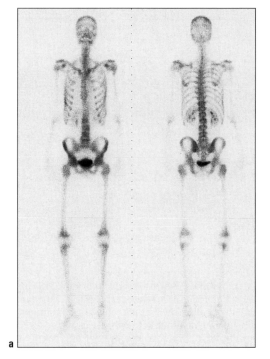
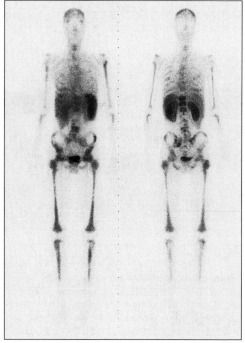

Fall 2a+b Maligne Infiltration
Patient mit malignem Lymphom und Tumoranämie. In der Skelettszintigraphie (**a**, ^{99m}Tc-MDP) wird das Ausmaß der Knochenmarkinfiltration unterschätzt (**b**, ^{99m}Tc-NCA-95-Antikörper). Neben der Auslöschung des blutbildenden roten Knochenmarks, in dem sich etwa 90% des gesamten Granulozytenpools befinden (z. B. Wirbelsäule, vgl. Fall 1a), wird die zentrifugale Ausbreitung des erythropoetischen Systems deutlich.

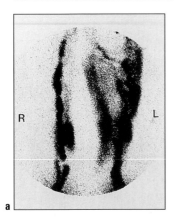 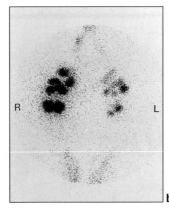

Fall 3a+b Lymphszintigraphie
41-jährige Patientin mit der Fragestellung einer Lymphostase und einer Abflussbehinderung im Beckenbereich links. Anamnese: Z. n. Erysipel. Subkutane Injektion (^{99m}Tc-Nanocoll) in den Interdigitalraum 1/2. Quantitative Akquisition mit zwischenzeitlicher definierter körperlicher Belastung. Rechts leicht verzögerter Lymphabfluss. In der rechten Leiste (**b**) stellen sich die Lymphknoten weitgehend unauffällig dar. Links deutliche Abflussbehinderung. Der *dermal backflow* am linken Unterschenkel (**a**) spricht für eine Zerstörung von Lymphbahnen.

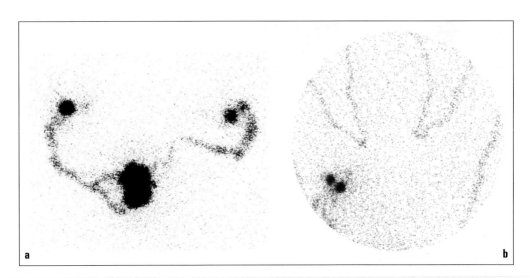

Fall 4a+b Malignes Melanom
(**a**) Nach intradermaler Injektion von ^{99m}Tc-Nanocoll im Bereich eines links paravertebral thorakal gelegenen malignen Melanoms zeigen sich zwei Sentinel Lymphknoten (SLN) bds. axillär (links). (**b**) Im zweiten Beispiel lassen sich zwei SLN in der rechten Axilla nachweisen (rechts). Zur besseren Lokalisation werden die Körperkonturen mit einem Cobaltmarker nachgezeichnet.

15 Entzündungen

Die Entzündungsszintigraphie ist ein Spezialverfahren, das nur bei wenigen Indikationen nach den laborchemischen, radiologischen oder endoskopischen Untersuchungen eingesetzt wird. Die Ursachen der begrenzten Aussagefähigkeit liegen in der Überlagerung einer entzündlichen Anreicherung durch die normale Aktivitätsanreicherung in anderen Organen und in der geringen Speicherintensität in der Entzündung. Die wenig intensive Anreicherung macht insbesondere im Körperstamm den Einsatz zusätzlicher tomographischer Techniken erforderlich. Daher sollte eine Entzündungsszintigraphie nur an solchen Kliniken durchgeführt werden, wo solche Schnittbildtechniken (SPECT, PET) zur Verfügung stehen und Erfahrungen mit dieser Methode vorliegen.

Es existiert eine Vielzahl verschiedener Radiopharmaka, deren geeignete Auswahl in die Hand des Spezialisten gehört. Die Auswahlkriterien sind komplex und beinhalten
- die Florididät der Entzündung,
- die Lokalisation der vermuteten Entzündung und
- den Immunstatus des Patienten.

Bei hoher **Florididät** einer Entzündung steht klinisch die Frage der Ausdehnung des Prozesses im Vordergrund. Verschiedene Radiopharmaka weisen hohe Trefferraten auf. Die pathophysiologische Grundlage liegt darin, dass bei der akuten Entzündung eine Vielzahl von Abwehrmechanismen aktiviert ist, wie der erhöhte Blutfluss, die erhöhte Gefäßpermeabilität, die gesteigerte Transsudation von Plasmaproteinen und das vermehrte Einwandern von Leukozyten. An der akuten Entzündung sind die polymorphen Granulozyten beteiligt, die sowohl durch radioaktiv markierte Anti-Granulozyten-Antikörper als auch durch radioaktiv markierte Leukozytenpräparationen szintigraphisch sichtbar werden. Demgegenüber ist bei einer chronischen Entzündung oder bei chronischen Fieberzuständen unklarer Herkunft die nuklearmedizinische Diagnostik weitaus schwieriger. Bei chronischen Entzündungen besteht die zelluläre Reaktion vorwiegend aus mononukleären Zellen wie den Lymphozyten, Monozyten und Makrophagen, die mit den radioaktiv markierten Anti-Granulozyten-Antikörpern nicht erfasst werden. Es kommen deshalb Radiopharmaka mit einem unspezifischen Anreicherungsmechanismus zum Einsatz.

Die **Lokalisation** der vermuteten Entzündung spielt für die Auswahl des Radiopharmakons ebenfalls eine Rolle. Hierbei ist die unterschiedliche Biodistribution der Radiopharmaka zu berücksichtigen: Diejenigen Organe, in denen eine physiologische Bindung des Radiopharmakons stattfindet (z. B. im mononukleären Phagozytosesystem des Knochenmarks, der Leber und der Milz) oder über die das Radiopharmakon ausgeschieden wird (renal, hepatobiliär, intestinal), weisen bereits im Normalzustand eine erhöhte Aktivitätsbelegung auf. Eine zusätzliche, entzündungsbedingte Speicherung wird überlagert. Ein Beispiel ist die Frage nach einer Osteomyelitis in den zentralen oder in den peripheren Skelettabschnitten. Sowohl die radioaktiv markierten Anti-Granulozyten-Antikörper als auch die in vitro markierten autologen

Leukozyten wandern schon physiologischerweise zu den Granulozyten und deren Vorstufen im blutbildenden Knochenmark. Sofern die Entzündung das Stammskelett betrifft, besitzen die radioaktiv markierten Anti-Granulozyten-Antikörper und Leukozyten daher einen geringen Stellenwert, sind hingegen für die Entzündungsdiagnostik in den peripher gelegenen Skelettabschnitten hervorragend geeignet.

Bei **immungeschwächten** Patienten bzw. bei Patienten mit einer Neutropenie sind selbst bei dem Verdacht auf eine akute Entzündung die Anwendung der Anti-Granulozyten-Antikörper nicht sinnvoll. Es wird deshalb wie bei der chronischen Entzündung auf Radiopharmaka mit einem unspezifischen Anreicherungsmechanismus ausgewichen. Bei schwer immunkompromittierten Patienten ist ferner zu bedenken, dass eine Infektion ohne Entzündungsreaktion ablaufen kann.

Die nuklearmedizinischen Verfahren weisen zunächst einen granulozytär-entzündlichen oder einen lymphozytär-entzündlichen Prozess nach. Die Ursache einer solchen entzündlichen Abwehrreaktion beruht entweder auf der Einwirkung von Bakterien, Viren, Fremdkörpern, Strahlung, Hitze oder Autoantikörpern bzw. kann durch Minderdurchblutungen, Tumoren, Traumen, metabolische Reize (Urämie, Gicht), enzymatische Reize (Pankreatitis) oder chemische Reize (Säuren, Laugen) hervorgerufen werden. In der klinischen Anwendung der Entzündungsszintigraphie steht häufig die Frage nach einer bakteriellen Infektion im Knochen, in einer Gelenkprothese oder in einer Gefäßprothese im Vordergrund. Infektionen in diesen Lokalisationen haben schwerwiegende Konsequenzen wie die Entfernung des Implantats, die operative Einlage von Antibiotikaketten oder die längerfristige, systemische Antibiotikagabe. Diese therapeutisch relevante Zuordnung als bakterielle Infektion kann aber durch die Entzündungsszintigraphie aufgrund ihres Anreicherungsprinzips nicht abschließend getroffen werden. Im Falle der Anreicherung des Radiopharmakons bleibt die Bewertung der nuklearmedizinisch nachgewiesenen Entzündung als eine floride Infektion durch Bakterien oder Viren eine klinische Entscheidung. Hierzu ist dann die Zusammenschau mit den klinischen, laborchemischen und mikrobiologischen Befunden notwendig. Seitens der nuklearmedizinischen Entzündungsdiagnostik ist kein Radiopharmakon für einen direkten Bakteriennachweis kommerziell verfügbar.

Prinzip

Die Anreicherungsprinzipien der nuklearmedizinischen Entzündungsdiagnostik lassen sich als spezifisch oder unspezifisch definieren. Hierbei sind häufig mehrere Prinzipien miteinander kombiniert, so dass die Einteilung nicht ganz stringent durchzuführen ist. Die Radiopharmaka markieren einen oder mehrere Vorgänge der entzündlichen Pathophysiologie.

Spezifisches Anreicherungsprinzip: Unter den spezifischen Radiopharmaka spielen wiederum zwei Prinzipien in der praktischen Umsetzung eine Rolle, nämlich

- die radioaktive Markierung patienteneigener (= autologer) Granulozyten im Labor (in vitro) sowie
- die radioaktive Markierung von Antikörpern, die nach der Injektion die Oberflächenantigene der Granulozyten im Patienten markieren (in vivo).

^{111}In/^{99m}Tc-markierte Leukozyten (Leukozytenszintigraphie). Erhöhte Perfusion, gesteigerte Kapillarpermeabilität, Austritt und Wanderung der markierten Leukozyten sind teils unspezifische, teils spezifische Anreicherungsprinzipien. Die Markierung wird an einer gemischten Leukozytenpräparation des Patienten (80 % Granulozyten, 20 % Lymphozyten) vorgenommen. Die strahlensensiblen Lymphozyten verlieren nach der Markierung ihre Vitalität und tragen zur szintigraphischen Darstellung nicht bei. Dargestellt wird eine granulozytäre Entzündung. Die Markierung mit ^{99m}Tc (physikalische Halbwertszeit 6 Stunden) ist bei akuten Prozessen vorzuziehen, da eine rasche Zellwanderung zu erwarten ist. Bei chronischen Entzündungen kann die Markierung mit ^{111}In (Halbwertszeit 2,8 Tage) erfolgen.

^{99m}Tc-markierte monoklonale Anti-Granulozyten-Antikörper. Ein Teil der Antikörper bindet an zirkulierende Granulozyten und wandert zellgebunden in den Entzündungsfokus. Der ungebundene Teil der Antikörper gelangt über die erhöhte Perfusion und die gesteigerte Kapillarpermeabilität in den Entzündungsherd und bindet erst dort an Granulozyten. Nachgewiesen wird eine granulozytäre Entzündungsreaktion.

Derzeit gibt es zwei kommerziell verfügbare Anti-Granulozyten-Antikörper, ein kompletter IgG$_1$-Antikörper bzw. ein Fab'-Fragment. Der IgG-Antikörper bindet an zirkulierende Granulozyten über das Non-specific-cross-reacting-Antigen NCA-95 bzw. das Fab'-Fragment an das NCA-90. Diese Unterscheidung zwischen kompletten und fragmentierten Antikörpern hat praktische Konsequenzen für die Indikationsstellung und für den geeigneten Zeitpunkt der Szintigraphie: Fragmentierte Antikörper werden frühzeitiger renal ausgeschieden, so dass die szintigraphische Bildgebung innerhalb von 8 Stunden abgeschlossen sein sollte, wohingegen bei Verwendung des kompletten Antikörpers üblicherweise Spätaufnahmen 24 Stunden p. i. angefertigt werden. Wegen der renalen Ausscheidung sollte bei Verwendung des fragmentierten Antikörpers die klinische Fragestellung nicht im Retroperitoneum oder Becken gelegen sein.

Unspezifisches Anreicherungsprinzip: Wird die nuklearmedizinische Entzündungsdiagnostik mit der Frage nach einer chronischen Entzündung oder zur Abklärung chronischer Fieberzustände eingesetzt, spielen unspezifisch bindende radioaktive Arzneimittel eine wichtige Rolle. Bei der Herdsuche stellt die fehlende Spezifität des Anreicherungsprinzips keinen prinzipiellen Nachteil dar. So erlaubt die Ganzkörperszintigraphie die Lokalisation eines Prozesses, der dann radiologisch oder bioptisch gezielt abgeklärt werden kann. Die unspezifischen Anreicherungsmechanismen basieren auf

- der erhöhten Kapillarpermeabilität (Radiopharmaka: ^{67}Ga-Citrat, ^{99m}Tc-markiertes Nanokolloid, ^{99m}Tc-markiertes humanes Immunglobulin),
- der Bindung an Proteine (^{67}Ga-Citrat),
- der Phagozytose (^{99m}Tc-markiertes Nanokolloid, ^{67}Ga-Citrat) und
- der erhöhten Glucoseaufnahme (^{18}F-FDG).

^{67}Ga-Citrat. ^{67}Ga-Citrat zeigt in seiner Biokinetik große Ähnlichkeiten mit dem Stoffwechsel von Eisenionen und besitzt eine hohe Affinität zu den eisenbindenden Proteinen Transferrin, Ferritin und Lactoferrin. Anreicherungsmechanismen sind die Permeation bei erhöhter Kapillarpermeabilität, die Kopplung von ^{67}Ga an eisenbindende Proteine und an Bakterienproteine sowie die Phagozytose von Bakterienproteinen. Die direkte Bindung des ^{67}Ga an Bakterienproteine ermöglicht die Infektionslokalisation auch bei Neutropenie bzw. bei immungeschwächten Patienten.

^{99m}Tc-markiertes Nanokolloid. Es handelt sich um nanometergroße Kolloidpartikel. Nach intravenöser Injektion kommt es zur Phagozytose der Kolloidpartikel im mononukleären Phagozytosesystem (früher retikuloendotheliales System) von Knochenmark, Leber und Milz.

^{99m}Tc/^{111}In-markiertes humanes Immunglobulin (HIG). Die Anreicherung erfolgt über die erhöhte Kapillarpermeabilität und eine Retention im entzündlichen Herd.

^{18}F-Fluorodeoxyglucose (^{18}F-FDG). Die FDG-PET wurde als neue Methode bislang überwiegend im Staging und Restaging maligner Tumoren eingesetzt. Das Prinzip der Anreicherung im entzündlichen Gewebe beruht auf einer erhöhten Glucoseaufnahme in aktivierte Leukozyten/Makrophagen. Aus der

Tab. 15.1 Radiopharmaka zum Entzündungsnachweis

Radiopharmakon	Mechanismus	applizierte Aktivität (MBq)	Szintigraphie nach (Stunden)
^{99m}Tc Antikörper (intaktes IgG)	Antigen-Antikörper-Bindung	750	4–6 und 20–24
^{99m}Tc Antikörper (Fragment)	Antigen-Antikörper-Bindung	750	1–2 und 6–8
^{99m}Tc-HMPAO Leukozyten	Leukozytenwanderung	750	4–8 und 16–24
^{111}In-Oxin Leukozyten	Leukozytenwanderung	75	1–4 und 16–30
^{67}Ga-Citrat	Gefäßpermeabilität, Proteinbindung	110	48–72
^{99m}Tc Nanokolloid	Phagozytose	550	0,5
^{99m}Tc Immunglobulin (HIG)	Kapillarpermeabilität	370–550	4 und 24
^{18}F-Fluorodeoxyglucose (FDG)	Makrophagenaktivität	370	1–1,5

^{18}F-FDG-Anreicherung auch in lymphoplasmozellulären, nichtgranulozytären Prozessen resultiert ein möglicher Nachweis chronischer Entzündungen.

Radiopharmaka

Es gibt kein optimales radioaktives Arzneimittel, das für alle klinischen Situationen geeignet wäre. Die wesentlichen Ursachen liegen in der unterschiedlichen Pathophysiologie einer akuten und einer chronischen Entzündung und in der unterschiedlichen Normalverteilung der verschiedenen Radiopharmaka. Die Verfügbarkeit und die Kosten einzelner Radiopharmaka, der Aufwand der Präparation im Falle einer In-vitro-Leukozytenmarkierung sowie die Wartezeit von der Injektion bis zur Anfertigung der Szintigraphie sind weitere Kriterien bei der Auswahl eines Radiopharmakons.

Bei den Aktivitäten in **Tabelle 15.1** handelt es sich um Referenzaktivitäten, die im Normalfall nicht überschritten werden sollten. Im begründeten Einzelfall sind höhere Aktivitäten möglich.

Strahlenexposition: Die Strahlenexposition durch die nuklearmedizinische Entzündungsdiagnostik des Ganzkörpers unterscheidet sich erheblich (s. Tab. 6.8 und 6.9). So liegt die effektive Dosis bei den ^{99m}Tc-markierten Verbindungen bei 4 bis 7 Millisievert (mSv) und damit unterhalb der Strahlenexposition einer CT-Untersuchung des Abdomens (etwa 10-20 mSv). Höhere Strahlenexpositionen von 10 bis 25 mSv effektiver Dosis resultieren aus der Verwendung der längerlebigen Radionuklide ^{67}Ga oder ^{111}In. Gibt es zwei in ihrer Aussage vergleichbare Radiopharmaka, ist immer das mit der niedrigeren Strahlenexposition einzusetzen. Unter dem Gesichtspunkt des Strahlenschutzes ist bei ausgewählten Fragestellungen nach einer chronischen Entzündung im Körperstamm der Einsatz der FDG-PET (effektive Dosis 8 mSv) sinnvoll.

Geräte

Es kommen folgende Gerätearten zum Einsatz (s. Kap. 4):
- die Gammakamera, mit der Ganzkörperszintigramme oder szintigraphische Einzelaufnahmen (planare Technik) sowie Schichtaufnahmen (Single Photon Emission Computed Tomography = SPECT) erstellt werden,
- die Koinzidenzkamera, die zusätzlich zu den diagnostischen Möglichkeiten der Gammakamera die Möglichkeit einer Bildgebung bei Positronenstrahlern (z. B. FDG-Kamera-PET) bietet, und
- die Positronen-Emissions-Tomographie (PET) mit einem Vollring- oder Teilringdetektor, sog. dediziertes („dedicated") PET, die ausschließlich zum Nachweis von Positronenstrahlern (FDG-PET) konzipiert ist.

Eine zusätzliche SPECT der relevanten Organe ist gerade bei negativem Befund in der planaren Szintigraphie notwendig. Bei der Abklärung des Fiebers unklarer Herkunft ist eine tomographische Abbildung des gesamten Körperstammes durch mehrere SPECT-Serien grundsätzlich wünschenswert, aber zeitaufwendig. Bei positivem Befund in der planaren Szintigraphie dient die SPECT der exakten Lokalisation und dem Vergleich mit den morphologisch orientierten, schnittbildgebenden Verfahren CT und MRT.

Auswertung

Die Auswertung der planaren Ganzkörperszintigraphie und der tomographischen Darstellung in SPECT-Technik erfolgt visuell-qualitativ.

Quantitative Analysen können im Einzelfall hilfreich sein. Steigt die Intensität eines Speicherherdes von den Frühaufnahmen zu den Spätaufnahmen, erhöht sich die Wahrscheinlichkeit einer Entzündung.

Praktische Durchführung

Die Radiopharmaka werden intravenös injiziert. In der Regel ist keine gesonderte Vorbereitung erforderlich. Hierzu gibt es nur wenige Ausnahmen: Die Injektion von ^{18}F-FDG erfolgt beim nüchternen Patienten. Der Blutzucker sollte möglichst < 130 mg/dl liegen. Im Falle einer ^{67}Ga-Szintigraphie ist die Intensität der ^{67}Ga-Citrat-Speicherung herabgesetzt, wenn eine MR-Untersuchung mit Gadolinium weniger als 24 Stunden zurückliegt.

Zeitpunkt der szintigraphischen Bildgebung: Im Unterschied zu einem Röntgenkontrastmittel in der radiologischen Diagnostik muss nach der Injektion des Radiopharmakons ein unterschiedlich langes Zeitintervall vergehen, bis das Radiopharmakon in den Entzündungsherd gelangt ist bzw. bis sich eine günstige Target-Untergrund-Relation eingestellt hat (s. Tab. 15.1). Dieses Zeitintervall zwischen Injektion und Beginn der Szintigraphie liegt zwischen 1 Stunde für ^{18}F-FDG und 72 Stunden für ^{67}Ga-Citrat.

Bei den spezifischen Radiopharmaka werden üblicherweise die Szintigraphien zu zwei Zeitpunkten durchgeführt. So erfolgt bei Verwendung des ^{99m}Tc-markierten Anti-Granulozyten-Antikörpers (kompletter Antikörper) die Szintigraphie nach 4 bis 6 Stunden und nach 24 Stunden, wobei die Spätaufnahme die spezifischere Information enthält.

Ergebnisse

Physiologische Aktivitätsverteilung in der Szintigraphie: ^{99m}Tc-markierter kompletter IgG$_1$-Antikörper gegen das Oberflächenantigen NCA 95. Der maximale Uptake des ^{99m}Tc-markierten IgG$_1$-Antikörpers NCA-95 liegt im Knochenmark (s. Kap. 13.2). Jede Akkumulation, die über die physiologische Verteilung in Knochenmark, Milz und Leber hinausgeht, ist als entzündungs- oder infektionsverdächtig anzusehen. Umgekehrt sind bei einer chronischen Entzündung im Knochen bzw. Knochenmark auch Speicherdefekte möglich. In der Wirbelsäule werden Speicherdefekte sogar bei akuten Entzündungen beobachtet. Der Speicherdefekt im Knochenmark ist aber grundsätzlich ein vieldeutiger Befund, der nicht nur durch entzündlich-zelluläre Infiltrate, sondern auch durch physiologische Fettmarkinseln innerhalb des blutbildenden Knochenmarkes, durch degenerative Veränderungen oder durch Metastasen hervorgerufen werden kann.

^{99m}Tc-markierte Anti-Granulozyten-Fragmente (Fab') gegen das Oberflächenantigen NCA-90. Aufgrund der frühzeitigen renalen Ausscheidung kommt es im Vergleich zum kompletten Antikörper zu einer intensiven Nuklidbelegung der Nieren und der ableitenden Harnwege.

^{99m}Tc/^{111}In-markierte autologe Leukozyten. Die Normalverteilung der markierten Leukozyten im Körper entspricht der Verteilung des mononukleären Phagozytosesystems in Knochenmark, Leber und Milz (s. Kap. 13.2). Im Vergleich zur Bindung des ^{111}In ist die Bindung des ^{99m}Tc an die Leukozyten instabiler, so dass es zu einer Tracerausscheidung über Niere und Harnblase kommt.

^{67}Ga-Citrat. Neben einem intensiven Uptake in Leber oder Milz zeigt sich eine physiologische Aktivitätsaufnahme im Nasopharynx, in den Tränendrüsen, im Thymus und in den Mammae.

^{99m}Tc-markiertes humanes Immunglobulin (HIG). Das humane unspezifische Immunglobulin verbleibt über 24 Stunden im Blutpool, woraus eine physiologische Darstellung von Herz, großen Gefäßen, Leber und Milz resultiert.

^{18}F-Fluorodeoxyglucose (^{18}F-FDG). Eine physiologische Glucoseaufnahme zeigt sich im Gehirn, im Myokard und partiell in der Darmwand. Die FDG-Ausscheidung erfolgt über die Nieren und die ableitenden Harnwege.

Organ- und krankheitsbezogene Darstellung der Ergebnisse: Nachfolgend wird ausgehend von speziellen klinischen Fragestellungen der differenzierte Einsatz der Radiopharmaka diskutiert. (Tab. 15.2)

Fieber unklarer Genese: Das Krankheitsbild des „Fever of Unknown Origin" (FUO) ist als Temperaturerhöhung über 38,8 °C über zumindest drei Wochen ohne Korrelat nach einer Woche intensiver Diagnostik (Labortests und morphologische Bildgebung) definiert. Hinter dem FUO verbirgt sich ein breites differenzialdiagnostisches Spektrum von über 200 Diagnosen unter Einschluss von Infektionen viraler oder bakterieller Genese, Vaskulitiden, Kollagenosen, Autoimmunerkrankungen und Tumoren/Hämoblastosen. Die nuklearmedizinische Diagnostik basiert auf zwei Techniken:
- der Ganzkörperdarstellung (Gammakamera oder PET) und
- zusätzlich der tomographischen Abbildung des Körperstammes.

Tab. 15.2 Indikationsbezogener Einsatz der Radiopharmaka zur Entzündungssuche

Indikation	Radiopharmakon
Fieber unklarer Genese	^{99m}Tc Anti-Granulozyten-Antikörper ^{18}F-FDG
Gefäßprotheseninfektion	^{99m}Tc Anti-Granulozyten-Antikörper
Osteomyelitis peripher (akut, chronisch)	^{99m}Tc Anti-Granulozyten-Antikörper ^{67}Ga-Citrat, ^{18}F-FDG neben der 3-Phasen-Skelettszintigraphie
Osteomyelitis Wirbelsäule	^{18}F-FDG

Zur Anwendung kommen ^{99m}Tc-markierte **Anti-Granulozyten-Antikörper** zur Ganzkörperszintigraphie/SPECT oder ^{18}**F-FDG** zur PET. Die Lokalisation des Krankheitsherdes gelingt bei etwa 30% der Patienten, wobei eine differenzialdiagnostische Weichenstellung nicht nur im Hinblick auf einen Infektionsherd, sondern auch im Hinblick auf Malignome oder Autoaggressionskrankheiten möglich ist.

Gefäßprotheseninfektion: Mehrheitlich betrifft die Fragestellung nach einer entzündlichen Gefäßprothese die aortofemoralen bzw. iliofemoralen Bypasses. Differenzialdiagnostische Probleme bereitet die verzögerte Protheseninfektion, die bei intraabdomineller Infektion eher indolent abläuft und mit dem Leitsymptom Fieber oder einer pseudoaneurysmatischen Erweiterung der Anastomose einhergehen kann. Die nuklearmedizinische Bildgebung verfolgt zwei Strategien:
- Die szintigraphische Bildsequenz sollte einen späten Aufnahmezeitpunkt enthalten, zu dem keine Nuklidbelegung des Blutpools besteht.
- Diese Spätaufnahmen sollten planar und mit SPECT durchgeführt werden, auch wenn die Impulsrate zu dem späteren Zeitpunkt geringer ist.

Ein geeignetes Radiopharmakon ist der ^{99m}**Tc-markierte Anti-Granulozyten-Antikörper** mit einer szintigraphischen Darstellung nach 4 bis 6 Stunden und Spätaufnahmen nach 24 Stunden. Gefäßprotheseninfektionen sind gerade mit Hilfe von Antikörpern gut darstellbar, da der Blutpool rasch abnimmt. Das typische Bild einer Entzündung ist die diffuse Anreicherung entlang der Gefäßprothese.

Knöcherne Entzündung: Bei der Frage nach einer Osteomyelitis steht grundsätzlich die 3-Phasen-Skelettszintigraphie an erster Stelle, sofern nicht durch Operationen, Traumen, eine vorbekannte Osteoarthropathie oder unter der Therapie einer bereits bekannten Osteomyelitis ohnehin mit einem erhöhten Knochenstoffwechsel gerechnet werden muss. Bei solchen Vorerkrankungen kann eine Knochenszintigraphie unterbleiben. Häufige klinische Fragen an die Entzündungsszintigraphie betreffen chronische Infektionen und Protheseninfekte.

Die ^{99m}**Tc-markierten Anti-Granulozyten-Antikörper** zeichnen sich bei der Frage nach einer Osteomyelitis durch eine Abnahme der Sensitivität von der Peripherie hin zur Wirbelsäule aus. In der Wirbelsäule sind Spondylodiszitiden oder Spondylitiden stets szintigraphisch kalt („cold spot"), was neben der physiologischen Anreicherung des Radiopharmakons im blutbildenden Knochenmark durch das Fehlen von Granulozyten im lymphoplasmozellulären Infiltrat einer Spondylodiszitis zu erklären ist. Des Weiteren verhindert der hohe physikalische Druck innerhalb eines entzündlich veränderten Wirbelkörpers die Einwanderung der markierten Leukozyten und der Antikörper. ^{67}**Ga-Citrat** und ^{18}**F-FDG** können als einzige Radiopharmaka eine Entzündung in der Wirbelsäule darstellen.

^{99m}**Tc-markierten Kolloide** gelangen in das mononukleäre Phagozytose-System des Knochenmarkes und periprothetisch verbliebener Knochenmarkinseln. Sofern mittels der Anti-Granulozyten-Antikörper keine Differenzierung zwischen einer Entzündung nach einem Hüftgelenkersatz und einer periprothetisch verbliebenen Knochenmarkinsel zu treffen ist, erfolgt der additive Einsatz von ^{99m}Tc-markierten Kolloiden.

Indikationen

Indikationen zur entzündungsszintigraphischen Diagnostik ergeben sich bei
- Fieber unklarer Genese,
- Verdacht und Frage der Ausdehnung eines Gefäßprotheseninfekts,
- Verdacht auf eine akute oder chronische Osteomyelitis und
- Verdacht auf Endoprotheseninfektion.

Im Einzelfall ist eine Entzündungsszintigraphie für eine Vielzahl von weiteren Fragestellungen möglich, wobei
- die Frühdiagnose einer Pneumonie bei opportunistischen Erregern,
- der Verdacht auf einen postoperativen abdominellen Abszess und
- die chronisch entzündliche Darmerkrankung im hochfloriden Stadium

ebenfalls in der Literatur belegte Einsatzgebiete der Entzündungsszintigraphie sind.

Zusammenfassung

Die Entzündungsszintigraphie ist kein Screeningverfahren, sondern gehört zu den Spezialuntersuchungen. Gründe hierfür sind aus diagnostischer Sicht die wenig intensive Anreicherung eines Entzündungsherdes und die Überlagerung mit der physiologischen Anreicherung in einer Vielzahl von Organen und aus organisatorischer Sicht das komplizierte Know-how, der hohe Zeitaufwand der Leukozytenpräparation, die hohen Kosten der Antikörper, der hohe Zeitbedarf in der Kamerabelegung und die begrenzte Verfügbarkeit der FDG-PET.

Sofern eine Entzündungsszintigraphie durchgeführt wird, setzt ein klinisch relevantes Ergebnis

- die Auswahl eines geeigneten Radiopharmakons (spezifisch, unspezifisch),
- den geeigneten Zeitpunkt der Szintigraphie (Spätaufnahmen) und
- die geeignete Gerätetechnik (SPECT, PET)

voraus. Bei akuten Entzündungen werden Radiopharmaka mit einer spezifischen Anreicherung wie die ^{99m}Tc-markierten Anti-Granulozyten-Antikörper oder die ^{99m}Tc-markierten Leukozyten eingesetzt. Bei chronischen Entzündungen sind unspezifische Radiopharmaka wie ^{67}Ga-Citrat oder ^{18}F-FDG zu bevorzugen. Bei dem ^{99m}Tc-markierten Anti-Granulozyten-Antikörper in Form eines kompletten Antikörpers sind Spätaufnahmen nach etwa 24 Stunden das wesentliche Standbein der Diagnostik. Sofern die Fragestellung den Körperstamm betrifft, sollte neben der Ganzkörperszintigraphie zusätzlich eine tomographische Technik (SPECT) angewendet werden. Für den Einsatz der FDG-PET als einer neuen Methode deutet sich eine diagnostische Überlegenheit bei Patienten mit Fieber unklarer Herkunft und mit einer chronischen Osteomyelitis im Stammskelett an.

Kasuistik

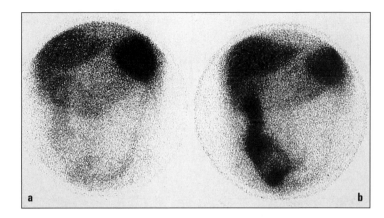

Fall 1 Leukozytenszintigraphie
22-jährige Patientin mit florider Colitis ulcerosa. Goldstandard bei der Diagnostik entzündlicher Darmerkrankungen ist die Szintigraphie mit ^{111}In-markierten präparierten Eigengranulozyten. (**a**) 4 Stunden p. i. (**b**) 24 Stunden p. i.

Bei ^{99m}Tc-NCA-95-Antikörpern kommt die komplette Ausdehnung erst 24 Stunden p. i. zur Darstellung. Eine sichere Abgrenzung von Begleitabszessen ist, wie auch die Fokussuche bei Fieber unbekannten Ursprungs (FUO), mit diesem Tracer nur schwer möglich.

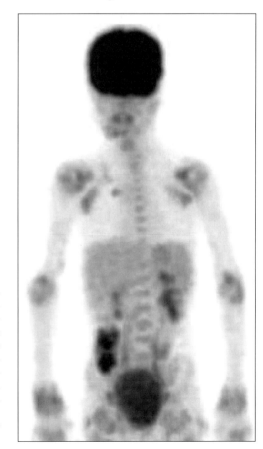

Fall 2 Pneumonie, Kolitis und Arthritis
12-jährige Patientin mit unklarem Fieber und Ergüssen in allen großen Gelenken. In der ^{18}F-FDG-PET finden sich als Ausdruck eines infektiösen Geschehens im Sinne einer Pneumonie Steigerungen des Glucosestoffwechsels rechts pulmonal apikal und im Oberlappen pleural/subpleural. Weiterhin zeigen sich entzündlich bedingte Mehrbelegungen in den großen Gelenken sowie eine deutliche, segmentale Mehrbelegung in Projektion auf das proximale Colon ascendens. Die Koloskopie bestätigte die Diagnose einer Kolitis des Colon ascendens.

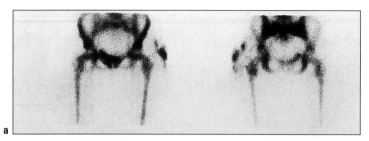

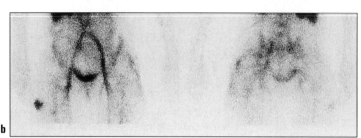

Fall 3a+b Abszess
54-jährige Krankenschwester mit iatrogenen Glutealabszessen, insbesondere links. Die diagnostische Treffsicherheit ist mit ^{99m}Tc-NCA-95-Antikörpern (**a**) sehr viel größer als bei der Verwendung der erheblich unspezifischeren ^{99m}Tc-HIG (humanes Immunglobulin) (**b**).

16 Tumoren

Die nuklearmedizinischen Verfahren markieren den Stoffwechsel oder die Bindungseigenschaften eines Tumors und stellen deshalb eine funktionelle Bildgebung dar. Im Vergleich zu den morphologisch orientierten Verfahren der Sonographie, der CT und der MRT ist der Einsatz der funktionellen Bildgebung überwiegend komplementär und nicht alternativ. Abgesehen von der Skelettszintigraphie zur Suche nach Skelettmetastasen sind sämtliche anderen nuklearmedizinischen Verfahren in der Tumordiagnostik keine Screeningmethoden, sondern werden abhängig von der Histologie oder vom Nachweis spezieller Hormone oder Tumormarker angefordert. Dies setzt von den zuweisenden Ärzten ein Basiswissen über die diagnostischen Möglichkeiten der Nuklearmedizin voraus.

Stehen bei bekannter Histologie Radiopharmaka zur Verfügung, die sich über Oberflächenrezeptoren, über Antigene oder über einen aktiven Transport tumorspezifisch in den Metastasen anreichern, kann das Speicherverhalten der Metastasen über die Möglichkeit einer Therapie mit offenen Radionukliden entscheiden.

Die Ortsauflösung der nuklearmedizinischen Tumordiagnostik ist im Allgemeinen geringer als das der CT oder der MRT. Neben dem räumlichen Auflösungsvermögen des Untersuchungsgerätes (Gammakamera, PET) spielt in der Nuklearmedizin die Speicherintensität des applizierten Radiopharmakons die entscheidende Rolle. So kann selbst eine große Metastase bei fehlender Nuklidspeicherung dem szintigraphischen Nachweis entgehen. Umgekehrt gelingt bei einer intensiven Iod-131-Speicherung in Metastasen des differenzierten Schilddrüsenkarzinoms ein Metastasennachweis sogar für morphologisch nicht fassbare Herde. Bei der Suche nach Fernmetastasen (M-Staging) basiert die nuklearmedizinische Diagnostik auf der Ganzkörpertechnik. Bei der Frage nach Lymphknotenmetastasen (N-Staging) werden metabolische Informationen über morphologisch durchaus sichtbare Lymphknoten gewonnen. So kann mittels der Positronen-Emissionstomographie (PET) eine erhöhte Glucoseaufnahme auch in nicht vergrößerten Lymphknoten von 0,5 bis 1 cm Durchmesser erkannt werden, was einen Metastasenverdacht begründet und der gezielten histologischen Abklärung bedarf. Hieraus wird ersichtlich, dass der Wert einer nuklearmedizinischen Diagnostik nicht isoliert, sondern innerhalb eines diagnostischen Algorithmus betrachtet werden muss. Nachfolgend sind einige grundsätzliche klinische Entscheidungssituationen beschrieben, bei denen der Einsatz nuklearmedizinischer Verfahren sinnvoll ist.

Dignitätsbeurteilung

Aufgrund ihrer hohen Ortsauflösung werden zum primären Tumornachweis in parenchymatösen Organen die CT und die MRT eingesetzt. Bei einzelnen Fragestellungen können nuklearmedizinische Verfahren zur Klärung der Dignität beitragen. Ein Beispiel ist die PET mit ^{18}F-Fluorodeoxyglucose (^{18}F-FDG) beim solitären Lungenrundherd, wobei unterhalb einer Herdgröße von 1 cm Durchmesser die Aussagekraft eines negativen Befundes eingeschränkt ist.

Okkulter Primärtumor (Carcinoma of Unknown Primary = CUP)

Die Vorteile der nuklearmedizinischen Verfahren liegen in der Ganzkörperdarstellung, ggf. auch in einem hohen Kontrast zwischen Tumor und Untergrund. Die Auswahl des geeigneten Radiopharmakons richtet sich nach der Histologie der Metastase. Nur für wenige Tumorentitäten stehen spezifische Radiopharmaka (^{111}In-markierte Somatostatin-Rezeptor-Liganden, ^{123}I-markiertes Metaiodbenzylguanidin (MIBG), ^{131}I/^{123}I-Natriumiodid, ^{131}I/^{90}Y/^{111}In-markierte monoklonale Anti-CD20-Antikörper) zur Verfügung. Können solche spezifischen Radiopharmaka genutzt werden, kommen die nuklearmedizinischen Verfahren frühzeitig zur Anwendung. Radiopharmaka mit einem unspezifischen Anreicherungsmechanismus (^{18}F-FDG, ^{99m}Tc-MIBI, ^{201}Tl-Chlorid, ^{67}Ga-Citrat) sind prinzipiell bei einer Vielzahl von Tumorentitäten einsetzbar. Da aber mit Ausnahme des ^{18}F-FDG ihre Speicherintensität gering ist, stehen endoskopische und radiologische Verfahren an erster Stelle und erst bei negativem Befund kommen die nuklearmedizinischen Verfahren zum Einsatz.

Beispiel einer solchen Stufendiagnostik ist die Primärtumorsuche in der Kopf-Hals-Region: Ausgehend von der histologischen Sicherung einer zervikalen Lymphknotenmetastase (meist Plattenepithelkarzinom) sind die Panendoskopie, die MRT der Kopf-Hals-Region und die CT des Thorax die primären diagnostischen Maßnahmen zur Lokalisation des Primärtumors. Bleibt der Primärtumor verborgen, ist zur Abklärung des CUP (Carcinoma of Unknown Primary) der Einsatz der PET mit ^{18}F-FDG indiziert, eine Tumorlokalisation mittels der PET gelingt dann bei etwa 30 % der Patienten.

Prätherapeutische Festlegung des Tumorstadiums (Staging)

Die nuklearmedizinische Diagnostik erfolgt in der Regel nach der histologischen Sicherung des Primärtumors. Nachweis oder Ausschluss einer lymphogenen oder hämatogenen Metastasierung entscheiden über die weitere Behandlungsstrategie. Untersuchungen mit unspezifischen Radiopharmaka wie die ^{99m}Tc-Phosphonate für die Skelettszintigraphie und ^{18}F-FDG für die PET besitzen die höchste Untersuchungsfrequenz innerhalb der nuklearmedizinischen Tumordiagnostik. Tumortypspezifische Radiopharmaka (^{123}I-markiertes MIBG, ^{111}In-markierte Somatostatin-Rezeptor-Liganden, ^{123}I/^{131}I-Natriumiodid) können nur gezielt bei geeigneter Histologie eingesetzt werden. Für viele Tumorentitäten sind durch die nuklearmedizinische Diagnostik Änderungen im Tumorstadium, meist ein „Upstaging", beschrieben. Bei den unspezifischen Radiopharmaka bedarf aber der szintigraphisch nachgewiesene Speicherherd der Korrelation mit der morphologischen Bildgebung oder der histologischen Sicherung durch eine gezielte Biopsie. Vor der Indikationsstellung zu aufwendigen und kostenintensiven Operationen mit einem Morbiditäts- und Mortalitätsrisiko können die nuklearmedizinischen Untersuchungen unter dem Gesichtspunkt von Kosten und Nutzen als durchaus günstig beurteilt werden. (Tab. 16.1)

Identifizierung der Lymphdrainage

Die peritumorale Injektion von ^{99m}Tc-Nanokolloiden ermöglicht die Darstellung des Lymphabflusses und des zuerst drainierenden Lymphknotens, auch Wächterlymphknoten oder Sentinel Node genannt (s. Kap. 14.5). Szintigraphisch lassen sich große individuelle Unterschiede im Lymphabstrom erkennen. Die gezielte Entnahme des Sentinel Node verkleinert einerseits das Operationsfeld mit geringerer Morbidität und verbessert andererseits das nodale Staging durch die genauere histopathologische Aufarbeitung des Sentinel Node. Meistens werden

- die Lymphszintigraphie mittels Großfeldkamera (am Vortag der Operation),
- die präoperative Injektion eines Farbstoffes und

Tab. 16.1 Beispiele für den Einsatz der nuklearmedizinischen Diagnostik bei onkologischen Fragestellungen

Dignitätsbeurteilung	
Solitärer Lungenrundherd	^{18}F-Fluorodeoxyglucose (FDG)
Okkulter Primärtumor	
Zervikale Lymphknotenmetastasen	^{18}F-FDG
Erhöhte Katecholamine	^{123}I-Metaiodbenzylguanidin (MIBG)
Staging	
Frage nach ossären Metastasen	^{99m}Tc-Phosphonate
N- und M-Staging	^{18}F-FDG
Lymphdrainage	
Melanom, Mammakarzinom	^{99m}Tc-Nanokolloide
Charakterisierung von Malignomen (hier auch Therapie möglich)	
Neuroendokrine Tumoren (Hormontherapie?, ^{90}Y-Somatostatin?)	^{111}In-Somatostatin-Rezeptor-Liganden
Differenziertes Schilddrüsenkarzinom (Radioiodtherapie?)	^{131}I/^{123}I-Natriumiodid
Neuroblastom (^{131}I-MIBG-Therapie?)	^{123}I-MIBG
Therapiekontrolle	
Resttumoren bei malignen Lymphomen	^{18}F-FDG, ^{67}Ga-Citrat
Verlaufskontrolle	
Frage nach ossären Metastasen	^{99m}Tc-Phosphonate
Lokalrezidiv, N- und M-Restaging	^{18}F-FDG

- die intraoperative Aktivitätsmessung durch eine handliche Gammasonde (s. Kap. 4)

miteinander kombiniert. Indikationen sind das High-risk-Melanom mit einer Tumordicke ≥ 1 mm und – abhängig von der Behandlungsstrategie – die niedrigen Stadien des Mammakarzinoms. Das Prinzip der Lymphabstrom-Szintigraphie ist grundsätzlich auf eine Vielzahl von Tumorentitäten übertragbar und wird derzeit in seiner klinischen Wertigkeit bei Kopf-Hals-Tumoren, beim Prostatakarzinom und bei gynäkologischen Tumoren erprobt.

Charakterisierung von Malignomen

Für die Optimierung der individuellen Tumortherapie spielen zunehmend funktionelle Gesichtspunkte eine Rolle, wie der regionale Blutfluss und der lokale Stoffwechsel für die Chemotherapie, die Rezeptorbindung therapeutisch wirksamer Substanzen sowie der Anteil der hypoxischen Tumorzellverbände unter der Strahlentherapie. Beispielsweise eröffnet die Speicherung von ^{111}In-markierten Somatostatin-Rezeptor-Liganden die Möglichkeit einer hormonellen Behandlung (Somatostatin-Analoga) oder einer nuklearmedizinischen Behandlung (^{90}Y-markierte Somatostatin-Analoga) metastasierter endokriner Tumoren, die Speicherung von ^{123}I-markiertem MIBG die Möglichkeit einer ^{131}I-MIBG-Therapie des metastasierten Neuroblastoms und die Speicherung von ^{131}I-Natriumiodid die Möglichkeit einer Radioiodtherapie des metastasierten differenzierten Schilddrüsenkarzinoms. Aufgrund der vergleichsweise hohen Speicherung ist aber nur beim metastasierten differenzierten Schilddrüsenkarzinom eine Heilung möglich.

Therapiekontrolle

Bei Nachweis eines Resttumors in der CT nach Abschluss der initialen Chemotherapie kann nicht zwischen einer partiellen und einer kompletten Remission unterschieden werden. Ein Beispiel hierzu ist der Resttumor eines malignen Lymphoms (M. Hodgkin, Non-Hodgkin-Lymphome) nach Abschluss der Chemotherapie. Zur Differenzierung zwischen Granulationsgewebe und vitalem Tumor kann die FDG-PET eingesetzt werden. Im Falle eines negativen Befundes besteht eine sehr niedrige Rezidivwahrscheinlichkeit, im Falle einer gesteigerten Glucoseaufnahme muss von einem hohen Rezidivrisiko ausgegangen werden.

Verlaufskontrolle

Die Bewertung einer morphologischen Gewebevermehrung als Tumorrezidiv ist aufgrund der Voroperation und wegen der Möglichkeit von Narbengewebe erschwert. Sofern die bioptische Abklärung technisch schwierig ist oder mit einem Morbiditätsrisiko einhergeht, können nuklearmedizinische Verfahren eingesetzt werden.

Grundsätzlich wird die Indikation zur Skelettszintigraphie mit ^{99m}Tc-Phosphonaten risikoadaptiert gestellt. Bei klinischer Symptomatik sowie bei einem Anstieg der Tumormarker oder der alkalischen Phosphatase sollte die Skelettszintigraphie frühzeitig eingesetzt werden. Bei Skelettmetastasen kann durch die Strahlentherapie die Komplikation einer pathologischen Fraktur vermieden werden.

Aus einem Anstieg der Tumormarker in der Nachsorge können sich Indikationen zu verschiedenen nuklearmedizinischen Verfahren ergeben (Tab. 16.2), insbesondere, wenn mit morphologisch orientierten Verfahren kein Korrelat gefunden wird oder eine mutmaßlich solitäre Metastase reseziert werden soll.

Prinzip

Es steht eine Vielzahl von Radiopharmaka mit sehr unterschiedlichen Anreicherungsmechanismen zur Verfügung. Unterschieden werden

Tab. 16.2 Radiopharmaka bei Anstieg der Tumormarker

Laborwert	Primärtumor	Radiopharmaka
CEA	kolorektales Karzinom	^{18}F-Fluorodeoxyglucose (FDG)
Katecholamine	Neuroblastom, Phäochromozytom	^{123}I-Metaiodbenzylguanidin (MIBG)
Indolessigsäure	neuroendokriner Tumor	^{111}In-Somatostatin-Rezeptor-Liganden
Thyreoglobulin	differenziertes Schilddrüsenkarzinom	^{131}I/^{123}I-Natriumiodid
Calcitonin	medulläres Schilddrüsenkarzinom	^{99m}Tc-Penta-Dimercaptobernsteinsäure (DMSA), ^{18}F-FDG, ^{99m}Tc-Methoxyisobutylisonitril (MIBI)
PSA	Prostatakarzinom	^{99m}Tc-Phosphonate
AP	jedes Malignom	^{99m}Tc-Phosphonate
CRP, LDH	malignes Lymphom	^{18}F-FDG

Tab. 16.3 Übersicht über kommerziell verfügbare Radiopharmaka in der Onkologie

Radiopharmaka für die Gammakamera/SPECT		
tumortypische Anreicherung	applizierte Aktivität (MBq)	Szintigraphie nach (Stunden)
^{123}I-Metaiodbenzylguanidin (MIBG)	370	6 und 24
^{111}In-Somatostatin-Rezeptor-Liganden	200	6, 24 und ggf. 48
^{99m}T-monoklonale CEA-Antikörper	750	6 und 24
^{131}I-monoklonale Anti-CD20-Antikörper	200–370 (Dosisabschätzung vor Radioimmuntherapie)	1, 24, 48, 72 und 144
^{131}I-Natriumiodid	100-therapeutische Aktivität	72
^{123}I-Natriumiodid	185–370 (Ganzkörperszintigraphie, Schilddrüsenkarzinom)	4–24
unspezifische Anreicherung		
^{201}Tl-Chlorid	75–100	1
^{99m}Tc-Methoxyisobutylisonitril (MIBI)	750	1
^{99m}Tc-Penta-Dimercaptobernsteinsäure (DMSA)	750	6 und 24
^{67}Ga-Citrat	110	48–72
Radiopharmaka für die Positronen-Emissionstomographie (PET)		
^{18}F-Fluorodeoxyglucose (FDG)	370	1–1,5

- tumortypspezifische Anreicherungen und
- unspezifische Speicherungen.

Tumortypspezifische Anreicherung: Der Einsatz der Radiopharmaka mit einer tumortypischen Anreicherung ist bisher auf wenige Tumorentitäten begrenzt. Über die Indikation entscheidet die Histologie oder der Nachweis spezieller Hormone oder Tumormarker **(Tab. 16.3)**. Prinzipien sind
- der aktive Transport in die Tumorzelle,
- die Rezeptorbindung an der Oberfläche der Tumorzelle oder
- die Antigen-Antikörper-Bindung.

Quantitativ bindet sich nur ein geringer Teil des Radiopharmakons an die Tumorzellen. Daher sind die szintigraphisch darstellbaren Anreicherungen in der Regel wenig intensiv. Als Konsequenz wird eine aufwendige Messtechnik unter Einsatz der Schichttechnik (SPECT) und längerer Aufnahmezeiten benötigt. Bei den ^{123}I-markierten Östradiolderivaten oder den ^{99m}Tc/^{111}In-markierten monoklonalen Antikörpern gegen Melanomzellen oder gegen das CEA-Antigen erwiesen sich die Anreicherungen als so gering, dass sich die Szintigraphie in der Patientenversorgung nicht durchsetzen konnte. Hier erweist sich der Einsatz von ^{18}F-FDG mit einer unspezifischen, aber intensiveren Anreicherung als überlegen.

^{123}I-markiertes Metaiodbenzylguanidin (MIBG). MIBG ist eine chemisch dem Adrenalin und Noradrenalin nahestehende Substanz. Die Aufnahme in die chromaffinen Granula des Nebennierenmarkes, des Sympathikus-Grenzstranges sowie der Tumorzellen des Neuroblastoms und des Phäochromozytoms erfolgt über zwei Mechanismen: Der erste Mechanismus beruht auf einem aktiven, kaliumabhängigen Transport von hoher Affinität, jedoch niedriger Kapazität. Der aktive Transport kann durch Medikamente (Calciumantagonisten, trizyklische Antidepressiva, Sympathomimetika, Reserpin, Labetalol) blockiert werden. Der aktive Transport unterliegt einer Sättigung, so dass bei höherer Konzentration des Radiopharmakons bei der ^{131}I-MIBG-Therapie zusätzlich die passive Diffusion eine Rolle spielt.

^{111}In-markierte Somatostatin-Rezeptor-Liganden. Die Anreicherung beruht auf der Bindung des ^{111}In-markierten Somatostatin-Rezeptor-Analogons Octreotid an solche Tumoren, die eine erhöhte Expression von Somatostatin-Rezeptoren an der Oberfläche der Tumorzellen zeigen.

^{99m}Tc/^{123}I/^{111}In-markierte monoklonale Antikörper. Eingesetzt werden monoklonale Antikörper in Form von kompletten Immunglobulinen oder deren Fragmenten (Fab'), gerichtet gegen spezifische Antigene auf der Oberfläche der Tumorzellen. Durch die radioaktive Markierung der Antikörper mit ^{99m}Tc, ^{123}I oder ^{111}In wird die Antikörperverteilung szintigraphisch erfasst. Im Patienten werden durchweg weniger als 1 % der injizierten Proteinmenge an die Antigene der Tumorzellen gebunden. Die Art des Antikörpers (komplettes Immunglobulin oder Fragment) und das gebundene Radionuklid bestimmen die Verteilung, Metabolisierung und Ausscheidung des Radioimmunkonjugates. Komplette Antikörper besitzen eine längere effektive Halbwertszeit und die optimale Tumor-Untergrund-Relation wird nach 24 Stunden oder später erreicht. Demgegenüber liegt bei Antikörperfragmenten die effektive Halbwertszeit bei wenigen Stunden. Die szintigraphische Untersuchung muss bei Antikörperfragmenten daher früher abgeschlossen sein; nachteilig sind hierbei die geringeren Aktivitätskonzentrationen im Tumor.

^{131}I/^{123}I-Natriumiodid. Die Anreicherung beruht auf dem aktiven Transport (Iod-Symporter) und dem Einbau des Iodids in Schilddrüsenzellen und in Zellen des differenzierten Schilddrüsenkarzinoms, sofern deren Fähigkeit zur Iodspeicherung erhalten ist.

Unspezifische Anreicherung: Die Anwendung von Radiopharmaka mit einem unspezifischen Anreicherungsprinzip ist nicht an eine bestimmte Histologie gebunden. Die Anreicherung beruht auf
- einer gesteigerten Perfusion,
- einem aktiven Transport über unspezifische Kanäle,
- einer unspezifischen Speicherung oder
- einer erhöhten Glucoseaufnahme in die Tumorzellen.

Eine nennenswerte Untersuchungsfrequenz wird lediglich mit den ^{99m}Tc-markierten Phosphonaten bei der Skelettszintigraphie und mit ^{18}F-FDG bei der PET erreicht. Die Anwendung aller übrigen unspezifischen Radiopharmaka begrenzt sich auf wenige Indikationen.

^{201}Tl-Chlorid. ^{201}Tl-Chlorid wird über einen unspezifischen, aktiven Transport durch die Kalium-Natrium-Kanäle angereichert, die intrazelluläre Aufnahme erfolgt rasch. Bereits 5 Minuten post injectionem (p. i.) wird im Tumor die maximale Aktivitätskonzentration erreicht. Da die Untergrundaktivität im Blutpool erst später abnimmt, wird die günstigste Tumor-Untergrund-Relation 20 bis 60 Minuten p. i. erreicht.

^{99m}Tc-markiertes Methoxyisobutylisonitril (MIBI). Das ^{99m}Tc-MIBI wird unspezifisch in den Mitochondrien gebunden und bleibt über einen Zeitraum von etwa 4 Stunden fixiert. Eine beschleunigte Ausscheidung des ^{99m}Tc-

MIBI besteht im Falle einer Nekrotisierung mit hohem Ca^{2+}-Spiegel und im Falle der Anwesenheit eines P-Glucoproteins, das als Pumpe wirkt und das Zellinnere von zytotoxischen Substanzen befreien kann. Das P-Glucoprotein wird über das humane Multidrug resistant gene kodiert, so dass die ^{99m}Tc-MIBI-Szintigraphie auch mit der Frage einer Resistenz gegen Zytostatika eingesetzt werden kann. Dieses Verfahren hat aber bislang keinen Eingang in die klinische Anwendung gefunden.

^{99m}**Tc-markiertes Penta-Dimercaptobernsteinsäure (DMSA).** Der unspezifische Anreicherungsmechanismus ergibt sich aus der chemischen Ähnlichkeit zum Phosphation.

^{67}**Ga-Citrat.** Die Speicherung von ^{67}Ga-Citrat im Tumorgewebe wird über die vermehrte Vaskularisation, über die erhöhte Permeation in den Extravasalraum, über die veränderte Membranpermeabilität im Tumor sowie über die Bindung an Transferrinrezeptoren und an Ferritin erklärt.

^{18}**F-Fluorodeoxyglucose (FDG).** Im Verlauf der malignen Transformation einer Zelle ist die Steigerung des Glucosetransportes ein frühzeitiges Ereignis, das der morphologisch erkennbaren Gewebeveränderung vorausgeht. Deshalb ist ^{18}F-FDG als Marker des Glucosemetabolismus grundsätzlich für die frühe Diagnose eines Malignoms geeignet.

Radiopharmaka

Da häufig spezifische und unspezifische Anreicherungsmechanismen ineinander greifen und verschiedenartige Einteilungssysteme verwendet werden, ist keine stringente Klassifikation möglich. Neben der Art der Anreicherung stellt die Strahlenqualität des verwendeten Radionuklids ein zweites praxisrelevantes Prinzip für die Klassifikation der Radiopharmaka dar. Untersuchungen mit ^{99m}Tc, ^{123}I, ^{111}In und ^{131}I werden an Gammakameras vorgenommen, während für den Nachweis von ^{18}F ein PET-Untersuchungsgerät erforderlich ist. Dies hängt mit der Energie der Gammastrahlen zusammen: An den Gammakameras werden Gammastrahlen im niedrigen und mittleren Energiebereich nachgewiesen. Mit zunehmender Gammaenergie nimmt die Nachweiswahrscheinlichkeit der Strahlung ab. Die hoch energetische Strahlung der Positronen-Emitter wird mit guter Ortsauflösung durch die PET nachgewiesen. Daraus ergibt sich die Differenzierung in
- Radiopharmaka für die konventionellen Gammakameras einschließlich SPECT sowie
- Positronen-emittierende Radiopharmaka für die PET.

Die Systematik in Tabelle 16.3 unterscheidet Radiopharmaka für Gammakameras mit einer tumortypischen Affinität, Radiopharmaka für Gammakameras mit einer unspezifischen Anreicherung und solche Radiopharmaka, die als Positronen-Emitter zur PET-Diagnostik eingesetzt werden. Wegen des breiten onkologischen Spektrums und der kommerziellen Verfügbarkeit ist die Darstellung der PET-Radiopharmaka auf die ^{18}F-Fluorodeoxyglucose (^{18}F-FDG) fokussiert. Bei den Aktivitäten in Tabelle 16.3 handelt es sich um Referenzaktivitäten, die im Normalfall nicht überschritten werden sollten. Im begründeten Einzelfall sind höhere Aktivitäten möglich. Bei Kindern sind die Aktivitäten gewichtsbezogen zu reduzieren. Zur Diagnostik wird aus strahlenhygienischen Gründen nahezu ausschließlich ^{123}I-markiertes MIBG, nicht aber ^{131}I-markiertes MIBG eingesetzt.

Bezüglich des ^{131}I-Natriumiodids richten sich die applizierten Aktivitäten nach der diagnostischen oder therapeutischen Zielsetzung. Niedrige diagnostische Aktivitäten um 100 MBq ^{131}I haben den Vorzug, dass eine mögliche Speicherminderung durch die erste Radioiodgabe („Stunning") bei einer nachfolgenden therapeutischen ^{131}I-Applikation weniger relevant ist. Besteht aufgrund eines ansteigenden Thyreoglobulinspiegels oder bildgebender Verfahren ein Metastasenverdacht, gibt es die Möglichkeit einer Ganzkörperszintigraphie mit ^{123}I-Natriumiodid. Eine nachfolgende

Tab. 16.4 PET-Radiopharmaka zur Darstellung metabolischer Prozesse

Anreicherungsmechanismus	Radiopharmakon
Glucosestoffwechsel	^{18}F-Fluorodeoxyglukose (FDG)
Perfusion	^{13}N-Ammonium ^{15}O-Wasser ^{82}Rb, ^{81}Rb
Oxidativer Stoffwechsel	^{15}O-Sauerstoff ^{18}F-Misonidazol
Aminosäurestoffwechsel/Proteinsynthese	^{11}C-Methionin ^{11}C-Glycin ^{13}N-Glutamat ^{18}F-Tyrosin
Proliferation	^{11}C-Thymidin ^{18}F-Thymidin ^{18}F-Fluordeoxyuridin

Speicherminderung ist durch Anwendung von ^{123}I als reinem Gammastrahler nicht zu erwarten. Nachteilig ist die niedrigere Sensitivität der ^{123}I-Szintigraphie gegenüber der ^{131}I-Szintigraphie.

Die für die ^{123}I-Szintigraphie applizierten Aktivitäten richten sich nach der diagnostischen Fragestellung. Zur Quantifizierung der Speicherung von Restschilddrüsengewebe vor der Radioiodablation reichen 10 bis 40 MBq ^{123}I-Natriumiodid. Zur Ganzkörperdarstellung und Beurteilung des Speicherverhaltens von vermuteten oder bekannten Metastasen sollte eine höhere Aktivität gewählt werden.

Neben dem kommerziell verfügbaren ^{18}F-FDG ist für onkologische Fragestellungen eine Vielzahl von PET-Radiopharmaka in der klinischen Forschung (**Tab. 16.4**).

Strahlenexposition: Die Strahlenexposition durch die nuklearmedizinische Ganzkörper-Tumordiagnostik (s. Tab. 6.8 und 6.9) beträgt bei den mit ^{99m}Tc markierten Verbindungen 4 bis 7 Millisievert (mSv) effektive Dosis und liegt damit unterhalb der Strahlenexposition einer CT-Untersuchung des Abdomens (etwa 10 bis 20 mSv effektive Dosis). Höhere Strahlenexpositionen von 10 bis 25 mSv effektiver Dosis resultieren aus der Verwendung von ^{201}Tl-Chlorid, ^{67}Ga-Citrat oder ^{111}In-markierten Verbindungen, da die Radionuklide jeweils eine physikalische Halbwertszeit von 2 bis 3 Tagen besitzen. Die Strahlenexposition durch die FDG-PET liegt mit etwa 8 mSv niedriger als bei Verwendung der längerlebigen Nuklide. Unter dem Gesichtspunkt des Strahlenschutzes ist es sinnvoll, die Tumordiagnostik mit längerlebigen Radionukliden durch die FDG-PET zu ersetzen.

Geräte

Es kommen folgende Gerätearten zum Einsatz (s. Kap. 4):
- die Gammakamera, womit Ganzkörperszintigraphien und Einzelaufnahmen (planare Technik) sowie Schichtaufnahmen (Single Photon Emission Computed Tomography = SPECT) erstellt werden,
- die Koinzidenzkamera, die zusätzlich zu den diagnostischen Möglichkeiten der Gammakamera die Möglichkeit einer Bildgebung bei Positronenstrahlern (Kamera-PET) bietet,
- die Positronen-Emissionstomographie (PET) mit einem Vollring- oder Teilringdetektor sowie

- die tragbare Messsonde für den intraoperativen Aktivitätsnachweis in nuklidspeichernden Lymphknoten.

Spezielle Tischvorrichtungen sind lediglich für die Mammaszintigraphie erforderlich; hierdurch wird eine Untersuchung in Bauchlage mit frei herabhängenden Mammae ermöglicht.

Auswertung

Die Auswertung der Ganzkörperszintigraphie und der tomographischen Darstellung (SPECT) erfolgt visuell-qualitativ.

Bei der PET werden die Speicherherde semiquantitativ bewertet, ein häufig verwendetes Maß ist der „standardized uptake value" (SUV). Werden Szintigramme vor einer nuklearmedizinischen Therapie zur Dosisabschätzung durchgeführt, spielt die quantitative Analyse der Intensität eines Speicherherdes oder der physiologischen Aktivitätsaufnahme in Körperorgane eine zentrale Rolle. Klinische Anwendungen finden sich bei der ^{131}I-Ganzkörperszintigraphie des differenzierten Schilddrüsenkarzinoms vor einer Radioiodtherapie, neuerdings auch bei der Szintigraphie mit monoklonalen Anti-CD20-Antikörpern beim malignen Lymphom vor einer Radioimmuntherapie.

Praktische Durchführung

Die **Injektion** des Radiopharmakons erfolgt in der Regel intravenös. Einzige Ausnahme ist die Injektion der ^{99m}Tc-markierten Nanokolloide bei der Lymphszintigraphie; hier wird eine intrakutane Injektion um das Melanom bzw. eine peritumorale Injektion um das Mammakarzinom vorgenommen. Wegen möglicher adrenerger Nebenwirkungen erfolgt die Injektion von ^{123}I-MIBG langsam oder als Kurzinfusion über 15 Minuten. Um die Möglichkeit allergischer Nebenwirkungen zu verringern, erfolgt die Applikation radioaktiv markierter Anti-CD20-Antikörper gegen Lymphomzellen als Infusion.

Für die meisten nuklearmedizinischen Untersuchungen braucht der Patient **nicht nüchtern** zu erscheinen. Die Notwendigkeit einer **Nahrungskarenz** ergibt sich lediglich bei der
- FDG-PET und
- der ^{131}I-Ganzkörperszintigraphie/Radioiodtherapie wegen der oralen Applikation von ^{131}I-Natriumiodid in Kapselform.

Onkologische PET-Untersuchungen mit ^{18}F-FDG sollen nach 8- bis 12-stündiger Nahrungskarenz durchgeführt werden. Bei einem Nüchternblutzucker > 130 mg/dl sowie nach einer Kohlenhydratzufuhr, unabhängig vom Blutzuckerspiegel, ist die diagnostische Aussagekraft der FDG-PET eingeschränkt. Besonders empfindlich bezüglich des Blutzuckerspiegels sind PET-Untersuchungen mit der Frage nach einem Pankreaskarzinom, weshalb dann bereits ab einem Blutzuckerspiegel > 130 mg/dl die FDG-PET unterbleiben sollte. Bei Diabetikern ist mit einer geringeren Sensitivität zu rechnen, wobei unklar ist, ob eine Blutzuckersenkung durch Altinsulin vor der ^{18}F-FDG-Injektion zu verbesserten Untersuchungsergebnissen führt.

Das **Absetzen bestimmter Medikamente** ist vorwiegend bei tumortypspezifischen, gelegentlich auch bei unspezifischen Radiopharmaka zu bedenken:
- ^{123}I-markiertes Metaiodbenzylguanidin (MIBG)
- ^{111}In-markierte Somatostatin-Rezeptor-Liganden
- ^{131}I/^{123}I-Natriumiodid
- ^{67}Ga-Citrat

In Vorbereitung auf die ^{123}I-MIBG-Szintigraphie sind Calciumantagonisten, trizyklische Antidepressiva, Sympathomimetika, Reserpin oder Labetalol wegen einer Wechselwirkung mit dem kaliumabhängigen aktiven Transport abzusetzen.

Ob in der Vorbereitung auf eine Somatostatin-Rezeptor-Szintigraphie mit ^{111}In-Octreotid eine begleitende Therapie mit Octreotid ggf. kurzfristig zu unterbrechen ist, wird kontrovers diskutiert. So wurde unter einer

Therapie mit Octreotid eine szintigraphisch reduzierte Speicherung in der Milz und der Leber beobachtet, die Tumor-Untergrund-Relation lag aber mehrheitlich höher und nur in Einzelfällen ungünstiger. Das Absetzen einer medikamentösen Therapie mit Somatostatin-Analoga ist zumindest nicht obligat.

Die ^{131}I-Szintigraphie in der Behandlung eines differenzierten Schilddrüsenkarzinoms setzt neben einer Thyreoidektomie das Absetzen einer Schilddrüsenhormon-Medikation und die Iodkarenz voraus (endogene TSH-Stimulation). Die ^{131}I-Ganzkörperszintigraphie ist nur bei erhöhtem TSH-Spiegel ein empfindliches Untersuchungsverfahren, günstig hierbei ein TSH > 30 mU/l. Ein solcher TSH-Spiegel wird 4 Wochen nach Thyreoidektomie, 4 bis 5 Wochen nach Absetzen einer Laevothyroxin(T_4)-Medikation oder 2 Wochen nach Absetzen einer Triiodthyronin(T_3)-Medikation erzielt. Die Injektion von rekombinantem humanem TSH (rh TSH) stellt eine neue, nebenwirkungsarme Alternative zum Schilddrüsenhormonentzug dar. Ist postoperativ relevantes Restschilddrüsengewebe verblieben, wird bei der ersten Radioiodtherapie ein TSH < 30 mU/l akzeptiert. Nach erhöhter Iodexposition (z. B. iodhaltige wässrige Röntgenkontrastmittel, iodhaltige Desinfektionsmittel) sollte auf ein Zeitintervall von mindestens 4 bis 6 Wochen bis zur Ganzkörperszintigraphie geachtet werden. Dies ist bei der Planung und Durchführung radiologischer Untersuchungsverfahren mit iodhaltigem Röntgenkontrastmittel zu beachten. Eine iodarme Diät wird fakultativ für 10 Tage vor einer Radioiodgabe empfohlen.

In der Vorbereitung auf eine Szintigraphie mit ^{67}Ga-Citrat ist eine Behandlung mit Eisenpräparaten, Chelatbildnern, Methotrexat oder mit Gadolinium als MR-Kontrastmittel – wenn möglich – zu vermeiden. Alle diese Substanzen können die Speicherung im Tumor vermindern. Die Indikationen für die ^{67}Ga-Citrat-Szintigraphie werden aber zunehmend durch die FDG-PET ersetzt.

Die Notwendigkeit einer **Schilddrüsenblo**ckade ergibt sich bei den ^{123}I/^{131}I-markierten Radiopharmaka, bei denen eine Darstellung und zusätzliche Strahlenexposition der Schilddrüse unerwünscht ist:

- ^{123}I-markiertes MIBG und
- ^{131}I-markierte monoklonale Anti-CD20-Antikörper.

Beginnend am Vortag der Untersuchung wird eine Schilddrüsenblockade mit Kaliumiodid (gewichtsabhängig 10 bis 100 mg täglich nach Ausschluss einer Hyperthyreose bzw. Autonomie) durchgeführt und bei ^{123}I-markiertem MIBG über 2 bis 4 Tage, bei ^{131}I-markierten Antikörpern über etwa 1 Woche beibehalten. Sofern eine (latente) Schilddrüsenüberfunktion oder eine Schilddrüsenautonomie besteht, erfolgt die Gabe von Perchlorat (3 × 300 mg täglich). Hierbei gilt es Missverständnisse zu vermeiden: Sofern es um die Diagnostik oder die Radioiodtherapie bei Patienten mit einem Schilddrüsenkarzinom oder einer Schilddrüsenerkrankung geht, ist eine Schilddrüsenblockade kontraindiziert.

Abführende Maßnahmen sind bei den ^{111}In-markierten Somatostatin-Rezeptor-Liganden sinnvoll, sofern die klinische Fragestellung das Abdomen (Karzinoid) betrifft.

Zwischen der Injektion eines Radiopharmakons und der Szintigraphie entsteht aus medizinischen Gründen eine **Wartezeit**, bis das Radiopharmakon an oder in die Tumorzelle gelangt ist bzw. bis sich eine günstige Tumor-Untergrund-Relation eingestellt hat. Der Patient sollte zur eigenen **Terminplanung** vorab informiert sein, dass die nuklearmedizinische Untersuchung erst nach einigen Stunden (^{18}F-FDG), nach einem Tag (^{123}I-markiertes MIBG), nach 2 Tagen (^{111}In-markierte Somatostatin-Rezeptor-Liganden) oder nach 3 Tagen (^{67}Ga-Citrat) abgeschlossen ist. Die Zeitangaben können Tabelle 16.3 entnommen werden. In der Zwischenzeit bestehen für den Patienten und seine Umgebung keine Strahlenschutzauflagen, ggf. können in der Wartezeit andere Untersuchungstermine wahrgenommen werden.

Sofern bei Kleinkindern eine Untersuchung nur unter Sedierung oder Narkose möglich ist, sollte ein einmaliger Aufnahmezeitpunkt mit der erfahrungsgemäß optimalen Tumor-Untergrund-Relation gewählt werden. Dieser Zeitpunkt liegt bei der ^{123}I-MIBG-Szintigraphie (Neuroblastom) 20 bis 24 Stunden nach Injektion.

Ergebnisse
Tumordiagnostik (Gammakamera) über tumorspezifische Radiopharmaka: ^{123}I-markiertes Metaiodbenzylguanidin (MIBG). Für das Neuroblastom wird eine Sensitivität der ^{123}I-MIBG-Szintigraphie von 95% erreicht, Knochenmarkmetastasen werden ebenso sensitiv erkannt.

Für das Phäochromozytom liegt die Sensitivität bei 85 bis 90%, abhängig vom Differenzierungsgrad des Phäochromozytoms. Das klassische Bild eines Phäochromozytoms ist die asymmetrische, herdförmige MIBG-Anreicherung im Nebennierenbereich. Bei erhöhten Katecholaminen ohne morphologisch fassbaren Tumor der Nebenniere in der CT oder MRT sowie im Falle der malignen Entartung eines Phäochromozytoms (bis zu 15% aller Phäochromozytome) gelingt mit der Ganzkörperszintigraphie der Nachweis extraadrenal gelegener Tumoren bzw. MIBG-speichernder Metastasen.

^{111}**In-markierte Somatostatin-Rezeptor-Liganden.** Die Methode besitzt eine hohe Sensitivität beim Karzinoid. Limitationen ergeben sich für kleine Herde unter 1 cm Durchmesser und für Lebermetastasen. Letzteres beruht auf der erhöhten Untergrundaktivität in der Leber und macht grundsätzlich die SPECT erforderlich. Des Weiteren kann der szintigraphische Nachweis einer Expression von Somatostatin-Rezeptoren für die Planung einer hormonellen Therapie mit Somatostatin-Analoga hilfreich sein. Die nuklearmedizinische Therapie durch ^{90}Y-markierte Rezeptor-Liganden gilt derzeit als experimentell.

Gute Ergebnisse mit Sensitivitäten von 90% sind auch für die Lokalisationsdiagnostik bei verschiedenen endokrinen Tumoren des gastropankreatischen Systems (Gastrinom, Glukagonom) beschrieben; lediglich beim Insulinom liegt die Rate der richtig positiven Befunde mit etwa 50% niedriger.

Weitere für die Szintigraphie geeignete neuroendokrine Tumoren sind der Glomustumor und der kutane Merkel-Zell-Tumor. Beim Glomustumor erlaubt die Somatostatin-Rezeptor-Szintigraphie nicht nur eine differenzialdiagnostische Zuordnung, sondern stellt bei etwa 15% der Patienten eine Multizentrizität der Tumoren in der Kopf-Hals-Region dar.

Sofern die Differenzialdiagnose zwischen einem Meningeom und einem Neurinom nicht durch die morphologische Bildgebung gelingt, zeigt die Somatostatin-Rezeptor-Szintigraphie bei etwa 90% der Patienten mit einem Meningeom eine Anreicherung. Bei einem Neurinom findet sich kein Somatostatin-Rezeptor-positives Gewebe.

Beim Rezidivverdacht eines medullären Schilddrüsenkarzinoms (erhöhter Calcitoninspiegel) wird das ^{111}In-Octreotid erst nach der FDG-PET und nach einer Szintigraphie mit ^{99m}Tc-Penta-DMSA als Methode der zweiten Wahl eingesetzt.

^{99m}**Tc-markierte CEA-Antikörper.** Nachweisraten von 80% ergeben sich für das Lokalrezidiv des Rektum-/Sigmakarzinoms, die Nachweiswahrscheinlichkeit von Lymphknotenmetastasen liegt abhängig von der Größe und der Lokalisation des Lymphknotens bei 50 bis 80%, die Nachweisrate von Lebermetastasen ist unbefriedigend. Trotz des spezifischen Tumornachweises ist die Untersuchungsfrequenz der Immunszintigraphie beim kolorektalen Karzinom wegen der höheren Sensitivität und der besseren Ortsauflösung der FDG-PET rückläufig.

^{131}**I/**^{111}**In-markierte monoklonale Anti-CD20-Antikörper.** Einsatzgebiet sind die CD20-positiven Non-Hodgkin-Lymphome. Auch bei diesem Antikörper ist die Speicherung meist wenig intensiv bzw. bei kleiner Tumormasse szintigraphisch nicht sichtbar.

Die Szintigramme werden zur Kalkulation der Strahlendosis im Ganzkörper, blutbildenden Knochenmark, Lunge, Leber und Nieren vor einer Radioimmuntherapie herangezogen.

^{131}I/^{123}I-Natriumiodid. Die Metastasen eines papillär oder follikulär differenzierten Schilddrüsenkarzinoms haben bei höherem Differenzierungsgrad zumeist die Fähigkeit zur Iodspeicherung. Diese Fähigkeit zur Iodspeicherung kann bei geringerem Differenzierungsgrad, bei Varianten des differenzierten Schilddrüsenkarzinoms und bei einer Entdifferenzierung fehlen bzw. verloren gehen. Die Sensitivität der ^{131}I-Szintigraphie liegt daher – gemittelt über alle Differenzierungsgrade – bei 65%; in Anbetracht der unmittelbaren Konsequenzen für die Radioiodtherapie ist die ^{131}I-Szintigraphie jedoch ein unverzichtbarer Bestandteil in der Tumornachsorge. Zu unterscheiden ist die Anwendung des reinen Gammastrahlers ^{123}I-Natriumiodid zur Diagnostik und die Anwendung des kombinierten Beta- und Gammastrahlers ^{131}I-Natriumiodid zur Therapie und Diagnostik. Die Spezifität der Methode liegt sehr hoch; zu achten ist auf eine Kontamination der Kleidung, der Haut und der Haare. Unspezifische Anreicherungen sind bei pulmonalen Infekten, bei Ödemen, in der Mamma, in Nierenzysten und im Thymus beschrieben. Eine Redifferenzierung der Radioiodspeicherung von Metastasen durch Isotretinoin (Vitamin-A-Abkömmling) ist in Zellkulturen sowie klinisch bei bis zu $\frac{1}{3}$ der Patienten beschrieben worden.

Tumordiagnostik (Gammakamera) über unspezifische Radiopharmaka: ^{201}Tl-Chlorid. Nur in einzelnen Zentren wird ^{201}Tl-Chlorid bei der Differenzierung von benignen und malignen Raumforderungen in Knochen und Weichteilen, zur Beurteilung des Malignitätsgrades nicht vorbehandelter Gliome, zur Differenzierung von Narbengewebe gegen vitalen Tumor nach Chemotherapie und Strahlentherapie (Hirntumoren), in der Vorhersage der Wirkung einer Chemotherapie (Knochentumoren, Weichteiltumoren) sowie bei Verdacht auf nicht Iod-speichernde Metastasen eines differenzierten Schilddrüsenkarzinoms eingesetzt. Bei den Hirntumoren basieren die Abschätzung des Malignitätsgrades und die Rezidivdiagnostik auf einer Quantifizierung zwischen der tumortragenden und der kontralateralen Seite und dem Zeitverlauf des Uptake. Quotienten > 1,5 sprechen für einen hohen Malignitätsgrad bzw. für ein Rezidiv. Hinsichtlich der Dignitätsbeurteilung von Knochen- und Weichteiltumoren sind Anreicherungen in gutartigen Läsionen (M. Paget, fibröse Dysplasie, Trauma, Tuberkulose) zu bedenken. Bei der Beurteilung des Ansprechens eines Osteosarkoms auf eine Chemotherapie liegen relativ kleine Fallzahlen vor, wobei ^{201}Tl-Chlorid eine bessere Trennschärfe aufweist als die ^{99m}Tc-Phosphonate. Die Trefferraten beim differenzierten Schilddrüsenkarzinom ist von der Patientenselektion (Prävalenz) abhängig; die FDG-PET ist aber bei Verdacht auf Iod-negative Metastasen das überlegene Verfahren.

^{99m}Tc-Methoxyisobutylisonitril (MIBI). Das Einsatzspektrum ist mit dem des ^{201}Tl-Chlorids vergleichbar. Umfangreiche Daten liegen zur szintigraphischen Darstellung von Mammatumoren mit ^{99m}Tc-MIBI vor. Dabei hat ^{99m}Tc-MIBI eine hohe Sensitivität im Nachweis eines Mammakarzinoms bei einer Herdgröße über 1 cm Durchmesser, bei kleineren Herden gelingt keine verlässliche Aussage. Die Mammaszintigraphie ist also kein Screeningverfahren, sondern wird gezielt im Einzelfall bei Patientinnen mit mammographisch dichtem Drüsenparenchym eingesetzt.

^{99m}Tc-Penta-Dimercaptobernsteinsäure (DMSA). Das Radiopharmakon kommt in der Rezidivdiagnostik des medullären Schilddrüsenkarzinoms bei einem unklaren Anstieg des Calcitoninspiegels zur Anwendung. Ein Einsatz in der Primärdiagnostik ist möglich. Die Sensitivität der Methode liegt bei 50 bis 60%, unspezifische Anreicherungen in entzündlichen Lymphknoten und Narben sind möglich. Bei negativem Befund sind die FDG-PET sowie die Szintigraphie mit ^{99m}Tc-MIBI oder ^{111}In-Octreotid weitere Verfahren der funktionellen Bildgebung. Im Falle einer lymphogenen Metastasierung neigen alle bildgebenden Verfahren zu einer Unterschätzung des Befallsmusters. Im Vordergrund der chirurgischen Behandlungsstrategie stehen daher kompartimentbezogene Lymphknotendissektionen, unabhängig von der Zahl der präoperativ nachgewiesenen Herdbefunde.

^{67}Ga-Citrat. Der Einsatz von ^{67}Ga-Citrat in der Rezidivdiagnostik des malignen Lymphoms ist rückläufig und wird aus Gründen der geringeren Aussagekraft und des Strahlenschutzes weitgehend durch die FDG-PET ersetzt.

^{18}F-FDG-Positronen-Emissionstomographie

Endokrine/neuroendokrine Tumoren: Differenziertes Schilddrüsenkarzinom. Metastasen eines papillär oder follikulär differenzierten Schilddrüsenkarzinoms können entdifferenzieren und die Fähigkeit zur Radioiodspeicherung verlieren, während die Synthese von Thyreoglobulin erhalten bleibt. Insbesondere bei Metastasen von den onkozytären und oxyphilen Varianten des differenzierten Schilddrüsenkarzinoms ist mit einer fehlenden Iodspeicherung zu rechnen. Die FDG-PET ist deshalb bei Patienten mit erhöhtem Thyreoglobulinspiegel, aber negativer ^{131}I-Ganzkörperszintigraphie indiziert. Die Vorteile sind die FDG-Speicherung in der Mehrzahl der Iod-negativen Metastasen und die fehlende Vorbereitung der Patienten. Die Schilddrüsenhormonmedikation muss nicht abgesetzt werden, der Nachweis von Metastasen ist bei supprimiertem TSH möglich, ein stimuliertes TSH durch Schilddrüsenhormonentzug oder nach Injektion von rekombinantem humanem TSH (rhTSH) steigert aber die Sensitivität der FDG-PET.

Da sich innerhalb eines Patienten verschiedene Zellpopulationen entwickeln können und dann das Speicherverhalten der Metastasen für Iod und ^{18}F-FDG uneinheitlich ist, kann die FDG-PET auch bei pathologischer ^{131}I-Szintigraphie sinnvoll sein.

Medulläres Schilddrüsenkarzinom. Trotz einer begrenzten Sensitivität der FDG-PET zum Nachweis von Lymphknotenmetastasen von etwa 70% ist dieses Verfahren den übrigen einsetzbaren Radiopharmaka (^{99m}Tc-Penta-DMSA, ^{111}In-markierte Somatostatin-Rezeptor-Liganden, ^{99m}Tc-MIBI) überlegen.

Tumoren des Gastrointestinaltraktes und des Oberbauches: Ösophaguskarzinom. Haupteinsatzgebiet der FDG-PET ist die Frage nach einer Metastasierung im präoperativen Staging. Wegen der möglichen direkten Nachbarschaft von Lymphknotenmetastasen zum intensiv speichernden Primärtumor und wegen möglicher mikroskopischer Lymphknotenabsiedlungen ist der Wert der FDG-PET im lokoregionären Lymphknotenstaging begrenzt. Demgegenüber besitzt die FDG-PET eine hohe diagnostische Genauigkeit im Nachweis distanter Lymphknotenmetastasen und Fernmetastasen.

Pankreaskarzinom. Sowohl die chronische Pankreatitis als auch das Pankreaskarzinom gehen in der CT mit einer Raumforderung einher. Die frühzeitige Differenzierung zwischen diesen beiden Diagnosen ist wegen der sehr unterschiedlichen Therapiestrategie wesentlich. Das Pankreaskarzinom bietet nur im niedrigen Stadium einen kurativen Behandlungsansatz, wobei die chronische Pankreatitis wiederum zu den Risikofaktoren für ein Malignom gehört. Für die diagnostische Aussagekraft der FDG-PET sind ein normaler Nüchternblutzuckerspiegel < 130 mg/dl und das Fehlen von akuten Entzündungsherden bei chronischer Pankreatitis wesentlich. Die akute Entzündung kann über die Bestimmung des C-reaktiven Proteins, der alkalischen Phosphatase und der Leukozyten ausgeschlossen werden. Die FDG-PET erbringt auch dann verwertbare Befunde, wenn aus technischen Gründen (z.B. Duodenaldivertikel, entzündliche Papillenstenose) eine Endosonographie oder eine endoskopische Kontrastmitteluntersuchung (ERCP) nicht durchführbar sind.

Kolorektales Karzinom. Die FDG-PET wird in der Rezidivdiagnostik des kolorektalen Karzinoms eingesetzt. Typische klinische Befundkonstellationen sind der erhöhte CEA-Serumspiegel ohne (eindeutiges) Korrelat in der CT und MRT, die unklare Raumforderung in der Sakralhöhle sowie die potenziell resezierbare Metastase. Grundsätzlich besitzt die FDG-PET eine höhere Sensitivität als die Immunszintigraphie mit monoklonalen Antikörpern.

Gynäkologische Tumoren: Mammakarzinom. Wegen der schwerwiegenden Konsequenzen einer falsch negativen Diagnose des Primärtumors, der Vielzahl morphologisch-bildgebender Verfahren und wegen der stereotaktischen Möglichkeiten zur Entnahme einer Gewebeprobe aus verdächtigen Mammmaherden besitzt die FDG-PET keinen gesicherten Stellenwert im Nachweis oder Ausschluss eines Mammakarzinoms. Die Daten über den erfolgreichen Nachweis von Lymphknotenmetastasen mittels der FDG-PET beziehen sich vorwiegend auf Primärtumoren über 2 cm Durchmesser, so dass für kleinere Primärtumoren der Wert der FDG-PET nicht belegt ist. Da der FDG-PET ein mikroskopischer Lymphknotenbefall entgeht, wird für kleinere Mammatumoren das Konzept der gezielten Sentinel-Node-Biopsie zu prüfen sein (s. Kap. 14.5). Günstige Trefferraten der FDG-PET werden im Nachweis von Fernmetastasen bei Hochrisiko-Patienten erreicht.

Ovarialkarzinom. Indikationen zur FDG-PET können bei einem frühen Tumormarkeranstieg in der Rezidivdiagnostik gesehen werden. Typischerweise geht die Peritonealkarzinose mit multiplen intraabdominellen FDG-Speicherherden einher. Eine Abgrenzung peritonealer Speicherherde in der Leberkapsel von Lebermetastasen ist für die korrekte Zuordnung des Tumorstadiums wesentlich. Limitationen der FDG-PET ergeben sich bei mikroskopischer peritonealer Aussaat und bei Mikrometastasen in Lymphknoten („minimal residual disease").

Kopf-Hals-Tumoren: Die Kopf-Hals-Tumoren zeigen grundsätzlich eine intensive FDG-Aufnahme. Die klinischen Indikationen liegen im Lymphknotenstaging, in der Rezidivdiagnostik und in der Suche nach einem Primärtumor in unbekannter Lokalisation (Carcinoma of Unknown Primary = CUP).

Die FDG-PET kann zur Planung der Lymphknotendissektion (uni-, bilateral, außerhalb der Standardregionen) oder der Bestrahlungsfelder herangezogen werden. Unklar ist der Stellenwert der FDG-PET bei kleinen Tumoren mit palpatorisch und sonographisch unauffälligem Lymphknotenstatus. Der Verzicht auf eine Neck dissection kann zurzeit nicht durch einen negativen PET-Befund begründet werden.

Wenn die FDG-PET mit der Frage nach einem Lokalrezidiv durchgeführt wird, sollte nach Radiatio ein Intervall von 3 Monaten und nach Operation ein Intervall von mindestens einem Monat eingehalten werden. Andernfalls ist die Abgrenzung eines Resttumors/Rezidvtumors gegen eine unspezifische Anreicherung in einem entzündlichen oder heilenden Gewebe erschwert oder unmöglich.

Die Diagnose eines CUP basiert einerseits auf der histologischen Sicherung einer Lymphknotenmetastase, andererseits auf dem fehlenden Nachweis des Primärtumors durch eine Panendoskopie, eine MRT der Kopf-Hals-Region sowie eine CT des Thorax (Bronchialkarzinom !). Nach Ausschöpfen dieser diagnostischen Möglichkeiten wird durch die FDG-PET bei etwa 30% der Patienten der Primärtumor detektiert.

Solitärer Lungenrundherd: Der unklare solitäre Lungenrundherd ist radiologisch als glatt berandetes, rundliches Infiltrat bis 3 cm Durchmesser ohne strahlige Ausläufer und ohne Verkalkungen bei Patienten ohne maligne Begleiterkrankung definiert. Bei den Empfehlungen über den Einsatz der FDG-PET ist die

Wahrscheinlichkeit eines malignen Prozesses zu berücksichtigen, die bei höherem Lebensalter, größeren Rundherden und Zigarettenkonsum steigt. Eine hohes Malignomrisiko spricht für ein primär operatives Behandlungskonzept. Gegebenenfalls erlaubt der Vergleich mit radiologischen Voraufnahmen eine differenzialdiagnostische Zuordnung. Prinzipiell ist der FDG-speichernde Rundherd verdächtig auf einen malignen Tumor (Bronchialkarzinom), die fehlende FDG-Aufnahme spricht für einen gutartigen Tumor (Adenom) oder eine abgelaufene Entzündung. Bei Rundherden unter 1 cm Durchmesser ist der Wert der FDG-PET nicht hinreichend gesichert. Die FDG-PET zur Dignitätsbeurteilung ist insbesondere bei älteren Patienten mit erhöhtem Operationsrisiko empfehlenswert. Im Falle des Zuwartens bei negativem PET-Befund bedarf es radiologischer Kontrolluntersuchungen über zumindest 2 Jahre.

Bronchialkarzinom: Beim nichtkleinzelligen Bronchialkarzinom stellt sich die Frage, ob eine kurative chirurgische Behandlung möglich ist. Ein wesentliches Kriterium ist das Ausmaß der lymphogenen Metastasierung. Patienten ohne Lymphknotenmetastasen (N0), mit hilären Metastasen (N1) oder mit einem einzelnen infiltrierten mediastinalen Lymphknoten außerhalb der subkarinären Gruppe (minimal N2) sind als Kandidaten für eine kurative Resektion anzusehen. Demgegenüber sind primäre Operationen bei Patienten mit einer fortgeschrittenen lymphogen-mediastinalen (N2) oder lymphogen-retroclaviculären (N3) oder mit einer hämatogenen (M1) Metastasierung zu vermeiden. Die FDG-PET wird im präoperativen Staging des nichtkleinzelligen Bronchialkarzinoms deshalb bei solchen Patienten durchgeführt, die aufgrund ihrer Lungenfunktion und aufgrund der Ausdehnung des Primärtumors als operabel gelten und bei denen die etablierten bildgebenden Verfahren keine Fernmetastasen nachgewiesen haben. Sofern sich in der CT keine vergrößerten mediastinalen Lymphknoten zeigen, legt ein negativer PET-Befund den Lymphknotenstatus sicher genug als N0/N1 fest, um auf die diagnostische Mediastinoskopie verzichten zu können. Der negative Vorhersagewert der PET liegt innerhalb dieses Algorithmus bei 94%. Die Rate an letztlich unnötigen Thorakotomien mit frühzeitigen lokoregionären Rezidiven wird durch den Einsatz der FDG-PET reduziert.

Demgegenüber rechtfertigt allein ein negativer PET-Befund bei Patienten mit computertomographisch vergrößerten mediastinalen Lymphknoten nicht den Verzicht auf eine Mediastinoskopie, da der negative Vorhersagewert der PET bei diskrepanten Befunden (CT+/PET-) niedriger liegt. Da auch entzündliche oder granulomatöse Prozesse zu einer FDG-Speicherung führen können, bedarf der auffällige mediastinale Lymphknotenbefund in der PET oder in der CT der histologischen Überprüfung, bevor ein Patient von einer potenziell kurativen Operation ausgeschlossen wird. (**Abb. 16.1**)

Eine weitere Indikation zur FDG-PET ist der Nachweis unerwarteter extrathorakaler Metastasen, die bei etwa 10% der Patienten entdeckt werden.

Maligne Lymphome: Mit Ausnahme der Subgruppe von niedrigmalignen Non-Hodgkin-Lymphomen (NHL) zeigen sowohl die Hodgkin-Lymphome als auch die Non-Hodgkin-Lymphome ein intensives FDG-Uptake. Mittels der FDG-PET sind der nodale und der extranodale Lymphombefall nachweisbar. Durchweg erweist sich die FDG-PET sowohl im Primärstaging wie im Restaging um zumindest 10% sensitiver als die morphologische Diagnostik. Eine therapeutisch relevante Änderung im Tumorstadium durch die PET-Diagnostik wird für etwa 10% der Patienten beschrieben.

Diagnostische Lücken, bei denen ein Einsatz der FDG-PET in der Zukunft denkbar ist, ergeben sich bei der Diagnose einer fokalen Knochenmarkinfiltration, in der frühzeiti-

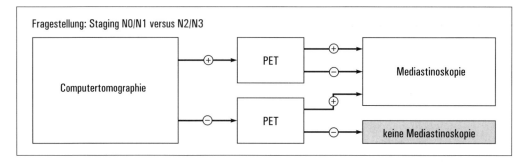

Abb. 16.1 Algorithmus des diagnostischen Vorgehens beim nichtkleinzelligen Bronchialkarzinom

gen Differenzierung zwischen Respondern und Non-Respondern auf eine Chemotherapie sowie in der Differenzierung von Resttumoren nach Chemotherapie.

Malignes Melanom: Der Stellenwert der FDG-PET liegt im Nachweis von hämatogenen Metastasen bei Hochrisikogruppen (hohe Infiltrationstiefe, bekannte Lymphknotenmetastasen, Z. n. Behandlung von Metastasen). Dem Nachweis entgehen Hirnmetastasen und kleine Lungenmetastasen. Lymphogene Mikrometastasen werden durch die FDG-PET nicht erfasst; für diese Fragestellung ist bei einer Invasionstiefe ≥ 1 mm die gezielte Sentinel-Node-Biopsie nach Lymphszintigraphie und intraoperativer Sondenmessung (s. Kap. 4) derzeit das Verfahren der Wahl.

Muskuloskeletale Tumoren: In der heterogenen Gruppe sehr unterschiedlicher Neoplasien liefert die FDG-PET einen Beitrag zur Bestimmung der biologischen Aggressivität und in der Dignitätsbeurteilung muskuloskeletaler Tumoren, z. B. Ewing- und Osteosarkom. Intermediäre und hochmaligne Tumoren werden durchweg korrekt erkannt, wohingegen falsch negative Resultate bei niedrigmalignen Tumoren beobachtet werden. Positive PET-Befunde mit einer Bedeutung für die Planung der Resektionsstrategie wurden bei biologisch aggressiven, aber histologisch benignen Tumoren wie der nodulären Fasciitis, der aggressiven Fibromatose, dem intramuskulären Glomangiom und der pigmentierten villonodulären Synovitis beschrieben.

Hirntumoren: In der Nachsorge operierter und/oder bestrahlter Hirntumoren lassen sich häufig in der CT oder MRT kontrastmittelanreichernde Areale im Gehirn nachweisen, die einer Radionekrose oder einem Rezidivtumor entsprechen können. Die Differenzialdiagnose eines Rezidivtumors ist mittels der FDG-PET zu stellen, sofern es sich um Rezidivgliome der Grade III und IV handelt. Rezidivgliome der Grade I und II können aufgrund der relativ niedrigen FDG-Aufnahme nicht sicher von der physiologischen Aufnahme in die graue Substanz differenziert werden. Hier stehen für die Rezidivdiagnostik niedriggradiger Gliome radioaktiv markierte Aminosäuren zur Verfügung, einerseits in Form von ^{11}C-markiertem Methionin in der PET, andererseits ^{123}I-markiertem Methyltyrosin in der SPECT-Technik (s. Kap. 10.11, S. 196 ff).

Das Prinzip, wonach die FDG-Aufnahme von Gliomen mit deren Malignitätsgrad korreliert, lässt sich für weitere klinische Anwendungen nutzen. Eine Entdifferenzierung von ursprünglich niedriggradig differenzierten Gliomen lässt sich anhand einer erhöhten FDG-Aufnahme erkennen. Bei stereotaktisch durchgeführten Biopsien kann der Biopsieort festgelegt werden, aus dem der am geringsten differenzierte Tumoranteil zu erwarten ist.

Eine weitere klinische Anwendung der FDG-PET besteht in der Differenzierung zwi-

Tab. 16.5 Indikationen zur nuklearmedizinischen Diagnostik mittels Gammakamera (Ganzkörperszintigraphie/SPECT) in der Onkologie

Radiopharmaka für die Gammakamera	
tumortypische Anreicherung	**Indikationen (Beispiele)**
^{123}I-Metaiodbenzylguanidin (MIBG)	Neuroblastom (Stadieneinteilung, Rezidivdiagnostik), erhöhte Katecholamine, Phäochromozytom, MEN II, Paragangliom, Chemodektom, Ganglioneurom
^{111}In-Somatostatin-Rezeptor-Liganden	Karzinoid (Stadieneinteilung, Rezidivdiagnostik), Inselzelltumoren des Pankreas, kutaner Merkel-Zell-Tumor, Glomustumor (15% der Tumoren multizentrisch), Meningeom
^{99m}Tc-monoklonale CEA-Antikörper	kolorektales Karzinom (Rezidivdiagnostik)*
^{131}I/^{111}In-monoklonale Anti-CD20-Antikörper	Non-Hodgkin-Lymphom (Radioimmuntherapie)**
^{131}I/^{123}I-Natriumiodid	differenziertes Schilddrüsenkarzinom (Stadieneinteilung nach Thyreoidektomie, Rezidivdiagnostik, Radioiodtherapie) Ausnahme: papilläres Mikrokarzinom ≤ 1 cm N0M0
unspezifische Anreicherung	
^{201}Tl-Chlorid	differenziertes Schilddrüsenkarzinom (Iod-negative Metastasen)*
^{99m}Tc-Methoxyisobutylisonitril (MIBI)	differenziertes Schilddrüsenkarzinom (Iod-negative Metastasen)* Mammatumoren (im Einzelfall)
^{99m}Tc-Penta-DMSA	medulläres Schilddrüsenkarzinom (Rezidivdiagnostik)*
^{67}Ga-Citrat	malignes Lymphom (Rezidivdiagnostik)*

* diagnostische Überlegenheit der FDG-PET
** nur vor einer Therapie mit offenen radioaktiven Stoffen

schen Lymphomen und einer Toxoplasmose bei ringförmig Kontrastmittel-aufnehmenden Herden im ZNS. Während bei der Toxoplasmose die FDG-Aufnahme reduziert ist, ist beim zerebralen Lymphom die FDG-Aufnahme intensiv gesteigert.

Indikationen

Gammakamera: Bei den Indikationen zur funktionellen Bildgebung sind die Gesichtspunkte zu differenzieren:
- Diagnostik sowie
- Indikation und Vorbereitung einer nuklearmedizinischen Therapie.

Die nuklearmedizinische Diagnostik mit **spezifischen Radiopharmaka** beschränkt sich auf wenige, gut begründete Indikationen. Die häufigsten Indikationen sind die Stadieneinteilung und Rezidivdiagnostik des Neuroblastoms/Phäochromozytoms (^{123}I-markiertes MIBG) und des Karzinoids (^{111}In-markierte Somatostatin-Rezeptor-Liganden) sowie die Nachsorge des differenzierten Schilddrüsenkarzinoms (^{131}I/^{123}I-Natriumiodid). Seltene Indikationen stammen aus einer Vielzahl von Fachdisziplinen und sind **Tabelle 16.5** zu entnehmen.

Wegen der zu geringen Speicherung wird die Diagnostik mit radioaktiv markierten Antikörpern (z. B. ^{99m}Tc-markierte CEA-Antikörper, früher auch ^{99m}Tc-markierte Melanom-Antikörper) kaum noch angewendet und zunehmend durch die FDG-PET ersetzt.

Ausschlaggebend für den klinischen Stellenwert einer nuklearmedizinischen Methode ist nicht nur die diagnostische Trefferrate, sondern auch, inwieweit die Speicherung eines Radiopharmakons für die Therapie mit offen radioaktiven Stoffen genutzt werden kann. Wegen der Möglichkeit einer kurativen Radioiodtherapie bei Patienten mit differenziertem Schilddrüsenkarzinom und Iod-positiven Metastasen kommt der ^{131}I/^{123}I-Szintigraphie ein besonderer Stellenwert zu. Demgegenüber sind die Therapieansätze mit ^{131}I-markiertem MIBG beim metastasierten Neuroblastom und mit ^{90}Y-markierten Somatostatin-Rezeptor-Liganden bei metastasierten neuroendokrinen Tumoren nur palliativ wirksam, so dass bei diesen Tumorentitäten der diagnostische Aspekt meist führend ist. Neuere Therapieoptionen ergeben sich durch die ^{131}I/^{90}Y/^{111}In-markierten Anti-CD20-Antikörper bei CD20-positiven Non-Hodgkin-Lymphomen. Diese radioaktiv markierten Antikörper werden ausschließlich zur Radioimmuntherapie und einer vorbereitenden Dosisabschätzung, nicht aber zur Diagnostik eingesetzt.

Bezüglich der nuklearmedizinischen Diagnostik mit **unspezifischen Radiopharmaka** konnten sich nur wenige Spezialindikationen in der klinischen Anwendung behaupten. Die Suche nach Iod-negativen Metastasen des differenzierten Schilddrüsenkarzinoms sowie die Rezidivdiagnostik beim malignen Lymphom und beim medullären Schilddrüsenkarzinom sind Indikationen, für die mit der FDG-PET ein geeigneteres Verfahren zur Verfügung steht. Die Indikation zur ^{99m}Tc-MIBI-Mammaszintigraphie begrenzt sich auf Einzelfälle, da diese erst ab einer Herdgröße über 1 cm einsetzbar ist und mit einer Vielzahl morphologisch bildgebender Verfahren (Sonographie, Mammographie, MRT) und stereotaktisch-bioptischer Techniken konkurriert.

Positronen-Emissionstomographie (PET) mit ^{18}F-FDG

Da die erhöhte Glucoseaufnahme in die Tumorzellen einen unspezifischen Anreicherungsmechanismus darstellt, resultiert ein potenziell breites Indikationsspektrum zur FDG-PET in der Onkologie. Jedoch unterscheiden sich die verschiedenen Tumorentitäten in der Intensität der FDG-Aufnahme, so dass differenzierte Indikationskataloge erarbeitet wurden. In den USA sind folgende klinische Indikationen zur FDG-PET durch das Medicare Coverage Advisory Committee und die Health Care Financing Administration anerkannt:

Staging und Restaging bei Patienten mit
- nichtkleinzelligem Bronchialkarzinom,
- Ösophaguskarzinom,
- kolorektalem Karzinom,
- malignem Lymphom,
- Melanom (außer N-Staging),
- Kopf-Hals-Tumoren und
- Mammakarzinom.

Auch in Deutschland wurde ein Indikationskatalog erstellt, der in Auszügen in **Tabelle 16.6** wiedergegeben ist. In den Empfehlungen ist die FDG-PET kein Screeningverfahren, sondern wird in der Regel bei histologisch gesichertem Malignom (Primärtumor oder Metastase) in der primären Stadieneinteilung, in der Primärtumorsuche bzw. in der Rezidivdiagnostik bei begründetem Verdacht, bei unklarem Anstieg der Tumormarker oder bei der Differenzierung morphologisch unklarer Resttumoren eingesetzt. Die einzigen Indikationen für die Anwendung der FDG-PET vor einer histologischen Sicherung der Malignität ergeben sich bei erhöhtem Morbiditäts- und Mortalitätsrisiko für die Gewebegewinnung aus einem solitären Lungenrundherd sowie bei schwieriger histopathologischer Festlegung der biologischen Aggressivität von Skelett- und Weichteiltumoren.

Gegenstand der klinischen Forschung ist derzeit die Erarbeitung interdisziplinärer Behandlungskonzepte. Hierbei geht es darum,

Tab. 16.6 Aus dem Indikationkatalog der Deutschen Konsensuskonferenz (2000) zur FDG-PET

Indikation	Klassifikation
Endokrine/neuroendokrine Tumoren	
Differenziertes Schilddrüsenkarzinom	
Rezidivdiagnostik	
Radioiod-negative Läsionen	1a
Radioiod-positive Läsionen	1b
Medulläres Schilddrüsenkarzinom	3
Gastrointestinale Tumoren	
Ösophaguskarzinom	
Lymphknoten-/Fernmetastasenstaging	1a
Pankreaskarzinom	
Differenzialdiagnose Karzinom versus chronische Pankreatitis	1a
Kolorektales Karzinom	
Restaging bei begründetem Verdacht (z. B. erhöhter Tumormarker)	1a
Gynäkologische Tumoren	
Mammakarzinom	
Lymphknotenstaging (nicht übertragbar auf kleine Primärtumoren)	1b
Fernmetastasenstaging	2
Ovarialkarzinom	
Rezidivdiagnostik	2
Kopf-Hals-Tumoren/Carcinoma of Unknown Primary = CUP	
bei Vorliegen eines Zweitkarzinoms	2
Lymphknotenstaging	1a
Rezidivdiagnostik	1a
Unbekannter Primärtumor (CUP)	1a
Lungentumoren	
Dignität des Lungenrundherdes	
erhöhtes Operationsrisiko	1a
kein erhöhtes Operationsrisiko	1b
Lymphknotenstaging (nichtkleinzelliges Bronchialkarzinom)	1a
Fernmetastasenstaging (Ausnahme: Hirnmetastasen)	1a
Rezidivdiagnostik	1a

Tab. 16.6 (Fortsetzung)

Indikation	Klassifikation
Maligne Lymphome	
Morbus Hodgkin	
Staging	1b
Therapiekontrolle	1b
Aggressives (hochmalignes) Non-Hodgkin-Lymphom	
Staging	1b
Therapiekontrolle	1a
Rezidivdiagnostik und Differenzierung von Respondern und Non-Respondern nach 1–2 Zyklen Chemotherapie	3
Malignes Melanom	
Lymphknotenstaging (Breslow > 1,5 mm oder bekannter Lymphknotenbefall)	1b
Fernmetastasenstaging (Breslow > 1,5 mm oder bekannter Lymphknotenbefall)	1b
Rezidivdiagnostik/Nachsorge bei pT3 und pT4-Tumoren oder Zustand nach Metastasierung	1a
Skelett- und Weichteiltumoren	
Dignität des Primärtumors oder biologische Aggressivität zur Operationsplanung	1b

Klassifizierung	klinischer Nutzen
1a	ohne Einschränkungen erwiesen
1b	wahrscheinlich
2	im Einzelfall hilfreich
3	aufgrund unzureichender Daten noch nicht endgültig beurteilbar

unter welchen klinischen Voraussetzungen der positive oder der negative PET-Befund andere diagnostische oder therapeutische Maßnahmen initiiert oder entbehrlich macht. Ein Beispiel ist das interdisziplinäre Staging des nichtkleinzelligen Bronchialkarzinoms. Der Verzicht auf eine Mediastinoskopie bei mediastinal negativer CT und FDG-PET ist inzwischen weit verbreitet. Das primäre Staging unter Einschluss der PET senkt über eine verbesserte Stadieneinteilung die Rate an Frührezidiven unter den in kurativer Absicht operierten Patienten.

Zusammenfassung

Die nuklearmedizinische Diagnostik in der Onkologie wird abhängig von der histologischen Diagnose mit spezifischen oder mit unspezifischen Radiopharmaka durchgeführt.

Nur für wenige histologische Tumorentitäten existieren spezifische Radiopharmaka. Die häufigsten Indikationen sind hierbei die Stadieneinteilung und Rezidivdiagnostik des Neuroblastoms/Phäochromozytoms (^{123}I-MIBG) und des Karzinoids (^{111}In-Somatostatin-Rezeptor-Liganden) sowie die Nachsorge des differenzierten Schilddrüsenkarzinoms (^{131}I/^{123}I-Natriumiodid).

Unspezifische Radiopharmaka sind theoretisch bei einer Vielzahl von Tumorentitäten einsetzbar, ihre klinische Anwendung konnte sich aber nur bei wenigen Spezialindikationen durchsetzen: Der Verdacht auf Iod-negative Metastasen des differenzierten Schilddrüsenkarzinoms (^{99m}Tc-MIBI) sowie die Rezidivdiagnostik beim malignen Lymphom (^{67}Ga-Citrat) und beim medullären Schilddrüsenkarzinom (^{99m}Tc-Penta-DMSA) sind jedoch Indikationen, für die mit der FDG-PET eine neueres, geeigneteres Verfahren zur Verfügung steht. Die Indikation zur Mammaszintigraphie (^{99m}Tc-MIBI) begrenzt sich auf Einzelfälle, da die Szintigraphie erst ab einer Herdgröße über 1 cm einsetzbar ist und mit einer Vielzahl morphologisch bildgebender Verfahren (Sonographie, Mammographie, MRT) und bioptischer Techniken konkurriert.

Da die erhöhte Glucoseaufnahme (^{18}F-FDG) in die Tumorzellen einen unspezifischen Anreicherungsmechanismus darstellt, resultiert ein potenziell **breites Indikationsspektrum zur FDG-PET in der Onkologie**. Jedoch unterscheiden sich die verschiedenen Tumorentitäten in der Intensität der FDG-Aufnahme, so dass differenzierte Indikationskataloge für das Schilddrüsenkarzinom, das Ösophaguskarzinom, das Pankreaskarzinom, das kolorektale Karzinom, die Kopf-Hals-Tumoren, das Bronchialkarzinom und das Melanom sowie in Einzelfällen für das Mammakarzinom und das Ovarialkarzinom erarbeitet wurden.

In den Empfehlungen ist die FDG-PET **kein Screeningverfahren**, sondern wird in der Regel bei histologisch gesichertem Malignom (Primärtumor oder Metastase) in der primären Stadieneinteilung, in der Primärtumorsuche bzw. in der Rezidivdiagnostik bei begründetem Verdacht, bei unklarem Anstieg der Tumormarker oder bei der Differenzierung morphologisch unklarer Resttumoren eingesetzt.

Die einzigen Indikationen für die Anwendung der FDG-PET vor einer histologischen Sicherung der Malignität ergeben sich bisher bei erhöhtem Morbiditäts- und Mortalitätsrisiko für die Gewebegewinnung aus einem solitären Lungenrundherd sowie bei schwieriger histopathologischer Festlegung der biologischen Aggressivität von Skelett- und Weichteiltumoren.

Kasuistik

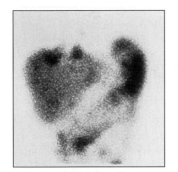
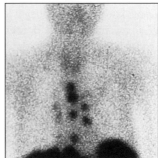
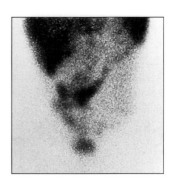

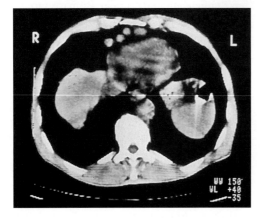

Fall 1 Somatostatin
55-jähriger Patient mit Metastasen eines Karzinoids in Mediastinum und Leber. Die Aufnahme von ^{111}In-Octreotid in Somatostatinrezeptor-positiven Tumoren ist spezifisch. Diese Rezeptoren existieren mit unterschiedlicher Expression beim Neuroblastom, Phäochromozytom, Karzinoid, Inselzelltumor (Pankreas), GEP-Tumor, Glomustumor, medullären Schilddrüsenkarzinom, Lymphom und Mammakarzinom.

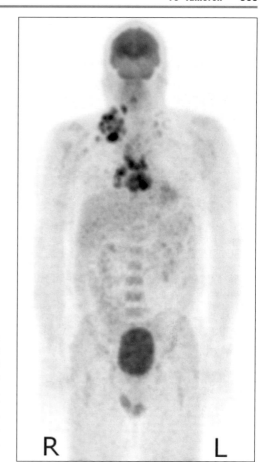

Fall 2 Hodgkin-Krankheit
47-jähriger Patient mit Hodgkin-Krankheit. Bei der klinischen Untersuchung zeigten sich derbe Lymphknotenschwellungen rechts zervikal. Das im Rahmen des initialen Staging durchgeführte ^{18}F-FDG-PET zeigt den intensiven Stoffwechsel der befallenen Lymphknoten zervikal rechts mehr als links sowie mediastinal und rechts hilär. Unterhalb des Zwerchfells stellen sich keine Tumormanifestationen dar. Somit handelt es sich um ein Stadium II (Ann-Arbor-Klassifikation).

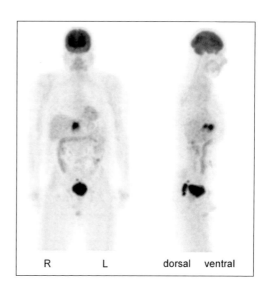

Fall 3 Kolorektales Rezidiv
39-jähriger Patient mit Verdacht auf ein Lokalrezidiv eines Rektumkarzinoms. In der CT-Diagnostik mit Kontrastmittel konnte nicht sicher zwischen einem Rezidiv und postoperativen Veränderungen differenziert werden. In der ^{18}F-FDG-PET Nachweis eines Lokalrezidivs dorsal der Harnblase und Darstellung von Lebermetastasen.

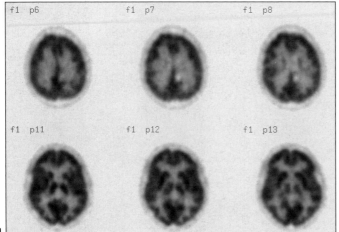
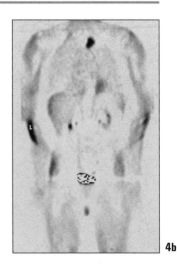

Fall 4a+b Unbekannter Primärtumor: Fluor-18-FDG
58-jähriger Raucher mit der Fragestellung einer zerebralen Raumforderung mit ringförmiger Kontrastmittelanreicherung im C-CT parafalcin. Die ^{18}F-FDG-PET zeigt links einen Tumor mit einem zentralen Defekt, der von einem mäßig stoffwechselaktiven Saum umgeben ist.

Befund: kein höhergradiges Gliom, allerdings vereinbar mit einer Filia (**a**).
In der zeitgleich erfolgten Ganzkörper-^{18}F-FDG-PET fand sich im linken Lungenoberlappen ein maligner Tumor, ein nichtkleinzelliges Bronchialkarzinom (**b**).

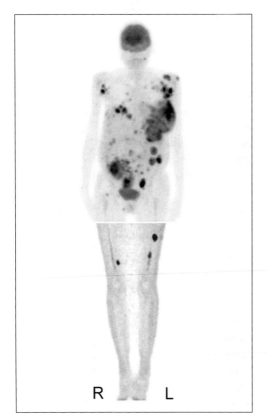

Fall 5 Melanom
48-jährige Patientin mit malignem Melanom. Klinisch bestand der Verdacht auf eine Metastasierung in die linke Mamma. Das Staging mittels ^{18}F-FDG-PET zeigte eine ausgedehnte systemische Metastasierung mit einer ausgeprägten Infiltration der linken Mamma.

Fall 6 Bronchialkarzinom

54-jähriger Patient mit einem nichtkleinzelligen Bronchialkarzinom. In der ^{18}F-FDG-PET zeigt sich eine ausgedehnte pulmonale und ossäre Metastasierung.

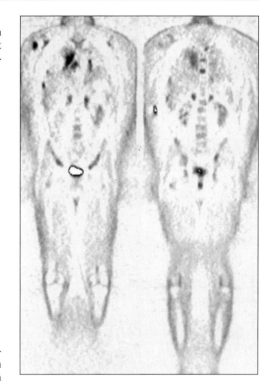

Fall 7a+b Tumor-Immunszintigraphie

Skelettszintigraphie (**a**; ^{99m}Tc-MDP) und Immunszintigraphie mit einem ^{99m}Tc-markierten Anti-CEA-Antikörper (**b**) bei einem 52-jährigen Patienten mit kolorektalem Tumor und Fernmetastasen, insbesondere in der Lendenwirbelsäule (LWK1) und im Schenkelhals links.

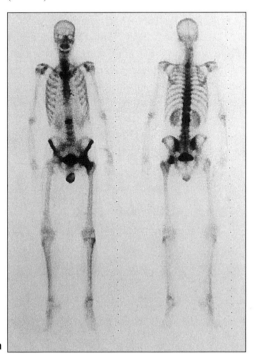

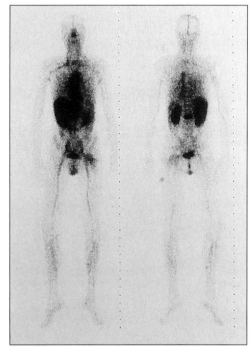

17 Sonstige szintigraphische Untersuchungen

Szintigraphisch können Funktionen nahezu aller Organe untersucht werden. Es werden hier noch einige seltenere Untersuchungen kurz beschrieben, die gelegentlich durchgeführt werden.

17.1 Szintigraphie der Tränenwege

Nach Eintropfen von 1,8 bis 3,7 MBq (50–100 µCi) in physiologischer Kochsalzlösung gelöstem ^{99m}Tc-Pertechnetat in den Bindesack der Augen fließt die Aktivität über die Tränenwege ab. Dies kann mit Gammakamera (vorzugsweise mit Pinhole-Kollimator) und Rechner (Funktionsszintigraphie) registriert und mit Zeit-/Aktivitätskurven quantitativ erfasst werden. Im Vergleich zur Sondierung und zu radiologischen Verfahren (Katheterung des Tränenkanals) ist diese Untersuchung für den Patienten schonender. Die Methode liefert zwar keine morphologischen Ergebnisse, gestattet jedoch auf einfache Weise die Feststellung einer Abflussstörung und ihres Schweregrads. Die Strahlenexposition der Linse ist auch bei wiederholten Untersuchungen mit deutlich weniger als 1 mGy vernachlässigbar klein. Die Untersuchung dauert nur wenige Minuten.

17.2 Hodenszintigraphie

Die Hodenszintigraphie ist ein einfaches Verfahren, um das Krankheitsbild des akut schmerzhaften Hodens ohne Trauma (Differenzialdiagnose: Hodentorsion = Durchblutungsstörung, Nebenhodenentzündung = vermehrte Perfusion) unterscheiden zu helfen. Es handelt sich um ein einfaches, effektives Verfahren mit einer relativ hohen differenzialdiagnostischen Treffsicherheit von 80 bis 90%.

Da zwischen einer Perfusionsminderung (Hodentorsion) und einer Perfusionsvermehrung (Entzündung) unterschieden werden muss, ist eine Sequenzszintigraphie mit einem Perfusionsmarker erforderlich. Hierzu können 370 bis 740 MBq (10–20 mCi) ^{99m}Tc-Pertechnetat oder -DTPA intravenös injiziert werden.

Kasuistik

Tränengangsszintigraphie

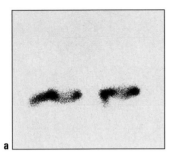
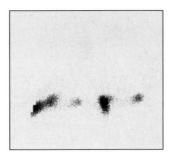
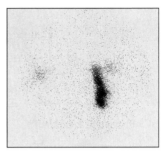

a b,c

Fall 1a–c
43-jähriger Patient; Z. n. Tränenwegsoperation. Fragliche Restenose rechts.
Rechts bis zur 27. Minute nach Applikation eines sehr kleinen Volumens von ^{99m}Tc-Pertechnetat (10 µl) in den Bindehautsack nur diskrete Anreicherung im kranialen Saccusabschnitt (**a**: 1. Minute; **b**: 27. Minute). Nach Spülen (**c**, Pinhole-Aufnahme) des Bindehautsacks mit 0,9% NaCl kein weiterer Abfluss (wegen Epiphora steht nur wenig Aktivität zur Verfügung). Funktioneller Verschluss im Bereich der kranialen Saccusanteile rechts.
Links prompter Übertritt in den Saccus lacrimalis.

Hodenperfusionsszintigraphie

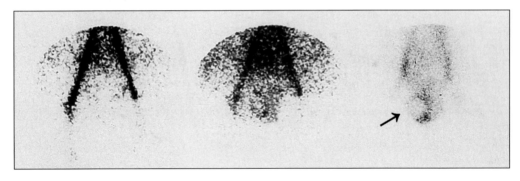

Fall 2 Hodentorsion
Bei einem 22-jährigen Bundeswehrsoldaten photopenische Region in Projektion auf den rechten Hoden (Pfeil) nach i. v. Applikation von ^{99m}Tc-DTPA. Medialer Randsaum: relative Hyperperfusion.

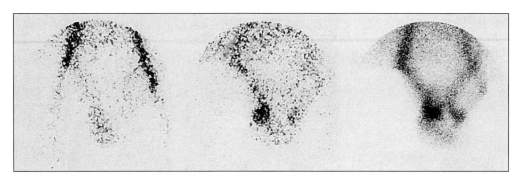

Fall 3 Beidseitige Epididymitis
Vermehrte Aktivität in der Perfusions- und Blutpoolphase aufgrund der entzündungsbedingten Hyperämie (^{99m}Tc-DTPA).

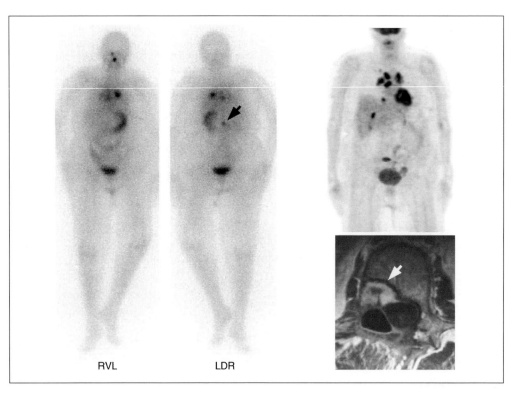

Fall 4 Schilddrüsenkarzinom
73-jährige Patientin mit einem follikulären Schilddrüsenkarzinom $pT_{>2}$ pN_x M1. Nach wiederholter hoch dosierter Radioiodtherapie und Laminektomie LW 2 mit subtotaler Tumorresektion zeigen sich in der ^{131}I-Ganzkörperszintigraphie (links) fokale Anreicherungen bihilär sowie rechts paraspinal in Höhe LWK 1 (Pfeil). In der ^{18}F-FDG-PET (rechts oben) finden sich deutliche Stoffwechselerhöhungen bihilär, mediastinal und in Höhe SWK 1. Die Metastase in Höhe LWK 1 zeigt eine Kontrastanhebung in der MRT (rechts unten, Pfeil). Die vorhandene ^{131}I-Speicherung und die fehlende Steigerung des Glucosestoffwechsels in der ^{18}F-FDG-PET sprechen für einen hohen Differenzierungsgrad dieser Metastase. Im Gegensatz dazu stellt sich die Metastase in Höhe SKW 1 in der ^{131}I-Ganzkörperszintigraphie nicht dar, zeigt aber einen erhöhten Glucosestoffwechsel in der ^{18}F-FDG-PET. Dieser Befund spricht für eine Entdifferenzierung dieser Metastase. Sie ist daher einer Radioiodtherapie nicht zugänglich.

18 Therapie mit offenen radioaktiven Stoffen

18.1 Grundlagen nuklearmedizinischer Therapie

Bei jedem radioaktiven Zerfall eines Kerns wird ein Teil der emittierten Energie auf das Gewebe in der Umgebung des Kerns übertragen. Um die an das Gewebe abgegebene Dosis berechnen zu können, muss die Zahl der Zerfälle z und die Energie, die pro Zerfall an das Gewebe abgegeben wird, bekannt sein.

Wenn man davon ausgeht, dass die Radioaktivität nach einem monoexponentiellen Gesetz aus dem behandelten Organ eliminiert wird, lässt sich die Zahl der Zerfälle einfach berechnen.

Das Eliminationsgesetz lautet:

$$A = A_0 \cdot e^{-\lambda_{eff} \cdot t}$$

wobei die Eliminationskonstante

$$\lambda_{eff} = \frac{\ln 2}{T_{1/2eff}} \text{ ist.}$$

Die Zahl der Zerfälle ist

$$z = \int_0^t A(t) \cdot dt = \frac{A_0}{\lambda_{eff}} \cdot (1 - e^{-\lambda_{eff} \cdot t}).$$

Für $t \geq 10$ HWZ gilt näherungsweise

$$z = \frac{A_0}{\lambda_{eff}} = \frac{T_{1/2eff}}{\ln 2} \cdot A_0$$

Dabei wird die Aktivität A_0 in Bq angegeben.

Ist A_0 in Ci angegeben, gilt

$$z = \frac{A_0}{\lambda_{eff}} = \frac{T_{1/2eff}}{\ln 2} \cdot A_0 \cdot 37 \cdot 10^9$$

Für ein kontinuierliches Betaspektrum ist die mittlere Energie, die pro Kernzerfall abgegeben wird,

$$0{,}3 \cdot E_{max} \leq \overline{E} \leq 0{,}4 \cdot E_{max}$$

E_{max} ist die Grenzenergie der Betastrahlung, die in der Nuklidkarte oder entsprechenden Tabellen angegeben wird. Die Energie der Betastrahlung wird in MeV gemessen (1 MeV = $1{,}602 \cdot 10^{-13}$ J).

Die Energiedosis ist die durch Strahlung abgegebene Energie pro kg Materie. Einheit ist

1 Gray = 1 Gy = 1 Joule/kg = 1 J/kg.

Bei z Zerfällen wird die Energie $E = z \cdot \overline{E}$ [J] emittiert. Die Energiedosis ist dann $D = E/G$, wobei G die Masse des Gewebes in kg ist.

> **Beispiel: Therapie der Schilddrüse**
> $A_0 = A \cdot S/100$
> A = applizierte Aktivität in Bq, A_0 = maximale Aktivität in der Schilddrüse, S = maximale Iodspeicherung in der Schilddrüse in %. Damit findet man folgende Beziehung:
> $$D = \frac{A \cdot S \cdot T_{1/2eff} \cdot \overline{E} \cdot 86\,400 \cdot 1{,}602 \cdot 10^{-13}}{100 \cdot G \cdot \ln 2} \text{ Gy.}$$
> Die maximale Energie pro Zerfall für ^{131}I ist $E_{max} = 0{,}5752$ MeV.

Fasst man alle Zahlenwerte, die bekannt sind, zusammen, dann ergibt sich für

$$\overline{E} = 0{,}3 \cdot E_{max}$$

$$D = \frac{A \cdot S \cdot T_{1/2eff}}{G} \cdot 3{,}446 \cdot 10^{-7} \text{ Gy}$$

und für $\overline{E} = 0.4\, E_{max}$

$$D = \frac{A \cdot S \cdot T_{1/2eff}}{G} \cdot 4{,}5944 \cdot 10^{-7} \text{ Gy.}$$

Klinische Anwendung
Offene Radionuklide werden zur Therapie verschiedener gutartiger und bösartiger Erkrankungen eingesetzt. Während in der nuklearmedizinischen Diagnostik, sofern möglich, reine Gammastrahler benutzt werden, um bei minimaler Strahlenexposition eine maximale Impulsausbeute der gewebsdurchdringenden Gammastrahlung durch Messung von außen zu erhalten, werden in der Therapie **Betastrahler** eingesetzt.

> Betastrahler besitzen im Gewebe eine Reichweite von Millimetern oder Bruchteilen hiervon, so dass nur lokal begrenzt hohe Strahlendosen auftreten.

Die Anwendung kombinierter Beta- und Gammastrahler (z. B. Iod-131) bietet den Vorteil, dass die Biokinetik des therapeutisch wirksamen Betastrahlers durch Messung der zusätzlichen Gammastrahlenkomponente von außen quantitativ erfasst werden kann. Alphastrahler werden derzeit nur bei der Bechterew-Krankheit (s. Kap 18.8) und in klinisch-experimentellen Therapiestudien eingesetzt.

Am Ort der Anwendung können durch Verabreichung geeigneter betastrahlender Radionuklide lokal umschriebene Strahlenwirkungen erzielt werden, deren Höhe durch eine externe Strahlentherapie bei weitem nicht zu erreichen sind. So werden z. B. bei der Radioiodtherapie des autonomen Schilddrüsenadenoms lokale Herddosen von 400 Gy appliziert, ohne umgebendes Gewebe, z. B. Haut oder Nebenschilddrüsen, einer klinisch relevanten Strahlenexposition auszusetzen. Beim Schilddrüsenkarzinom können in radioiodspeichernden Rezidiven oder Metastasen durch ^{131}I lokale Herddosen über von 100 bis 500 Gy ohne klinisch erkennbare Nebenreaktion umgebender Gewebe erzielt werden. Im Vergleich hierzu werden durch eine externe Strahlentherapie bei Tumoren Herddosen von maximal 50 bis 70 Gy erreicht, limitiert durch mögliche Strahlenschäden der Haut und benachbarter Gewebe.

Erzielt wird bei der Therapie mit offenen Radionukliden die hohe Strahlenwirkung relativ selektiv am gewünschten Ort:
- durch spezifische Anreicherung über **metabolische oder rezeptorvermittelte Prozesse**, z. B. von ^{131}I in der Schilddrüse bzw. in differenzierten Schilddrüsenkarzinomen,
- durch **lokale Instillation** des Radionuklids in schwer diffusibler Form in einer Körperhöhle, z. B. in Gelenken, Pleura- oder Peritonealraum.

Die Strahlenexposition unterschiedlicher Organe variiert hierbei beträchtlich. Gewünscht wird eine möglichst hohe Strahlenexposition des zu behandelnden Organs bzw. Tumors bei gleichzeitig möglichst niedriger Strahlenexposition der übrigen Organe, insbesondere des Knochenmarks und der Gonaden. Die Verteilung der Strahlenexpositionen innerhalb des Körpers hängt ab
- vom applizierten Radionuklid (Strahlenart, Betaenergie, physikalische Halbwertszeit, biologische HWZ),
- von der Biokinetik der markierten Verbindung; entscheidend sind die Anreicherung im Krankheitsherd und die effektive HWZ,
- vom Verteilungs- bzw. Tumorvolumen,
- von der applizierten Aktivität.

Die Verwendung von **reinen Betastrahlern** in der nuklearmedizinischen Therapie hat den Nachteil, dass die Verteilung und die Kinetik von Radionukliden nach Applikation durch Messung von außen nicht gut registriert werden kann (Bremsstrahlung). Daher bevorzugt man auch zu therapeutischen Zwecken die Applikation von Strahlern, die neben der Betastrahlung auch eine Gammastrahlung emittieren. Dies ist z. B. bei ^{131}I der Fall. Da die

Gammastrahlen von außen gut registriert werden können, ergibt sich die Möglichkeit, die Aktivitätsaufnahme und die effektive HWZ prätherapeutisch (vorgeschalteter Test zur Dosisberechnung) sowie unter der Therapie (Bestimmung der tatsächlich wirksamen Dosis) zu bestimmen. Der therapeutische Effekt selbst wird im wesentlichen von der Betastrahlenkomponente hervorgerufen.

Patienten, die einer Therapie mit offenen Radionukliden unterzogen werden, müssen in Deutschland nach der „Strahlenschutzverordnung" bzw. der „Richtlinie Strahlenschutz in der Medizin" meist für mindestens 2 Tage stationär aufgenommen werden. Ausnahmen sind möglich für solche Therapiearten, bei denen auch unmittelbar nach Applikation mit einer nennenswerten Strahlenexposition der Umgebung nicht gerechnet werden muss, z. B. palliative Skelettmetastasentherapie oder Gelenktherapie. Bei einer Therapie mit ^{131}I ist aber immer ein wenigstens 48-stündiger stationärer Aufenthalt auf einer speziellen nuklearmedizinischen Bettenstation mit „Abwasser-Abklinganlage" erforderlich.

Die Patienten dürfen dann entlassen werden, wenn ein bestimmter Grenzwert erreicht wird (für ^{131}I derzeit 250 MBq, entsprechend einer Folgedosis von 1 mSv in 2 Meter Abstand bei einer effektiven HWZ von 7,5 Tagen). Die Patienten werden über einzuhaltende Maßnahmen zum Strahlenschutz der Umwelt, insbesondere der Angehörigen, mündlich und schriftlich aufgeklärt. Eine derartige Aufklärung ist gesetzlich vorgeschrieben und betrifft Schutz- und Vorsorgemaßnahmen der Umgebung, insbesondere bei Kindern, Kleinkindern und Schwangeren, über wenige Tage bis zu einer Woche.

18.2 Gutartige Schilddrüsenerkrankungen

Prinzip
Es wird ^{131}I als Iodid meist oral (Kapsel oder Flüssigkeit), ggf. auch intravenös (i. v.) appliziert. Radioiod reichert sich über den Stoffwechsel im metabolisch aktiven Schilddrüsengewebe an (s. Kap. 7.1.6).

Durchführung
Die zu applizierende Aktivität wird meist nach der Marinelli-Formel bestimmt:

$$\text{Aktivität (MBq)} = \frac{\text{Dosis (Gy)} \times \text{Herdvolumen (ml)}}{\text{maximaler Uptake (\%)} \times \text{HWZ}_{\text{effektiv}} \text{ (d)}} \times K$$

Hierbei ist
Aktivität: zu applizierende Aktivität von ^{131}I in MBq, um die gewünschte Herddosis zu erzielen
Herddosis: angestrebte Herddosis in Gy
Herdvolumen: Volumen der gesamten Schilddrüse (z. B. bei der Basedow-Krankheit) oder eines szintigraphisch heißen Schilddrüsenknotens (autonomes Adenom) in ml, das der genannten Strahlenexposition ausgesetzt werden soll
Maximaler Uptake: maximale ^{131}I-Aufnahme der Schilddrüse bzw. eines Schilddrüsenadenoms in % der applizierten Aktivität
HWZ$_{\text{effektiv}}$: effektive HWZ der Aktivität in der Schilddrüse in Tagen (d)
Konstante K: Bei Benutzung der neuen SI-Einheiten MBq und Gy beträgt K = 25. In der täglichen Routine wird oft teilweise mit alten (mCi), teilweise mit neuen (Gy) Einheiten gerechnet; K beträgt dann 0,67.

Bei der Radioiodtherapie der **Hyperthyreose** und auch der **autonomen Struma** werden drei unterschiedliche **Konzepte** angewandt:
- Wiederholte **(fraktionierte) Radioiodtherapie** mit kleinen Dosen, bis der gewünschte therapeutische Effekt erzielt ist. Die Therapie kann sich über Monate, sogar über

Jahre hinziehen und entspricht heute nicht mehr dem Stand der Wissenschaft.
- **Ablative Radioiodtherapie:** Hierbei wird bewusst eine höhere Aktivität appliziert, als sie zum Erreichen des Therapieziels, z. B. Beseitigung einer Hyperthyreose, durchschnittlich nötig ist. Es resultiert hiernach zwar meist eine Hypothyreose, jedoch wird diese um den Vorteil der sicheren Beseitigung der Hyperthyreose in Kauf genommen. Eine Hypothyreose ist, insbesondere dann, wenn sie vorhersehbar frühzeitig auftritt und erkannt wird, mit Schilddrüsenhormon einfach und nebenwirkungsfrei auszugleichen. Dieses Konzept wird auch in Deutschland zunehmend bei der Basedow-Krankheit angewandt.
- **Therapie mit funktionsoptimierter Dosis:** In Deutschland wird überwiegend dieses Therapiekonzept verfolgt, insbesondere bei Schilddrüsenautonomien. Voraussetzung ist die möglichst genaue Bestimmung der optimalen Therapiedosis nach obiger Formel.

Sowohl für das ablative als auch für das funktionsoptimierte Therapiekonzept ist eine prätherapeutische Dosisberechnung (bzw. Dosisabschätzung) erforderlich und auch vorgeschrieben. Schilddrüsenvolumen bzw. Knotenvolumina werden durch Ultraschall bzw. ergänzend durch Szintigraphie bestimmt. Die maximale Aktivitätsaufnahme der Schilddrüse und die effektive thyreoidale HWZ ergeben sich aus dem Radioiodtest (s. Kap. 7.1.6).

Abhängig von der Krankheitsentität werden folgende **Herddosen** appliziert:
- Basedow-Krankheit (funktionsoptimierter Versuch)   150 Gy
- Basedow-Krankheit (ablatives Konzept)   250–300 Gy
- autonomes Schilddrüsenadenom   300–400 Gy
- disseminierte Schilddrüsenautonomie   150–200 Gy
- Struma ohne Autonomie   100–150 Gy

Beim Vorliegen von größeren Zysten z. B. in autonomen Schilddrüsenadenomen sind diese Volumina von der funktionellen Herdmasse abzuziehen.

Bei Patienten mit **Autonomie** soll die Radioiodtherapie unter Suppressionsbedingungen vorgenommen werden, d. h., der TSH-Wert sollte < 0,1 mU/ml sein. Hierdurch wird erreicht, dass das ^{131}I nahezu ausschließlich von den autonomen, nicht supprimierbaren Schilddrüsenfollikeln aufgenommen und das normale, supprimierte Schilddrüsengewebe weitgehend geschont wird (Vermeidung einer Hypothyreose, funktionsoptimiertes Konzept). Bei Patienten, bei denen eine Radioiodtherapie zur Verkleinerung einer Struma ohne Autonomie oder zur Beseitigung der Basedow-Krankheit durchgeführt wird, ist eine Suppression nicht erforderlich.

Soll eine **Hyperthyreose** durch Radioiodtherapie behandelt werden, so wird im Allgemeinen vorher eine thyreostatische Medikation eingeleitet und der Patient in stabiler euthyreoter Funktionslage eingestellt. Thyreostatika werden 2 bis 3 Tage vor der Radioiodtherapie abgesetzt, da diese dann besser wirksam ist (wegen einer Veränderung der thyreoidalen Iodkinetik und/oder wegen möglicher strahlenprotektiver Effekte von Thyreostatika auf die Schilddrüse).

Gelegentlich wird die Radioiodtherapie aber auch im unbehandelten hyperthyreoten Zustand durchgeführt. Hierbei ist aber zu berücksichtigen, dass der Effekt der Radioiodtherapie, nämlich die Beseitigung der Hyperthyreose, mit einer Verzögerung von etwa 2 bis 3 Monaten eintritt. Häufig ist es klinisch nicht vertretbar, Patienten über einen derart langen Zeitraum im hyperthyreoten Zustand zu belassen. In diesem Fall kann dann auch im Anschluss an die Radioiodtherapie überbrückend eine thyreostatische Behandlung durchgeführt werden. Wird die Radioiodtherapie bei Hyperthyreose unter thyreostatischer Medikation vorgenommen, so ist diese noch 2 bis 3 Monate fortzuführen und

Tab. 18.1 Vergleich zwischen Operation und Radioiodtherapie bei gutartigen Schilddrüsenerkrankungen

	Operation	Radioiodtherapie
Beseitigung der Hyperthyreose bzw. der Autonomie	90–100 % *	90–100 %*
Beseitigung einer Struma	vollständig	oft nur teilweise
Wiederholbarkeit	begrenzt	möglich und üblich
Wirkungseintritt	sofort	nach 2–3 Monaten
Stationärer Aufenthalt	3–10 Tage	3–10 Tage

*abhängig auch vom jeweils verfolgten Therapiekonzept; s. Text

dann erst abzusetzen. Bei einem Rezidiv ist eine erneute Therapie erforderlich, ggf. dann ablativ mit höherer Dosis.

Nach Radioiodtherapie auch gutartiger Schilddrüsenerkrankungen ist, ebenso wie nach Schilddrüsenoperationen, eine lebenslange Nachsorge erforderlich. Diese ist nötig, um eine evtl. auch erst nach Jahren auftretende Hypothyreose bzw. ein Hyperthyreoserezidiv zu erkennen und frühzeitig zu behandeln. Folgende Kontrollintervalle sind für den Regelfall nach Radioiodtherapie charakteristisch: nach 4 bis 6 Wochen, nach 3, 6 und 12 Monaten, anschließend einmal jährlich lebenslang. Hierüber müssen die Patienten bereits vor einer Radioiodtherapie aufgeklärt werden.

Ergebnisse

Hauptziel der definitiven Behandlung der Hyperthyreose bzw. einer Struma mit Autonomie ist die permanente Beseitigung der Hyperthyreose bzw. der Autonomie. Sekundäre Ziele sind die Verkleinerung einer evtl. gleichzeitig bestehenden Struma. Beim funktionsoptimierten Konzept (Strumaverkleinerung, Autonomie, ggf. bei der Basedow-Krankheit) versucht man, eine posttherapeutische Hypothyreose zu vermeiden. Kommt es dennoch nach der Radioiodtherapie zu einer Hypothyreose, so ist dies nicht als schwerwiegende und unbedingt zu vermeidende Komplikation anzusehen. Jeder Patient mit Hyperthyreose muss sich ohnehin einer lebenslangen Nachsorge unterziehen, unabhängig von der Art der Therapie. Hierüber müssen Patienten sowohl zu Beginn einer medikamentösen Behandlung als auch vor jeder definitiven Therapie (Operation oder Radioiodtherapie) aufgeklärt werden.

Bei der definitiven Therapie gutartiger Schilddrüsenerkrankungen, insbesondere der Hyperthyreose, muss zwischen Operation und Radioiodtherapie entschieden werden. Das in der Praxis oft beobachtete Vorgehen, entweder immer eine Operation oder immer eine Radioiodtherapie zu empfehlen, ist nicht gerechtfertigt. Vielmehr muss dies auch unter Berücksichtigung der Wünsche des Patienten differenziert abgewogen werden. Vor- und Nachteile beider Behandlungsverfahren ergeben sich aus den **Tabellen 18.1** und **18.2**. Abhängig vom Ausmaß der Schilddrüsenresektion bzw. von der Herddosis bei der Radioiodtherapie ist eine Beseitigung der Hyperthyreose bzw. einer Autonomie sowohl durch Operation als auch durch Radioiodtherapie nahezu immer möglich. Vorteil der Radioiodtherapie ist die Wiederholbarkeit. Vorteil der Operation ist der sofortige Wirkungseintritt, der nach Radioiodtherapie etwa 2 bis 3 Monate auf sich warten lässt.

Risiken und Nebenwirkungen

Risiken und Nebenwirkungen der Radioiodtherapie im Vergleich zur Operation gehen aus **Tabelle 18.2** hervor. Das Letalitätsrisiko infolge der Operation ist zwar sehr niedrig, jedoch insbesondere bei älteren Menschen und solchen mit Begleiterkrankungen in der

Tab. 18.2 Vergleich der Risiken von Operation und Radioiodtherapie bei gutartigen Schilddrüsenerkrankungen

Risiken	Operation	Radioiodtherapie
Letalität	0–0,7% im Mittel 0,1–0,2% (Operationsletalität, sofort und real)	0,01–0,02% (strahleninduziertes Malignom, hypothetisch-extrapoliert, Latenzzeit mehr als 10–15 Jahre)
Genetische Schäden	–	0,01–0,05%
Hypothyreoserisiko	10–90%*	10–90%*
Rekurrensparese Ersttherapie Wiederholungseingriff	1–2% 5–25%	– –
Hypoparathyreoidismus	1–3%	–

* abhängig vom jeweils verfolgten Therapiekonzept; s. Text

Realität vorhanden. Dies veranlasst vor allem ältere Patienten häufig, eine Radioiodtherapie der Operation vorzuziehen. Das Letalitätsrisiko durch Radioiodtherapie ist ein extrapoliertes (d.h. theoretisches) Spätmalignomrisiko. Dieses Risiko ist nicht nur um Jahre bzw. Jahrzehnte (Latenzzeit von Strahlenwirkungen s. Kap. 6.4) in die Zukunft verschoben, sondern darüber hinaus niedriger als das realistische aktuelle Operationsrisiko.

Umfangreiche Nachuntersuchungen nach Radioiodtherapie haben ergeben, dass die Mortalität an Leukämie bzw. Schilddrüsenkarzinom nicht erhöht ist. Über ein möglicherweise gering erhöhtes Mammakarzinomrisiko wird kontrovers diskutiert; in manchen Studien wurde sogar ein vermindertes Mammakarzinomrisiko nach Radioiodtherapie gefunden. Eine operationsbedingte, passagere oder permanente Rekurrensparese bzw. ein Hypoparathyreoidismus entfällt bei der Radioiodtherapie. Das Risiko einer posttherapeutischen Hypothyreose hängt vom Therapiekonzept ab, d.h. vom Ausmaß der Schilddrüsenresektion bzw. von der Dosierung der Radioiodtherapie. Wie bereits erwähnt, wird bei der Hyperthyreose vom Typ Morbus Basedow die ablative Therapie unter Inkaufnahme einer vorhersehbaren und dann einfach zu behandelnden Hypothyreose von einem Großteil der Therapeuten (sowohl bei der Operation als auch bei der Radioiodtherapie) bevorzugt, um eine schnelle und sichere endgültige Beseitigung der Hyperthyreose zu gewährleisten.

Das Risiko chromosomaler Aberrationen infolge der Gonaden-Strahlenexposition bei Radioiodtherapie ist auch für jüngere Patienten gering. Die Strahlenexposition der Gonaden liegt bei einer durchschnittlichen Radioiodtherapie der Basedow-Krankheit zwischen 10 und 50 mGy. Damit bewegt sie sich in der Größenordnung röntgendiagnostischer Maßnahmen im Beckenbereich. Die Auffassung, nach Radioiodtherapie sei eine Schwangerschaft mit konkret erhöhtem Risiko verbunden, ist nicht haltbar. Sicherheitshalber wird für Frauen und Männer nach Radioiodtherapie eine Karenzzeit von 4 bis 6 Monaten empfohlen, ohne dass dies allerdings durch nachweisbare Risiken untermauert wäre. Das genetische Risiko beträgt nach einer durchschnittlich dosierten Radioiodtherapie bei Hyperthyreose theoretisch extrapoliert zusätzlich etwa 0,02%. Das natürliche genetische Risiko bewegt sich je nach Definition zwischen 5 und 10%.

Die früher in Deutschland geltende Altersgrenze von 35 bis 40 Jahren für die Radioiodtherapie der Hyperthyreose des Erwachsenen ist inzwischen mit guter Berechtigung aufgegeben worden. Eine Radioiodtherapie bei gutartigen Schilddrüsenerkrankungen im Kindesalter ist eine Rarität und bedarf einer besonders sorgfältigen Indikationsüberprüfung.

Das Strahlenrisiko für die Umgebung infolge noch im Körper befindlicher ^{131}I-Aktivität nach stationärer Entlassung ist bei Beachtung entsprechender Vorsichtsmaßnahmen vernachlässigbar klein und nur theoretischer Art. International wird für die Umgebung nach Radioiodtherapie eine Strahlenexposition von maximal 1 mSv pro Jahr, ausnahmsweise 5 mSv, akzeptiert. In Deutschland wird dies durch eine Festsetzung der Aktivität nach Radioiodtherapie von 250 MBq ^{131}I bei Entlassung erreicht. Bei einem Daueraufenthalt einer sonstigen Person in 2 Meter Abstand wird hierdurch eine Strahlenexposition von 1 mSv erwartet. Eine Strahlenexposition über ausgeschiedenes ^{131}I (Exhalation, Urin und Speichel) spielt nur innerhalb der ersten 2 bis 3 Tage nach Radioiodtherapie eine nennenswerte Rolle, da die Ausscheidung danach stark abfällt. Aus diesem Grund ist auch der in Deutschland gesetzlich vorgeschriebene mindestens 48-stündige Aufenthalt nach Radioiodtherapie auf einer speziellen nuklearmedizinischen Bettenstation gerechtfertigt.

Der insbesondere in Grenzgebieten Deutschlands weit verbreitete „**Radioiodtherapie-Tourismus**" in Nachbarländer, in denen die Radioiodtherapie bis zu bestimmten Aktivitäten meist ambulant durchgeführt werden darf, ist u. a. aus Strahlenschutzgründen der Bevölkerung, insbesondere der in Wohnungsgemeinschaft lebenden Angehörigen, abzulehnen. Außerdem bietet die während des stationären Aufenthalts organisatorisch einfach durchzuführende Posttherapie-Dosimetrie (in Deutschland auch gesetzlich vorgeschrieben) die Möglichkeit, die erwartete Herddosis frühzeitig zu bestimmen und ggf. noch während desselben stationären Aufenthalts ein Defizit durch eine erneute Radioiodtherapie auszugleichen.

Aber auch bei stationärer Durchführung der Radioiodtherapie müssen nach Entlassung noch Vorsichtsmaßregeln eingehalten werden, um die Umwelt und insbesondere Angehörige zu schützen: z. B. Abstand einhalten insbesondere bei Kleinkindern und Schwangeren, nicht im gleichen Bett schlafen mit dem Partner, soziale Ereignisse meiden (Konzert, Kino), bei bestimmten Berufen (z. B. Erzieherinnen, Kernkraftwerker) noch vom Arbeitsplatz fernbleiben. Solche Maßnahmen müssen meist nur wenige Tage, ggf. noch 1 bis 2 Wochen, beachtet werden. Hierüber werden die Patienten mündlich und schriftlich aufgeklärt (Euratom-Vorschrift).

Selten wird nach Radioiodtherapie eine Strahlenthyreoiditis beobachtet mit Schwellung und Schmerzen der Schilddrüse. Diese tritt meist 2 bis 4 Tage nach der Radioiodtherapie auf, ist harmlos und gut zu behandeln: entweder Kühlung mit Eiskrawatte, Diclophenac oder Glucocorticoide in mittlerer Dosierung.

Eine weitere mögliche Nebenwirkung der Radioiodtherapie der Basedow-Krankheit ist das Neuauftreten oder die Verschlechterung einer **endokrinen Orbitopathie**, möglicherweise bedingt durch eine Antikörperfreisetzung nach Radioiodtherapie. Bei allen Therapiearten ist mit einer Verschlechterung bestehender endokriner Orbitopathien in der Größenordnung von etwa 5 bis 10 % zu rechnen (Spontanverlauf), nach Radioiodtherapie in 10 bis 20 %. Bei Radioiodtherapie der Basedow-Krankheit, insbesondere beim Vorliegen einer endokrinen Orbitopathie, führt ein prophylaktischer Glucocorticoidschutz (z. B. mit Beginn der Radioiodtherapie ca. 25 bis 50 mg Decortin tgl.) über 1 bis 3 Monate zu einer deutlichen Verminderung des Risikos.

Ein weiteres Risiko der Radioiodtherapie speziell der Autonomie ist die **Induktion einer immunogenen** Hyperthyreose. Oft ist diese nur passager. Dieses Risiko liegt wahrscheinlich etwa bei 0,3 bis 0,5 % und könnte der natürlichen, spontanen Wahrscheinlichkeit einer Immunthyreopathie entsprechen.

Indikationen
Nach konservativer thyreostatischer Therapie der **Basedow-Hyperthyreose** über einen Zeitraum von 1 bis 2 Jahren ist die durchschnittliche Rezidivrate mit mehr als 50% innerhalb weniger Jahre hoch. Bei früher bereits aufgetretenen Hyperthyreoserezidiven beträgt das Risiko eines erneuten Rezidivs nach konservativ-medikamentöser Therapie sogar über 80 bis 90%. Hier sollte daher immer eine definitive Therapie (Operation oder Radioiodtherapie) empfohlen werden. Aber auch bei erstmals aufgetretener Basedow-Hyperthyreose ist in vielen Fällen eine definitive Therapie sinnvoll. Ein besonders hohes Rezidivrisiko nach konservativ-medikamentöser Therapie der Basedow-Hyperthyreose ist gegeben bei jüngeren Patienten (< 40 Jahre), beim männlichen Geschlecht, beim Vorliegen einer größeren Struma (> 40–50 ml), bei hohen TSH-Rezeptor-Autoantikörpern, bei Persistieren eines niedrigen TSH-Wertes, bei persistierend hohen TcU-Werten und einem pathologischen Suppressionsszintigramm. So können Basedow-Untergruppen mit hohem Rezidivrisiko (über 80–90%) von solchen mit einem niedrigen Rezidivrisiko (< 20–30%) abgegrenzt werden. Einige Therapeuten bevorzugen auch in Deutschland bei der Basedow-Krankheit mit hohem (ggf. mit mittlerem) Rezidivrisiko regelhaft primär die ablative Radioiodtherapie, wie dies in den USA üblich ist.

Bei **autonomer Struma** (unifokale, multifokale, disseminierte Autonomie) mit Hyperthyreose ist das Rezidivrisiko nach thyreostatischer Behandlung höher als bei der Basedow-Krankheit. Hier ist, von Ausnahmen abgesehen, eine definitive Therapie (Operation oder Radioiodtherapie) primär indiziert.

Bei Autonomie mit noch euthyreoter Stoffwechsellage (ggf. mit latenter Hyperthyreose; s. Kap. 7.1.5) besteht ebenfalls häufig eine Indikation zur definitiven Therapie. Bei latenter Hyperthyreose liegen gehäuft psychosomatische Störungen vor, auch Herzrhythmusstörungen (absolute Arrhythmie bei Vorhofflimmern) mit ihren Komplikationen (z. B. Hirnembolie) werden gehäuft registriert. Darüber hinaus bestehen infolge der Struma häufig auch mechanische Beschwerden. Bei autonomer Struma mit noch bestehender Euthyreose ist auch ein erhöhtes Risiko der manifesten Hyperthyreose gegeben, insbesondere bei akzidentell stark erhöhter Iodzufuhr (z. B. durch iodhaltige Medikamente, auch Externa, iodhaltige Röntgenkontrastmittel, Amiodarone = Cordarex®). Die Auffassungen über die Notwendigkeit einer Operation oder einer Radioiodtherapie bei noch bestehender Euthyreose sind aber geteilt. Hierbei kommt auch der Feststellung einer wesentlichen funktionellen Relevanz der Autonomie eine Bedeutung zu, wobei die Definition der funktionellen Relevanz nicht ganz einheitlich ist: z. B. niedriger TSH-Wert ohne schilddrüsenwirksame Medikation, Volumen des autonomen Adenoms von mehr als 8 bis 10 ml, Suppressions-TcU über 1,5 bis 2%.

Ein erhöhtes Hyperthyreoserisiko ergibt sich bei Patienten mit autonomer Struma insbesondere dann, wenn infolge von Begleiterkrankungen mit einer erhöhten Iodzufuhr gerechnet werden muss: z. B. infolge von Computertomographien oder Angiographien bei Patienten mit Tumor- oder Gefäßerkrankungen usw. Das Risiko, eine manifeste Hyperthyreose zu entwickeln, liegt bei autonomer Struma wahrscheinlich zwischen 3 und 6% pro Jahr. Das Risiko der Auslösung einer Hyperthyreose nach einmalig stark erhöhter Iodzufuhr beträgt bei vorbestehender Autonomie möglicherweise bis zu 10 oder 20%.

Die Entscheidung für eine Operation oder eine Radioiodtherapie im Falle einer gutartigen Schilddrüsenerkrankung mit definitiver Therapieindikation ist im Einzelfall von den Begleitumständen sowie von Kontraindikationen abhängig **(Tab. 18.3)**. Da die Therapieentscheidung und die Auswahl zur definitiven Therapie einer gutartigen Schilddrüsenerkrankung selten unter Zeitdruck erfolgt

Tab. 18.3 Gründe für oder gegen eine Operation (Op) oder Radioiodtherapie (RIT) bei gutartigen Schilddrüsenerkrankungen

	Op	RIT
Schwangerschaft	+	– / K
Karzinomverdacht	+	– / K
Große Struma	+	–
Hochgradige mechanische Symptomatik	+	–
Zysten, szintigraphisch kalte Bezirke	+	–
Multiple szintigraphisch heiße Bezirke	–	+
Kleine oder fehlende Struma	–	+
Vorangegangene Operation	–	+
Schlechter Allgemeinzustand	–	+
Schwere Begleiterkrankungen	–	+
Alter < 40 J. und Hyperthyreose	+	+
Alter < 40 J. und Struma	+	(–)
Strahlenangst	+	–
Operationsangst	–	+

+ = spricht dafür; – = spricht dagegen; K = Kontraindikation

("elektiver Eingriff"), können die Vor- und Nachteile mit dem Patienten ausführlich besprochen werden. Der Patient sollte an der Entscheidung auch wesentlich mitwirken.

Eine absolute **Kontraindikation** für die Radioiodtherapie stellt die Gravidität dar. Häufiger besteht bei großen nodulären Strumen mit multiplen, auch echoarmen und szintigraphisch kalten Knoten ein Karzinomverdacht. Auch hier ist die Radioiodtherapie nahezu kontraindiziert, eine Operation mit histologischer Klärung des Befundes vorzuziehen.

Hochgradige mechanische Symptome mit röntgenologischem Nachweis einer hochgradigen Einengung der Trachea machen eine Radioiodtherapie oft undurchführbar. In solchen Fällen kann ein nur geringes Anschwellen der Struma infolge der Radioiodtherapie (selten vorkommende Strahlenthyreoiditis) zu hochgradigen obstruktiven Erscheinungen führen. Hier ist ebenfalls die Radioiodtherapie nicht indiziert und die Operation ist vorzuziehen. Schließlich sind größere Strumen mit kalten Bezirken und Zysten wegen der schlechten Radioiodspeicherung einer Radioiodtherapie oft nicht zugänglich, so dass auch hier eine Operation zu bevorzugen ist.

Beim Vorliegen multipler heißer Knoten bzw. einer disseminierten Schilddrüsenautonomie ist die Radioiodtherapie demgegenüber nahezu als kausale Behandlungsmöglichkeit anzusehen, da hier die autonomen Follikel selektiv beseitigt werden können. Kleine Strumen bei der Basedow-Krankheit bergen ebenso wie Zweitoperationen der Schilddrüse ein erhöhtes lokales Operationsrisiko (Rekurrensparese, Hypoparathyreoidismus), so dass auch hier die Radioiodtherapie eindeutig zu bevorzugen ist. Auch ein schlechter Allgemeinzustand des Patienten oder schwere Begleiterkrankungen, die zu einem erhöhten Operationsrisiko führen, sprechen bevorzugt für eine Radioiodtherapie.

Ein hohes Lebensalter ist, sofern ein erhöhtes Operationsrisiko infolge von Begleiterkrankungen nicht vorliegt, ebensowenig eine Kontraindikation für eine Operation wie ein niedriges Lebensalter beim Erwachsenen für eine Radioiodtherapie. Bei Kindern wird wegen gutartiger Schilddrüsenerkrankungen eine Radioiodtherapie in der Regel nicht vorgenommen.

Schließlich spielen bei der Auswahl des definitiven Therapieverfahrens auch individuelle, oftmals schwer zu begründende Ängste des Patienten, Operationsangst oder Strahlenangst, ferner unzureichende Kenntnisse des primär behandelnden Arztes, eine entscheidende Rolle.

> Als Faustregel für die Wahl zwischen **Radioiodtherapie** und **Operation** bei **Hyperthyreose** oder **autonomer Struma** kann gelten: Steht die funktionelle Störung im Vordergrund, die mechanische Symptomatik (Strumagröße) aber im Hintergrund, so ist die Radioiodtherapie zu bevorzugen. Steht dagegen die mechanische Symptomatik (große Struma, ggf. mit Zysten und kalten Knoten) oder der Ausschluss eines Karzinoms im Vordergrund, so ist die Operation zu bevorzugen bzw. erforderlich.

Zusammenfassung

Die Radioiodtherapie gutartiger Schilddrüsenerkrankung ist ein äußerst effektives therapeutisches Verfahren ohne nennenswerte Nebenwirkungen und ohne messbare Spätfolgen. Sie ist auch bei jungen Patienten ohne Risiken anwendbar. Indikationen ergeben sich vor allem bei Hyperthyreose infolge Basedow-Krankheit und Autonomie, bei latenter Hyperthyreose und autonomer Struma, ferner bei Rezidivstruma und in Ausnahmefällen auch bei nichtoperabler Struma permagna, wenn ein konservativ-medikamentöser Therapieversuch nicht erfolgversprechend ist und eine Operation nicht in erster Linie indiziert ist.

Wegen der geringen applizierten Iodmenge kann eine Radioiodtherapie auch bei der seltenen echten Iodallergie durchgeführt werden (nicht zu verwechseln mit Kontrastmittel-Unverträglichkeit). In Deutschland muss die Radioiodtherapie aus Strahlenschutzgründen stationär durchgeführt werden.

18.3 Schilddrüsenkarzinom

Prinzip

Iod-131 reichert sich in differenzierten Schilddrüsenkarzinomen (papilläres und follikuläres Schilddrüsenkarzinom) an, in denen die Fähigkeit zur Radioiodspeicherung erhalten sein kann. Keine Indikation zur Radioiodtherapie ergibt sich beim medullären (C-Zell-) sowie beim anaplastischen Schilddrüsenkarzinom.

Durchführung

Voraussetzung zur Radioiodtherapie beim Schilddrüsenkarzinom ist die vorherige, weit gehend totale chirurgische Thyreoidektomie. Normales Schilddrüsengewebe sollte möglichst entfernt sein, da Schilddrüsenkarzinomgewebe Radioiod in geringerem Maß speichert als normales Schilddrüsengewebe (s. szintigraphisch kalter Knoten, Kap. 7.1.5). Erst nach vollständiger Beseitigung normalen Schilddrüsengewebes ist eine ausreichende Anreicherung von ^{131}I in speicherndem Tumorrestgewebe, in Rezidiven, regionären Lymphknotenmetastasen bzw. Fernmetastasen möglich.

Bei der Radioiodtherapie des Schilddrüsenkarzinoms wird unterschieden zwischen prophylaktischer **Ablation der Restschilddrüse** nach Operation und **gezielter Therapie** von Rezidiven und Metastasen.

Etwa 4 Wochen nach totaler Thyreoidektomie wegen eines differenzierten Schilddrüsenkarzinoms erfolgt eine erste ablative prophylaktische Radioiodtherapie zur Beseitigung der Restschilddrüse. Hierzu werden meist mittelhohe Standardaktivitäten von etwa 1,8 bis 3,7 GBq (50–100 mCi) ^{131}I benutzt. Ein kleiner Schilddrüsenrest ist auch nach „totaler" Thyreoidektomie noch vorhanden.

Anschließend werden je nach Risikoprofil des Patienten **(Tab. 18.4)** in Abständen von 3 bis 12 Monaten ^{131}I-Ganzkörperszintigramme angefertigt (s. Kap. 7.1.6). Erfolgt hierbei der Nachweis von Schilddrüsengewebe oder radioiodspeichernden Metastasen, so wird eine erneute hochdosierte Radioiodtherapie mit

Tab. 18.4 Prognose beim Schilddrüsenkarzinom

	besser	schlechter
Geschlecht	weiblich	männlich
Alter	jung	alt
Histologie	papillär, follikulär differenziert	onkozytär, anaplastisch undifferenziert
Tumorausdehnung	klein	groß
Lymphknotenmetastasen	nein	ja
Fernmetastasen	nein	ja

Aktivitäten von meist 3,7 bis 11 GBq (100–300 mCi) ^{131}I vorgenommen.

Die Häufigkeit von ^{131}I-Ganzkörperszintigraphien und ggf. hochdosierten Radioiodtherapien ergibt sich aus dem Risikoprofil des Tumors (s. Tab. 18.4) einschließlich der postoperativen histopathologischen Klassifikation nach UICC (1987)[1]:
- pT1–4 (Primärtumorstadium),
- pN0–1a/1b (Lymphknotenstadium),
- pM0–1 (Fernmetastasen, z. B. Lunge, Knochen, Pleura, Hirn u. a.).

Eine Ausnahme für ein radikales Vorgehen (keine totale Thyreoidektomie, keine Radioiodtherapie erforderlich) stellt das pT1N0M0-Stadium (Tumor < 1 cm, keine Metastasen) beim papillären Schilddrüsenkarzinom insbesondere bei Patienten unter 30 Jahren dar (sog. papilläres „Mikrokarzinom").

Bei niedrigeren Tumorstadien sind ^{131}I-Ganzkörperszintigraphien unter endogener TSH-Stimulation (Hypothyreose) und hoch dosierte Radioiodtherapien meist innerhalb von 3 bis 12 Monaten abgeschlossen, eine Nachsorge muss jedoch lebenslang erfolgen. Bei höheren Tumorstadien und hohem Risikoprofil sind entsprechende Maßnahmen ggf.

über viele Jahre erforderlich. Auch ein erhöhter Thyreoglobulinspiegel im Blut (s. Kap. 7.1.3) kann Anlass zu einer erneuten Ganzkörperszintigraphie oder Therapie mit ^{131}I sein. Lassen sich trotz erhöhten Tg-Spiegels von über 2 ng/ml mit ^{131}I keine Tumoren bzw. Metastasen nachweisen, müssen weitere Verfahren eingesetzt werden: Spiral-CT, Kernspintomographie, spezielle Tumorszintigraphien mit ^{99m}Tc-MIBI, ^{201}Tl-Chlorid, Positronen-Emissionstomographie mit ^{18}F-FDG. Hier bietet ein gezieltes operatives Vorgehen die einzige kurative Möglichkeit.

Im Übrigen ist bei Patienten mit einem Schilddrüsenkarzinom die übliche Tumornachsorge vorzunehmen mit gezielter Anamnese, körperlichem Untersuchungsbefund, Hals- und ggf. Abdomensonographie, ggf. Skelettszintigraphie, ggf. weitere Diagnostik wie Computertomographie, Kernspintomographie usw. Bei den Laborwertkontrollen ist eine Thyreoglobulinbestimmung mit Wiederfindung und Bestimmung von TG-Antikörpern (s. Kap. 7.1.3) obligat. Weitere Laborwerte umfassen z. B. das Differenzialblutbild, die Leberserologie, Kalzium und die alkalische Phosphatase.

In den therapiefreien Intervallen ist wegen der bestehenden Athyreose und zur Wachstumshemmung von möglicherweise noch vorhandenem TSH-wachstumsabhängigem Tumorgewebe eine suppressive (supprimierter

---

[1] Eine neue UICC-Klassifikation (UICC 2003) wurde publiziert und ist in der Diskussion.

TSH-Wert) Schilddrüsenhormonbehandlung erforderlich. Vor Durchführung einer ^{131}I-Ganzkörperszintigraphie und ggf. erneuten Radioiodtherapie ist ein ausreichend langes Absetzen der Schilddrüsenhormonsubstitution erforderlich, um eine endogene Stimulation des basalen TSH-Wertes (> 30 mU/ml) und damit eine ausreichend hohe Radioiodaufnahme im Tumorgewebe zu erreichen. Die erforderliche Schilddrüsenhormonsubstitution erfolgt meist mit Levothyroxin (T4), in der Anfangsphase und im Intervall zur Überbrückung gelegentlich auch mit Triiodthyronin (T3). Um einen ausreichend hohen TSH-Basalwert zu erzielen, beträgt die Absetzdauer entsprechend der unterschiedlichen biologischen HWZ der Schilddrüsenhormone (s. Kap. 7.1.3) beim T3 etwa 2 Wochen, beim T4 etwa 4 Wochen. Im letzteren Fall kann auch überbrückend T3 gegeben werden, um die für den Patienten oft unangenehme hypothyreote Phase möglichst kurz zu halten.

Seit wenigen Jahren wird auch gentechnisch hergestelltes rekombinantes humanes TSH (rh-TSH) benutzt, um einen hohen TSH-Wert zu erhalten, der erst eine ^{131}I-Anreicherung in Tumorrezidiven oder speichernden Metastasen gestattet. Das genaue Vorgehen unter Anwendung von rh-TSH befindet sich z.T. noch im Erprobungsstadium, die Substanz ist relativ teuer. Als Faustregel kann bisher gelten: Bei Niedrigrisikopatienten, bei denen eine ^{131}I-Ganzkörperszintigraphie einschließlich TG-Bestimmung mit der Absicht durchgeführt wird, Tumorfreiheit nachzuweisen, wird die Gabe von rh-TSH anstelle des Absetzens von Schilddrüsenhormon bevorzugt. Im Vordergrund steht hierbei, dem Patienten die subjektiv oft sehr unangenehme Phase der Hypothyreose zu ersparen. Bei Hochrisikopatienten, ggf. mit bekannten Metastasen, wird auch heute noch die endogene Stimulation durch Absetzen von Schilddrüsenhormon bevorzugt, ggf. wird zusätzlich rh-TSH eingesetzt.

Beim Vorliegen von größeren Metastasen wird meist zunächst eine chirurgische Reduktion der Tumormasse versucht. Erst anschließend erfolgt die Radioiodtherapie bei höherer Herddosis in kleinerer Resttumormasse. Hierdurch werden heute in der Mehrzahl der Fälle sehr hohe akkumulierte ^{131}I-Therapiedosen (z. B. bis oder über 37 GBq bzw. 1 000 mCi) beim differenzierten Schilddrüsenkarzinom vermieden.

Risiken
Bei sehr hohen Therapiedosen können Blutbildveränderungen (Knochenmarkdepression) auftreten. Zudem ist bei kumulierten Therapiedosen von über 37 GBq (1 000 mCi) ^{131}I mit einem erhöhten Leukämierisiko (etwa 1%) zu rechnen. Nebenwirkungen der hoch dosierten Radioiodtherapie beim Schilddrüsenkarzinom betreffen gastrointestinale Beschwerden und Speicheldrüsenfunktionsstörungen in einem nennenswerten Prozentsatz. Letztere kann durch Anregung des Speichelflusses (Zitrone lutschen) während der Radioiodtherapie meist vermieden werden.

Indikationen
Eine Indikation zur Radioiodtherapie ergibt sich bei allen differenzierten Schilddrüsenkarzinomen, die Radioiod speichern. Hierbei handelt es sich um papilläre und follikuläre Schilddrüsenkarzinome, die etwa 70 bis 90% aller Schilddrüsenkarzinome ausmachen.

Keine Indikation zur Radioiodtherapie ist gegeben beim medullären Schilddrüsenkarzinom (C-Zell-Karzinom, dessen Zellen ihren Ausgang nicht von Thyreozyten nehmen) sowie beim anaplastischen Schilddrüsenkarzinom, bei dem eine Radioiodspeicherung (ggf. auch in Metastasen) eine Rarität darstellt. Außerdem wird von den meisten Therapeuten keine Indikation zur Radioiodtherapie nach Strumektomie beim so genannten papillären Mikrokarzinom gesehen. Hierbei handelt es sich um kleine differenzierte papilläre Schilddrüsenkarzinome, die intrathyreoidal gelegen sind, nur einseitig vorkommen und einen Durchmesser von weniger als 10 mm aufweisen. Solche papillären Mikrokarzinome werden häufiger nur als Zufallsbefund nach einer Strumaresektion histologisch nachgewiesen (okkultes Schilddrüsenkarzinom). Wegen der guten Prognose begnügt man sich in diesen Fällen mit der bereits erfolgten subtotalen Hemithyreoidektomie und einer anschließenden möglichst suppressiven Schilddrüsenhormonmedikation ohne nachfolgende totale Thyreoidektomie und ohne nachfolgende Radioiodtherapie zur Ablation der Restschilddrüse. Eine engmaschige Nachsorge unter Einschluss sonographischer Kontrollen der Schilddrüse und des Halses (Lymphknoten) ist aber erforderlich.

Bei fortgeschrittenen follikulären Schilddrüsenkarzinomen (Tumorstadium T3, T4) wird teilweise auch zusätzlich zur Radioiodtherapie eine externe Strahlentherapie der Halsregion vorgenommen, desgleichen werden auch Skelettmetastasen ggf. extern bestrahlt. Neue Konzepte der „Redifferenzierung" erfolgen mit Retinoiden (Vitamin-A-Säure). Eine Chemotherapie ist weder bei differenzierten noch bei anaplastischen Schilddrüsenkarzinomen aussichtsreich, wird in verzweifelten Fällen aber durchgeführt. Das anaplastische Schilddrüsenkarzinom ist einer der bösartigsten Tumoren überhaupt; fast alle Patienten versterben innerhalb von 6 Monaten.

Zusammenfassung

Die Radioiodtherapie bei Struma maligna stellt nicht, wie bei benignen Schilddrüsenerkrankungen, eine Alternative zur Operation dar, sondern beide Verfahren gehen Hand in Hand: Nach Operation die Beseitigung der Restschilddrüse, später ggf. die Radioiodtherapie iodspeichernder Metastasen. Es handelt sich um eine „metabolische" bzw. „rezeptorgesteuerte" Radionuklidtherapie von hoher therapeutischer Effizienz. Häufig können Patienten mit Metastasen, die beim Vorliegen anderer differenzierter Karzinome nicht geheilt werden können (v.a. mit Lungenmetastasen), sogar noch kurativ behandelt werden.

18.4 MIBG-Therapie neuroendokriner Tumoren

Prinzip

Meta-(^{131}I-)Iodbenzylguanidin (MIBG) wird als Norepinephrinanalogon von den Zellen des neuroendokrinen Systems aktiv aufgenommen. Damit wird es u.a. in Neuroblastomen und Phäochromozytomen (s. Kap. 16) angereichert und kann, mit ^{131}I markiert, zur metabolischen Strahlentherapie dieser Tumoren benutzt werden.

Durchführung

Nach diagnostischer Szintigraphie mit ^{123}I- oder ^{131}I-MIBG zum Nachweis der Aktivitätsspeicherung in Tumoren und Metastasen und zusätzlich zur Abschätzung möglicher Herddosen erfolgt die therapeutische Applikation von 2 bis 10 GBq (50–300 mCi) ^{131}I-MIBG, als Infusion über etwa 24 Stunden gegeben.

Indikationen

Die Therapie mit ^{131}I-MIBG wird derzeit überwiegend nach Ausschöpfung der übrigen therapeutischen Möglichkeiten (Operation, Strahlentherapie, Chemotherapie) in fortgeschrittenen Fällen durchgeführt. Auch deshalb ist der Therapieeffekt wegen der negativen Vorauswahl häufig begrenzt. Infrage kommen Neuroblastome (Kinder) und maligne Phäochromozytome.

Als Risiken sind Schädigungen des Knochenmarks mit Thrombopenie und Leukopenie zu erwarten. Die klinischen Erfolge sind mit 20 bis 50% begrenzt, wobei es sich meist nur um Teilremissionen handelte.

18.5 Phosphor-32-Therapie bei Polycythaemia vera

Prinzip

Aus der Anreicherung von ^{32}P in den Nukleinsäuren u. a. des Knochenmarks resultiert die gewünschte knochenmarkdepressive Wirkung.

Durchführung

Nach i. v. Injektion von 150 bis 220 MBq (4–6 mCi) ^{32}P-Natriumphosphat ist ein 2-tägiger stationärer Aufenthalt erforderlich. Der Wirkungseintritt erfolgt innerhalb von 6 bis 12 Wochen mit einer Remission von 60 bis 85 %, die bis zu 2 Jahren anhalten kann.

Indikation

Bei Ersterkrankung sowie Rezidiven der gesicherten Polycythaemia vera mit klinischen Symptomen und Komplikationen (z. B. Thromboseneigung), wenn eine Aderlassbehandlung nicht mehr ausreicht, kann ein Therapieversuch mit ^{32}P unternommen werden. Frühere Untersuchungen haben eine Erhöhung der Leukämierate als Spätfolge beschrieben. Da die ^{32}P-Therapie im Vergleich zur Chemotherapie weniger aufwendig und mit weniger Nebenwirkungen verbunden ist, kann sie v. a. bei älteren Patienten in Betracht gezogen werden. Auch bei Thrombozythämien ist eine ^{32}P-Therapie durchführbar.

Kontraindikationen bestehen bei Gravidität, Thrombopenie, Leukopenie und bei einem Lebensalter unter 40 Jahren.

18.6 Intrakavitäre Therapie

Prinzip

Durch Einbringen von betastrahlenden Radiopharmaka in natürliche Körperhöhlen mit dem Ziel einer hohen, lokal umschriebenen Strahlendosis kurzer Reichweite können entzündliche und tumoröse Prozesse in diesen Körperhöhlen lokal behandelt werden.

Artikuläre Therapie (Radiosynoviorthese)

Eine Indikation zur Radionuklidtherapie sind rezidivierende Gelenkergüsse bei chronisch rheumatoider Arthritis und anderen chronischen Gelenkerkrankungen, insbesondere dann, wenn konservative Therapiemaßnahmen und wiederholte Punktionen der Gelenke nicht zum gewünschten Erfolg geführt haben.

Kontraindiziert ist diese Behandlung bei Frauen im gebärfähigen Alter, wenn Gelenke der unteren Extremität behandelt werden sollen, da ein teilweiser Abfluss der Substanz über pelvine Lymphknoten mit erhöhter Strahlenexposition der Gonaden erfolgt.

Folgende Gelenke können behandelt werden: Knie (^{90}Y), Schulter-, Ellenbogen-, Fuß-, Hand- (^{186}Re), Finger- sowie Zehengelenke (^{169}Er), gegeben als nichtlösliche Kolloide.

Um einen Lymph- und damit auch Abfluss der radioaktiven Substanz aus dem Gelenk zu vermeiden, muss das Gelenk nach Applikation 2 Tage lang stillgelegt werden. Es werden lokale Energiedosen zwischen 50 und 100 Gy erreicht. Die Erfolgsrate der klinischen Besserung liegt um 70 %. Die Radiosynoviorthese darf ambulant durchgeführt werden. Außer beim Kniegelenk ist eine röntgenologische Überprüfung des richtigen Applikationsortes vorgeschrieben.

Peritoneale und pleurale Therapie

Die peritoneale bzw. pleurale Radionuklidtherapie ist indiziert bei rezidivierenden Pleuraergüssen bzw. Aszites infolge maligner Tumoren. Meist wird die Indikation erst dann gestellt, wenn systemische oder lokale zytostatische Maßnahmen oder eine externe Bestrahlung ausgeschöpft sind. Die für die Nuklidtherapie erforderliche gleichmäßige Verteilung kann durch diagnostische Szintigraphie mit ^{99m}Tc erkannt werden. Gekammerte Ergüsse stellen eine Kontraindikation dar. Benutzt wird ^{32}P-Chromat oder ^{90}Y-Silikat. Die absorbierten Energiedosen betragen 40 bis 60 Gy. Es handelt sich um eine palliative Therapie. Die stationäre Durchführung (48 Std.) ist erforderlich.

Zerebrale Zysten

Beim inoperablen oder rezidivierenden Kraniopharyngiom können ^{32}P- oder ^{90}Y-Kolloide in zystische Anteile stereotaktisch instilliert werden. Hierdurch kann eine Tumorverkleinerung erzielt werden.

18.7 Palliative Therapie von Skelettmetastasen

Mehrere knochenaffine Radiopharmaka können zu therapeutischen Zwecken eingesetzt werden. Es handelt sich um die Betastrahler ^{89}Sr-Chlorid, ^{90}Y-Citrat, ^{186}Re- oder ^{153}Sm-Phosphonate. Hierbei handelt es sich primär nicht um eine kurative, sondern vielmehr um eine palliative Schmerztherapie. Sie ist indiziert bei fortgeschrittener, ausgedehnter Skelettmetastasierung (z. B. Mammakarzinom, Prostatakarzinom), wenn andere Maßnahmen zur Schmerzbekämpfung nicht ausreichen. Die Ansprechrate schwankt zwischen 60 und 90%. Eine Schmerzlinderung tritt innerhalb von wenigen Tagen ein und kann wenige Wochen bis zu einem halben Jahr anhalten. Komplikationen und Nebenwirkungen sind bei dieser Therapie nicht zu erwarten. Die ambulante Behandlung ist zugelassen.

18.8 Therapie der Bechterew-Krankheit

Bei der Spondylosis ankylopoetika (Bechterew-Krankheit) wurde bis Mitte der 80er Jahre der relativ kurzlebige Alphastrahler ^{224}Ra-Chlorid gegeben. Hierbei erzielt man eine oft Jahre anhaltende Remission in etwa 70 bis 80% der sonst schwer behandelbaren Patienten. Bei Anwendung eines „Niedrigdosiskonzepts" (10 × 1 MBq i. v. in wöchentlichen Abständen, Wiederholung frühestens nach 10 Jahren) ist eine erhöhte Tumorrate aufgrund dieser Therapie nicht zu beobachten. Derzeit deutet sich eine Renaissance dieses Verfahrens bei der Bechterew-Krankheit an.

18.9 Sonstige Therapiearten mit Radionukliden

Seit längerer Zeit hofft man, dass die zunehmenden und heute recht guten Möglichkeiten der diagnostischen Anwendung von Radiopharmaka in der Onkologie später auch zu therapeutischen Konsequenzen führen könnten (Verwendung von geeigneten Betastrahlern zur Therapie anstelle von Gammastrahlern zur Diagnostik). Von besonderem Interesse waren in den vergangenen Jahren hier monoklonale Tumorantikörper und Rezeptorsubstanzen. Bis auf Einzelfallmitteilungen und kleinere Studien haben sich diese denkbaren neuen Therapieansätze bisher aber nicht realisieren lassen. Ursache ist die meist zu niedrige Anreicherung in Tumoren.

Erfolgversprechende klinische Studien werden derzeit unter Einsatz von mit Betastrahlern markierten monoklonalen Antikörpern bei malignen Lymphomen durchgeführt (z. B. mit ^{131}I-oder ^{90}Y-markierten CD-20- oder CD-30-Antikörper). Insbesondere bei Rezidiven sind hier Erfolge zu erzielen. Auch die Anwendung von Alphastrahlern ist im Gespräch.

Neuerdings wird nach Angioplastie bei KHK eine lokale Bestrahlung durchgeführt, um Restenosen zu verhindern. Neben radioaktiven Stents oder Drähten wird hierzu auch flüssiges ^{188}Re (Generatornuklid) im Ballonkatheter benutzt.

Kasuistik

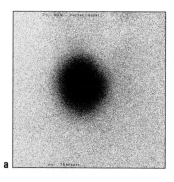 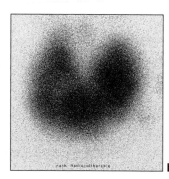

Fall 1a+b Struma diffusa et nodosa, heißer Knoten
58-jährige Patientin mit Hyperthyreose auf dem Boden eines autonomen Adenoms rechts (**a**: ^{99m}Tc-Pertechnetat) in einer Struma nodosa II. Wegen multipler Begleiterkrankungen wurde eine definitive Radioiodtherapie durchgeführt (Herddosis 400 Gy). Nach Beseitigung des autonomen Adenoms (**b**) ist eine medikamentöse Rezidivprophylaxe sinnvoll.

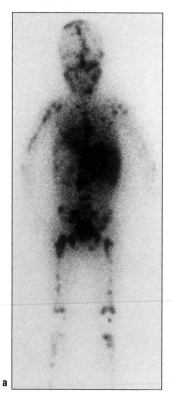 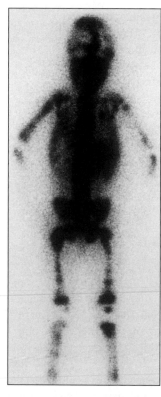 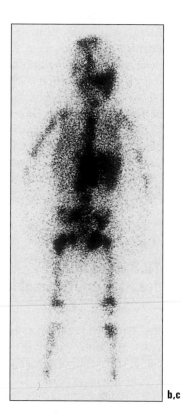

Fall 2 Neuroblastom
10-jähriger Knabe mit einem $^{123/131}$I-MIBG speichernden Neuroblastom und erheblicher skelettaler Metastasierung. Durch die Therapie (10 GBq ^{131}I-MIBG) wurde (**b**) nach der Diagnostik (^{123}I-MIBG) (**a**) eine partielle Remission erreicht (**c**).

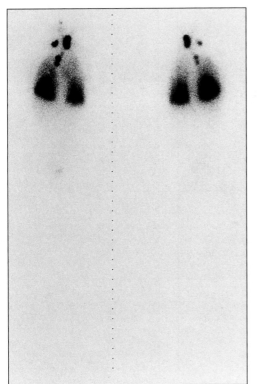
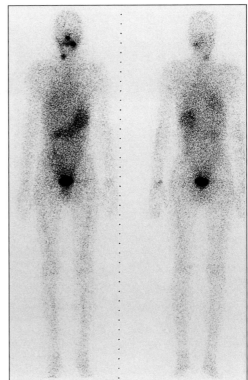
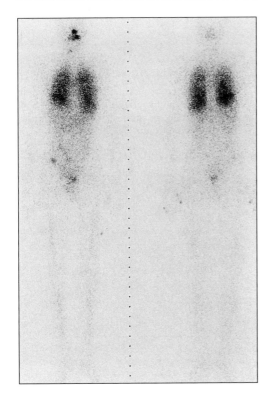

Fall 3 Metastasierendes differenziertes Schilddrüsenkarzinom

52-jährige Patientin mit metastasierendem differenzierten (papillären) Schilddrüsenkarzinom (pT_4). Nach der chirurgischen Thyreoidektomie und der hochdosierten Radioiodtherapie des Schilddrüsenrestgewebes (3 GBq ^{131}I) zeigten sich lokoregionäre Lymphknotenmetastasen und eine diffuse pulmonale Metastasierung (7/90). Eine partielle Remission (Lymphknoten im Halsbereich rechts) wurde durch eine kompartmentgerechte Lymphknotendissektion und eine hoch dosierte Radioiodtherapie (10 GBq ^{131}I) erzielt (7/91). Bereits 2 Jahre später wurde ein pulmonales Rezidiv diagnostiziert (7/93).

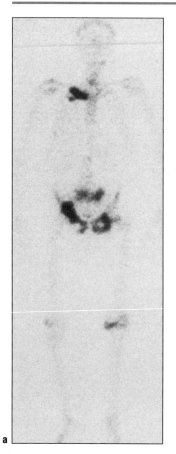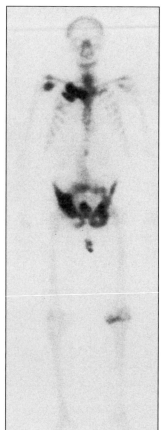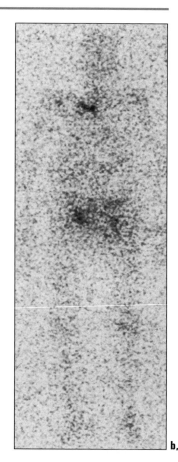

Fall 4a–c Schmerztherapie von Metastasen

Palliative Schmerztherapie bei einem 69-jährigen Patienten mit metastasierendem Prostatakarzinom. Die Dauer der Remission betrug bei ^{89}Sr-Chlorid (185 MBq) etwa 24 Wochen, bei ^{186}Re-HEDP (750 MBq) 6 Wochen.

Allgemein wird eine Remission, gemessen am Analgetikaverbrauch und der Notwendigkeit einer weiteren perkutanen Radiatio, bei mehr als 75% der Patienten beobachtet. Wegen des Anteils der Gammastrahlung erlaubt ^{186}Re-HEDP eine bessere Abbildungsqualität als ^{89}Sr-Chlorid; dies ist insbesondere für die Qualitätssicherung von Bedeutung.

a: ^{186}Re-HEDP; **b:** ^{99m}Tc-MDP; **c:** ^{89}Sr-Chlorid

III. Anhang

III Anhang

Abkürzungsverzeichnis

ACAE	Acetylaceton	FDG	Fluorodeoxyglucose
ACD	acid citrate glucose	FET	Fluorethyltyrosin
ACE	Angiotensin-Converting-Enzym	FLT	Fluordesoxythymidin
AFP	Alpha-Fetoprotein	FNH	fokal noduläre Hyperplasie
AG	Antigen	FT3	freies Triiodthyronin
Aids	akquiriertes Immundefektsyndrom	FT4	freies Thyroxin
		FUO	Fieber unklarer Genese
AK	Antikörper		
AMG	Arzneimittelgesetz	GBP	gated blood pool
AMRadV	Verordnung über radioaktive oder mit ionisierenden Strahlen behandelte Arzneimittel	GEP	gastro-entero-pankreatische Tumoren
		GFR	glomeruläre Filtrationsrate
AMT	Alphamethyltyrosin	GMP	good manufacturing practice
APUD	Amin Precurser Uptake and Decarboxylation	HAMA	humane Anti-Maus-Antikörper
		HAT	Harnstoffatemtest
ARVD	arrhythmogene rechtsventrikuläre Dysplasie	HBF	hepatobiliäre Funktion
		HCA	hepatozelluläres Adenom
AtUdR	Astatdesoxyuridin	HCC	hepatozelluläres Karzinom
CBF	zerebraler Blutfluss	HEDP	Hydroxyethylendiphosphonat
CBV	zerebrales Blutvolumen	HIDA	modifizierte Iminodiessigsäure
C-CT	zerebrale Computertomographie	HIG	humanes Immunglobulin
CEA	carcinoembryonales Antigen	HIV	humanes Immundefektvirus
β-CIT	Carbomethoxyiodphenyltropan	HMDP	Hydroxymethylendiphosphonat
CMO_2	Sauerstoffmetabolismus	HMPAO	Hexamethylpropylenaminoxim
CPP	zerebraler Perfusionsdruck	HSA	Humanserumalbumin
CT	Computertomographie	HVL	Hypophysenvorderlappen
CUP	Carcinoma of Unknown Primary	HWS	Halbwertsschichtdicke
		HWZ	Halbwertszeit ($T_{1/2}$)
DC	Dünnschichtchromatographie		
DISIDA	modifizierte Iminodiessigsäure	IBZM	Iodbenzamid
DIT	Diiodtyrosin	IC	Innere Konversion (internal conversion)
DMSA	Dimercaptosuccinic acid		
DOTA	Tetraazacyclododecantetraacetat	ICT	intrakavitäre Behandlung (internal conversion)
DPD	Diphosphonopropandicarbonat		
DSA	digitale Subtraktionsangiographie	IDA	modifizierte Iminodiessigsäure
DTPA	Diethylentriaminpentaacetat	I.F.	Intrinsic-Faktor
		IMT	Iodmethyltyrosin
EBK	Eisenbindungskapazität	IODIDA	modifizierte Iminodiessigsäure
EC	Elektroneneinfang (electron capture)	IRMA	Immunradiometrischer Assay
ECD	Ethylcysteinat-Dimer	ITP	idiopathische thrombozytopenische Purpura
ECD	N,N'-Ethandiyl-bis(cystein-diethylester), Bicisat		
		IudR	Ioddesoxyuridin
ED	Enddiastole		
EDTA	Ethylendiamintetraacetat	KHK	koronare Herzerkrankung
EDTMP	Ethylendiamintetramethylenphosphonat	KIT	Markierungsbesteck (Markierungskit)
EEG	Elektroenzephalographie	KSS	Kernspinspektroskopie
EHDP	Ethylenhydroxydiphosphonat		
EKG	Elektrokardiographie	LAO	links anterior oblique
ES	Endsystole	LBM	lean body mass
EV	Erythrozytenvolumen	LD	Letaldosis

LET	lineares Energieübertragungsvermögen (linear energy transfer)	PRP	plättchenreiches Plasma
		PTCA	perkutane transluminale Koronarangioplastie
MAA	makroaggregiertes Albumin	PVP	Polyvinylpyrolidin
MABG	meta-Astatbenzylguanidin		
Mabs	Monoklonale Antikörper (monoclonal antibodies)	RBC	rote Blutkörperchen
		RCA	rechte Koronararterie
MAG$_2$	Mercaptoacetyldiglycin	RCx	Ramus circumflexus
MAG$_3$	Mercaptoacetyltriglycin	RES	retikuloendotheliales System
MAK	mikrosomale Antikörper	RHS	retikulohistiozytäres System
MB	Methylenblau	RhTSH	rekombinantes humanes TSH
MDP	Methylendiphosphonat	RIA	Radioimmunoassay
MEN	multiple endokrine Neoplasie	RIS	Radioimmunszintigraphie
MERC	Mercaptopyridin-N-oxid	RIT	Radioimmuntherapie
MIBI	Methoxylisobutylisonitril	RNV	Radionuklidventrikulographie
MIBG	Metaiodbenzylguanidin	ROI	region of interest
MIT	Monoiodtyrosin		
MLZ	mittlere Überlebenszeit	SeHCAT	Selen-75-Homotaurocholsäure
Moab	monoclonal antibodies	SLN	Sentinel-Lymphknoten
MoAK	monoklonale Antikörper	SPECT	Single-Photon-Emissionscomputertomographie
MUGA	multiple gated blood pool acquisition		
		StrlSchV	Strahlenschutzverordnung
		SUV	standardized uptake value
NaCrO$_4$	Natriumchromat		
NaI	Natriumiodid	T$_{½}$	physikalische Halbwertszeit
NaTcO$_4$	Natriumpertechnetat	T3	Triiodthyronin
NCA	non-specific cross-reacting antigen	T4	Thyroxin
n.c.a.	no carrier added	TAK	Thyreoglobulin-Antikörper
NH$_3$	Ammoniak	TBG	Thyroxin-bindendes Globulin
NMR	nuclear magnetic resonance	TBK	Gesamtkörper-Kalium
NPV	negativer prädiktiver Wert	TBW	Gesamtkörper-Wasser
		TcU	Pertechnetat-Uptake
Octreotide	Somatostatin-analoges zyklisches Peptid	TEP	Totalhüftendoprothese
		Tg	Thyreoglobulin
OER	Sauerstoff-Extraktionsrate	THO	tritiiertes Wasser
OIH	Orthoiodhippursäure	TIA	transitorische ischämische Attacke
PAH	Paraaminohippursäure	TIPS	transjugulärer intrahepatischer postsystemischer Shunt
PCP	progrediente chronische Polyarthritis		
		TlCl	Thalliumchlorid
PET	Positronen-Emissionstomographie	TLAG	lag phase, Zeitverzögerung
PEU	Plasmaeisenumsatz	TPO-AK	Thyreoidea-Peroxidase-Antikörper
Pharm-BetrV	Pharmabetriebsverordnung		
		TRAK	TSH-Rezeptor-Autoantikörper
PIPIDA	modifizierte Iminodiessigsäure	TRH	Thyreotropin-Releasing-Hormon
PLA	Polymilchsäure (polylactic acid)	TSAB	TSH receptor antibodies
PPV	positiver prädiktiver Wert	TSH	Thyreoidea-stimulierendes Hormon
PRIND	prolongiertes reversibles ischämisches neurologisches Defizit		
		TSI	Thyreoidea-stimulierende Immunglobuline
		YAS	17 Y$_2$O$_3$ · 19 Al$_2$O$_3$ · 64 SiO$_2$

SI-Einheiten

Basiseinheiten

Einheit	Einheitenzeichen	Bezeichnung
Länge	m	Meter
Masse	kg	Kilogramm
Zeit	s	Sekunde
Stromstärke	A	Ampere
Temperatur	K	Kelvin
Lichtstärke	cd	Candela
Stoffmenge	mol	Mol

Abgeleitete Einheiten

Einheit	Einheitenzeichen	Bezeichnung
Energie	J	Joule $= kg \cdot m^2 \cdot s^{-2} = VAs$
	eV	$1{,}602 \cdot 10^{-19}$ J = Elektronenvolt
Leistung	W	Watt $= J \cdot s^{-1}$
Kraft	N	Newton $= kg \cdot m \cdot s^{-2}$
Spannung	V	Volt $= J \cdot (As)^{-1}$
Radioaktivität	Bq	Becquerel
Energiedosis	Gy	Gray $= J \cdot kg^{-1}$
Energiedosisleistung	Gy/s	Gray pro Sekunde
Äquivalentdosis	Sv	Sievert
Äquivalentdosisleistung	Sv/Zeit	Sievert pro Sekunde/pro Stunde/pro Jahr

Fundamentalkonstanten

Größe	Formelzeichen	Zahlenwert	Einheit
Lichtgeschwindigkeit im Vakuum	c	299792458	$m \cdot s^{-1}$
Plancksches Wirkungsquantum	h	$6{,}626 \cdot 10^{-34}$	$J \cdot s$
Elementarladung	e	$1{,}602177 \cdot 10^{-19}$	C
			$1C = 1A \cdot s$
Ruhemasse des Elektrons	m_e	$9{,}109390 \cdot 10^{-31}$	kg
Energieäquivalent zu Positronen	m_e	0,511	MeV
Ruhemasse des Protons	m_p	$1{,}672623 \cdot 10^{-27}$	kg
Ruhemasse des Neutrons	m_n	$1{,}674929 \cdot 10^{-27}$	kg
Atomare Masseneinheit	$u = m(^{12}C)/12$	$1{,}660540 \cdot 10^{-27}$	kg
Avogadro-Konstante	N_A	$6{,}022137 \cdot 10^{23}$	mol^{-1}
		(Zahl der Teilchen pro Mol)	

Weiterführende Informationen

Bücher

Bell E, Grünwald F. Radiojodtherapie bei benignen und malignen Schilddrüsenerkrankungen. Berlin, Heidelberg, New York: Springer 2000

Bender H, Palmedo H, Biersack HJ, Valk PE. Atlas of Clinical PET in Oncology. PET versus CT and MRI. Berlin, Heidelberg, New York: Springer 2000

Bergdolt K, Schicha H (Hrsg) Feld, M, De Roo M. Geschichte der Nuklearmedizin in Europa. Stuttgart, New York: Schattauer 2000

Biersack HJ, Grünwald F (Hrsg). Thyroid Cancer. Berlin, Heidelberg, New York: Springer 2001

Büll U, Schicha H, Biersack HJ, Knapp WH, Reiners Chr, Schober O (Hrsg). Nuklearmedizin. 3. Aufl. Stuttgart: Thieme 1999

Fogelman I, Maisey M, Clarke S. An Atlas of Clinical Nuclear Medicine. 2nd ed. Köln: Deutscher Ärzte-Verlag 1994

Geworski L, Lottes G, Reiners C, Schober O (Hrsg). Empfehlungen zur Qualitätskontrolle in der Nuklearmedizin. Klinik und Messtechnik. Stuttgart, New York: Schattauer 2003

Gordon I, Fischer S, Hahn K (Hrsg). Atlas of Bone Scintigraphy in the Pathological Paediatric Skeleton. Berlin, Heidelberg, New York: Springer 1996

Hahn K., Fischer S, Gordon I. Atlas of Bone Scintigraphy in the Developing Paediatric Skeleton. The Normal Skeleton, Variants and Pitfalls. Berlin, Heidelberg, New York: Springer 1996

Harbert JC, Eckelman WC, Neumann RD (Hrsg). Nuclear Medicine – Diagnosis and Therapy. Stuttgart, New York: Thieme 1996

Hermann H-J. Nuklearmedizin. 4. Aufl. München: Urban & Fischer 1998

Iwata R. Referencebook for PET Radiopharmaceuticals. Graduate School of Engineering and Cyclotron and Radioisotope Center. Tohoku University, Japan 2001

Kauffmann G, Moser E, Sauer R. Radiologie – Grundlagen der Radiodiagnostik, Radiotherapie und Nuklearmedizin. 2. Aufl. München: Urban & Fischer 2001

Kim E, Jackson EF. Molecular Imanging in Oncology. PET, MRI, and MRS. Berlin, Heidelberg, New York: Springer 1999

Maisey M, Wahl RL, Barrington SF. Atlas of Clinical Positron Emission Tomography. London, Sydney, Auckland: Arnold 1999

Mödder G. Die Radiosynoviorthese – Nuklearmedizinische Gelenktherapie (und -diagnostik) in Rheumatologie und Orthopädie. Meckenheim: Warlich Druck und Verlagsges. mbH 1995

Nawroth PP, Ziegler R. Klinische Endokrinologie und Stoffwechsel. Berlin, Heidelberg, New York: Springer 2001

Pfannenstiel P, Hotze L-A., Saller B. Schilddrüsen-Krankheiten – Diagnose und Therapie. 4. Aufl. Berlin: BMV Berliner Medizinische Verlagsanstalt GmbH 1999

Pickuth D (Hrsg), Frommhold H, Müller-Gärtner H-W (Co-Hrsg). Klinische Radiologie systematisch – Diagnostische Radiologie, Nuklearmedizin, Strahlentherapie in 2 Bänden. Bremen: UNI-MED-Verlag 1998

Rubens RD, Fogelman I (Eds). Bone Metastases – Diagnosis and Treatment. Berlin, Heidelberg, New York: Springer 1991

Saha GB. Fundamentals of Nuclear Pharmacy. 4th ed. Berlin: Springer 1998

Sampson CB. Textbook of Radiopharmacy. Theory and Practice. 3rd ed. Berlin, Langhorne, Reading: Gordon and Breach Science Publishers 1999

Schlumberger M, Pacini F. Thyroid Tumors. Paris: Èditions Nucléon 1999

Schwochau K. Technetium. Chemistry and Radiopharmaceutical Applications. Weinheim: Wiley-VCH Verlag 2000

Stöcklin G, Pike VW. Radiopharmaceuticals for Positron Emission Tomography, Methodological Aspects. Dordrecht, Boston, London: Kluwer Academic Publ. 1993

Tiling R (Hrsg). Mammakarzinom – Nuklearmedizinische und radiologische Diagnostik. Berlin, Heidelberg, New York: Springer 1998

Treves ST. Pediatric Nuclear Medicine. Berlin, Heidelberg, New York: Springer 1985

Wieler HJ (Hrsg). PET in der klinischen Onkologie. Darmstadt: Steinkopff Verlag 1999

Journale

Assmann G, Cullen P, Schulte H. Simple scoring scheme for calculating the risk of acute coronary events based on the 10-year follow-up of the prospective cardiovascular Muenster (PROCAM) study. Circulation 2002; 105: 310–5

Ercan MT, Caglar M. Therapeutic Radiopharmaceuticals. Curr Pharm Design 2000; 6: 1085–1121

Guethlin M, Kasel AM, Coppenrath K. Ziegler S, Delius W, Schwaiger M. Delayed response of myocardial flow reserve to lipid-lowering therapy with fluvastatin. Circulation 1999; 99: 475–81

Kuwert T, Bartenstein P, Grünwald F, Herholz K. Larisch R, Sabri O, Biersack HJ, Moser E, Müller-Gärtner HW, Schober O, Schwaiger M, Büll U, Heiss WD. Clinical value of positron emission tomography in neuromedicine. Position paper on results of an interdisciplinary consensus converence. Nervenarzt 1998; 69: 1045–60

Kymes SM, Bruns DE, Shaw LJ, Gillespie KN, Fletcher JW. Anatomy of a meta-analysis: a critical review of „exercise echocardiography or exercise SPECT imanging; A meta-analysis of diagnostic test performance". J Nucl Cardiol 2000; 7: 599–615

Meinhold H. Möglichkeiten und Grenzen radioimmunologischer Analysenverfahren. Ärztl Lab 1988; 34: 144–51

Michaelson J, Satija S, Moore R, Weber G, Halpern E, Garland A, Puri D, Kopans DB. The pattern of breast cancer screening utilization and ist consequences. Cancer 2002; 94: 37–43

Moser E, Schober O. Required dose of imaging systems – nuclear medicine. Radiologie 1994; 34: 202–11

Pearson H. Breast-cancer survey sets screening age for women. Nature 2002; 416: 251

Reiners C. Radiation exposure in diagnostic nuclear medicine: risk comparisons on the basis of effective doses. Nuklearmedizin 1993; 32: 47–51

Reiners C. Neue Strahlenschutzverordnung. Nuklearmediziner 2002; 25: 1–82

Reske SN, Kotzerke J. FDG-PET for clinical use. Results of the 3rd German Interdisciplinary Consensus Converence, „Onko-PET III", July 21 and September 19, 2000. Eur J Nucl Med 2001; 28: 11707–23

Schäfers M. Methods and clinical applications in nuclear cardiology: a position statement. Nuklearmedizin 2002; 41: 3–13

Schicha H. Dietlein M. Morbus Basedow und Autonomie – Radioiodtherapie. Nuklearmedizin 2002; 41: 63–70

Schober O, Lottes G. Positron emission tomography and radiation exposure. Nuklearmedizin 1994; 33 174–7

Vanzetto G, Ormezzano O, Fagret D, Comet M, Denis B, Machecourt J. Long-term additive prognostic value of thallium-201 myocardial perfusion imaging over clinical and exercise stress test in low to intermediate risk patients: study in 1137 patients with 6-year follow-up. Curculation 1999; 100; 1521–7Young H, Baum R, Cremerius U, Herholz K. Hoekstra O, Lammertsma AA, Pruim J, Price P. Measurement of clinical and subclinical tumour response using [18F]-fluorodeoxyglucose and positron emission tomography: review and 1999 EORTC recommendations. European Organization for Research and Treatment of Cancer (EORTC) PET Study Group. Eur J Cancer1999; 35: 1773–82

Rechtsvorschriften, Empfehlungen der Strahlenschutzkommission

Strahlenschutzverordnung Neufassung 2001. Textausgabe mit einer ausführlichen Einführung von Hans-Michael Veith. 6. Aufl. Stand: 1. August 2001. Köln: Bundesanzeiger-Verlag 2001

Adressen zum Strahlenschutz

http://www.ssk.de (Strahlenschutzkommission); http://www.icrp.org (International Commission on Radiological Protection); http://www.bfs.de (Bundesamt für Strahlenschutz); http://www.ptb.de (Physikalisch-Technische Bundesanstalt); http://www2.din.de (Deutsches Institut für Normung e.V.); http://www.gdch.de/fachgrup/nuklear (Fachgruppe Nuklearchemie)

Dateien

http://www.isinet.com/isi/index.html (ISI), http://www.silverplatter.com/catalog/meds.htm (Medline), http://www.ncbi.nlm.nih.gov/entrez/query.fcgi (Pubmed)

Zeitschriften

http://www.nuclearmed.com (Clin Nucl Med)
http://link.springer.de/link/service/journals/00259/index.htm (Eur J Nucl Med)
http://jnm.snmjournals.org (J Nucl Med)
http://www.nuclearmedicinecomm.com (Nucl Med Commun)
http://www.schattauer.de/zs/startz.asp (Nuklearmedizin)
http://www.thieme.de/nuklmed (Nuklearmediziner)

Fachgesellschaften

http://www.awmf-online.de, http://www.nuklearmedizin.de, http://www.eanm.org, http://www.snm.org, http://www.drg.de, http://www.degro.org, http://www.dgkardio.de, http://www.dgn.org/

Wissenschaftsorganisationen

http://www.bmbf.de, http://www.dfg.de, http://www.krebshilfe.de

Sachverzeichnis

A
Abdomensonographie 321
Abklinganlage 313
Abklingbehälter 95
Absorption 16f., 19, 65f., 91, 157
Absorptionskoeffizient 18, 64
Abstandsgesetz 109
Abstoßungsreaktion 158, 173, 213
Abszess 280, 281
ACE-Hemmer 142, 212
Acetat, C-11 154
Acetazolamid 189
Acetylcholin 187
Achalasie, aganglionäre 218
ACPC-Linie 184
Adenom 145, 297
  autonomes 80, 127, 131, 135, 141, 326
  hepatozelluläres 222, 225
  toxisches 72
Adenosin 153
Aderhautmelanom 251
Aderlass 324
Adipose Free Mass 268
Adipose Tissue 268
Adipositas permagna 250
Äquilibrium 267
Äquilibrium-RNV 164, 166
Äquivalentdosis 88ff., 91, 247
  effektive 101, 105
Äquivalentdosisleistung 92
Aerosol 176f., 179
Affinität 3
Akinese 195
Akinesie 152
Akquisition 69
Aktivität 12, 20, 56, 63, 311, 313
  spezifische 24, 29, 37, 70
Aktivitätskonzentration 38, 56f., 59
ALARA-Prinzip 45

Albuminpartikel 180
Aldosteron 212
Aldosteronantagonisten 142
Aldosteronismus 268
Alpha-Emitter 31
Alpha-Methyl-Tyrosin, I-123 (IMT) 187
Alpha-Strahler 312, 325
Alpha-Teilchen 13, 89
Alpha-Zerfall 9
Alveolen 175
Alzheimer-Krankheit 184, 193
Aminosäuren 187
Aminosäure-PET 198
Aminosäure-SPECT 198
Amiofostin 217
AMRadV 44
Anämie 261, 263
  aplastische 247, 264
  hämolytische 262ff.
  hypoplastische 264
  perniziöse 229
  sideroachrestische 263
  sideroblastische 263
Analysator 63
Analysatorschaltung 59
Analytmolekül 54
Anamnese 6, 86
anatomical landmarking 150, 227
Anfälle, fokale 192
  generalisierte 192
  komplex-fokale 192
Angina pectoris, atypische 83, 219
Angiographie 151, 175, 191, 318
Angiokardiographie 166
Angiome 178
Angioplastie 162, 325
Angiosarkom 241
Angiotensin I 212
Angiotensin II 212f.

Angiotensin-Converting-Enzym 212, 215
Angiotensin-Renin-Inhibitor 80
Ann-Arbor-Klassifikation 305
Annihilation 27
Anode 60
Anorexie 123
Anregungssequenzen 4
Anreicherungsmechanismus 21, 23, 40
Anti-CD20 Mab (Zevalin) 42
Anti-CD20-Antikörper 285, 291, 293, 299, 300, 307
Anti-CEA-Immunszintigraphie 224
Antiepileptika 123
Antigen 52, 54
Antigen-Antikörper-Reaktion 53
Anti-Granulozyten-Antikörper 273f., 277ff.
Antikörper 3, 40, 46, 52
  fragmentierte 275
  monoklonaler 23, 222, 288
Antikörperexzessassay 54
Antimyosin-Antikörper, In-111- 154
Antimyosin-Szintigraphie, In-111 173
Antiteilchen 66
Antrum 220, 221
Aplasie 119, 138, 213
Apoptose 40
Apparatefaktor 56f.
Apparatemedizin 86
Apyrogenität 45
Arrhythmie, absolute 130, 318
Arteria carotis interna 201
Arteria cerebri media 188
Arteriitis 178
Arteriographie 168
Arteriosklerose 85

Arthritis 238, 281
  chronisch rheumatoide 324
  rheumatoide 253
Arthritis psoriatica 242
Arthritis urica 242
Arthrose 238
  aktivierte 243
Arzneimittel 43
  radioaktive 20 f., 31, 44
Arzneimittelgesetz (AMG) 44
Aspirationszytologie 119, 127
Assays, immunoradiometrische (IRMA) 53
Assoziationskortex 194
Asthma bronchiale 179
Aszites 324
Atelektase 178
Atemwegsobstruktion 178
Athyreose 321
Atom 3
  trägerfreies 12
Atomkern 3 f., 9, 11 ff., 16
Atommodell 6
ATPase, Na$^+$-K$^+$- 154
Attachement 266
Auger-Elektronen 31
Ausscheidungstest, Co-57/58-Cl2- 229
Auswurffraktion 173
Automation 48
Autonomie 119, 131 ff., 134, 138 f., 144, 145, 314, 315, 317, 320
  disseminierte 318
Autoregulation 80
Avogadro-Konstante 11
Axone 185

B
Backprojection 64 f., 83
Ballismus 195
Ballonkatheter 325
Bartter-Syndrom 268
Basalganglien 186
Basalganglienerkrankungen 195
Basedow-Krankheit 115, 119 f., 124, 127 f., 130 ff., 135 f., 138 f., 314 f., 317 ff.
Basisautonomie 80, 117 f.
Basisbedingungen 144
battered child 245
Bayes' Theorem 81, 84 f.
Bechterew-Krankheit 325
Beckenniere 213

Becquerel 11
Beinvenenthrombosen, tiefe 178
Belastung 157
  körperliche 80
  pharmakologische 80, 153, 155
Belastungsbedingungen 173
Belastungs-EKG 82 f., 105, 161 f.
Belastungsfunktionstest 116
Belastungstest 70, 269
  pharmakologischer 208, 214
Belastungsuntersuchung 80
Benzodiazepin-Rezeptor-Antagonisten 193
Benzodiazepin-Rezeptorliganden 186
Beta-Emitter 31
Beta-Spektrum 311
  kontinuierliches 14
Beta-Strahler 97, 312
Beta-Strahlung 14, 90
Beta-Teilchen 11, 13
Beta-Zerfall 9 ff.
Betarezeptorenblocker 153, 158
Betatron 13
BGO-Detektoren 60, 66
Bilirubin 223, 226
Biloptin 227
Biodistribution 23, 273
Blei 17 f.
Blutfluss, myokardialer 172
Blut-Hirn-Schranke 185
Blutpool 76, 164
Blutpool-(Weichteil-)Szintigraphie 237
Blutpoolphase 77
Blutpoolszintigraphie 222, 224 f., 234
Blutung 263
  gastrointestinale 229
Blutungsquelle, abdominelle 168, 174
Blutverlust 263
Blutvolumen 56 f.
Bohrlochdetektor 55 f., 60
Bohrloch-Szintillationszähler 209
Braun-Röhre 64
Bremsstrahlung 312
Breslow 302
Brodie-Abszess 258
Bronchialkarzinom 179 f., 240 f., 296 ff., 300 ff.

Bronchioli 177
Bull's Eye 159 f.

C
Calcitonin 293
Capsula interna 188
Captopril 207, 213, 215
Captopril-Nierenfunktionsszintigraphie 80, 207, 212 ff.
Captopril-Test 210
Carboanhydrasehemmer 80, 189
Carcinoma of Unknown Primary (CUP) 284, 296, 301
Cavum nasi 309
CEA-Antikörper 293, 299 f.
Chelatkomplex 31
Chelatliganden-Tc-99 m 35
Chelatoren 31
Chemie, radiopharmazeutische 20
Chemotherapie 77, 214, 241 f., 248, 255, 285, 294, 302, 323
  intrathekale 200
Chlorid, Tl-201 7
Chlorid, Sr-89 328
Cholesterin 84
Cholesterol, I-131 150
Choleszintigraphie 222, 226, 232 f.
Cholezystektomie 227
Cholezystitis, akute 227
  chronische 227
Cholezystokinin 227
Chondrosarkom 241
Chorea Huntington 195 f.
Chromosomenmutation 99
Circulus arteriosus Willisii 188 f.
Citrat, Er-169 40
Citrat, Ga-67 275 ff., 289 ff., 295, 299
Claudicatio 153
Clearance 72, 226
  I-123 138
  mukoziliäre 175, 179
coated tube 54
cold lesion 240, 258 f.
cold spot 239, 245, 248, 279
Cold-pressor-Test 84
Cold-Spot-Szintigraphie 74 ff.
Colitis ulcerosa 281
Commissura anterior 183
Commissura posterior (ACPC-Linie) 183
Comptonabsorption 16
Comptoneffekt 14, 16, 55, 59

Comptonelektron 15
Compton-Strahlung 262
Comptonstreuung 16
Computertomographie 4, 6,
    65, 105, 115, 151, 166, 175,
    207, 214, 221, 235, 298, 318
    kraniale (CCT) 181
condensed image 218
Conn-Syndrom 150
Converter 59
Cortison 123
COSS-Schema 238
Creutzfeldt-Jakob-Krankheit 193
Crohn-Krankheit 229, 268
culprit lesion 162
Cushing-Krankheit 142
Cyclotron 6

D

Defibrillator 155
Dehydratationszustand 261
Demenz 190, 193, 202
    frontotemporale 195
Denervierung 221
Depletionstest 138
Depression 194
dermal backflow 269, 272
Dermatitis herpetiformis Duhring 101
Desoxyglucose (FDG), F-18 182
Detektor 3, 7, 55, 58 f., 61 ff., 65 f.
Deutsche Gesellschaft für Nuklearmedizin (DGN) 7
Dexamethason 150
Dexamethasontest 80
Diabetes mellitus 84, 161, 221
Dialyse 62
Diarrhö 219, 268
    chologene 229
Diaschisis 190
Diathese, hämorrhagische 127
Diffusionsstörungen 181
Digitalis 158
Dignität 283, 285
Diiodtyrosin 116
DIN-Normen 109
Dipyridamol 80, 153
Diurese, forcierte 101, 211 f.
DMSA 40, 207
    Tc-99 m 208, 212 f., 216
Dobutamin 80, 153, 161
Dopamin 185 f.
Dopamintransport 35
Doppelniere 213

Dosimetrie 88, 94
Dosis 88, 91, 92, 94
    effektive 89 f., 97 f., 101 ff.,
    106, 129, 208, 276, 290
Dosis-Effekt-Extrapolation 95
Dosiseffektkurve 96, 97
Dosisfaktor 102, 103
Dosisgrenzwert 92
Dosisleistung 88, 90 ff., 110
Dosisleistungskonstante 90 f.
DOTA 40
Drehimpuls 3, 67
Drucksteigerung, intrakranielle 190
DTPA
    In-111-markiertes 38, 199, 207
    Tc-99 m 33, 216
Dubin-Johnson-Syndrom 226
Dünnschichtchromatographie 47, 165
Dumping-Syndrom 219 f.
Duodenalulzera 227
Dynode 60
Dysfunktion, endotheliale 84 f., 161
Dysplasie 119, 120
    arrhythmogene 171
    fibröse 241, 294
    rechtsventrikuläre 171
Dystopie 119, 138

E

ECD-l, l-Tc-99 m 33
ECD-SPECT 202
Echokardiographie 152 f., 161, 166 f.
Echozeiten 4
Edelgase 7, 176
EDTA 40
EDTMP, Sm-153 40
EEG 192
Effizienz 62, 80
Einflussstauung 134
Einkristall 63
Einstromphase 77
Einzelphotonen 64
Einzelphotonen-Emissionstomographie (SPECT) 182
Eisen-(Ferro-)Kinetik 263
Eisenausscheidung 263
Eisenbindungskapazität 262 f.
Eisenmangelanämie 262 f.
Eisenresorption 229, 262
Eisensog 263
Eisenstoffwechsel 62
Eiweißverlustsyndrom 230

Ejektionsfraktion 152, 155
    globale 165
    linksventrikuläre 160, 167
    regionale 165
    ventrikuläre 151, 164 f.
Ejektionsgeschwindigkeit 164, 166
Elektrokardiographie (EKG) 6
EKG-getriggert 164
Ektasie 215
Ektopien 142
Elektrolythaushalt 267, 270
Elektron 9, 15 f., 66, 89
Elektroneneinfang 9
Elektronenhülle 15
Elektronenvolt 13
Elektron-Positron-Paar 15 f., 66
Element 3, 9 ff., 70
Elementarteilchen 3
Eliminationsgesetz 311
Eliminationskonstante 311
Eliminationsrate, mukoziliäre 179
Eluat 48
    Tc-99 m 47
Elutionsausbeute 27
Embolie 178
    arterioarterielle 188
Emission 11, 61
Emissionstomographie 64, 66
    mit Positronenstrahlern (PET) 66
Emissionswahrscheinlichkeit 154
Enddiastole 164
Endoprothese 244
Endoskopie 83, 218 f.
Endsystole 164
Energie, kinetische 9, 13, 15
Energiedosis 19, 88 ff., 97, 311
Energiedosisleistung 19
Energieerhaltungssatz 15
Energieflussdichte 14, 16, 18 f.
Energieschema 10
Energiespektrum 14
Energiestoffwechsel 4
Energietransfer, linearer 13
Energieübertragungsvermögen, lineares (LET) 30
Energieverteilung 59, 61
Entdifferenzierung 310
Enteropathie, exsudative 230
Entzündung 5, 249, 273 ff., 277, 280
    akute 217
    chronische 217

Entzündungsszintigraphie 76, 249, 279 f.
Enzymassay 52
Enzymdefekt 138
Epididymitis 310
Epilepsie 192
Epiphora 309
Epiphysen 243
Epiphysenfuge 235, 237
Epithelkörperchen 140
Ergometerbelastung 153, 155, 163
Ersteluat 47
Erysipel 272
Erythropoese, extramedulläre 264
Erythrozyten 164
 Tc-99m-markierte 33
Erythrozytenbestimmung 261
Erythrozytenhalbwertszeit 262
Erythrozytenkinetik 261
Erythrozytensequestration 264
Erythrozytenvolumen 262
Ethylcysteinat-Dimer (ECD) 183
Euler-Liljestrand-Reflex 175, 178, 180
Euphyllin 153
Euratom-Vorschrift 317
Europäische Pharmakopöe 51 f.
Euthyreose 115, 118 ff., 123, 133 ff., 137, 139
Ewing-Sarkom 241, 251
Exhalationstest 230
Exkretionsphase 210
Exostose 241
Extraktionsrate 152
Extrapolationsmodell 96

F

F-18 29
Faktoranalyse 172
Farbdoppler-Sonographie 128
Fasciitis, noduläre 298
FDG, F-18 siehe Fluorodeoxyglucose
FDG-PET 192, 194, 196, 198
Feedback, negatives 116
Fehler, prozentualer 58 f.
 relativer 58 f.
Feinnadelbiopsie 127, 133
Feldgradient 67
Ferrokinetik 262
FET, F-18 38

Fettleber 224
Fettresorption 230
Fettsäuren, F-18-markierte 158
Fe-Utilisation 262
Fever of Unknown Origin 278
Fibromatose 298
Fibrosarkom 241
Fieber 242, 273, 275, 277, 278, 279 ff.
fill in 225
Filtration, glomeruläre 207
Filtrationsrate 215
First-pass-RNV 164, 166
Flare-Phänomen 242
Flipwinkel 67
Floridität 242, 273
FLT, F-18 38
Fluordopa, F-18 186
Fluoreszenzassay 52
Fluorid, F-18 38, 50
Fluormisonidazol, F-18 38
Fluorodeoxyglucose, F-18 44, 49 f., 76, 152, 154, 158, 178, 223, 228, 259, 275 ff., 283, 287, 289 f., 389
Fluoruracil, F-18 38
Flussdichte 67
Flussgeschwindigkeit 67
Focus, epileptogener 204
Folgedosis 90, 313
Follikel 117, 118
Fossae ischiorectales 270
Fourieranalyse 218, 221
Fraktur 243 ff., 257
 pathologische 266
Freigabe 95
 parametrische 51
Frequenz 14
Frontallappen-Demenz (Pick-Krankheit) 195
Frontallappenepilepsie 192
Früherkennung 76
Frühschäden 96
Fundus 220
Funktionsdiagnostik 20, 33
 abbildungsunterstützte 78
Funktionsreserve 79
Funktionsszintigraphie 74, 76 ff.
 hepatobiliäre 232
Funktionsuntersuchung 4, 63, 72
Furosemid 212, 214
Furosemid-Belastungstest 211, 215
fuzzy logic 83

G

$GABA_A$ 185
$GABA_A$-Rezeptor 193
Galleleckage 227
Gallengangsatresie 227
Gallengangsverschluss 223
Gallenreizmahlzeit 226
Gallensäureverlustsyndrom 230
Gallenwegsverschluss 227
Gammaaminobuttersäure 185
Gamma-Emitter 25
Gamma-Strahlen 7, 9, 18, 62, 66, 90, 97
Gamma-Strahlung 3, 15, 19, 59, 65, 90, 154
Gammakamera 7, 47, 73, 136, 141 f., 277, 290
Gammasonde 61
 intraoperative 269
Gammaspektrometer 59, 61 ff.
Ganzkörperclearance 7, 207 ff., 211, 212
Ganzkörperplethysmographie 119
Ganzkörper-Positronen-Emissionstomographie 7
Ganzkörperszintigramm, I-131 320
Ganzkörperwasser 267, 268
Ganzkörperzähler 61 f.
Gastrektomie 229
Gastrinom 219, 293
Gastritis 230
 atrophische 229
Gastrointestinaltrakt 217
Gastroparese 219, 221
 diabetische 220
gated blood pool 164
Gaußsches Fehlerfortpflanzungsgesetz 58
Ge-Detektoren 60 f.
Gefäßprotheseninfektion 279
Gefäßszintigraphie 165, 167, 174
Geiger-Müller-Zählrohr 6, 60
Gelenktherapie 313
Generator 154, 176
Generatoreluat 48
Generator-System, Mo-99/Tc-99 m 7
Geometrie 55
GEP-Tumor 304
Germanium 61
Gewebe, chromaffines 7, 223
Glandula parotis 231
Glandulae palatinae 217

Glandulae parotideae 217
Glandulae sublinguales 217
Glandulae submandibulares 217, 231
Gleichgewicht, thermisches 13
Glioblastom 197, 200
Gliom 197, 294, 306
Globulin, thyroxinbindendes 121 f.
Glomangiom 298
Glomustumor 293, 304
Glucose 152
Glucose-Clamp 153
Glucosestoffwechsel 7
Glucosetoleranztest 80
Glukagonom 293
Glutamat 185
Gonarthritis 238
good manufacturing practice (GMP) 49
Granulozyten 76
Granulozytenantikörper, Tc-99 m 247, 258
Granulozytenszintigraphie 259
Gravidität 99, 122, 123
Gray 88, 89
Grenzenergie 14, 311
Grenzwerte 93

H
Hämangiom 223ff., 225, 234
Hämatologie 261
Hämochromatose 263
Hämoglobinurie, nächtliche paroxysmale 262
Hämolyse, intravasale 262
 lienale 264
Halbleiterdetektoren 61
Halbwertsschichtdicken 18
Halbwertsschichten 16
Halbwertszeit (HWZ) 11 f., 13, 70, 78, 91, 92, 208, 261
 biologische 57, 71, 97, 121, 137, 154, 177, 312
 effektive 71, 154, 288, 312 f.
 physikalische 71, 97, 137, 154, 290, 312
Harnstauung 213
Harnstoffatemtest 230
Hashimoto-Thyreoiditis 115, 119, 124
HEDP, Re-186 40, 328
Heiserkeit 134
Helicobacter pylori 230
Helium 9
Hepatitis 224, 225
Hepatozyten 221, 222

Herddosis 313
Herz 17
Herzinfarkt 84, 108
Herzinsuffizienz 225, 230, 261, 268
Herzkrankheit, koronare 161
Herz-Kreislauf-System 151
Herztransplantation 158, 173
Herzzeitvolumen 151 f., 166, 178 f.
Hexamethylpropylenaminooxin (HMPAO) 183
Hexokinase 182
hibernating myocardium 152, 163, 172
Hintergrundstrahlung 58
Hippokampus 192
Hirnperfusion 7, 183
Hirntod 203
Hirntoddiagnostik 190
Hirntumor 196, 205, 298
Histiocytosis X 241
Histiozytom, malignes fibröses 257
HIV 197 f.
HIV-Test 85
HMPAO *siehe auch* Hexamethylpropylenaminooxin
HMPAO-l, d-Tc-99 m 33
$H_2O(O-15)$ 38
Hodenszintigraphie 308 f.
Hodentorsion 308, 309
Hodgkin-Krankheit 242, 248, 297, 305
Hormon 3
 Thyreoidea-stimulierendes 116
Horner-Syndrom 134
hot spot 239, 245, 249
Hot-Spot-Szintigraphie 74 ff.
Hufeisenniere 208, 213, 216
Humanserumalbumin 164
HWZ *siehe* Halbwertszeit
Hydratation 101
Hydrocephalus 200
Hydronephrose 251
Hyperaldosteronismus 142
Hyperbilirubinämiesyndrom, familiäres 226
Hypercortisolismus 142
Hyperhydratationszustand 261
Hyperparathyreoidismus 140 f., 148, 230, 239, 246, 254, 319
Hyperplasie 142, 148
 fokal noduläre 222ff., 232
Hypersiderinämie 263
Hypertension, portale 228

Hyperthyreose 85, 115, 118 ff., 123, 130, 134 f., 137 ff., 313, 314 ff., 320
 latente (subklinische) 121
Hyperthyreosis factitia 119 f., 125
Hypertonie 214, 215
 arterielle 161, 207, 213
 pulmonale 175, 179
 renovaskuläre 213, 215
Hypophysenvorderlappen 116
Hypophysenvorderlappentumoren 123
Hypothalamus 116
Hypothyreose 85, 115, 118 ff., 123, 137, 140, 147, 314 ff., 321
 latente (subklinische) 121, 123
Hypothyreoserisiko 316

I
I-123-Clearance 138
IBZM, I-123 35, 206
Icterus neonatorum, hämolytischer 227
image fusion 65, 67, 73
Iminodiacetatverbindungen 221
Immunassays 52
Immunglobulin, humanes 278, 281
Immunszintigraphie 265, 296, 307
Immunthyreopathie 115, 144, 318
Impulserhaltungssatz 15
Impulsformgenerator 68
Impulsrate 78
Impulszahl 58
Indikatorverdünnungsmethoden 151
Infarkt 83, 153, 157, 159, 167, 171, 225
 ischämischer 187
 lakunärer 188
 striatokapsulärer 202
Infarktszintigraphie 158, 173
Infektarthritis 242
Infektion 244, 274, 279
Inhalationsszintigraphie 176
Inkorporation 60, 109
Inselzelltumor 304
Insulin-Clamp 153, 158
Insulinom 234
Interface 69
Intrinsic-Faktor-Mangel 229

In-vitro-Diagnostik 3, 121, 128, 138
In-vitro-Hybridisierung 7
In-vitro-Markierung 165
In-vivo-Diagnostik 101, 109
In-vivo-Markierung 165
In-vivo-Methoden 3
In-vivo-Untersuchung 101
In-vivo-/In-vitro-Markierung, kombinierte 165
Iod 12, 71, 115f.
Iod, I-123 26
Iodallergie 101, 135, 320
Iodavidität 131
Iodbenzamide, I-123 36
Iodblockade 120
Iodfehlverwertung 119
Iodfettsäuren, I-123 36
Iodhippuran, I-123 36
Iodid 115, 116
Iodidclearance 135, 143
Iodination 116, 135
Iodisation 116, 135
Iodkinetik 136
Iodmangel 117, 131
Iodmangelgebiet 12, 115, 121, 127, 132, 137, 140, 143
Iodmangelstruma 115, 117ff., 124f., 133, 135, 137
Iodmethyltyrosin, I-123 36
Iodpool 138
Iodprophylaxe 116
Iodstoffwechsel 12
Iodumsatz 137
Iodzufuhr 116, 129, 130
Ioflupane, I-123 35, 186
Iomazenil, I-123 35, 193
Ionen 13
Ionisationskammer 47, 48, 60
Irenat 104, 138
Ischämie 152f., 156f., 159, 162, 171
Ischämie-Index 160
Isobare 9
Isosthenurie 210
Isotone 9
Isotonie 45
Isotop 3, 6f., 9
Isotopennephrogramm 209f.
Isotopennephrographie 7
Isotretinoin 294

K
Kalibrierung 79, 165
Kalium 10
Kaliumbestimmung 62
Kalkaneusfraktur 257

Kalziumantagonisten 153, 158
Kalziumkinetik 230
Kapillarblockade 21, 176
Kardiomyopathie 160
 dilatative 167
Karlsruher Nuklidkarte 9
Karoli-Syndrom 227
Karotisstenose 187
Karzinoid 292, 293, 299, 303
Karzinom 127
 gastrointestinales 241
 hepatozelluläres 222f., 232
 kolorektales 293, 296, 299ff., 303
Karzinomverdacht 319
Katecholamine 152
Katecholaminumsatz 158
Kathode 60
Keimdrüsen 90
K-Einfang 9
Kernladungszahl 11, 14ff.
Kernphysik 4
Kernreaktionen 24
Kernreaktor 7
Kernspaltung 7, 9
Kernspinresonanztomographie 67
Kernspinspektroskopie 4, 152
Kernspintomographie 4ff., 65, 68, 73, 86, 105, 115, 119, 125f., 141, 151, 153, 165ff., 207, 214, 235, 243, 248f., 321
Kernstrahlung 3
Kinetik 70, 101
Knochenimplantat 243
Knochenmark 265
Knochenmarkdepression 322
Knochenmarkmetastase 266
Knochenmarkszintigraphie 242, 247, 249, 265f.
Knochentumor 240f., 254
Knoten 117
 heiße 115
 kalte 115, 143
Knotenstrumen 128
Körperdosis 90
Körpertrockengewicht 267
Koinzidenzkamera 67, 277, 290
Koinzidenzschaltung 66
Kolitis 281
Kollateralkreislauf 188
Kollektivdosis 107
Kollimator 61 ff.
Kolloid 116
Kompartiment 70ff., 72

Kompartmodell 28
Komplexbildner 31, 33, 48
Konsensuskonferenz 301
Kontamination 60, 93
Kontrastmittel 4, 119
 iodhaltiges 129f.
Kontrastmittelangiographie 208
Kontrazeption 225
Kontrazeptiva 105
Kontrollbereich 93, 109
Konversion 116, 121
Kopf-Hals-Tumoren 285, 300f., 303
Koronarangiographie 82, 83, 95, 130, 160ff.
Koronarangioplastie 162
Koronararterienstenose 5
Koronarreserve 152
Koronarspasmus 160f.
Kräfte, elektrische 13
 magnetische 13
Kraniopharyngiom 325
K-Schale 15
Kupfermetabolismus 230
Kupffer-Sternzellen 221, 225

L
Lähmung, progressive supranukleäre 195
Lävokardiogramm 171
LAG-(Verzögerungs-)Phase 220
Laktat 4
Langzeit-pH-Messung 219
Larmor-Frequenz 67
Larmor-Präzession 67
Lasix 211f., 215
Latenzzeit 99, 100
Laxanzien 101
Lean Body Mass (LBM) 267f.
Lebendnierenspende 214
Lebenserwartung 106, 107, 108
Lebensqualität 81, 100
Lebenszeit-Gewinnfaktor 107f.
Lebenszeitverkürzung 107f.
Leber 221
Leberfunktionsszintigraphie 225f., 231
Leberhämangiom 223, 232
Lebermetastase 224, 236
Leber-Milz-Quotient 262
Leber-Milz-Szintigraphie 221
Leberperfusionsszintigraphie 228
Leberszintigraphie 221, 224
Lebertransplantat 223

Lebertumor 228
Leberzellkarzinom, hepatozelluläres 225
Leberzirrhose 224, 268
Lesegradient 67
Letalitätsrisiko 315, 316
Leukämie 6, 98, 316
Leukämierate 324
Leukämierisiko 321, 322
Leukopenie 323
Leukose, myeloische 266
Leukozytenszintigraphie 5, 101, 228, 243f., 274, 281
Levodopa 186
Levothyroxin 322
Lewy-Körperchen-Demenz 195
Lichtgeschwindigkeit 13f.
Lidocainderivate 226
Liganden 31, 48
linear energy transfer (LET) 30
Linearverstärker 59
Linksschenkelblock 160
Linsenkern 195
Liposarkom 241
Liquorkinetik 77
Liquorszintigraphie 199
Lobus pyramidalis 144
L-Schale 15
LSO-Detektoren 60, 66
Lumineszenzassay 52
Lunge 175
Lungenembolie 107, 176ff., 180
  akute 175
Lungenkapillare 177
Lungenperfusionsszintigraphie 175
Lungenrundherd 296
Lungenstauung 160
Lungenventilationsszintigraphie 175
Lupus erythematodes, systemischer (SLE) 190
Lutetium-Oxyorthosilikat 60
Luxusperfusion 184, 190
Lymphangiographie 130, 268
Lymphknotendissektion 327
Lymphknotenstaging 266, 295f., 302
Lymphödem 269
Lymphom 197, 304
  malignes 242, 247f., 270, 286, 295, 300, 302f., 325
  zerebrales 198
Lymphsystem 268

Lymphszintigraphie 268f., 272, 291, 298
Lyophilisat 31

M
MAG2 40
MAG3 207
  Tc-99 m 33, 208, 211, 213, 215
Magen 218, 219
Magenentleerung 219, 220
Magenmotilität 219
Magenszintigraphie 230
Magenulzera 227
Magergewicht 267
Magnet, supraleitender 68
Magnetfeld 67
Magnetresonanztomographie (MRT) 175, 181, 221
Malabsorptionssyndrom 229f.
Maladaptation 118
Malignitätsgrad 294, 298
Malignom 285
Malignommortalität 100
Malignomrisiko 297
Mamma 17
Mammakarzinom 85, 236, 240ff., 258, 270, 285, 291, 294, 296, 300f., 304, 316, 325
Mammaszintigraphie 291, 294, 300, 303
Mammographie 300, 303
Manometrie 218
Marinelli-Formel 313
Markierung 48
Markierungsausbeute 51
Markierungsbesteck 31, 48
Markierungskit 31, 44, 46, 47
Marschfraktur 244
Massenabsorptionskoeffizient 18f.
Massenschwächungseffekt 17
Massenzahl 9, 11
Mastopathie 236
Match-Befund 178f.
Matrix 64
Mean Time 218
Meckel-Divertikel 168f., 174
Mediainfarkt 201
Mediastinoskopie 297f., 302
Medizinphysik-Experten 94
Mehrphasen-Skelettszintigraphie 77, 238, 243
Melanom 300, 303, 306
  malignes 260, 269, 270, 272, 298, 302

Melanom-Antikörper 300
Meningeom 197, 293
Mercaptoacetyltriglycin 33
Mercaptoacetyltriglycyl 208
Merkel-Zell-Tumor 293
Messplatz 209
Messsonde 291
metabolic trapping 23
Metabolisches Trapping 223
Metabolismus 22, 135
Metabolit 70
Metaiodbenzylguanidin, I-123 (MIBG) 36, 284, 286ff., 291, 293, 299
Metaiodbenzylguanidin, I-131 (MIBG) 7, 40, 323
Metaphysen 243
Metastasen 5
Methionin 290, 298
  C-11 38, 187
  Se-75 228
Methoxyisobutylisonitril 288, 294, 299
Methylendiphosphonat, Tc-99 m (MDP) 33, 256
Methyl-Norcholesterol 142
Methyltyrosin 298
Metrie, 24-h-pH- 219
MIBG siehe auch Metaiodbenzylguanidin
MIBG, I-123/131 223
MIBI 198
MIBI+,Tc-99 m 33
Mikroangiopathie 160, 162
Mikroembolisation 177
Mikroembolisierung 176
Mikrokarzinom 134
  papilläres 321f.
Mikrometastase 298
Mikrosphären 176
  Tc-99 m 33
Mikrozirkulation 152f., 158, 161ff., 163, 168
Milch-Alkali-Syndrom 230
Milz 221, 265
  akzessorische 221
Milzdystopie 221
Milzerythropoese 264
Milzszintigraphie 221, 222, 267
minimal residual disease 296
Minimierungsgebot 49
Mismatch 178, 179, 180
Mitochondrien 154
mixed pattern 126
Moment, magnetisches 3, 67
Monographie 51f.

346 Sachverzeichnis

Monoiodtyrosin 116
Morbidität 284
Morbiditätsrisiko 286
Morbus Basedow 316
Morbus Hodgkin 286, 302
Morbus Paget 294
Mortalitätsrisiko 284, 300, 303
Mukoviszidose 179
Multi-Channel-Kollimator 7
Multi-Detektor-Gamma-Retina-Kamera 7
Multidrug resistant gene 289
Multiple Chemical Sensivity 199
Multiple Sklerose 199
multiple swallow 218
Multisystematrophie (MSA) 195 f.
Mundbodenkarzinom 242
Mutation, dominante 99
  rezessive 100
Myelographie 130
Myelose, funikuläre 229
Myokard 5, 7
Myokardinfarkt 158, 162, 236
Myokarditis 158
Myokardperfusion 79
Myokardszintigraphie 74, 82, 86, 108, 141, 152 ff., 159 f., 162 f., 165 f., 168
Myokardvitalität 157
Myonen 89
Myositis ossificans 236, 259
Myxödem, prätibiales 119 f.

N

NaI siehe auch Natriumiodid
NaI(T1)-Detektor 60 ff.
NaI(T1)-Kristall 59 f., 64
Nanokolloid 34, 179, 275 f.
Narkose 293
Natriumiodid, I-131 40
Natrium-Iodid-Symporter 115
NCA-95-Antikörper, Tc-99m- 259
n.c.a. = no carrier added 49
Nebenhodenentzündung 308
Nebenmilz 221
Nebennieren 142, 150
Nebennierenloge 149
Nebennierenmark 7, 142
Nebennierenrinde 142
Nebennierenrindenadenome 142
Nebennierenrindenhyperplasie 150

Nebennierenrindenkarzinom 142
Nebenschilddrüse 140
Nebenschilddrüsenadenom 140, 141, 148
neck dissection 296
Nekrose 243
  akute tubuläre 213
Nephrektomie 210, 213 f.
Nephrogramm 212
Nephropathie, chronische 268
Netze, neuronale 83 f.
Neurinom 293
Neuroblastom 149, 285 f., 288, 293, 299, 303 f., 323, 326
Neurotransmitter 185
Neutron 6, 11, 97
Neutronenzahl 9, 11
Neutropenie 274
NH_3, N-13 38
Nieren 207
Nierenarterienstenose 80, 211 ff., 215
Nierenclearance 72, 78 f., 207, 209
Nierenfunktionsszintigraphie 215
Niereninfarkt 207, 216
Niereninsuffizienz 140, 230, 235
Nierenkarzinom 241
Nierenszintigraphie 207, 214
  statische 208, 212
Nierentransplantation 140, 254
Nierentumor 213
Nitrate 153, 158
Nitroglycerin 153
Non-Hodgkin-Lymphom 286, 293, 297, 299 f., 302
Non-Responder 241, 255, 298, 302
Non-specific-cross-reacting-Antigen 275
Noradrenalinanalogon 149, 171
Normaldruck Hydrocephalus 200
Nucleus caudatus 195
Nucleus ruber 195
Nucleus subthalamicus 195
Nuklid 4, 9 f., 11, 14, 18, 68
Nuklidgenerator 31 ff.
  Mutter-Tochter- 47
Nuklidkarte 9, 14, 311
  Karlsruher 9
Nulleffekt 58, 62

Nutzen-Kosten-Risiko-Analyse 5, 81
Nutzen-Risiko-Analyse 86, 108

O

Obstruktion, fixierte 212 f.
  funktionelle 211 ff.
  relevante 211, 215
Octreotid 40, 292
  In-111 291, 295, 304
  In-111-DTPA-D-Phe1- 40
  In-111-Szintigraphie 234
Ösophagitis 219
Ösophagospasmus 219
Ösophagus 218
Ösophaguskarzinom 295, 300, 301, 303
Ösophagusmanometrie 219
Ösophagussphinkter 219
Ösophagusstriktur 218
Ösophagusszintigraphie 219
Operationsangst 319, 320
Operationsrisiko 108, 297, 316, 319
Opiatrezeptoren 187
Orbitomeatal-Linie 183
Orbitopathie, endokrine 119 f., 130, 133, 317
Organdosis 88, 89
Organifizierung 138
Orthoiodhippursäure 207
Osler-Rendu-Weber-Krankheit 178
Osmolarität 220
Ossifikation, periartikuläre 244
Osteoarthropathie 279
Osteoblasten 235
Osteofibrom 241
Osteogenesis imperfecta 241, 245
Osteoidosteom 241
Osteoklasten 235
Osteolyse 239 f.
Osteomalazie 246
Osteomyelitis 5, 239, 259, 273, 278 ff.
  akute floride 238
  chronische 238, 242, 258
Osteomyelofibrose 248, 263, 266, 271
Osteomyelosklerose 247
Osteonekrose 243
Osteoplasie 240
Osteoporose 246
Osteosarkom 238, 240 ff., 254 ff., 294

Osteosklerose 240
Ovarialkarzinom 296, 301, 303

P
Paarbildung 14ff., 55, 59
Paget-Krankheit 241, 257
Pankreas 228
Pankreaskarzinom 228, 291, 295, 301, 303
Pankreasszintigraphie 228
Pankreatitis 228
Paraaminohippursäure 207
Parallellochkollimatoren 63
Parathormon 141
Parkinsonismus 195
Parkinson-Krankheit 185, 195, 196, 206
Partialfunktion, glomeruläre 216
Partikelstrahler 30
Partikelstrahlung 13
Peak-Zeit 209
Peanuts disease 180
Penta-Dimercaptobernsteinsäure 289, 294, 299
Penumbra 188
Perchlorat 130, 137, 138, 142, 208, 292
Perfusion 4f., 7, 76, 175
Perfusionsindex 211, 213
Perfusionsreserve 79, 85, 152
  zerebrale 189
Perfusionsszintigraphie 177, 212
Periostverletzung 245
Peritonealkarzinose 296
Personendosis 90
Pertechnetat 26, 217
  Tc-99m-Aufnahme (TcU) 129
Perthes-Calvé-Legg-Krankheit 243
PET siehe auch Positronen-Emissionstomographie
PET-CT 67
PET-Radiopharmaka 38
Pfannenlockerung 244
Pfortaderhochdruck 228
Pfortaderthrombose 228
Phäochromozytom 149, 286, 288, 293, 299, 303f., 323
Phagozytose 22, 221, 226
Pharmakokinetik 71
Pharmakopöe, europäische 51f.
PharmBetrV 51
Phasengradient 67

Phasenszintigraphie, 2/3- 148
Phosphonat 236, 325
  Tc-99 m 238
Photoeffekt 14ff., 55, 59
Photomultiplier 59
Photon 9ff., 14ff., 19, 62, 89
Photonenenergie 18
Photonenstrahlung 19
Pick-Krankheit 195
Pinhole 309
Pinhole-Kollimator 237, 243
Pinozytose 266
Pixel 63
Plancksches Wirkungsquantum 14
Plasmaeisenclearance 262, 263
Plasmaeisenumsatz 263
Plasmafluss, regionaler 208
  renaler 207
Plasmavolumen 72
Plasmavolumenbestimmung 261
Plasmozytom 239, 240, 258
Pleuraerguss 324
Pneumektomie 179
Pneumonie 178, 281f.
Poisson-Statistik 57
Polonium 6
Polyarthritis 239
  chronische 242
Polycythaemia vera 247f., 261, 266, 324
Polyzythämie 263
Pool 70f.
Pooling 232
Positronen 6f., 16, 66
Positronen-Emissionstomographie (PET) 4, 7, 60, 65, 69, 78f., 152f., 155, 172, 181, 277, 284, 290, 295, 300, 321
Positronenstrahler 29, 66, 79
Postcholezystektomiesyndrom 227
Prävalenz 81ff., 118, 139, 161f., 213
Präzessionsbewegung 67
Precursor 21, 23, 49
Primärdiagnostik 85
Primärprävention 83, 85
Primärstaging 297
Primärtumor, unbekannter 306
Prognose 80, 106, 107, 321, 323
Prokinetika 221
Proliferation 290

Prospektive Kardiovaskuläre Münster Studie 84
Prostatakarzinom 237, 241f., 246, 285f., 325, 328
Proteinsynthese 290
Proton 4, 9, 11, 13, 89
Protonenzahl 9
Prozess, myeloproliferativer 264
Pseudoarthrose 245
Pseudodemenz 194
  depressive 199
Pseudoglobulie 261
Psychiatrie 198
Pumpfunktionsreserve 152
Purpura, idiopathische thrombozytopenische 265
Pyloroplastik 219, 221
Pyramidenbahn 188

Q
Qualitätsfaktor 97
Qualitätskontrolle 20, 45, 48, 49, 165
Qualitätssicherung 94, 109
Quantentheorie 6

R
Rachitis 230, 245
Radiatio 328
Radioaktivität 3, 6, 11f., 55, 57, 90f., 94
Radioaktivitätsscanner 47
Radiochemie 20
Radioimmunassay (RIA) 7, 52, 59
Radioimmunszintigraphie 222
Radioimmuntherapie (RIT) 40, 42, 287, 294, 300
Radioiodablation 290
Radioiodierung 35, 37
Radioiod-2-Phasen-Test 135ff.
Radioiodtest 138, 314
Radioiodtherapie 12, 40, 92, 94, 115, 118ff., 124, 131, 135ff., 217, 231, 285f., 291f., 294, 300, 310, 312ff., 327
Radioiodtherapie-Tourismus 317
Radioiod-Tumortherapie 138
Radioliganden 35
Radioligandenassays 53
Radiomarkierung 21, 49
  analoge 29
  authentische 28
Radionekrose 197, 298

Radionuklid 11, 20f., 63, 103, 312
Radionuklidangiographie 191
Radionuklidproduktion 49
Radionuklidreinheit 46, 47
Radionuklidventrikulographie 86, 151f., 160, 164, 167, 173
Radiopharmaka 20f., 289, 299
 analoge 23
 authentische 23, 33
 autologe 23
 Tc-99 m 31
Radiopharmazie 20
Radiosynoviorthese 94, 324
Radiosynthese 33, 49, 49
Radiotherapeutika 40
Radiotoxizität 42, 97, 98
Radiotoxizitätsklassen 43
Radiotracer 20f., 23
Radium 6
Radon 10
Ratemeter 63
Raumwinkel 55, 56
read only memory 69
Reagenz-Unterschuss-Assay 53
Rechts-links-Shunt 176ff.
Redifferenzierung 294, 323
Redistribution 154ff.
Reduktionsmittel 31, 48
Referenzaktivität 102, 103
Reflex, alveolovaskulärer 175, 178, 180
Reflux 210
 Fe-59 263
 duodenogastraler 223, 226f., 233
 gastroösophagealer 218f.
 vesikoureterorenaler 207
Refluxfunktionsszintigraphie 219, 231
Refluxindex 219
Refluxquotient 219, 231
 duodenaler 227
Refluxuntersuchungen 211
Regions of Interest (ROI) 69, 78
Regurgitationsfraktion 166
Regurgitationsvolumina 151
Reichweite 14
Reinheit, radiochemische 46
Reinjektions-Tl-201-Szintigraphie 156
Rektumkarzinom 305
Rekurrensparese 134, 319
Relaxationszeit 67
Renin-Angiotensin-Mechanismus 213

Reoxidation 48
Reservekapazität, zerebrovaskuläre 201
Resistenz, periphere 124
 zentrale 124
Resonanzfall 67
Resonanzfrequenz 4
Resorptionsmessung 62, 230
Resorptionstest 229
Responder 241, 255, 298, 302
Response 223
Restvitalität 159
Retentionsfaktor 47
Retinoid 323
Rezeptor 38, 185
Rezidivrisiko 124
Rezidivstruma 138, 139
Rhabdomyolyse 236
Rheniumsulfid, Re-186 40
Rheniumsulfid-Kolloid, Tc-99 m 33
Rhinoliquorrhö 199
Richtlinie Strahlenschutz in der Medizin 92, 109, 313
Riesenzellen 128
Rigor 195
Risikoabschätzung 107
Risikobewertung 97
Risikofaktor 84, 106
Risikokoeffizient 100f.
Risikomodell 97
Röntgen 79
Röntgenbilder 6
Röntgendiagnostik 4f., 73, 76, 78, 105
Röntgenkontrastmittel 123
Röntgenstrahlen 97, 154
 charakteristische 9, 15
Rotor-Syndrom 226
Rubidium 10
Ruheischämien 157
Rutheniumplatte 251

S

Saccus lacrimalis 309
Säureclearancetest 219
Samarium 10
Sarkoidose 161, 230
Sauerstoffreserve, myokardiale 152
Scanner 62f.
 rektilinearer 7
Schallauslöschung 126
Schallverstärkung 126
Schenkelblock 162
Schilddrüse 62, 71, 74, 92, 103, 115

Schilddrüsenadenom 312, 314
 autonomes 72, 117
Schilddrüsenautoantikörper 124
Schilddrüsenautonomie 115, 117, 118, 120, 128, 139, 314
 disseminierte 118
 multifokale 118
 unifokale 118
Schilddrüsenblockade 101, 104, 137, 292
Schilddrüsendystopie 115
Schilddrüsenerkrankungen 7
Schilddrüsenfollikel 116
Schilddrüsenfunktion 118
Schilddrüsenhormonresistenz 119
Schilddrüsenkarzinom 115, 117, 119, 121, 124, 126ff., 133ff., 138f., 145, 222, 231, 241, 284, 285ff., 291, 292, 294f., 299ff., 310, 312, 316, 320ff., 327
 anaplastisches 320, 322
 medulläres 286, 293ff., 299, 300f., 303, 304, 322
 okkultes 323
Schilddrüsenperoxidase 120
Schilddrüsenszintigraphie 128, 135f., 138f., 141, 144
 quantitative 129
Schilddrüsenvolumina 125
Schilling-Test 111, 229, 231
Schlaganfall 188
Schlagvolumen 151, 164, 166
Schluckbeschwerden 134
Schmerztherapie, palliative 325, 328
Schock 261
Schrumpfniere 214
Schwächungsgesetz 16, 18
Schwächungskoeffizient, linearer 16
Schwangerschaftstest 105
Schwefelkolloid, Tc-99 m 220
Schwellendosis 96, 97, 99
Screening 80, 83, 85, 161, 241, 300, 303
Sekretion, tubuläre 207f.
Sekretionsphase 209
Sekundärelektronen 60
Sekundärelektronenvervielfacher 55, 64
Selen-75-Homotaurocholsäure-Test (SeHCAT) 229
Senkniere 212f.

Sachverzeichnis

Sensitivität 4, 80 ff., 174, 240, 246, 249
sentinel lymph node 270, 284
Sentinel-Lymphknoten 61, 269, 272
Sentinel-Node-Biopsie 296, 298
Sepsis, intraabdominelle 228
Sequenzszintigraphie 74, 76 ff.
Shunt 179
 transjugulärer intrahepatischer portosystemischer 228
Shuntfraktion 166
Shuntgröße 176, 178
Shuntumkehr 178
Shuntvolumen 151, 225
Sialogramm 218
Sialolithiasis 217
Sialoszintigraphie 218
Sievert 88, 89
Sigmakarzinom 251
Silikat, Y-90 40
Single-Photon-Emissionstomographie (SPECT) 64 f., 69, 73 f., 78 f., 177, 192
Situs-inversus-Kartagener-Syndrom 179
Sjögren-Syndrom 217
Skelettmetastase 235, 246, 266
Skelettszintigraphie 5, 7, 235, 248 f., 260, 271, 284, 286, 288, 307, 321
Sklerodermie 161, 218
Sklerose, multiple 199
smoothing 69
Solid-Phase-Verfahren 52
Somatostatin 284, 285, 287, 288, 291, 292, 293, 299, 300, 303, 304
Somatostatinrezeptorszintigraphie 223 f.
Sondenmessplatz 136
Sonographie 74, 110, 115, 125 ff., 131, 133 f., 139, 141, 144, 214, 218, 221, 228, 284, 300, 303
Spätmalignom 99, 100
Spätschäden 96
Spaltmolybdän 26
Speicheldrüsen 217
Speicheldrüsenszintigraphie 230 f.
Speicheldrüsentumor 218
Speisesalz, iodiertes 116
Spektralanalyse 4
Spektrallinie 61

Spektrometer 64, 65
Sperrbereich 93
Spezifität 80 ff., 240, 246, 249
Sphärozyten 221
Sphärozytosen, hereditäre 262
Spin 3, 67
Spinalkanal 199
Spindichte 67
Spirometer 176
Splenektomie 262, 265
Spondylarthrose 252
Spondylitis 259
Spondylodiszitiden 279
Spondylolisthesis 253
Spondylosis ankylopoetika 325
Staging 284 f., 297 f., 300, 302, 305
standardized uptake value 291
Stent, radioaktiver 325
Steradiant 55
Sterilität 45
Stoffwechsel 3 f., 63, 65
Stoffwechselkinetik 70 f.
Stoffwechselreserve 152
Strahlenabsorption 160
Strahlenangst 319, 320
Strahlendiagnostik 86
Straheneffekte 95, 97
 deterministische 98
Strahlenempfindlichkeit 89, 97
Strahlenexposition 5, 49, 77, 86, 88, 90 f., 93 ff., 98 ff., 109 f., 129, 136, 146, 149 f., 154, 166, 168, 179, 207 f., 214, 219, 231, 237, 238 f., 243, 245 f., 276, 290, 308, 312, 317, 324
 natürliche 101
Strahlenrisiko 86, 90, 95, 98, 100, 105 ff., 317
Strahlenschäden 97
Strahlenschutz 19, 62, 86, 88, 92 ff., 109, 313, 317
Strahlenschutzkommission 89, 102
Strahlenschutzrichtlinie 45 f.
Strahlenschutzverordnung (StrlSchV) 45, 89, 92, 109, 136, 313
Strahlensyndrome, akute 96
Strahlentherapie 134, 137, 247 f., 269, 285, 294, 312, 323
 fraktionierte 98
Strahlenthyreoiditis 317, 319

Strahlenwirkungen, deterministische 96
 stochastische 96
Strahlung 13
 elektromagnetische 13
Strahlungsenergie 9
Strahlungsfeld 14, 19
Strahlungsleistung 14
Stressfraktur 244
Striatum 196
Stridor 134
Strontium 235
Struma 128, 132 ff., 138 f., 143, 314 f., 318 f.
 autonome 115, 313, 320
 mediastinale 126, 135 f., 140
 retrosternale 135 f., 140, 146
Struma diffusa 326
Struma maligna 323
Studie, klinisch kontrollierte 81
Stufendiagnostik 81, 95
stunned myocardium 152, 163
stunning 289
Substantia nigra 195 f.
Substitution, elektrophile aromatische 37
 nukleophile 50
Subtraktionsszintigraphie 141
Subtraktionstechnik 148
Sudeck-Syndrom 245
Super-Bone-Scan 246
Suppression 132, 137
Suppressionsbedingungen 128, 131, 133, 135, 144
Suppressionsszintigraphie 80, 120, 130, 318
Synapse 185
Synovitis, pigmentierte villonoduläre 298
System, erythropoetisches 265, 271
 erythrozytäres 261
 extrapyramidales 195
 granulopoetisches 265, 266
 retikuloendotheliales 221
 retikulohistiozytäres 222, 247, 261, 266, 268
 thrombozytäres 264, 270
Szintigramm, Szintigraphie 5, 7, 17, 69, 72, 125, 127, 133
 planare 64 f., 73
 quantitative 78
 semiquantitative 78
 statische 72 ff., 77
Szintillationsdetektor 59

Sachverzeichnis

Szintillationskamera 63f., 69
Szintillator 59

T
Target-Background-Ratio 75
Targeting 21, 38
Tc-99m-Pertechnetat-Aufnahme (TcU) 129
TcU 129
    globaler 131
    regionaler 131
Technepine, Tc-99 m 35
Technetium, Tc-99 m 25, 48
Technetium-99m-ECD 190
Technetiumradiopharmaka 34
Teilchen, heiße 13
Teilchenstrahlung 13
Temporallappen 192, 204
Tetraiodthyronin 116
Tetrofosmin 198
Thallium-Chlorid, Tl-201 198
Therapie 97
    intrakavitäre 324
    peritoneale 324
    pleurale 324
Therapie-Evaluation 80
Therapiekapsel 45
Therapiekontrolle 5, 85f.
Therapiestation 94, 95, 109
Therapiestudien, kontrollierte 86
Thorium 10
Thrombopenie 265, 323
Thrombose 168, 225, 324
Thrombozytenabbau 265
Thrombozythämie 324
Thymidin 290
    C-11 38
Thyreoglobulin 116, 119, 120, 124, 285, 289, 321
Thyreoidea-stimulierendes Hormon (TSH) 116
Thyreoidektomie 124, 137, 138, 320, 323, 327
Thyreoiditis 137
Thyreoiditis Hashimoto, chronisch lymphozytäre 120, 127
Thyreoiditis de Quervain 127f.
    subakte 120, 127
Thyreotropin 116
Thyreotropin Releasing Hormone (TRH) 116
Thyreozyten 116
Thyroxin 130
Thyroxinbindungsindex 122
Todesrisiko 100, 106, 107

Topfmodell 71f.
Toxoplasmose 198, 299
Tracer 70, 72
    biologischer 35
Tracerkinetik 74
Tracerprinzip 20
Tracerverlust 71
Tracheaobstruktion 119
Tränengangsszintigraphie 309
Tränenwege 308
Transferrin 247, 289
Transit 211, 213, 221
    ösophagealer 219
    relativer ösophagealer 218
Transitzeit 218
Transmission, synaptische 185
Transmissionsmessung 65
Transmitter 7
Transplantatniere 208, 211, 213, 216
Transport, aktiver 22
trapping 129, 135, 180, 182, 222, 226, 232
TRH-Test 116, 118, 121, 122, 133, 134, 314
Triiodthyronin 116, 292
Trodat, Tc-99 m 35
TSH, rekombinantes humanes (rhTSH) 137, 140, 292, 295, 322
TSH-Rezeptor-Autoantikörper 124
TSH-Sekretion 123
Tumor, neuroendokriner 323
tumor-like lesions 241
Tumorantikörper 76, 325
Tumorarterialisation 228
Tumoren 283
    muskuloskeletale 298
    neuroendokrine 301
Tumormarker 283, 287, 300
Tumorszintigraphie 249, 321
Tumortracer 38
turnover 70
Tyrosin 116

U
Übergänge, isobare 10
    isomere 11
Überwachungsbereich 93
Ulcus duodeni 221, 230
Ultraschall 4, 72ff., 78f., 86, 95, 105, 151, 165, 207, 224, 226f., 314
Ultraschallvernebler 176
Ulzera 220
Umweltstrahlung 62

Unsicherheit, prozentuale 58f.
    relative 58
Untergrundstrahlung 109
Upstaging 284
Uptake 136
    Tc-99 m 131
Uptake-Messplatz 62
Uran 10
Ursodeoxycholsäure 226
Utilisationsrate 263

V
Vagotomie 219
    proximale 221
Valsalva-Manöver 219
Vaskulitiden 190
Ventilationsszintigraphie 176f.
Verdünnungsmethode 57, 268
Verhältnis, gyromagnetisches 67f.
Verlustmessung 62
Vernichtungsstrahlung 16, 66
Verschiebung, chemische 67
Verteilungsraum 209
Verteilungsvolumen 57
Vitalität 83, 152f., 155, 157f., 161ff., 172, 243
Vitalitäts-Index 160
Vitamin B_{12} 229
Volumen, enddiastolisches 151
    endsystolisches 151
Vorbereitungsgradient 67
Vorfelddiagnostik 161
Vorhofflimmern 318
Voxel 64, 67

W
Waldenström-Krankheit 178
Wanderniere 213
Wandmotilität, regionale 166
wash out 157, 176, 180
Wash-out-Analyse 159
Wasser 184
    transzelluläres 267
Wasser, O-18 49
Wellenlänge 14
Wert, negativer prädiktiver 81
    positiver prädiktiver 81
Wichtungsfaktor 88ff., 98
Wilson-Krankheit 230
Winkelgeschwindigkeit 67
Wirksamkeit, biologische 97
    relative biologische 89
Wirkungsgrad 56, 62

Wirkungsquerschnitt 15 f.
Wismutgermanat 60
Wolfram 17
WPW-Syndrom 162

X
Xenon 176

Z
Zählrate 55, 61
Zeit-Aktivitäts-Kurven 78 f.
Zentralnervensystem 181

Zerfall, radioaktiver 10, 12, 311
Zerfallsgesetz, radioaktives 13, 57
Zerfallskonstante 11, 12, 91
Zerfallsschema 10
Zerfallswahrscheinlichkeit 11 f., 57
Zirrhose 225
Zulassungen 44
Zungengrund-Schilddrüse 120

Zungengrundstruma 130, 135 f., 140, 147
Zusalzmenge 117
Zustand, metastabiler 10 f.
Zyanose 151
Zyklotron 13, 21, 29, 49, 155, 235
Zysten 117
Zytologie 128
Zytostase, nephrotoxische 214
Zytostatika 120, 223, 226
 kardiotoxische 167

Das „Kultbuch" der Röntgendiagnostik

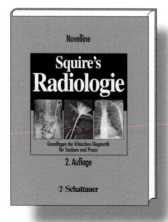

Novelline
Squire's Radiologie
Grundlagen der klinischen Diagnostik
für Studium und Praxis

Deutsche Bearbeitung:
Andreas Heuck

2. Auflage 2001. 604 Seiten,
1377 Abbildungen, geb.
€ 44,95/CHF 71,90
ISBN 3-7945-1872-1

Ein unkonventionelles, modernes didaktisches Konzept liegt diesem Buch zugrunde: Physikalische Grundlagen der Radiologie werden zunächst an Röntgenbildern vertrauter Gegenstände aus dem Alltag deutlich gemacht. Es schließt sich die schrittweise, logische und einprägsame Erklärung der klinischen radiologischen Befunde an. Die Fähigkeit, bildgebende Verfahren zu interpretieren, wird anhand von Beispielen und Übungen geschult. Eingestreute Fragen zu praxisrelevanten Fällen ermöglichen die Überprüfung des eigenen Kenntnisstandes.

Ein lockerer, gelegentlich auch amüsanter Text und originelle Abbildungszitate gestalten das Lernen als aktive Tätigkeit, die Spaß macht und nicht überfordert.

Die vorliegende 2. Auflage wurde auf den neuesten Stand im Bereich der Bildgebung gebracht, erweitert um die Kapitel „Männer, Frauen, Kinder", „Das Gefäßsystem" und „Die interventionelle Radiologie".

Aus dem Inhalt:
- Die bildgebenden Verfahren der Radiologie
- Normale radiologische Anatomie
- Die Beurteilung der Thoraxaufnahme
- Die Lunge
- Lungenverdichtungen und Lungenrundherde
- Zwerchfell und Pleuraraum, Lungenembilie
- Lungenüberblähung, Lungenkollaps und Mediastinalverlagerung
- Das Mediastinum
- Das Herz
- Das Abdomen
- Überblähung von Magen, Dünndarm und Kolon, freie Flüssigkeit und freie Luft
- Kontrastuntersuchungen und CT des Gastrointestinaltrakts
- Die Abdominalorgane
- Knochen
- Das Zentrale Nervensystem
- Krankheiten im zeitlichen Verlauf (Beispiel Tuberkulose) oder bei Multiorganmanifestation (Beispiel AIDS)

„Vor diesem Buch ziehe ich meinen Hut! Noch nie habe ich ein didaktisch so hervorragendes ‚großes' Lehrbuch gesehen ... Obwohl die wenigsten unter Euch wohl mit dem Gedanken spielen, sich ein Radiologiebuch zuzulegen, sollten sie spätestens jetzt dies nochmals überdenken!"
Diagnose, Die Homburger Studentenzeitung, Winter 2001

Robert A. Novelline Associate Professor of Radiology, Harvard Medical School, Massachusetts General Hospital, Boston, Massachusetts

begründet von:
Lucy Frank Squire M.D., Professor of Radiology, and Director of Undergraduate Radiology Education, State University of New York

Übersetzung und Anpassung an die deutsche Aus- und Weiterbildung:
Andreas Heuck Prof. Dr. med., Radiologisches Zentrum München-Pasing

http://www.schattauer.de

Irrtum und Preisänderungen vorbehalten

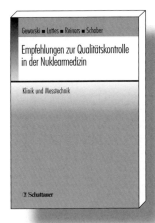

Geworski/Lottes/Reiners/Schober (Hrsg.)
Empfehlungen zur Qualitätskontrolle in der Nuklearmedizin
Klinik und Messtechnik

Eine sorgfältige Qualitätsprüfung der nuklearmedizinischen Geräte ist Voraussetzung zur Gewährleistung zuverlässiger Untersuchungsergebnisse. Da die Texte sowohl der „Richtlinie Strahlenschutz in der Medizin" als auch der DIN-Normen sehr konzentriert und knapp gehalten und auch von ihrer Intention nicht als Leitfaden zur praktischen Durchführung der Kontrollen gedacht sind, besteht seitens der Anwender Informations- und Diskussionsbedarf.

Hier sollen die „Empfehlungen zur Qualitätskontrolle in der Nuklearmedizin" Abhilfe schaffen und zusätzliche Informationen liefern.

In diesem Buch werden die einzelnen Messungen näher beschrieben und generelle Hinweise zur Durchführung gegeben. Insbesondere wird auf die speziell zu beachtenden Geräteeinstellungen eingegangen und versucht, im Störungsfall Hinweise zur Ermittlung der Fehlerursache und zur Fehlerbeseitigung zu geben.

2003. 304 Seiten, 19 Abbildungen, 42 Tabellen, kart.
€ 49,95/CHF 79,90 · ISBN 3-7945-2242-7

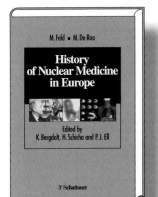

Schicha/Bergdolt/Ell (Eds.)/Feld/De Roo
History of Nuclear Medicine in Europe
Translation into English by Dennis D. Patton

Starting from fundamental discoveries in nuclear physics such as radioactivity, nuclear fission and the production of artificial radioactive isotopes, methods were developed for administering radioactive substances in biology and medicine which, with the help of special measuring instruments, paved the way for research into diverse physiological and pathophysiological metabolic processes. Between 1947, when artificial radioactive isotopes first became available in Europe and 1999, nuclear medicine in Europe has made rapid strides to become a diagnostic and therapeutic service specialty serving virtually all medical disciplines. This has been associated with various shifts in its focus and adjustments to suit ever-changing conditions.

Beginning with pioneering work by a few interested doctors and scientists, in most countries nuclear medicine has developed into an independent medical specialty with the establishment of separate professional societies, university chairs and specialist status recognition. At the international level as well, it has become firmly established with European societies, committees and associations.

Thanks to the as yet relatively short period that has elapsed since the birth of the specialty we are in the happy situation of being able to preserve the memorabilia of the evolution of nuclear medicine first-hand, i.e. from the founding fathers of this discipline themselves, with the help of video interviews and correspondence. The personal information from over 40 eminent authorities in European nuclear medicine on which this volume is founded makes it an informative, exciting and vivid narrative of medical history in the second half of the 20th century.

2003. 176 pages, 129 figures, 11 tables, hardcover
€ 49,90/CHF 79,80 · ISBN 3-7945-2234-6

http://www.schattauer.de

Functional and Molecular Imaging

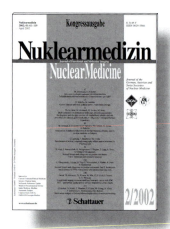

Nuklearmedizin
NuclearMedicine

Organ der Deutschen Gesellschaft für Nuklearmedizin
Organ der Österreichischen Gesellschaft für Nuklearmedizin
Organ der Schweizerischen Gesellschaft für Nuklearmedizin
Journal of the German, Austrian and Swiss Societies of Nuclear Medicine

Als Standes- und Fachorgan von hohem wissenschaftlichen Anspruch befasst sich der Titel mit funktionellen und molekularen bildgebenden Verfahren zur Diagnose, mit nuklearmedizinischen Therapieformen und mit dem Strahlenschutz. Originalien, Übersichtsarbeiten, Fallberichte und die auf europäischen Kongressen präsentierten Abstracts informieren über den aktuellen Stand der Forschung und den „State of the Art" der Nuklearmedizin. Neues aus den europäischen nuklearmedizinischen Gesellschaften sowie aus Forschung und Industrie runden das Konzept der Fachzeitschrift ab.

Zielgruppe:
Nuklearmediziner, Radiologen, Molekularbiologen

2003. 42. Jahrgang (6 Hefte)
ISSN 0029-5566

Schriftleitung:
O. Schober, Münster: verantwortlich

Sektionseditoren:
P. Bartenstein, Mainz: Kasuistik, Leserbriefe
U. Büll, Aachen: Onkologie, Systemerkrankungen
T. Kuwert, Erlangen: Neuromedizin, Nephrologie, Magen-Darm-Trakt
H. Schicha, Köln: Endokrinologie, Kosten-Nutzen-Analytik
M. Schwaiger, München: Kardiologie, Pulmologie
A. A. Lammertsma, Amsterdam: Medizin. Physik, inkl. Modeling, Strahlenschutz
P. A. Schubiger, Villingen: Radiochemie, Radiopharmazie
I. Virgolini, Wien: Molecular Imaging

Abo-Preise:

Jährliche Bezugspreise (Deutschland):
Institute: € 282,00[1]
Privatabonnenten: € 192,00[1]
Studierende: € 54,00[1]
Einzelheftpreis: € 46,00[1]

[1] Inkl. Versandkosten / incl. mailing costs

http://www.schattauer.de

Irrtum und Preisänderungen vorbehalten